重庆市出版专项资金资助

凌萝达
头位难产学

荣誉主编◎ 凌萝达　顾美礼

主　编
◎
胡丽娜

副主编
◎
常　青　丁依玲　马润玫　冯　玲　董晓静

重庆出版集团 重庆出版社

图书在版编目(CIP)数据

凌萝达头位难产学/胡丽娜主编.—重庆：重庆出版社，2022.12
ISBN 978-7-229-16051-7

Ⅰ.①凌… Ⅱ.①胡… Ⅲ.①难产—诊疗
Ⅳ.①R714.4

中国版本图书馆CIP数据核字(2021)第183911号

凌萝达头位难产学

LING LUODA TOUWEI NANCHAN XUE

胡丽娜 主编

常 青 丁依玲 马润玫 冯 玲 董晓静 副主编

责任编辑：刘 喆 陈 冲
责任校对：李春燕
装帧设计：鹤鸟设计

重庆出版集团
重庆出版社 出版

重庆市南岸区南滨路162号1幢 邮编：400061 http://www.cqph.com
重庆出版社艺术设计有限公司制版
重庆升光电力印务有限公司印刷
重庆出版集团图书发行有限公司发行
全国新华书店经销

开本：787mm×1092mm 1/16 印张：41.5 字数：820千
2022年12月第1版 2022年12月第1次印刷
ISBN 978-7-229-16051-7
定价：190.00元

如有印装质量问题，请向本集团图书发行有限公司调换：023-61520678

谨以此书献给我们的老师

凌萝达教授、顾美礼教授

亦以此书为重庆医科大学建校 65 周年献礼

为重庆医科大学附属第二医院建院 130 周年献礼

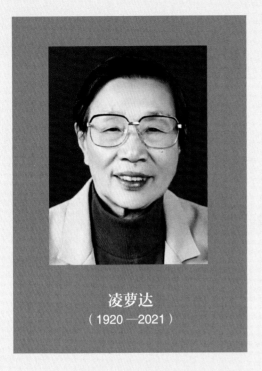

凌萝达
（1920—2021）

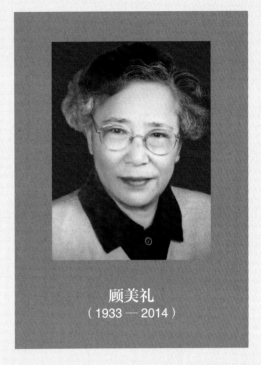

顾美礼
（1933—2014）

浙江人，1945年于上海医学院本科毕业后，进入上海医学院附属医院工作，1958年"西迁"重庆，参与建设重庆医学院，先后在重庆医学院附属第一、第二医院工作。毕生精力奉献给妇产科事业，尤其精通难产业务。1978年带领团队对"头位难产"课题进行潜心研究，率先发表了"头位难产"系列论文。1980年及1986年进行了两次全国性难产流行病学调查，并受国家卫生部委托于1982—1987年举办了5期全国难产防治学习班。1995年，领衔的"头位难产"研究理论获得国家教育委员会科学技术进步奖二等奖。编著出版《难产与围产》（科技文献出版社重庆分社，1983年）、《头位难产》（重庆出版社，1990年）、《难产》（《头位难产》修订版，重庆出版社，2000年）、《难产理论与实践》（重庆出版社，2006年）。参编《实用妇产科学》（人民卫生出版社，1987年）、《中华妇产科学》（人民卫生出版社，1999年）。共发表相关论文32篇。2013年荣获中国医师协会"妇产科好医生·林巧稚杯"奖。

浙江上虞人，1955年毕业于上海第一医学院医学系。毕业后在上海第一医学院妇产科医院工作，后"西迁"重庆，参与建设重庆医学院，先后在重庆医学院附属第一、第二医院妇产科工作。从事医疗、教学与科研工作四十余年，有较深的学术造诣，协助凌萝达教授进行围产医学的研究。编著出版《头位难产》（重庆出版社，1990年）、《难产》（《头位难产》修订版，重庆出版社，2000年）。参编《妇产科学》（第2版，人民卫生出版社，1984年）、《中国医学百科全书·妇产科学》（上海科学技术出版社，1987年）、《实用妇产科学》（人民卫生出版社，1987年）。共发表论文92篇。1995年，参与的"头位难产"研究理论获得国家教育委员会科学技术进步奖二等奖。2014年荣获中国医师协会"妇产科好医生·林巧稚杯"奖。

《凌萝达头位难产学》编委会

主编

胡丽娜　重庆医科大学附属第二医院

副主编

常　青　陆军军医大学第一附属医院

丁依玲　中南大学湘雅二医院

马润玫　昆明医科大学第一附属医院

冯　玲　华中科技大学同济医学院附属同济医院

董晓静　重庆医科大学附属第二医院

参编者（按姓氏拼音排序）

陈　龙　重庆医科大学附属儿童医院

邓娅莉　中南大学湘雅二医院

贺　雨　重庆医科大学附属儿童医院

黄畅晓　陆军军医大学特色医学中心

赖微斯　中南大学湘雅二医院

黎海芪　重庆医科大学附属儿童医院

李　芳　重庆医科大学附属儿童医院

李红雨　陆军军医大学第一附属医院

李华凤　四川大学华西第二医院

李　力　陆军军医大学特色医学中心

李禄全　重庆医科大学附属儿童医院

李　真　陆军军医大学第二附属医院

刘鹤莺　陆军军医大学第一附属医院

芦　起　重庆医科大学附属儿童医院

罗小东　重庆医科大学附属第二医院

毛　萌　四川大学华西第二医院

石应珊　芝加哥大学科墨儿童医院

史　源　重庆医科大学附属儿童医院

孙江川　重庆医科大学附属第二医院

王　丹　陆军军医大学第一附属医院

王建辉　重庆医科大学附属儿童医院

王少帅　华中科技大学同济医学院附属同济医院

王政力　重庆医科大学附属儿童医院

肖　雪　四川大学华西第二医院

谢　敏　昆明医科大学第一附属医院

严小丽　陆军军医大学第一附属医院

阎　萍　陆军军医大学第一附属医院

尹昌林　陆军军医大学第一附属医院

张永辉　陆军军医大学第一附属医院

郑秀惠　陆军军医大学特色医学中心

朱　轶　重庆医科大学附属第二医院

审稿人

周　容　四川大学华西第二医院

肖　梅　湖北省妇幼保健院

喻　玲　中南大学湘雅二医院

编者简介

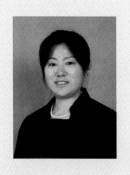

胡丽娜

　　重庆医科大学附属第二医院教授，主任医师，博士研究生导师，享受国务院政府特殊津贴专家。曾牵头重庆市危重孕产妇预警管理救治及转诊流程制定和危重孕产妇救治中心建设、汶川地震后再生育工程妇产科流程制定。主编《临床药物治疗学各论》《泌尿生殖系统疾病》《妇产科学》《图表妇产科学》《子宫肌瘤与子宫腺肌病》《胡丽娜说女性健康管理》《孩子？孩子！》等14部著作，参编20余部著作。获国家专利5项。

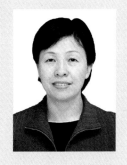

常　青

陆军军医大学第一附属医院（重庆西南医院）妇产科教授，主任医师，医学博士。中华医学会产科学组委员、中华医学会计划生育学分会委员，任《中华围产医学杂志》《实用妇产科杂志》《中国计划生育杂志》等杂志编委，发表论文 90 余篇，主编专著 4 部，参编专著 15 部。

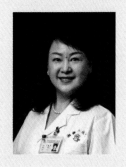

丁依玲

教授，一级主任医师，医学博士，博士研究生导师。享受国务院政府特殊津贴专家，湖南省"十二五"重点学科妇产科学学术带头人，首届中南大学"湘雅名医"。历任中南大学湘雅二医院产科主任，妇产科及妇产科教研室主任，女性疾病研究室主任。兼任中国医师协会妇产科分会常务委员、中华医学会妇产科专业委员会全国委员、中国优生科学协会妇儿临床分会副主任委员、湖南省围产医学专业委员会主任委员、湖南省预防医学会妇幼健康促进专委会主委等。

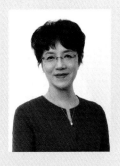

马润玫

昆明医科大学二级教授，医学博士，博士研究生导师，博士后合作导师。国家产科质量控制中心专家委员会委员、中华医学会妇产科学分会委员、云南省医学会妇产科学分会主任委员、中国妇幼保健协会促进自然分娩委员会副主任委员。以第一作者或通讯作者在国内外核心期刊发表论文 120 余篇，SCI 收录 30 余篇，全国高等医学院校《妇产科学》第 9 版编委，参与并执笔中国产科指南的撰写和审编 10 余部。

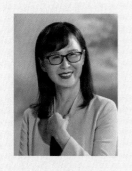

冯 玲

　　二级教授，主任医师，博士研究生导师，华中科技大学同济医学院附属同济医院产科主任。从事妇产科医教研37年，在产科急危重症救治、出生缺陷防控等方面积累了丰富的经验。担任中华围产医学会委员、中华围产医学会重症学组副组长、中华围产医学会围产营养与代谢学组委员、中国妇幼保健协会母胎医学分会副主委、湖北省围产医学会主任委员、武汉医学会妇产科分会主任委员、国家产科专业质控中心专家委员会成员等，是三个杂志的编委，主编、主译专著2部，参编、参译专著9部。

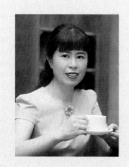

董晓静

　　教授，主任医师，留澳博士后，重庆医科大学附属第二医院妇产科主任。主要从事围产医学、高危妊娠管理及计划生育学相关临床、教学及科研工作。担任中华医学会计划生育学分会委员、重庆市医学会计划生育学及优生优育分会主任委员、重庆市医学会围产医学分会副主任委员、重庆市医学会妇产科分会副主任委员。主编及参编教材及专著10余本。获国家级及省部级科研课题10余项，参加欧盟课题2项。发表学术论文50余篇。

献　词

　　1978年，中国迎来科技的春天。时任重庆医科大学附属第二医院（以下简称重医附二院）妇产科主任的凌萝达教授首次提出"头位难产"概念，并通过分析大量详实的临床研究数据，创新性地提出"头位分娩评分法"，用于指导产科医护、助产人员，尤其是基层产科工作者开展产程观察和产房管理。经过多年的临床实践，1990年《头位难产》正式问世，并于2000年再版为《难产》，由于书中介绍的方法可操作性强，易于掌握，图书出版后深受妇产科医护人员的青睐，多次加印。

　　全国著名妇产科大师、重庆医科大学妇产科创始人司徒亮教授在《头位难产》序中表述道："凌萝达教授创新性地提出过去中外产科书籍未曾明确提出的枕横位中前不均倾位。她特别强调理论联系实践，并将自己多年的实践心得体会提升总结为理论。"全国著名妇产科专家苏应宽教授认为：《头位难产》是以凌萝达教授为首的团队三十余年有关难产研究的丰硕成果。

　　在影像学还欠发达的20世纪五六十年代，凌教授参加了王淑贞教授（上海第一医学院附属妇产科医院院长）领衔的难产研究小组，他们应用X线开展中国女性骨盆研究，并对骶骨、骨盆狭窄、入口平面倾斜度及分类进行深入研究。20世纪七八十年代，在"模糊数学"的启迪下，凌教授创造发明了"头位难产理论""骨盆狭窄标准及评分""头位分娩评分法"和"计算机估计分娩难度"。凌教授团队对头位难产这一课题潜心研究近50年，在临床实践中不断总结，发表相关论文41篇；并受国家卫生部委托，于1982—1987年期间举办了5期全国难产学习班。"头位难产理论"为我国培养了数代妇产科专家和基层妇产科医护人员。无数产科专家通过学习、进修获得凌教授的真传。著名产科专家苟文丽教授曾经对我说：在她办公室和家里的书架上都摆着《头位难产》一书。

　　顾美礼教授从上海"西迁"到重庆，在妇产科的岗位上默默奉献。重医附二院妇产科所有研究生都接受过顾老师的悉心教诲、指导。记得当年到顾老师家取《头位难产》书稿送出版社时，顾老师因长时间审阅书稿引起腰痛而无法站立。书稿上那些她用红笔逐字逐句修改的、醒目的标注至今历历在目，就像现在仍存于上海第一医学院附属妇产科医院档案馆里顾教授曾书写的病历一样，字迹娟秀、思维缜密。她让我体会到什么是"学术与思想互成、教学与研究相长、教学与育人统一"。

精准的个性化评估、专业化的助产技术支撑、及时科学的分娩监控与有效的产房管理是降低孕产妇死亡率和新生儿死亡率缺一不可的关键环节。而精细化的助产服务，能有效地对分娩要素进行可控化处理，在降低剖宫产率、保障母婴安全中发挥了不可替代的作用。在产科学、影像学、互联网远程技术和AI技术飞速发展的今天，骨盆测量更为精确，产房监控流程也更为合理，但目前剖宫产率仍然普遍较高，在培养年轻妇产科医护人员和助产人员时，重读"头位难产理论"，理解"头位难产"概念的精髓具有重要的现实意义。

在常青、丁依玲、马润玫、冯玲等教授的建议下，我作为凌萝达教授和顾美礼教授的弟子，责无旁贷地承担起这次《凌萝达头位难产学》出版的重任。在图书编写过程中我们就像进入了时间隧道，一起梳理凌萝达、顾美礼教授研究"头位难产"的脉络，在传承中前行。

东晋化学家、医药学家葛洪在《抱朴子·博喻》中说："志合者，不以山海为远；道乖者，不以咫尺为近。故有跋涉而游集，亦或密迩而不接。"编者团队中，石应珊、胡丽娜、李真为凌萝达、顾美礼教授嫡传弟子，常青、李力、董晓静、孙江川等教授都聆听过凌萝达、顾美礼教授的教诲，丁依玲、马润玫、冯玲等教授也是读《头位难产》成长起来的著名产科专家。此书还吸引了著名的全国儿科专家和麻醉学专家毛萌、史源、李华凤、黎海芪等教授及各位教授团队的年轻博士。常青教授是本书的主要倡议者和策划者，付出了很多的心血，马润玫教授在骨折受伤的情况下，仍然坚持撰写。这些都源于大家对"头位难产学说"的高度认同，也出于对凌萝达、顾美礼教授的尊敬。

《凌萝达头位难产学》的创作宗旨是：继续思考，继续追问。

问当初，问的是："有！为什么有？"

"头位难产"为何形成？——源头的经典是怎么形成的？

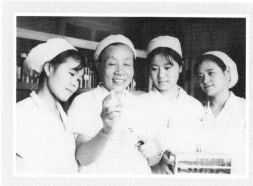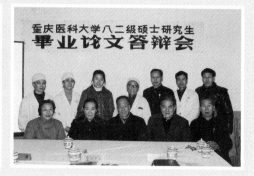

"头位难产"的理论基础是什么？回到凌萝达、顾美礼教授"头位难产"研究的起源。

问当下，问的是："有！有什么用？"

"头位难产理论"是否还符合当下产科临床的实际情况，"头位分娩评分"在当今产科临床还有用武之地吗？两者如何与近30年的产科临床发展相结合？

进化论的观点认为：人类因双足直立行走及大脑发育导致分娩过程中胎儿与孕妇产道紧密结合，在产程进展中胎儿通常会旋转身体以通过产道并以枕骨前向的机制娩出，这是进化的结果。母体因承重而致骨盆发生改变，这也使得胎儿通过产道时会遭遇阻力。这说明凌萝达教授基于骨盆研究的"头位难产理论"是经得起时间的考验的。在降低高剖宫产率给母儿带来危害的今天，"头位难产理论"仍然具有现实的指导意义。

薪火传承致敬恩师，谨遵师训启迪来者。

有本书里写道：老师是燃灯者。薪火相传，那火种从哪里得来？人类这一物种自来有"盗火者"在。"盗火"并非普罗米修斯一次就完成的行为，人世间每一次火种的传递，都是一次传递双方共同进行的"盗火"。我的心路历程，犹如在繁华的解放碑去寻找戴家巷那条老路（戴家巷，重医附二院家属宿舍——凌萝达、顾美礼教授曾经在这里孜孜不倦地编写《头位难产》）。

《凌萝达头位难产学》的出版目的，就像常青教授指出的那样：致敬大师，传承经典。

在庆祝凌萝达教授百岁华诞之际，我们将此书献给老师：凌萝达教授、顾美礼教授。

也将此书作为重庆医科大学建校65周年献礼，重庆医科大学附属第二医院建院130周年献礼！

胡丽娜

2021年9月

曹 序

凌萝达教授是我国著名的妇产科教授，她的"头位难产理论"是在骨盆研究的基础上，从产道、产力、胎儿的综合因素考虑，应用"头位分娩评分法"对头位难产进行诊断和治疗，并整合出的一套难产理论及处理原则。

我在2006年曾经为凌萝达教授编写的《难产理论与实践》作序，如今凌萝达教授的弟子胡丽娜教授主编的《凌萝达头位难产学》也即将问世。看到编者们致敬大师、传承经典，编纂关于凌萝达教授"头位难产"研究历程的书，我感到很欣慰。

"头位难产"是所有难产中最常见的，《凌萝达头位难产学》是在保留凌萝达教授"头位难产理论"精髓的框架下，从精神心理因素、分娩疼痛与镇痛对分娩的影响、头位分娩产时综合判断、瘢痕子宫经阴道分娩、产房分娩安全核查、降低剖宫产率综合举措等多方面结合近30年的临床新进展撰写而成。

希望读者从本书中可以学到凌萝达教授强调的理论联系实践的精神，运用"头位难产理论"解决临床问题，降低我国剖宫产率，造福母儿。

曹泽毅

2021年4月

马 序

凌萝达教授是我国著名的产科学专家，在50多年的临床实践中，她带领团队对女性骨盆进行了深入研究，尤其研究了骶骨、骨盆狭窄、入口平面倾斜度对分娩的影响。她于1978年发表了《头位难产及头位分娩评分法》论文。从《难产与围产》《头位难产》《难产》到《难产理论与实践》，她带领团队对"头位难产"进行了系统研究，并整理出以临床表现分为头位、臀位、横位及复合先露的"难产理论"。

该研究成果是原创于中国产科的临床实践中，很多研究数据都来自重医附二院妇产科。在我们迫切需要降低剖宫产率的今天，这些研究结论对产科临床仍具有重要的指导意义。由重医附二院妇产科胡丽娜教授领衔，全国多位著名产科学专家、儿科学专家、麻醉学专家参与编写的《凌萝达头位难产学》，是从凌萝达教授"头位难产"研究的源头经典探索其研究脉络的一次重大尝试。该书基本保留凌萝达、顾美礼教授主编的《头位难产》与《难产》的精髓，结合近30年产科学、儿科学、影像学、麻醉学及助产学的研究新进展进行撰写。

该书秉承凌萝达教授理论联系实践的思想，以临床"头位难产"问题为导向，旨在提高解决占难产主要矛盾——头位难产的处理能力。《凌萝达头位难产学》的问世，可以使更多的妇产科同仁了解凌萝达"头位难产理论"的研究历史，掌握"头位分娩评分法"，提高难产处理能力，对降低剖宫产率、降低孕产妇死亡率及新生儿死亡率具有重要的临床意义。相信该书会受到广大从事妇儿健康领域工作者的欢迎。

马丁

2021年4月

前　言

　　"头位难产学说"是在为满足中国临床医学实际需求的形势下创立的。从《难产与围产》《头位难产》《难产》到《难产理论与实践（中英文对照）》，凌萝达教授将研究聚焦在占难产80%以上的头位难产。她在收集中国女性骨盆临床特征的基础上，通过大量详实的临床数据，针对难产问题开展了深入细致的研究，创立了"头位分娩评分法"、简易平行产程图表、分娩期综合评估法及枕横位中前不均倾位等"头位难产理论"。凌教授的系列原创研究成果在20世纪80年代风靡全国产科，她还受国家卫生部委托举办了5期全国难产学习班，培养了数代产科医生及专家。这也使得《头位难产》成为一部集教科书、专著于一体，且与临床实践紧密结合的产科经典著作。

　　分娩虽是生理过程，但其具有复杂性。分娩不仅是胎儿在产力的推动下通过产道的过程；分娩也被定义为心理、生理综合反应的复杂动力学过程，是充满变化的动态神经内分泌调节过程。产程进展中可能出现产程停滞、胎头下降阻滞、胎儿宫内异常等各种难产情形。就像凌教授在《头位难产》前言所讲："难产，尤其是头位难产，是分娩三大因素异常的综合结果，其诊断及处理都较复杂，因此特别需要产科工作者进行审慎的观察、动态的分析，才能及时做出正确的判断。"

　　自实施独生子女政策以后，以产科医生为主导的分娩模式逐渐形成，解决难产的剖宫产手术成为常规的分娩方式之一。产科医护人员对难产的早期识别、及时处理的系统学习及培训逐步减弱，这也是剖宫产率居高不下的重要原因之一。高剖宫产率引起瘢痕妊娠、凶险性前置胎盘、胎盘植入、产后出血等并发症增加，给妇女再次妊娠带来了高风险，也增加了孕产妇死亡的风险。为保障母婴安全，国内外行业专家强调要重视自然分娩、降低剖宫产率，针对目前我国的现状，"头位难产学说"具有重要的现实指导意义。

2006年，86岁高龄的凌教授在撰写最后一部专著《难产理论与实践（中英文对照）》的前言中阐述了她在五十余年产科临床、科研、教学中一直致力于难产研究的心路历程：20世纪50年代初，上海第一医学院附属妇产科医院每周一次的疑难病例讨论大多是产科病例，因难产处理不当而发生严重母婴并发症的教训让她立志于难产研究，并在常年的基层巡回医疗中坚定了信念。凌教授从研究中国女性骨盆着手，借鉴前人、国外的经验，分析总结多年的临床实践，创立"头位难产理论"；并通过举办全国难产学习班进行临床推广，与全国同行交流，不断总结反馈意见并进行修订。

Karen R. Rosenberg 于2018年在 *Evolutionary perspectives on cesarean section* 一文中阐述道：人类进化中因双足直立行走引起骨盆改变——人类的产道从入口到出口的形状都发生了改变。这说明研究骨盆与难产的关系是经得起时间考验的。

凌教授传承给我们的不仅仅是"头位难产"系列研究成果，更多的是如何真正、踏实地做临床研究，解决临床问题，为病患服务。

《凌萝达头位难产学》是在保留凌萝达教授、顾美礼教授主编的《头位难产》与《难产》的"头位难产学说"精髓的框架下，由重医附二院胡丽娜教授、董晓静教授、孙江川教授团队，陆军军医大学常青教授、李力教授、李真教授团队，中南大学湘雅二院丁依玲教授团队，昆明医科大学第一附属医院马润玫教授团队，华中科技大学同济医院附属同济医院冯玲教授团队，重庆医科大学附属儿童医院史源教授、黎海芪教授团队和四川大学华西二院毛萌教授、李华凤教授，以及美国芝加哥大学科墨儿童医院石应珊医生（凌萝达教授女儿，原重医附二院妇产科医生，早期参与大量难产理论研究）组成编写团队，结合近30年产科学、儿科学、影像学、麻醉学及助产学进展，从精神心理因素、分娩疼痛与镇痛对分娩的影响、头位分娩产时综合判断、瘢痕子宫经阴道分娩、产房分娩安全核查、降低剖宫产率综合举措等方面进行了详细介绍。凌教授《难产》原著中部分内容，编写非常经典，近期尚无新的内容增减，所以仍然保留当年所编撰的部分及编者名。

在我国人口出生率明显下降的当下，我们希望通过本书，使更多的产科医生、助产士了解"头位难产学说"，用"头位分娩评分法"及"头位难产的诊断和处理"等理论和技术更好地指导产科临床工作，在保障母婴安全的前提下，推动和促进自然分娩，有效降低剖宫产率，提高分娩安全，降低母儿创伤。

胡丽娜　常青

2021年6月

第三章 胎儿异常

第四章 产力异常

第五章　精神因素与人文关怀

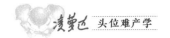

第六章　枕先露分娩机转

第七章　头位分娩评分法

第八章　围分娩期母儿监护

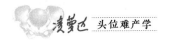

第十章　胎婴儿相关并发症

第十一章　分娩疼痛及其治疗

第十二章　头位难产各论

第十三章 其他难产

第十四章 难产的手术处理

附录

第一章

绪论

【引言】

　　难产和难产处理不当都可能给母儿带来严重危害。

　　发生于头先露的难产称为头位难产。80%以上的头位难产在得到重视后可免于灾难性后果。

　　　　　　　　　　　　　　　——凌萝达

第一节　概述

一、头位难产的研究历史

分娩是在产力（子宫收缩力为主）的推动下将胎儿及其附属物经产道排出母体的过程。这是人类进化过程中最神秘、最神奇、最有变革的事件。有人认为：出生和死亡一样，是生命与生俱来的一部分。对大多数妇女来说，产程与分娩应该是正常和自然的生理过程，多数情况下不需要医学干预和医学控制。

女性阴道分娩与产道、胎儿、产力及精神心理等因素密切相关。自然分娩是不借助或者很少借助于人工手段完成的分娩过程。任何一种或一种以上因素出现异常或相互不协调，在产程任何阶段都可能使分娩进展受阻，导致难产（或称异常分娩）。分娩过程复杂，不仅可以显著影响女性的母亲之旅，还能影响女性机体、情感与心理。

理想的待产和分娩过程需要产科医生、助产士、专科护士的高效协作：在大多数分娩（阴道分娩）中，孕产妇无相关并发症风险，过多的医疗干预可能会增加阴道分娩的难度；但是，当孕产妇突发产程进展受阻甚至出现严重的并发症（难产）时，产科医护人员须及时采取果断的医疗干预以确保母婴平安。

难产处理不当将对母儿造成严重危害，缺氧或产伤可致胎儿或新生儿缺血缺氧性脑病甚至死亡；孕产妇产程处理不当可导致子宫破裂、产后出血、感染甚至死亡。产科医护人员对难产的正确认识、对难产高危因素的正确评估非常重要。

20世纪50年代初，凌萝达教授在上海第一医学院附属妇产科医院工作期间，对疑难病例讨论中难产处理不当的教训记忆深刻，她立志从事难产研究，并对中国女性骨盆进行深入探讨。50年代末她西迁重庆，在常年的基层巡回医疗中发现，基层提供产科妇幼服务的医护人员对难产中的臀位、横位概念明确，但对头位难产认识不足。凌教授基于多年的骨盆及头位评分研究成果，于1978年首次提出"头位难产"概念，建议使用"头位难产"这一名词代表所有发生于头先露的难产。头位难产较头盆不称有更广泛的临床意义，因为头盆不称只涉及胎儿大小及骨盆大小两项因素，而头位难产是分娩四要素相互作用的结果。凌教授建议使用新的难产临床分类，即根据胎先露分为头位难产、臀位难产、横位难产等。

二、头位难产定义

头位难产即以头为先露的难产，该类难产往往由两项或两项以上分娩因素异常引起，这些因素互为因果，无法分割，因此临床上将发生于头先露的一组难产，统称为"头位难产"。凡头先露以难产手术（剖宫产、阴道助产）结束分娩者为头位难产，阴道助产除包括产钳术及胎头吸引术外，亦应包括徒手旋转胎头或产钳、胎吸旋转胎头后经阴道分娩者；个别头位虽勉强经阴道分娩，但因判断失误，导致死产、新生儿死亡、颅内出血、脑瘫或小儿严重智障，也应列为头位难产。

三、头位难产发生率

既往临床统计显示，头位难产发病率高。1980年，我国15家医疗单位曾开展协作调查，对5年内共57 002例分娩案例进行统计分析，难产例数占分娩总数的18.33%，其中头位难产占12.56%，超过难产总例数2/3，臀位（5.08%）及横位（0.69%）两者相加不足1/3。1985年，来自国内19家中心数据：在33 182例分娩中，头位难产数占分娩总数的23.98%，占难产总数的81.63%。Gifford（2000年）等报道：以剖宫产终止妊娠的头先露产妇中，其中68%是因为产程进展失败。较为遗憾的是，目前缺乏近期"头位难产"国内大样本多中心临床数据。欧美国家也无研究头位难产发生率的相关资料。2000年WHO进行了全世界多地区抽样，数据统计显示难产总体发生率在3%~6%。

20世纪50年代国内剖宫产率为1.25%～4.55%。凌教授团队报道1974—1977年国内剖宫产率上升到9.98%，其中因头盆不称所致病案数占总剖宫产数的53.3%。自20世纪80年代以来因我国实行独生子女生育政策，剖宫产率持续升高。张巍等综合大量文献分析，我国1999—2009年，各地区剖宫产率在28.61%～60%波动，剖宫产指征前三位是：胎儿因素23.89%～73.13%，头盆因素12.36%～40.52%，社会因素16.81%～34%。2008—2014年，国内剖宫产率仍呈增加趋势，2014年为34.9%。各地区剖宫产率和时间变化趋势存在很大差异。

2015年后，国家生育政策调整，更加提倡促进自然分娩，但即使在导乐分娩、分娩陪伴、分娩镇痛等服务推动下，2018年全国剖宫产率仍高达36.7%。一项为期13年，涉及110万儿童的队列研究结果发现，与阴道分娩相比，剖宫产分娩可增加儿童神经发育障碍、多动障碍、智力障碍、交流障碍以及学习障碍的风险。虽然剖宫产

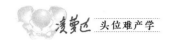
可以降低产妇尿失禁、盆腔器官脱垂的风险，但是剖宫产使儿童肥胖、哮喘的发生率增加，产妇再次妊娠时发生流产、死产和前置胎盘的风险也明显增加。WHO基于平衡健康结果和资源使用，建议剖宫产率控制在10%~15%，以降低过高的剖宫产率对母婴健康带来的风险。

第二节　头位难产发病原因

头位难产的发生原因错综复杂，既往认为分娩三大因素——产道、胎儿、产力均参与其中，很少由单一因素引起。近年来，分娩中孕产妇的精神因素作为分娩四要素之一，也发挥着重要作用。

凌教授在临床实践中发现，引起头位难产的主要原因有：

（1）头盆不称

头先露时因孕产妇骨盆狭窄或胎儿较大形成的头盆不称，为狭义的头盆不称。可以根据头盆评分进行评估和诊断。

（2）胎头位置异常

胎头位置异常伴头盆不称，如：持续性枕横位、枕后位、面位、额位。因胎头俯屈不良或不同程度的仰伸使胎儿通过骨盆的径线变大，形成相对骨盆不称，为广义的头盆不称。当产妇产力正常，异常胎方位能转变成正常的枕前位时，部分头盆不称可以解除。如经过充分试产，异常胎方位仍不能转成枕前位，此时无论胎头到达骨盆的哪一平面，都应诊断为胎方位异常。

（3）骨盆畸形、胎儿畸形

佝偻病、脊柱及髋关节结核、小儿麻痹后遗症均可以引起骨盆畸形。但这类疾病的发病主要集中在20世纪初，当前发病率相对较低。胎儿脑积水、联体双胎畸形均因胎儿径线过大易导致难产。

（4）骨盆倾斜度过大

骨盆倾斜度过大时会影响胎头入盆方向，形成假骑跨。一旦胎头已入盆，因产力作用后移易致产妇会阴严重损伤。

（5）软产道异常

宫颈瘢痕后纤维化、阴道纵隔或横隔、盆腔肿瘤可以阻碍胎头下降。

凌教授认为以上因素可造成胎头与骨盆不适应或机械梗阻，使胎儿通过产道的阻力增加，也称梗阻性难产。

（6）产力异常

阴道分娩的特点是有力、规律的子宫收缩，促进宫颈口扩张，推动胎先露下降并通过产道。所以，产力是阴道分娩重要的主动因素，且可以调整。

临产后的主要产力是子宫收缩力，正常产力推动胎儿旋转、下降并适应产道，经阴道分娩。梗阻性难产可引起继发性宫缩乏力。产妇体质、营养状况、精神心理均可影响产力。精神心理变化可以通过内啡肽、儿茶酚胺、缩宫素及前列腺素等激素之间复杂的相互作用影响产程进展。

国外常将子宫收缩力异常称为子宫功能异常，并将其分为低张性子宫功能障碍、高张性或（和）不协调性子宫功能障碍。在分娩镇痛中使用镇静剂、麻醉剂，或孕妇绒毛膜羊膜炎均可致子宫功能异常。因子宫功能异常与头盆不称关系复杂，缺乏准确区分分娩失败原因的客观指标，临床医生必须依据试产中动态观察的结果综合判断，确定胎儿是否可经阴道分娩。

凌教授总结重庆医科大学附属第二医院临床研究数据，得出：良好的产力可以克服一部分轻微的难产阻力，且大多数难产并非产力异常所致。在试产过程中，一般是先有阻力，引起继发性宫缩乏力，从而难以克服产道阻力，形成头位难产（图1.1）。

但现在因精神心理因素引起产力异常所致的心因性难产明显增加。所以，目前临床上认为影响产程及分娩的四要素包括：产力（power，子宫收缩）、胎儿（passenger）、产道（passage，骨盆）、心理（psyche），英文缩写即"4P"。

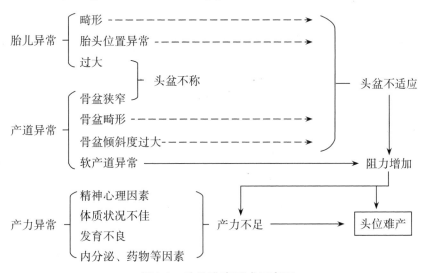

图1.1 头位难产形成示意图

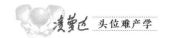

第三节 难产、头位难产预防

一、孕产妇风险识别、分层管理

难产对母儿的危害直接影响产妇及新生儿死亡率。有效的助产服务在降低孕产妇死亡率中发挥着不可替代的作用。WHO总结了影响母亲安全的"三大延误"：个人家庭延误、转运延误和卫生服务延误。其中卫生服务延误是指到达医疗机构后，由于人员、设备等原因导致需方不能得到有效产科干预。其中提供医疗服务人员的技术能力不足是主要原因。国际助产联盟提出7项核心胜任力中助产胜任力是关键的一环。提供助产服务的医护人员必须识别高危孕产妇风险，可能发生的难产、头位难产，加强高危孕产妇风险预警评估，并对其进行分层管理，这是降低孕产妇死亡率的关键环节。例如，重庆市高危孕产妇评估及预警管理体系建立后，危急重症孕产妇抢救能力得到极大的提升，重庆市孕产妇死亡率从2014年的18.5/10万下降至2015年的15.7/10万。在生育政策调整后，2016年全国孕产妇死亡率较2015年同期增长30.6%的背景下，重庆市2016年全年孕产妇死亡率与2015年同期持平，为15.3/10万，至2020年则下降为9.52/10万。

（一）执行《孕产妇妊娠风险评估与管理工作规范》

对围妊娠期女性全面推行妊娠风险分级管理制度和高危孕产妇专案管理制度，实现孕产妇风险管理防线前移。对妊娠至产后42日的妇女进行妊娠相关风险筛查、评估分级，按风险严重程度分别以"绿（低风险）、黄（一般风险）、橙（较高风险）、红（高风险）、紫（传染病）"5种颜色进行分级标识，加强分类管理，及时发现、干预影响妊娠的风险因素，防范不良妊娠结局，保障母婴安全。

（二）孕妇体重、血糖控制

随着国民生活水平的提高，孕前超重现象常见，孕妇妊娠期血糖异常发生率也明显增多，孕期体重增加过多人群的比例增高。孕妇应进行孕产期饮食管理，适当运动，规范产检，降低巨大儿的发生率。

（三）及早诊断、处理部分胎儿发育异常

妊娠期进行规范产检，及早诊断并处理脑积水、连体、胸腹腔积液等胎儿发育异常，减少头位难产的发生。

（四）预防畸形骨盆发生

凌教授认为，女子骨盆在25岁才钙化定型，25岁前女性相关疾病或姿势不当将影响骨盆形态。因此女性在发育过程中应注意保持行走、站立、坐、卧的正确姿态；注意疾病、骨盆外伤史后积极规范救治；关注一些目前少见疾病，如：结核、先天性髋关节脱位等。

二、加强孕产妇评估

（一）产前评估

对孕妇全身情况规范评估，了解产道、胎先露、胎方位、胎儿体重及宫颈成熟度。同时评估孕妇对分娩的认知度及家庭支持体系。

（二）产程中评估

对孕产妇生理因素和心理因素评估、骨产道及软产道评估、胎儿评估、产力评估。

三、正确处理产程

根据对孕产妇的全面评估，应用头位难产评分及时发现头先露中产程进展中的问题，进行有效的医学干预；对严重头盆不称、胎头位置异常（高直后位、前不均倾位、额位等）应尽早诊断，以剖宫产结束分娩，避免头位难产所致的母儿严重伤害。

（一）纠正胎头位置异常

凌教授认为，部分头盆不称是客观存在、无法改变的，但部分胎头位置异常可

加以纠正。妊娠晚期孕妇采取侧卧或半俯卧位可预防胎儿枕部朝向骨盆后方，使胎头转至枕前位，胎头俯屈并下降，胎头重新处于有利的位置，可预防部分头位难产。

（二）加强孕产妇心理支持、维护有效产力

在人类的进化过程中，情感支持、社会环境是正常阴道分娩中非常重要的环节。女性精神压力是生殖与分娩脆弱最常见、最不受重视的原因之一，与产科干预水平、分娩过程中不良体验、家人（或辅助人员）缺乏有效支持及创伤后应激相关。已有证据证明，在阴道分娩过程中得到情感支持的妇女所受到的医疗干预率较低。在产程中家人、导乐师、护士、助产士及产科医生等为孕产妇提供的心理、营养、身体舒适等多方面的持续分娩支持可以增加孕产妇阴道分娩的信心。在分娩过程中，尊重孕产妇的知情选择权，合理开展分娩镇痛，克服不利因素，尽量争取阴道分娩。

（胡丽娜）

参考文献

[1]蔡汉钟.383例剖腹产术分析[J].重庆医药,1979(04):59-62.

[2]胡丽娜.二孩政策下高危孕产妇风险预警体系构建的思考[J].中国实用妇科与产科杂志,2017,33(1):52-54.

[3]凌萝达,顾美礼.难产[M].第2版.重庆:重庆出版社,2001.

[4]Simkin P,Hanson L,Ancheta R.助产手册:早期预防和处理难产(中文版)[M].第4版.广州:广东科技出版社,2018.

[5]谢幸,孔北华,段涛.全国高等学校教材·妇产科学(供基础、临床、预防、口腔医学类专业用)[M].第9版.北京:人民卫生出版社,2018.

[6]张巍,安力彬,高玉霞,等.我国近10年剖宫产率变化及影响因素分析[J].中国妇幼保健,2011,26(30):4645-4647.

[7]中华人民共和国国家卫生和计划生育委员会.孕产妇妊娠风险评估与管理工作规范[J].中国实用乡村医生杂志,2017,24(12):5-7.

[8]中华人民共和国国家卫生和计划生育委员会.中国妇幼健康事业发展报告[J].中国妇幼卫生杂志,2019,10(05):1-8.

[9]Buckley S J.Executive Summary of Hormonal Physiology of Childbearing:Evidence and Impli-

cations for Women,Babies,and Maternity Care[J].J Perinatal Education,2015,24(3):145-153.

[10]Creedy DK,Shochet IM,Horsfall J.Childbirth and the Development of Acute Trauma Symptoms:Incidence and Contributing Factors[J].Birth,2000,27(2):104-111.

[11]Cunningham FG,Leveno KJ,Bloom SL,et al.Williams Obstetrics.[M].25th ed.New York:McGraw-Hill Education,2018:933-938.

[12]Gifford D S,Morton S C,Fiske M,et al.Lack of Progress in Labor as a Reason for Cesarean[J].Obstet Gynecol,2000,95(4):589-595.

[13]Harper BB,RN.Gentle Birth Choices[M].Midwifery Today,2005.

[14]Hodnett ED.Continuity of Caregivers for Care during Pregnancy and Childbirth[J].Cochrane Database of Systematic Reviews,2000(2):CD000062.

[15]Keag OE,Norman JE,Stock SJ.Long-Term Risks and Benefits Associated with Cesarean Delivery for Mother,Baby,and Subsequent Pregnancies:Systematic Review and Meta-Analysis[J].PLoS Medicine,2018,15(1):e1002494.

[16]Li H T,Luo S,Trasande L,et al.Geographic Variations and Temporal Trends in Cesarean Delivery Rates in China,2008-2014[J].JAMA,2017,317(1):69.

[17]McKinnon,K.Birthing Work:the Collective Labour of Childbirth[M].1 st ed.Singapore:Springer Singapore,2020.

[18]Rosenberg KR,Trevathan WR.Evolutionary Perspectives on Cesarean Section[J].Evolution,Medicine,and Public Health,2018(1):67-81.

[19]Zhang T,Brander G,Mantel Ä,et al.Assessment of Cesarean Delivery and Neurodevelopmental and Psychiatric Disorders in the Children of a Population-Based Swedish Birth Cohort[J].JAMA network open,2021,4(3):e210837-e210837.

第二章

产道异常

【引言】

　　产道是胎儿娩出的通道,在分娩三大因素中占重要地位。特别是骨盆的大小与形态能否适应胎儿是决定分娩顺利与否的关键,因此产科工作者应该很好地掌握有关骨盆的知识。

——凌萝达

产道是胎儿自母体娩出的通道，由骨产道和软产道共同构成。在影响阴道分娩的四大因素中，骨盆形态及大小能否适应胎儿通过是决定安全分娩与否的关键因素。

当剖宫产成为一种大众普遍接受的分娩方式时，产科医生往往会忽略骨盆评估的临床意义。加之骨盆测量的准确性存在差异，因此，临床对骨盆测量的评价有所争议。

凌萝达教授的"头位难产理论"是基于中国女性骨盆研究数据和临床实践总结出的结果。凌教授认为骨盆狭窄与形态异常是造成难产的首要因素，也是导致头盆不称及胎位异常最常见的原因。准确评估女性骨盆是选择分娩方式时需要考虑的关键所在。在《头位难产》《难产》等著作中凌教授详细描述了正常骨盆与异常骨盆的特征及其与阴道分娩的关系。骨盆评估是"头位分娩评分法"的核心内容之一。

进化论观点认为，人类双足直立及大脑发育导致分娩过程中胎儿和孕妇的产道紧密结合，在产程进展中胎儿通常会旋转以适应并通过产道，以枕骨向前娩出的机制是进化的结果。而双足直立后骨盆因承重而发生改变，使胎儿通过产道时会遭遇阻力。进化论的观点说明凌教授基于骨盆研究的"头位难产"具有理论基础。

第一节　正常骨产道

骨盆是由骶骨、尾骨和左右两块髋骨围成的环状骨骼及其形成的骨盆腔组成。以骨盆入口平面为界将骨盆腔分为上下两部分，上部分为假骨盆、下部分为真骨盆（图2.1）。骨产道特指真骨盆，是阴道分娩时胎儿必经的骨性通道。

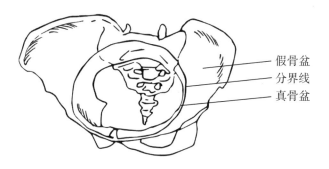

　　　　　　　　　　　　　　　假骨盆
　　　　　　　　　　　　　　　分界线
　　　　　　　　　　　　　　　真骨盆

图2.1　真骨盆与假骨盆

一、骨盆三个平面的特点及其径线

真骨盆有三个具有产科意义的假想平面，即骨盆入口平面、中骨盆平面和骨盆出口平面。这三个平面的形态及大小与胎头的相对位置是评估胎儿能否通过骨产道的关键（图2.2）。

连接这三个骨盆平面中点的曲线叫骨盆轴。分娩过程中胎儿即沿此轴娩出。骨盆轴上段向下向后，中段向下，下段向下向前。若胎儿在分娩时未按骨盆轴方向下降，则可能出现产程停滞，发生难产。

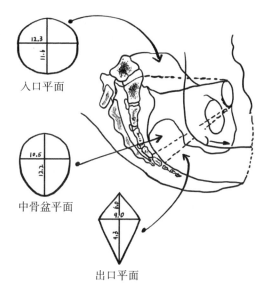

图2.2　骨盆三个平面

（一）骨盆入口平面

1. 骨性标志

前方为耻骨联合上缘，两侧为髂耻缘，后方为骶岬上缘。入口平面有4条径线，即入口前后径、入口横径和两条入口斜径（图2.3）。

（1）入口前后径

指从耻骨联合上缘中点至骶岬上缘正中的距离，又称真结合径。由于耻骨的厚度并非上下一致，故耻骨联合与骶岬间的实际最短距离为耻骨联合上缘稍下方骨质最厚处与骶岬上缘正中的距离，通常比真结合径短0.2~0.5 cm，是胎头入盆时必须通过入口平面的最短径线，也称产科结合径。在临床工作中，无论真结合径或产科结合径均无法测量，为便于产科医生判断骨盆入口大小又引入了对角径这一概念，对角径是指从耻骨联合下缘中点至骶岬上缘正中的距离，约比产科结合径大1.5 cm，平均为11.6 cm（图2.3）。

目前临床上较少进行常规测量对角径，但对临产后胎头迟迟不入盆者可测量此径线，具体方法为：检查者用中指尖触及骶岬上缘中点，食指上缘紧贴耻骨联合下缘，另一手食指标记此接触点，测量中指尖到标记点的距离（图2.4A）。正常情况下对角径≥11.5 cm，中指不能触及骶岬，此时可尝试触摸第一与第二骶骨交界处，测量此处与耻骨联合下缘中点间的距离，该距离约等于真结合径（图2.4B）。若检查者中指可触及骶岬上缘，提示骨盆入口狭窄。

（2）入口横径

指左右髂耻缘间的最大距离，平均为12.3 cm。

（3）入口斜径

左斜径为左骶髂关节至右髂耻隆突间的距离，右斜径为右骶髂关节至左髂耻隆突间的距离，正常情况下两侧对称，长度相等，平均为12 cm。

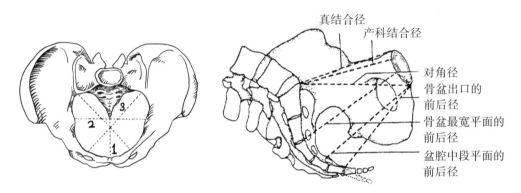

图2.3 骨盆入口平面及各条径线

1.入口前后径 2.入口横径 3.入口斜径

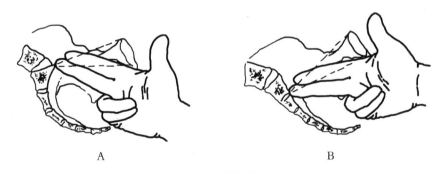

A　　　　　　　　　　　　　　B

图2.4 测量对角径

注：A，检查者中指可触及骶岬，所量的对角径减去1.5 cm等于真结合径；

B，检查者中指触及第一节与第二节骶骨交界处，所量的距离约等于真结合径。

2.临床意义

骨盆入口平面前后径短于横径，呈横椭圆形，是胎头衔接的主要平面。由于胎头的横径（双顶径）较纵径（枕额径）短，为适应骨盆入口平面的横椭圆形态，胎头多以较短的双顶径通过入口前后径，即以枕横位衔接者最为多见。因乙状结肠占据骨盆腔左后方部分空间，胎头纵径（枕额径）多以右斜径衔接，因此，临床上枕左前位较枕右前位多见，枕右后位较枕左后位多见。

对于不同骨盆类型，由于入口平面的形态不同，胎头会以不同的胎方位进行衔接（入盆）。女型骨盆最有利于阴道分娩，胎头多以枕前位或枕横位入盆；扁型骨盆入口平面前后径短，胎头常以枕横位入盆；类人猿型骨盆的一系列横径均短小，胎头常以枕后位入盆；男型骨盆入口平面呈楔形，最大横径后移，后矢状径缩短致使入口平面前半部及后半部的可利用面积均减少，是最不利于胎头衔接的一种骨盆类型，胎头多以枕横位或枕后位入盆。凌教授通过对117例临产前后胎方位自身配对研究发现：临产后枕后位衔接者男型骨盆占26.47%，狭窄骨盆占35.29%。

由于斜径是入口平面较大的径线，因此当发生肩难产时，胎头娩出后因胎儿双肩嵌顿于入口前后径，需迅速启动肩难产急救：屈大腿+压前肩，使胎儿双肩径从较短的入口前后径移至较长的入口斜径上，方能利用入口斜径使胎儿进入骨盆。

（二）中骨盆平面

1.骨性标志

前界为耻骨联合下缘，后界为第4、5骶骨之间，两侧为坐骨棘。中骨盆平面是骨盆最狭窄处，其大小与阴道分娩关系最为密切。

（1）中骨盆前后径

由耻骨联合下缘中点经坐骨棘间径中点至第4或第5骶骨的连线，平均为12.2 cm。该径线以坐骨棘间径中点为界，又分为中骨盆前矢状径和后矢状径。中骨盆前后径可经阴道检查直接测量，准确性较高。具体测量方法：检查者用中指尖触到第4~5骶骨交界处，食指上缘紧贴耻骨联合下缘，用另一手食指标记此接触点，测量中指尖至标记点的距离（图2.5）。

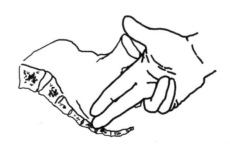

图2.5 测量中骨盆前后径

（2）中骨盆横径

又称坐骨棘间径，为双侧坐骨棘顶点之间的距离。在临床上难以直接测量，常通过其他径线估计坐骨棘间径是否狭窄：①以耻坐径估算坐骨棘间径，耻坐径为耻骨联合下缘至坐骨棘之间的距离，可经阴道检查直接测量。耻坐径与中骨盆前矢状径及1/2中骨盆横径组成一个直角三角形，耻坐径为此三角形的斜边，正常应大于8 cm（图2.6），在中骨盆前矢状径不变的情况下，耻坐径越小则坐骨棘间径越小。②坐骨结节间径短小时，骨盆侧壁内聚，坐骨棘间径也短小。③按坐骨棘突出情况分为三度，Ⅰ度为稍突出（正常），Ⅱ度为较明显突出，Ⅲ度为明显突出；坐骨棘突出越明显，坐骨棘间径越短。④通过米氏菱形横径估算坐骨棘间径，米氏菱形横径可直接在女性后腰部测量，坐骨棘间径约等于米氏菱形横径加1 cm。

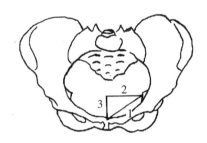

图2.6　中骨盆前后径、横径及耻坐径

（1.耻坐径　2.1/2坐骨棘间径　3.前矢状径）

（3）骶骨

骶骨是骨盆的后壁，其类型、长度、翘度都将影响骨盆各平面的前后径，与阴道分娩密切相关，是骨产道异常造成难产的主要原因之一。临床上可通过阴道检查直接了解骶骨情况。

（4）坐骨切迹宽度

代表中骨盆后矢状径，其宽度为坐骨棘与骶骨下部间的距离，即骶棘韧带宽度。检查方法为：将阴道内的食指置于韧带上移动，正常值为5.5~6.5 cm或容纳3指（图2.7）。

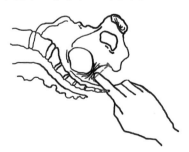

图2.7　测量坐骨切迹宽度

2.临床意义

中骨盆平面呈纵椭圆形，骨盆入口平面呈横椭圆，故无论胎头以何种胎方位入盆，在中骨盆平面均需发生内旋转，以适应中骨盆前后径大于横径的特点。由于中骨盆横径（坐骨棘间径）是骨盆各平面的最小径线，如果胎头以枕横位或枕后位衔接，双顶径通过中骨盆横径时受阻，会引起活跃期停滞，持续性枕横位，胎头下降延缓或停滞，而造成难产。如果由于中骨盆平面的狭窄造成难产，且没有及时发现，则胎头在盆底长时间受压导致严重变形和产瘤形成，会引起严重的母儿不良结局，如新生儿窒息、严重会阴撕裂伤等。

坐骨棘间径是产程中了解胎头位置高低的重要标志。

骶骨的类型与阴道分娩有密切的关系。一般认为中弧型骶骨最有利于阴道分娩。骶骨过长会增加阴道分娩的难度。骶骨翘度为40°~49°者较适合正常分娩机转。

中骨盆横径较长、侧壁内聚时，常使胎头持续于枕横位而影响分娩机转。

（三）骨盆出口平面

1.骨性标志

骨盆出口平面实际是由共享底边但不在同一平面中的两个三角形所组成的菱形出口平面，坐骨结节间径为两三角形的共同底边，前三角的顶点为耻骨联合下缘中点，侧边是两侧耻骨降支，后三角的顶点为骶尾关节，侧边是两侧骶结节韧带，坐骨结节间径中点与前、后三角顶点的连线分别为前、后矢状径（图2.8）。

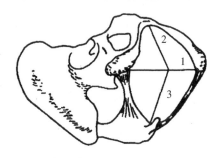

图2.8 骨盆出口平面各径线（斜面观）

（1.出口横径 2.出口前矢状径 3.出口后矢状径）

（1）出口横径

又称坐骨结节间径，为两侧坐骨结节内缘之间的距离，可直接在体表测量。孕妇取30°斜坡仰卧位，双腿尽量向腹部弯曲，双手抱膝，充分暴露会阴部。测量者先以两拇指沿两侧耻骨弓降支，遇到的第一个转角处即为坐骨结节，用一套6~9 cm测量器嵌入两坐骨结节间（图2.9A），或用坐骨结节间径测量仪即可直接测量坐骨结节间径，正常值为8.5~9.5 cm。也可用检查者拳头估测（图2.9B），操作者要先了解自己横置拳头的估测值，若此径线<8 cm应结合后矢状径来判断骨盆是否狭窄。

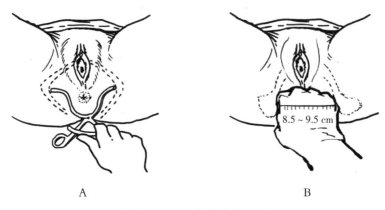

A

B

图2.9　测量坐骨结节间径

（2）出口后矢状径

指坐骨结节间径中点至骶尾关节之间的距离，正常值约为9.3 cm。该径线反映菱形出口平面后三角区的大小，可由骨盆内测量测得（图2.10）。检查者右手食指伸入阴道向骶骨方向，找到骶骨尖端，用尺放于坐骨结节径线上。将汤姆斯骨盆出口测量器一端放于坐骨结节间径中点，另一端放于骶骨尖端处，测量出口后矢状径。当出口后矢状径与坐骨结节间径之和>15 cm时，表明骨盆出口狭窄不明显。

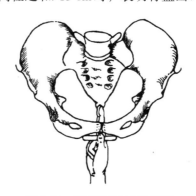

图2.10　测量出口后矢状径

（3）出口前后径

指骨质围绕的出口平面之前后径，为耻骨联合下缘中点与骶尾关节之间的距离，平均为11.5 cm。检查者中指尖触到骶尾关节，食指上缘紧贴耻骨联合下缘，另一手食指固定标记此接触点，抽出阴道内的手指，测量中指尖到此接触点的距离，此距离可粗略等于出口前后径（图2.11）。若骶尾关节固定，应测量耻骨联合下缘中点至尾骨尖的距离，此时的出口前后径常小于正常值。

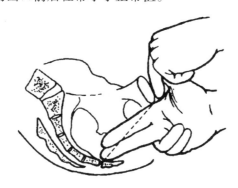

图2.11 测量出口前后径

2.临床意义

（1）出口平面前三角略小，两侧边均为骨质构成，胎头可利用空间较小，而后三角较大，两侧边由可伸展的韧带构成。若出口横径偏短时，只要后矢状径够长，胎头仍可充分利用后三角的空间娩出。因此当坐骨结节间径≤7.5 cm时需测量出口后矢状径，当两径线之和>15 cm时，正常大小的足月胎头可经出口平面后三角娩出。在行阴道助产术前，建议测量出口前后径以排除出口前后径狭窄的漏斗型骨盆。

（2）除上述菱形出口平面，中外教科书中均提及骨质围绕的出口平面这一概念，即由耻骨联合下缘至骶尾关节，通过坐骨棘间径或略低处的一个平面。骨质围绕的出口平面是骨盆的实际最窄面，且中骨盆与骨质围绕的出口平面极其接近甚至重叠（图2.12），凌教授认为中骨盆—出口平面是骨盆真正的出口，胎头双顶径一旦通过该平面，绝大多数均可经阴道分娩；该观点与Benson和Danforth一致。Danforth认为中骨盆与出口平面可统归为出口问题，而将难产分为骨盆入口及出口难产。

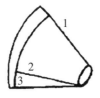 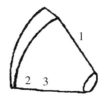

正常时中骨盆　　　　　　　　　个别骨盆的中骨盆
与出口平面极相近　　　　　　　可与出口平面重叠

图2.12 骨盆三个面

（1.入口平面　2.中骨盆平面　3.出口平面）

（3）坐骨结节间径可间接反映坐骨棘间径的大小，而中骨盆—出口平面狭窄往往以横径狭窄为主，故准确测量此径线对评估阴道试产条件至关重要。

在凌萝达"头位难产理论"中，每一个骨盆平面均具有重要临床意义的径线，见表2.1。

表2.1　凌萝达"头位难产"理论骨盆重要径线及临床意义

重要产科径线	入口平面			中骨盆平面		出口平面	
	横径	前后径	斜径	横径	前后径	横径	前后径
骨性标志	左右髂耻缘间的最大距离	(对角径)耻骨联合下缘中点至骶岬上缘中点	同侧骶髂关节至对侧髂耻隆突	坐骨棘间径	耻骨联合下缘中点经坐骨棘间径中点至第四或第五骶骨的连线	坐骨结节间径	耻骨联合下缘至骶尾关节(骶尾关节固定时以尾骨尖为标志)
平均值(cm)	12.3	11.6	12	10.5	12.2	9	11.8
临床意义	入口平面最大径线，胎头矢状缝常以此径线衔接，即以枕横位衔接者最多见	入口平面最小径线，决定胎头是否能衔接进入真骨盆，胎头多以较短的双顶径通过入口前后径	胎头衔接时矢状缝也可位于此径线，通常以枕左前或枕右后位衔接。肩难产时双肩进入骨盆的径线	产程中了解胎头位置的重要标志，是骨盆各平面的最小径线，其长短关系着胎头能否顺利完成内旋转，是影响分娩机转的关键径线之一	中骨盆平面的较大径线，胎头在骨盆中下降时矢状缝需旋转至该径线(即从衔接时的枕横位转至枕前位)方能顺利通过中骨盆平面	可间接反映坐骨棘间径的大小，准确测量此径线对评估阴道试产条件至关重要	出口平面的较大径线，略小于中骨盆前后径，胎头下降至盆底时矢状缝需位于此径线且处于枕前位方能顺利娩出

注：以上径线平均值与《妇产科学》(第9版)略有不同。

二、骨盆其他与分娩有关的部分

（一）骨盆倾斜度

骨盆倾斜度是指女性直立时骨盆入口平面与地平面所成的角度（图2.13），非孕时为50°~55°，孕晚期一般为60°，若超过70°则为骨盆倾斜度过大。骨盆倾斜度过大或过小，是造成胎头衔接困难、头盆不称和会阴裂伤的原因之一。据报道足月妊娠阴道分娩中，约有7.8%的孕产妇因骨盆倾斜度异常而导致难产。让孕妇取坐位或半卧位以改变骨盆入口平面方向，有利于胎头入盆；采取膀胱截石位或McRobert体位（屈大腿将膝关节贴近腹壁）可纠正骨盆倾斜度过大的问题。

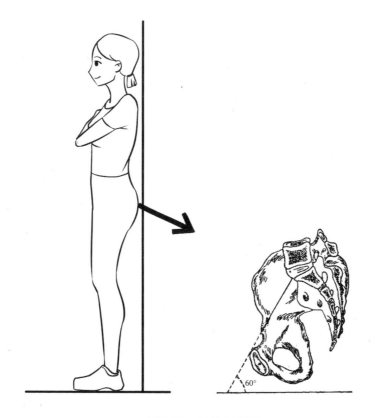

图2.13 骨盆倾斜度

以下情况提示可能存在骨盆倾斜度过大，需要进行测量：①孕妇腹壁松弛呈悬垂腹；②背部腰骶椎交界处向内深陷，骶骨上翘；③腹部检查发现胎头跨耻征可疑阳性或假阳性；④耻骨联合低，平卧位时耻骨联合下缘降低 1~2 cm，更接近床面；⑤孕妇平卧于硬床上，检查者的拳头能通过其腰骶部与床之间的空隙。

骨盆倾斜度测量方法包括：①骨盆 X 摄片测量骨盆入口平面与水平面之间的角度，目前很少采用；②使用骨盆倾斜度测量器进行测量。

临床常用带量角器的马丁氏外测量器（图2.14）进行骨盆倾斜度测量；测量方法为：孕妇脱鞋站立，将测量器两端分别置于耻骨联合上缘中点和米氏菱形区上角，调节量角器直边，使其与骶耻外径平行、使垂线保持稳定，读出量角器上的数值，求出补角，即可得到骨盆倾斜度数值（图2.14）。

重庆医科大学附属第二医院刘云等发明的改良骨盆倾斜度测量器（中国专利号：02221501.8）（图2.15），结合马丁氏外测量器和骨盆倾斜度测量器的优点。测量方法：孕妇采用水平站立位，按测量骶耻外径的方法放置测量器，保持量角器平面与地面垂直，量角器上带活动轴的金属指针在重力作用下，始终与地面保持垂直，此时，量角器中的读数即为所测骨盆倾斜度值（图2.15）。通过与马丁氏外测量器对比，对68例孕妇进行136次测量，比较分娩结局，结果表明改良骨盆倾斜度测量器除了操作更简便，还具有更高的准确性。

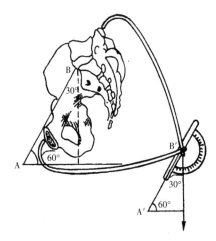

图2.14　带量角器的马丁氏外测量器

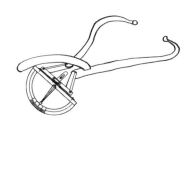

图2.15　改良骨盆倾斜度测量器

（二）骨盆深度

由入口平面的髂耻隆突至出口平面坐骨结节中点的垂直距离是骨盆的深度。临床上可用骨盆外测量器测其长度，女性骨盆深度平均为 8.5 cm，而男性骨盆深度为 10 cm，约有 6% 的女性骨盆深度和男性骨盆一样。骨盆深对阴道分娩不利，尤其是较正常狭小的男型、类人猿型骨盆深度增加时，可影响胎头向前旋转或使胎头下降停止于骨盆下半部。扁平型骨盆前半部宽，而且骨盆最浅，可影响胎头内旋转和下降，若有相对头盆不称、胎头颅骨重叠、胎头水肿明显，可表现为胎头拨露的假象，如果盲目助产，会引起严重不良后果。

（三）耻骨联合后角

耻骨联合后方两耻骨间的夹角，正常约为156°（图2.16）。耻骨联合后角的大小反映骨盆前部的大小。男型骨盆的入口平面呈楔形，耻骨联合后角狭小，骨盆入口平面可利用的前后径较短。测量方法：虽然该角度不能直接测量，但可以将食指与中指沿水平方向插入阴道，触诊耻骨联合后方确定其角度和倾斜度。根据耻骨联合纵向轴和骶骨关系，其倾斜度可分为平行、前倾和后倾；角度可分为宽、中、窄。

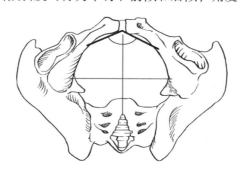

图2.16 耻骨联合后角（图中黑粗线标示夹角）

（四）耻骨弓角度

耻骨弓由两侧耻骨坐骨支构成，其顶端形成的夹角为耻骨弓角度，正常约90°。女型与扁型骨盆耻骨弓角宽大，类人猿型骨盆中等，男型骨盆狭小。耻骨弓角度狭小者，骨盆菱形出口平面前三角可利用的面积减小，需借用后三角空间娩出胎头，会增加会阴裂伤的概率。测量时两手拇指指尖斜着对拢放置在耻骨联合下缘，左右两拇指平放在耻骨降支上，测量所得的两拇指间角度为耻骨弓角度（图2.17）。

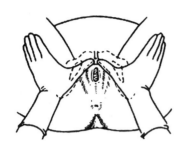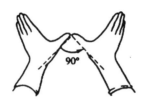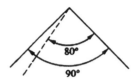

图2.17 耻骨弓角度测量

（五）骶骨

1.类型

20世纪50年代美国学者基于X线骨盆摄片将骶骨形态分为以下6种类型：直型、浅弧型、中弧型、深弧型、上凸型及钩型（图2.18）。后续研究补充了弓型和多节型两种类型，并阐述了不同类型骶骨对分娩的影响。如何通过临床检查而非X线骨盆摄片来客观评估骶骨类型较难，因此有关骶骨形态与分娩关系的研究较少。

1983年，根据凌萝达教授对上海第一医学院妇产科医院300例X线骨盆摄片资料的研究发现：中弧型最多见，占33%，上凸型占22%，浅弧型占15.33%，钩型及深弧型分别占10.33%及10.00%，直型最少见，占7.33%，其他难以归类的类型占2%。

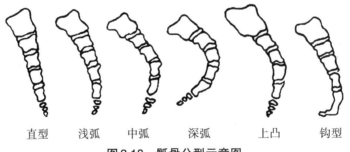

直型　　浅弧　　中弧　　深弧　　上凸　　钩型
图2.18 骶骨分型示意图

凌教授认为中弧型骶骨最有利于阴道分娩，骶骨上段的弧度有利于胎头的衔接与下降，下段的弧度有利于胎头的俯屈与内旋转。直型骶骨使入口平面以下各平面前后径缩短，妨碍胎头一系列分娩机转的进行。浅弧型骶骨对阴道分娩的影响则介于中弧型与直型之间。深弧型骶骨因弧度过大，骶岬及骶骨末端均向前突出，使入口平面及出口平面前后径明显缩短，不利于阴道分娩，常见于佝偻病患者。上凸型骶骨凸出部分妨碍胎头衔接，若双顶径能通过入口平面则可顺利下降。钩型骶骨常上部直，缺乏应有的弧度，妨碍胎头衔接与下降，下部弯转如钩，使出口平面前后径缩短，妨碍胎头娩出。

2.节数

骶骨正常节数为 5 节，占 66%；6 节者占 31.7%；7 节及 8 节者占 1.6%；4 节者占 0.7%。骶骨节数少于正常对阴道分娩无不利影响。但若骶骨节数超过正常，则可能对阴道分娩有不利影响，如骶尾椎使骶骨下部延长成钩型，可使骨盆出口平面前后径变短。

3.长度

骶骨长度是指骶岬至骶骨末端的垂直距离，是反映骨盆深浅的指标，骶骨过长会增加阴道分娩的难度。骶骨长度的差异很大，最短的仅 7.7 cm，最长达 13.7 cm。上凸型骶骨比较长，钩型与深弧型骶骨比较短。从骶骨的长度可以推测骨盆的类型，上凸型骶骨最长，多系类人猿型骨盆；钩型与深弧型骶骨最短，常系扁型骨盆。

4.翘度

骶骨翘度是指在孕妇直立时骶骨内面上下端联线与垂直线形成的角度，可影响骨盆入口平面以下各平面的前后径。骶骨翘度分为 <40°、40°~49°、≥50° 三种（图 2.19）。其中，40°~49° 者最常见，占 48%，较适合正常分娩机转；<40° 者为翘度过小，占 34%，其中骨盆及出口平面前后径缩短较明显；≥50° 者为翘度过大，仅占 18%，其骶岬往往向前突出，使入口平面前后径缩短。

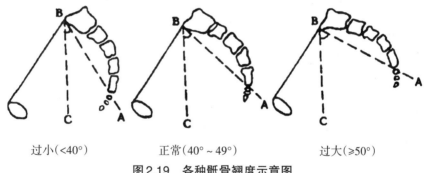

过小（<40°）　　　　正常（40°~49°）　　　　过大（≥50°）

图2.19　各种骶骨翘度示意图

骶骨翘度与骨盆倾斜度共同影响骨盆形态及前后径大小。若骨盆倾斜度大，骶骨翘度亦大，骨盆前后壁无内聚，若能通过改变体位协助胎头衔接，则有机会经阴道分娩。若骨盆倾斜度大而骶骨翘度不够大时，则骨盆前后壁内聚，中骨盆及出口平面前后径变短（图 2.20）。这种形态的骨盆常引起持续性枕横位而导致难产。临床中常重视骨盆侧壁内聚，而忽略了骨盆前后壁内聚，因此凌教授建议增加骨盆出口前后径的测量。

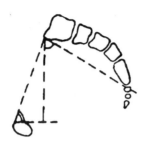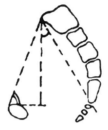

骨盆倾斜度大（70°）   骨盆倾斜度大（70°）
骶骨翘度亦大（60°）   骶骨翘度小（30°）
出口前后径正常   出口前后径明显缩短

图2.20　骶骨翘度与骨盆倾斜度的关系

5.骶骨检查

如何通过临床检查而非X线骨盆摄片评估骶骨类型及其对分娩的影响是产科医生面临的一大难题。凌教授提出通过肛查或阴道检查了解骶骨形态。孕妇取左侧卧位、屈膝、屈髋，检查者用食指放入肛门或阴道内，相较之下肛查更有助于了解骶骨中下段的形态，检查者食指由尾骨向上沿骶骨内面自下而上进行检查。先了解骶尾关节是否活动，若固定即为尾椎骶化，骶骨末端呈钩状，骨盆出口平面前后径缩短；随后将食指顺着骶骨内面向上一般可触及第5、4、3节骶骨，同时了解骶骨下段的弧度、翘度和长度，并可用食指测量坐骨切迹的宽度，估计中骨盆后矢状径的长度。怀疑骶骨为深弧型时，食指经肛门伸向骶岬方向，若触及骶岬证明骶骨严重弯曲，多系佝偻病性骨盆或扁型狭窄骨盆。

（六）米氏菱形区

站立时下腰部可见对称的菱形凹陷，称为米氏菱形区，其上顶点为腰骶关节，下顶点为骶尾关节，两侧以髂后上棘与骶骨交界处为界。米氏菱形区左右不对称提示骨盆变形，过去常为佝偻病、骨结核、小儿麻痹症等疾病所致，近年来车祸、外伤所致比例更高（图2.21）。米氏菱形区不对称、一侧髂后上棘突出者偏斜骨盆可能性大；米氏菱形区对称但过扁者可能伴有扁型骨盆；米氏菱形区对称但过窄者可能伴有中骨盆狭窄；两髂后上棘对称突出且狭窄者可能为类人猿型骨盆。

正常骨盆的米氏菱形区纵径约为10.5 cm，反映骶骨长度；横径约为9.4 cm，反映骶骨宽度，并可间接推算中骨盆横径。米氏菱形区上三角的高度与骨盆入口的形态密切相关，此径越短，入口平面前后径越短，入口平面形态也越扁（图2.22）。这种间接估算法因皮下脂肪及骨质厚薄等干扰因素而存在较大误差，目前临床上并未常规测量米氏菱形区径线。但考虑到中骨盆横径难以直接测量，米氏菱形区观察简单易行，因此建议在孕产妇临产前通过观察米氏菱形区是否对称及测量其横径初步评估中骨盆形态及大小。

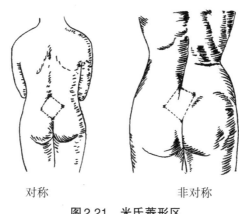

对称　　　　　　　　非对称

图2.21　米氏菱形区

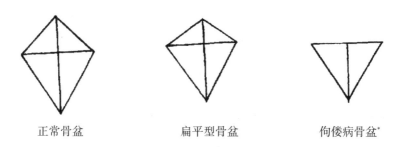

正常骨盆　　　　　　扁平型骨盆　　　　　佝偻病骨盆*

图2.22　正常与异常骨盆的米氏菱形区示意图

　　注：严重佝偻病患者的骶岬向前下方突出，致使腰骶关节（即米氏菱形区上三角之顶点）下降至与左右髂后上棘连线（即米氏菱形区上三角之底边）同一水平，故米氏菱形区上三角消失。

（七）手腕围

　　手腕围是尺骨桡骨头周径，反映骨质厚薄，中国妇女的右手腕围正常值为14 cm。手腕围为14 cm者的骶耻外径与内径相差8 cm，骶耻内径即入口平面前后径，因此可得出：骶耻外径-8 cm=入口平面前后径，手腕围越大，骨质越厚。手腕围每增加1 cm，骨盆外测量的径线须相应多减0.5 cm；手腕围每减少1 cm应少减0.5 cm，依此类推，就可得到以手腕围纠正后的入口平面前后径（如表2.2）。由于该测量方法简单，可以在妊娠晚期门诊进行测量。

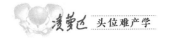

表2.2　以手腕围估算入口平面前后径

手腕围(cm)	骶耻外径常数	入口平面前后径(cm)
15	18 ~ 8.5	9.5
14	18 ~ 8	10
13	18 ~ 7.5	10.5

三、骨盆类型

　　由于种族、营养、遗传、内分泌等多种因素的影响，骨盆形态及结构的个体差异较大。Caldwell和Moloy基于147例女性骨盆研究，于1933年至1934年提出了考-莫氏骨盆解剖学分类法。目前国际上仍沿用这一分类法，即按骨盆入口平面最大横径及其前后两部分形状将骨盆分为女型、扁平型、类人猿型和男型（图2.23）。然而入口平面以下部分包括耻骨弓角度、坐骨棘、坐骨结节以及中骨盆、出口平面的形态和径线也各相迥异。结合凌教授对骨盆的研究，总结不同类型骨盆特点见表2.3。

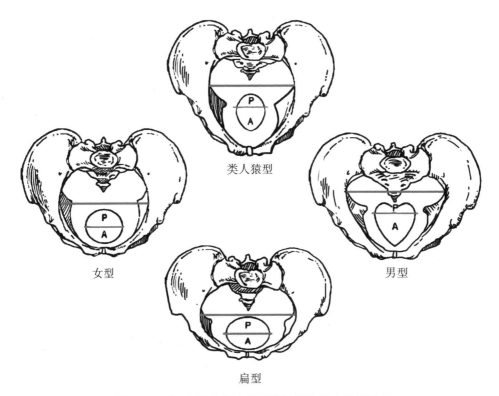

图2.23　考-莫氏分类法所提出的四种基本类型骨盆

骨盆入口最大横径将入口平面分为后部（P）和前部（A）

表2.3 各种类型骨盆特征

特征	女型	扁型	类人猿型	男型
临床应用特点	最常见、最理想的分娩骨盆,在女性中占41%~42%,在我国女性中占52%~58.9%	较罕见,在女性人口中发生率<3%,但在我国女性中占23.2%~29%;不适合阴道分娩;此型横径最宽、深度最浅,胎头下降和内旋转都困难	40.5%的非白人女性和23.5%的白人女性为该骨盆类型,在我国女性中占14.2%~18%;若骨盆足够大,产力好,胎头下降至盆底时向后旋转45°,可以枕后位阴道分娩	32.5%的白人女性和15.7%的非白人女性为该骨盆类型,在我国女性中占1%~3.7%;该类型骨盆会增加阴道助产及剖宫产率
入口平面	横椭圆形,横径略大于前后径;枕前位或枕横位衔接	扁椭圆形,横径明显大于前后径;枕横位衔接	长椭圆形,前后径大于横径;骨盆前部是尖的,比后部更狭窄;枕后位衔接	心形,前部狭窄,呈三角形,后矢状径比前矢状径短;最不利于胎头衔接
骶骨	中或浅弧型;与耻骨联合平行	直或深弧型;后翘,短而宽,完全中空	上凸型多见;向后倾斜,长而窄;后矢状径长,骨盆后部为胎儿提供更大的空间	中或浅弧型;下段前倾
骶骨坐骨切迹	2.5~3横指	宽且平	高度正常,宽约4横指	弓形,狭窄,1.5~2横指

续表

特征	女型	扁型	类人猿型	男型
			骨盆类型	
坐骨棘	钝,既不突也不尖锐	稍突,但由于横径宽,因此这种突起没有影响	稍突,但不尖锐;坐骨棘间径介于女型和男型骨盆之间	明显突出、尖锐,坐骨棘间径缩短
骨盆侧壁	直立	稍内聚	内聚、直立或外展	内聚
骨盆深度	正常	最浅	最深	深
耻骨弓角度	宽,≥90°	最宽	较窄	狭小,<90°
坐骨结节间径	正常	增长	短	短
出口前后径	正常	短	增长	最短

但实际上人骨盆也像人脸一样无绝对相同者,上述4种基本类型只是理论上的分类,临床上很难找到典型类型的骨盆,多数是混合型的,不但形态不同,大小也不相同。

通常根据入口平面的形态分类,以入口平面后部形态决定骨盆主型,前部形态决定骨盆倾向,二者结合共同描述骨盆类型。例如,女型骨盆男型倾向(简称女男型骨盆)是指入口平面后部为女型骨盆形态而前部为男型骨盆形态。按这种分类标准,临床上存在4种单一型和10种混合型骨盆。

不同人种和种族的骨盆在形态及大小上存在明显差别,骨盆类型也有较大的种族差异性。女型骨盆在亚洲女性和白人女性中均占多数,黑人女性以类人猿型骨盆为主,扁平型骨盆在亚洲女性中较常见,而亚洲女性罕见的男型骨盆在白人女性中并不少见。柯应夔等对我国天津地区妇女骨盆进行X线摄片研究,发现女型骨盆占58.9%,扁平型占23.2%,类人猿型占14.2%,男型占3.7%。美国学者Steer等报道美国妇女中女型骨盆占41.75%,男型占24.10%,类人猿型占32.00%,扁平型占2.15%。国内外研究资料表明,影响女性骨盆形态的主要因素是基因、文化和环境,凌教授在20世纪50年代参加上海第一医学院妇产科医院王淑贞院长领衔的难产小组,对2 500例中国女性骨盆外测量研究中指出:南方人比北方人的骨盆各径线略狭小,旧时代妇女缠足影响女性下肢发育,容易造成难产。而同一人种骨盆的形态和大小受气候、营养、饮食及劳作习惯等多方面因素的影响,也会随着时间的推移而变化。王淑雯等通过对比1955年与1985年天津市育龄经产妇骨盆测量数据,发现在30年间女性骨盆的径线和类型发生了明显的变化：①骨盆入口平面 Mengert 指数（该平面前后径乘以最大横径之积）增加（与身高变化相一致）；②扁平型骨盆比率增加（1955年为23.3%，1985年为41.13%）；③类人猿型骨盆比率减少（1955年为14.2%，1985年为4.8%）。这些变化可能与我国居民生活、医疗水平明显改善，女性身高持续增长且身体素质显著提高有关。随着时代的变迁，营养状况改善及城市化进程加快，女性生活方式和工作状况改变，骨盆形态、大小是否亦发生改变是值得研究的方向。

四、骨盆关节、韧带及其妊娠期变化

（一）骨盆关节和韧带

骶骨以骶髂关节与髋骨相连接，经骶尾关节与尾骨相连接，两髋骨在前方以耻骨联合相连接。耻骨联合是由纤维软骨和上耻骨韧带以及下耻骨韧带（往往称为耻骨弓状韧带）所组成（图2.24），有一定程度的可动性，此可动性在妊娠时增加，尤以经产妇为甚。骶髂关节也略有可动性。

骶结节韧带为骶骨、尾骨与坐骨结节之间的韧带；骶棘韧带为骶骨、尾骨与坐骨棘之间的韧带。骶棘韧带的宽度即为坐骨切迹宽度，是判断骨盆是否狭窄的重要指标。

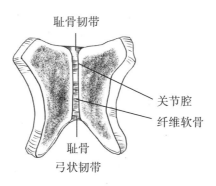

图2.24　耻骨联合正面切片

（二）妊娠期骨盆的变化

1.骨盆关节与韧带的变化

妊娠期激素（松弛素）水平改变可能使骨盆的关节、韧带变松弛，以有利于阴道分娩。耻骨联合从妊娠早、中期开始松弛，在妊娠最后3个月更为松弛，至妊娠末期可增宽 5 mm 左右，最多不超过 10 mm，经产妇较初产妇增宽得更多，在阴道分娩过程中可出现轻度分离，有利于胎儿娩出，但很少会撕裂，分娩后立即开始消退，一般产后 3~5 个月可完全消退。

2.不同体位改变骨盆径线的意义

骶髂关节是滑膜关节，在妊娠期受女性激素影响略有移动，至妊娠末期仅轻微增宽，耻骨联合与左右两侧骶髂关节横向增宽约 1 cm，对胎头衔接无太大帮助。X 线骨盆摄片检查发现，妊娠足月时骶髂关节向上滑动引起较明显的移动性，最大的移位是在膀胱截石位时，可延长骨盆入口及出口前后径，尤以后者更为明显。胎头抵达盆底时，若孕妇采取 McRobert 体位（仰卧位，双腿外展，将双膝拉向肩膀使双膝尽量靠近腹壁），则可使骨盆出口前后径增加 1.5~2 cm，有利于胎头娩出。发生肩难产时即可采取 McRobert 体位协助解除胎肩嵌顿。此外，骶尾关节也是滑膜关节，有一定的活动度，尾骨后移和伸展可增大出口前后径。

在阴道分娩过程中，孕妇采取不同体位可以在一定程度上改善骨盆某些径线以适应胎儿通过。Gherman 等于 2000 年对 34 例孕周≥37 周的孕妇分别在截石位和 McRobert 体位下行 X 线骨盆摄片，对比发现采用 McRobert 体位可以明显增加由耻骨联合与骶岬之间连线构成的骨盆倾角，更有利于阴道分娩。2002 年 Michel 等对 35 名非妊娠期志愿者分别于仰卧位、胸膝位和蹲位下行 MRI 骨盆测量，并比较了各相关骨盆径线，其研究显示，在胸膝位和蹲位时不仅出口矢状径较仰卧位时明显增大，而且蹲位时的坐骨结节间径也大于仰卧位，因此其认为与传统仰卧位相比，胸膝位和蹲位更有利于阴道分娩。

五、骨盆检查与测量

骨盆检查与测量是产科医生的基本技能，也是妊娠晚期初步决定分娩方式及临产后了解头盆情况的重要手段。

（一）孕晚期骨盆评估

骨盆外测量是孕晚期了解骨盆大小的重要方法之一，虽不能精确地反映骨盆各平面的大小，但因其简便、无创，有一定的参考价值，目前尚无其他可以取代的方法。虽然国内外许多学者对骨盆外测量持否定态度，亦有许多国家与单位已废弃不用，但结合我国国情，特别是在基层，骨盆外测量仍然是孕晚期产前检查时了解骨盆的重要手段。

骨盆外测量建议测量以下内容：右腕围、坐骨结节间径、耻骨弓角度、骨盆倾斜度，并进行跨耻征检查。跨耻征检查方法：嘱孕妇排空膀胱后取30°斜坡仰卧位，两腿伸直，检查者位于孕妇右侧，一手放在孕妇耻骨联合上缘，另一手推压胎头向盆腔方向。若胎头低于耻骨联合上缘，表示胎头可以入盆，为跨耻征阴性（图2.25A）；若胎头高于耻骨联合上缘则为跨耻征阳性，提示存在头盆不称（图2.25B）；若胎头与耻骨联合在同一平面，为跨耻征可疑阳性，提示可疑头盆不称（图2.25C）。凌教授指出，当存在骨盆倾斜度过大时，需注意是否存在跨耻征假阳性；此时让孕妇采取McRobert体位，再用手按压胎头，若可将其推至耻骨联合水平以下，就表明存在骨盆倾斜度过大，而不是骨盆入口狭窄导致的头盆不称。

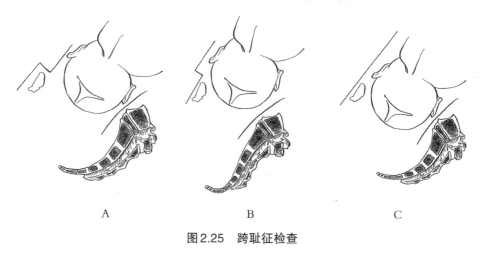

A   B   C

图2.25 跨耻征检查

A.阴性 B.阳性 C.可疑阳性

为使测量结果尽可能反映真实情况，应考虑到软组织与骨质厚度等各种因素的影响。凌教授认为骨盆狭窄与形态异常是造成难产的首要因素，因此经骨盆外测量怀疑骨盆狭窄或头盆不称者，应在妊娠晚期或临产后进行骨盆内测量及内诊检查。

以往骨盆内测量可通过肛查或（和）阴道检查进行，肛查有助于了解骨盆后半部的情况，尤其是骶骨情况，但由于肛查会给患者带来不适感，且对医生要求较高，而阴道检查在严格消毒情况下较肛查更清楚，故临床上基本采用阴道检查进行骨盆内测量。检查内容包括：耻骨联合后角、对角径、中骨盆前后径、骨盆侧壁、坐骨棘、坐骨棘间径、耻坐径、坐骨切迹宽度、骶骨和尾骨的形状及活动度、骨盆出口前后径。

为减少检查中孕妇的不适以及避免遗漏检查内容，建议按一定顺序从外向内依次检查：耻骨联合后角、骨盆侧壁、坐骨棘、坐骨棘间径、坐骨切迹宽度、尾骨、骶骨、对角径、骨盆出口前后径。进行完阴道检查后，抽出手指再进行耻骨弓角度及坐骨结节间径的检查，具体检查技巧、步骤及内容见表2.4。在骨盆检查中，还应注意骨盆的肌肉结构，是否有突出的闭孔内肌占据骨盆腔内的空间，导致骨盆腔容积减小。

表2.4 骨盆检查步骤及内容

步骤	骨盆平面	测量部位	技巧	结果描述
1	入口前骨盆	耻骨联合后角（黑线标出） 	伸入阴道2指，旋转至掌面朝上；轻柔地分开手指以免伤及尿道，触诊耻骨联合后方确定倾斜度和角度	平行：耻骨联合的纵向轴线与骶骨平行；前倾：耻骨联合上缘向骶岬倾斜，下缘远离骶骨；后倾：耻骨联合下缘向骶骨倾斜，上缘远离骶岬
2	中骨盆和出口横径	骨盆侧壁（坐骨的内侧面）	检查者的手指沿耻骨支下行移动到坐骨侧壁	内聚型：侧壁向出口汇聚；外展型：侧壁向外扩展，出口扩大；平行型：女型骨盆
3	中骨盆横径	坐骨棘	沿侧壁向下向后移动找到坐骨棘，需要稍微用力以确定坐骨棘；如果不能触及，继续移动手指至骶骨，找到骶棘韧带，沿骶棘韧带侧向移动找到坐骨棘	圆钝：不易触及，常见于女型骨盆；突起：很容易触及；突出：易触及，长、尖
4	中骨盆横径	坐骨棘间径 	手指在骨盆内两侧坐骨棘间横向移动估算其值	正常：≥10 cm
5	中骨盆横径	坐骨切迹宽度 	将手指放回坐骨棘，沿骶棘韧带到骶骨，测量坐骨切迹宽度	正常值超过2横指

步骤	骨盆平面	测量部位	技巧	结果描述
6	出口前后径	尾骨	按压尾骨来确定形态及活动度,必要时可用大拇指在体外对应部位与阴道内2指对捏,了解尾骨活动度	活动度:表现为可移动或固定不动; 形态:J型或平直
7	中骨盆前后径	骶骨	从骶尾骨连接处向上触诊骶骨,手指沿着骶骨弧度向上触摸,评估骶骨弧度、翘度(倾斜度)、长度	弧度:直型、浅弧型、中弧型、深弧型、上凸型及钩型; 倾斜度:向后,居中,向前; 长度:上凸型骶骨比较长,钩型与深弧型骶骨比较短
8	入口前后径	对角径	食指和中指在阴道内向后上方寻找骶岬,食指上缘紧贴耻骨联合下缘,避免施压于尿道或阴蒂	大部分情况下中指不能触及骶岬
9	出口前后径	出口前后径	中指尖触到骶尾关节,食指上缘紧贴耻骨联合下缘,另一手食指固定标记此接触点,抽出阴道内的手指,测量中指尖到此接触点距离	正常值:11.5 cm
10	出口前骨盆	耻骨弓角度	手指从阴道移出;拇指指尖斜着对拢放置在耻骨联合下缘,左右两拇指平放在耻骨降支上,测量所得的两拇指间角度	正常:>90° 过小:≤90°
11	出口横径	坐骨结节间径	将检查者拳头放在坐骨结节之间测量出口横径,或用骨盆测量器测量	大于、等于或小于事先测量的拳头宽度(8 cm)

(二)临产后评估

妊娠晚期骨盆外测量无异常,应在孕妇第一次阴道检查时评估骨盆情况。检查内容要全面，包括骨盆内测量、宫颈情况、胎方位、胎头位置等，充分了解骨盆大小与形态，评估是否存在头盆不称，是否可继续阴道试产。若考虑骨盆倾斜度过大，在每次宫缩时，可让孕妇尽量屈曲双髋关节并外展以纠正骨盆倾斜度，让胎头入盆。

1.产程中的评估

临产后应严密监测产程，当产程进展不顺利时应再次进行头盆关系评估，此时应由高年资产科医师和助产士进行阴道检查，检查内容包括骨盆内测量、宫颈情况、胎方位、胎先露位置等，结合产程图和头位分娩评分法，对分娩做出正确的判断与处理。

2.医学影像技术在骨盆测量中的进展

随着医学辅助技术的飞速发展，研究者希望能够得到更精准的骨盆径线数据和真实的骨盆三维重建模型，X线、CT三维重建技术由于受电离辐射在孕期使用的局限性被逐渐弃用，MRI三维重建和超声影像技术有望成为今后临床骨盆研究和预测头盆不称的热点。

（1）X线摄片测量骨盆

X线摄片是最早应用于骨盆测量的影像学技术，能提供手测所不能测量的重要径线值，使用X线摄片对女性骨盆测量的基本方法是对女性行X线骨盆前后位（评估骨盆入口、中骨盆及出口平面的横径），侧位（评估骨盆各平面前后径），甚至耻骨弓位的投影后再对其进行测量分析。凌教授团队利用X线骨盆摄片对骨盆狭窄类型进行了分析，发现骶骨翘度过小或过大时（<40°或≥50°）均不利于阴道分娩。虽然研究认为X线检查能够预测难产，协助分娩方式的选择，但有更多的研究不能确定或者说没有足够的证据支持在头位分娩时使用X线摄片骨盆测量与成功阴道分娩相关。X线骨盆摄片测量的精确度因角度等原因仍存在偏差，同时妊娠期辐射暴露潜在的风险仍存在争议，不建议在妊娠期常规开展X线检查。

（2）CT平扫测量骨盆

通过计算机三维断层技术研究发现，未孕妇女的耻骨弓角度、坐骨棘间径、产科结合径可预测难产。CT三维重建测量的准确性较X线骨盆测量、CT传统测量的准确性高，其敏感度为85%，特异度为85%。但因设备类型和技术不同，CT骨盆测量的剂量存在差异，同时对胎儿近、远期不良影响仍然存在争议。

（3）磁共振（MRI）检查测量骨盆

磁共振成像提供了优于CT的对比度分辨率，且是在无电离辐射情况下进行骨盆测量。在妊娠期间尤其是中晚孕期间，MRI能够克服胎头遮挡等进行成像，弥补了超声衰减的短处，是妊娠期骨盆检查的最佳方法。Zaretsky发现MRI测量的骨盆径线与难产密切相关，但准确预测较难，Hoffmann Janine提出棘突间径≥11 cm的患者在臀先露阴道分娩中具有较高的预测价值，并建议将真结合径的底限参考值设为11 cm（图2.26）。利用MRI三维重建能实现骨盆精确的三维测量，并指导分娩体位改变，有利于阴道分娩，但仍没有一种研究表明MRI能准确筛查出头盆不称或可能发生难产的孕妇，且因价格相对较贵，对设备及测量人员要求高，目前普及范围受到较大限制。

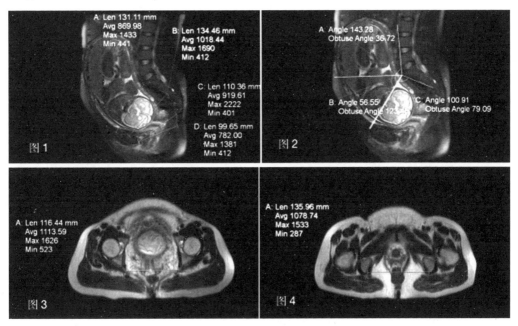

图2.26 MRI骨盆参数

图1：

A.CV(conjugata vera)：耻骨联合上缘中点至骶岬前缘正中的距离(cm)

B.PW(pelvic width)：耻骨联合后方表面与第三骶椎中部之间的矢状距离(cm)

C.SOD(sacral outlet diameter)：耻骨联合下缘与骶尖之间的矢状距离(cm)

D.CPO(coccygeal pelvic outlet)：尾骨尖到耻骨联合下缘的矢状距离(cm)

图2：

A.PAA(pelvic aperture angle)：真结合径与第一骶椎腹侧线的夹角角度(°)

B.PIA(pelvic inlet angle)：真结合径与尾腰椎结合处腹面线的夹角角度(°)

C.PI(pelvic inclination)：真结合径与水平线之间的角度(°)

图3：

A.ISD(interspinous diameter)：坐骨棘端点之间的距离(cm)

图4：

A.ITD(intertuberous diameter)：坐骨结节末端（后缘）之间的距离(cm)

（4）超声在骨盆测量中的应用

随超声技术的发展，超声测量骨盆径线多有报道，但超声骨盆测量因成像干扰因素较多，设备和操作人员技术要求较高，未广泛应用。Mudrov（图2.27）等报道，综合应用经腹、经阴道和会阴超声进行骨盆测量，诊断狭窄骨盆的狭窄程度，其与Merz一样认为超声骨盆测量结果可与X线、CT和MRI骨盆测量类似。Yi Man Wah与Sarah Choi等也对超声检测骨盆径线进行了相关研究，认为孕早期使用超声测量骨盆入口径线的方法可靠，由经验丰富的操作者使用3D经会阴超声测量耻骨联合后角具有重复性。任炜等指出临产前超声测量孕妇骶耻外径及胎儿双顶径可作为产前头盆筛查的方法。

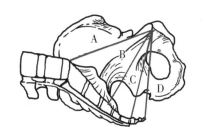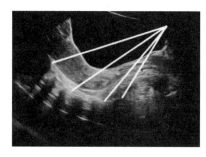

图2.27　超声检测骨盆径线

A.CV(conjugata vera)：耻骨联合上缘中点至骶岬前缘正中的距离(cm)

B.PW(pelvic width)：耻骨联合后方表面与第三骶椎中部之间的矢状距离(cm)

C.SOD(sacral outlet diameter)：耻骨联合下缘与骶尖之间的矢状距离(cm)

D.CPO(coccygeal pelvic outlet)：尾骨尖到耻骨联合下缘的矢状距离(cm)

近年来，有学者将Laborpro数字三维导航仪应用于产科骨盆测量及产程监测中，其结合了低频电磁空间定位技术与超声成像技术，3D重构头—盆图像，动态显示头—盆关系；有研究通过对分娩前孕妇坐骨棘间径的精确测量，结合B超测量双顶径值，认为其预测难产比单一双顶径值及坐骨棘间径更有优势。但该系统在检测骨盆各径线方面的研究较少，仍需进一步论证。

（董晓静　欧文君　罗小东）

第二节 正常软产道

软产道是由子宫下段、宫颈、阴道及盆底软组织共同组成的弯曲管道。在阴道分娩过程中胎儿需克服软产道的阻力。

一、子宫下段形成

子宫下段由非孕时长约 1 cm 的子宫峡部形成。子宫峡部上界为宫颈管最狭窄的解剖学内口,下界为宫颈管组织学内口。子宫峡部于妊娠 12 周后逐渐扩展成为宫腔的一部分,至妊娠末期逐渐被拉长形成子宫下段。临产后规律宫缩进一步拉长子宫下段达 7~10 cm,肌壁变薄成为软产道的一部分。临产后因子宫体部肌纤维的缩复作用,子宫上段肌壁越来越厚,下段肌壁被动牵拉而越来越薄(图 2.28)。由于子宫上下段肌壁厚薄差异,在宫腔内两者交界处形成一环状隆起,称为生理性缩复环(图 2.29)。正常情况下,此环不易在腹壁看到,宫口开全时,此环约在耻骨联合上方 6 cm。若分娩受阻,子宫下段变得更长、更薄,缩复环位置上移,形成病理性缩复环,该环随产程进展可逐渐上升至平脐或脐上(图 2.30),伴明显压痛,提示发生先兆子宫破裂,需立即抑制子宫收缩、急诊手术终止妊娠,同时须尽可能维持孕妇生命体征平稳。

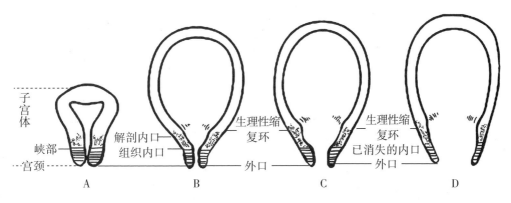

图2.28 子宫下段形成及宫口扩张图

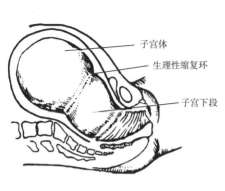

图2.29　生理性缩复环

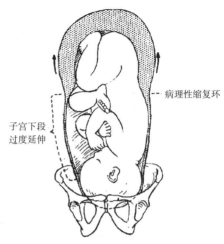

图2.30　病理性缩复环

二、宫颈变化

临产后有效宫缩通过前羊膜囊或胎先露施压于子宫下段和宫颈，使已成熟的宫颈发生以下两种变化：①宫颈管容受；②宫口扩张。宫颈管容受期间可不伴胎先露下降，而宫口扩张多同时伴随胎先露下降。

（一）宫颈管容受

临产前宫颈管长约2~3 cm，初产妇较经产妇稍长。临产后宫缩使胎先露部衔接，在宫缩时前羊水不能回流，加之子宫下段的胎膜容易与该处蜕膜分离而向宫颈管突出，形成前羊膜囊，子宫收缩及前羊膜囊楔形压迫使宫颈内口水平肌纤维向上牵拉，宫颈内口逐渐向下向外扩张呈漏斗状，随后宫颈管自上而下逐渐展平、消失，形成子宫下段，而宫颈外口暂时保持不变，这一过程称为宫颈管容受。子宫下段形成时，由于宫颈管短缩导致宫颈黏液栓脱落，阴道分泌物增加。初产妇通常宫颈管先容受，随后宫口扩张（图2.31）。经产妇因宫颈管较松软，其容受与扩张可同时进行。

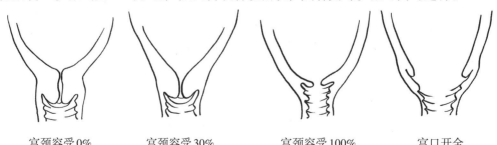

宫颈容受0%　　　宫颈容受30%　　　宫颈容受100%　　　宫口开全

图2.31　宫颈管容受与宫口扩张

（二）宫口扩张

临产前，初产妇宫颈外口仅容一指尖，经产妇则能容纳一指。与宫体相比，子宫下段和宫颈是抵抗力较弱的区域，因此，子宫收缩及缩复作用向上牵拉可造成子宫下段和宫颈被动扩张；子宫收缩力作用于胎膜，使前羊膜囊楔形压迫和宫颈管扩张。胎膜多在宫口近开全时自然破裂，破膜后胎先露部直接压迫宫颈，使宫口扩张明显加快；若胎膜提前破裂，胎先露施力于子宫下段和宫颈，可产生与前羊膜囊相似的压迫扩张效果，故胎膜早破并不妨碍宫口扩张。随着产程的进展，宫口扩张至 10 cm（即宫口开全）时，可娩出足月胎头。

三、骨盆底、阴道及会阴变化

正常阴道伸展性良好，孕晚期阴道及骨盆底结缔组织和肌纤维因血管变粗、血供增加而增生肥大，为分娩时充分扩张做好准备。在分娩过程中，前羊膜囊和胎先露部逐渐将阴道上段撑开，破膜以后胎先露部下降直接压迫骨盆底，使软产道下段形成一个向前上弯曲的筒状通道，阴道壁黏膜皱襞展平使通道扩张变宽，阴道口开向前上方。肛提肌向下及两侧扩展，肌束分开，肌纤维逐步拉长，使会阴体厚度由 5 cm 变成 2~4 mm，以利胎儿通过。会阴体能承受一定压力，但若压力过大、产程过快或保护不当，也易造成会阴裂伤。

（欧文君　董晓静）

第三节　骨（硬）产道异常

一、骨盆狭窄

骨盆的任何一个径线或几个径线小于正常者为骨盆狭窄，可有一个平面狭窄或多个平面同时狭窄。当某一径线短小时需要观察同一平面其他径线的大小，再结合整个骨盆的大小与形态全面衡量，才能对这一骨盆在难产中所起的作用做出比较正确的估计。

（一）骨盆狭窄的分类

凌教授认为仅以骨盆形态（扁平型狭窄、漏斗型狭窄及均小型狭窄）进行骨盆狭窄分类不能涵盖临床上骨盆狭窄的全部类型，且按传统三平面分类时，单纯出口平面狭窄引起的难产少见。中骨盆—出口平面才是骨盆的真正出口，因此凌教授提出中骨盆—出口平面难产的概念，进而将骨盆狭窄分为入口平面狭窄、出口平面狭窄、入口及出口平面均狭窄三类。

1.入口平面狭窄

根据凌教授在上海第一医学院妇产科医院147例骨盆狭窄的研究数据，入口平面狭窄者占总数的14.97%：以前后径狭小者最多见，占45.45%；其次为前后径及横径均狭小者，占36.36%；再次为仅横径狭小者，占18.19%。因此，凌教授认为入口平面狭窄以扁平型狭窄最为多见，而并非入口平面狭窄就是扁平型狭窄。

2.出口平面狭窄（中骨盆—出口平面狭窄）

在凌教授的"头位难产"研究中，骨盆狭窄中出口平面狭窄者占总数的57.14%。其中两个径线均狭小者占45.24%，横径狭小者占36.91%，前后径狭小者占17.85%。两个径线均狭小在男型骨盆出口平面狭窄中最多见，横径狭小在类人猿型骨盆多见。由此可见出口平面狭窄亦即漏斗型狭窄以男型与类人猿型骨盆多见。

3.入口及出口平面均狭窄（均小型狭窄）

入口及出口平面均狭窄为均小型狭窄，占总数的27.89%。凌教授根据入口和出口平面狭窄程度的不同，把均小型狭窄骨盆分为三个亚型（表2.5）：Ⅰ型，入口平面狭窄程度与出口平面狭窄程度相同；Ⅱ型，出口平面狭窄程度较入口平面狭窄程度更严重；Ⅲ型，入口平面狭窄程度较出口平面狭窄程度更严重。Ⅰ型及Ⅱ型较多见，分别占均小型狭窄骨盆总数的41.46%和41.47%；Ⅲ型少见，占17.07%。

表2.5 均小型狭窄骨盆分型

径线数值	分型	Ⅰ型	Ⅱ型	Ⅲ型
入口径线	入口前后径	10.0 cm（临界狭窄）	10.0 cm（临界狭窄）	9.0 cm（中度狭窄）
	对角径	11.5 cm（临界狭窄）	11.5 cm（临界狭窄）	10.5 cm（中度狭窄）
出口径线	坐骨结节间径	7.5 cm（临界狭窄）	6.5 cm（中度狭窄）	7 cm（轻度狭窄）
	坐骨结节间径+后矢状径	15 cm（临界狭窄）	13 cm（中度狭窄）	14 cm（轻度狭窄）
	出口前后径	10.5 cm（临界狭窄）	9.5 cm（中度狭窄）	10 cm（轻度狭窄）

（二）骨盆狭窄分度

1.入口平面狭窄分度

因入口平面前后径狭窄多于横径，故按入口平面前后径长短将骨盆入口平面狭窄分为3级（表2.6）。

表2.6 入口平面狭窄分度

分度 径线数值		对角径(cm)	入口前后径(cm)（产科结合径）
Ⅰ级临界性狭窄		11.5	10.0
Ⅱ级相对性狭窄	轻度	11.0	9.5
	中度	10.5	9.0
	重度	10.0	8.5
Ⅲ级绝对性狭窄		≤9.5	≤8.0

2.中骨盆平面狭窄分度

中骨盆平面狭窄常表现为横径短小，因而坐骨棘间径（中骨盆横径）甚为重要。坐骨棘间径≤10 cm或坐骨棘间径+后矢状径≤13.5 cm时考虑中骨盆平面狭窄可能。上述径线在临床上难以直接测量，有间接方法对其进行估计。中骨盆平面后矢状径可以骶坐切迹底部宽度估计；坐骨结节间径狭窄间接提示坐骨棘间径狭窄；骨盆侧壁内聚提示中骨盆平面狭窄等。凌教授指出可用以下临床检查的指标估计中骨盆平面狭窄以及狭窄程度：①坐骨棘明显突出；②骶坐切迹宽度小于3横指（<4.5 cm）；③耻坐径≤8 cm；④坐骨结节间径（出口面横径）≤7.5 cm。如有以上两项情况存在，可能为中骨盆平面临界性狭窄；如有3～4项存在，则多为相对性狭窄。

尽管坐骨棘间径与后矢状径均可以通过X线、多层计算机断层扫描、3D MRI、阴道旋转式B超显像仪等辅助测量。但综述报道没有足够证据证明运用X线对孕妇进行骨盆测量可以改善妊娠结局，反而增加了剖宫产率，故在头位分娩中X线测量骨盆不作为常规推荐。CT、MRI的应用价值也还缺乏足够的临床研究。中骨盆平面狭窄分度见表2.7。

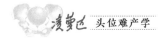
表2.7　中骨盆平面狭窄分度

分度 ＼ 径线数值		坐骨棘间径（cm）	坐骨棘间径+后矢状径（cm）	中骨盆前后径（cm）
Ⅰ级临界性狭窄		10.0	13.5	10.5
Ⅱ级相对性狭窄	轻度	9.5	13.0	10.0
	中度	9.0	12.5	9.5
	重度	8.5	12.0	9.0
Ⅲ级绝对性狭窄		≤8.0	≤11.5	≤8.5

3.出口平面狭窄分度

骨盆出口平面的径线中以坐骨结节间径与后矢状径的临床意义最大，尤以前者更为重要。当坐骨结节间径≤7.5 cm时，若前述两者之和大于15 cm被视为正常，此时胎儿可充分利用骨盆出口的后半部分娩出。

凌教授指出：在传统的骨盆出口平面狭窄判定标准中，对出口平面前后径的长度测量未引起足够重视。对出口平面狭窄的分度，除坐骨结节间径及后矢状径外，还应参考出口平面前后径的长度。前两者为出口菱形面的径线，而后者是骨质围绕出口平面的径线。骨盆出口平面狭窄分度见表2.8。

表2.8　出口平面狭窄分度

分度 ＼ 径线数值		坐骨结节间径（cm）	坐骨结节间径 +后矢状径（cm）	出口平面前后径（cm）
Ⅰ级临界性狭窄		7.5	15	10.5
Ⅱ级相对性狭窄	轻度	7.0	14.0	10.0
	中度	6.5	13.0	9.5
	重度	6.0	12.0	9.0
Ⅲ级绝对性狭窄		≤5.5	≤11.0	≤8.5

（三）骨盆狭窄的临床表现

骨盆狭窄多表现为胎方位异常及产程异常。因产道梗阻还可发生继发性子宫收缩乏力。伴子宫收缩过强时可有先兆子宫破裂表现及子宫破裂风险。

1.入口平面狭窄的临床表现

入口平面狭窄常表现为胎先露及胎方位异常，如臀先露、肩先露、面先露等。在头先露中可表现为已临产的初产妇胎头迟迟不入盆，胎头跨耻征阳性，胎头呈不均倾或仰伸入盆。因头盆不称、胎头高浮，对前羊膜囊压力不均，故发生胎膜早破和脐带脱垂的风险增加。

相对头盆不称时,在产程中可表现为潜伏期及活跃早期延长;若胎头衔接,活跃晚期产程进展顺利。绝对头盆不称时可因产道梗阻而出现继发性子宫收缩乏力、产程停滞。伴宫缩过强者,需警惕先兆子宫破裂的征象。

2.出口平面狭窄(中骨盆—出口狭窄)的临床表现

骨盆出口平面狭窄可引起胎方位异常,妨碍胎头内旋转的完成。横径狭小者往往阻碍枕后位向枕前位旋转而持续于枕后位;横径虽狭小但前后径较长如类人猿型骨盆,胎头则向后旋转45°成枕直后位;前后径狭小而横径够大时,胎头持续于枕横位下降至盆底,一般需手术助产娩出;横径及前后径均狭小的男型骨盆遇到的困难最大。因产道梗阻同样可出现继发性子宫收缩乏力。伴宫缩过强者,需警惕先兆子宫破裂的征象。

出口平面狭窄而入口平面正常者,在产程中可表现为第一产程胎头衔接并正常下降,但当胎头抵达中骨盆—出口平面后,可出现活跃期延长或停滞、胎头下降延缓或停滞、第二产程延长。

3.均小型狭窄骨盆的临床表现

均小型狭窄骨盆多见于身材矮小、体型匀称的妇女。均小型狭窄骨盆的临床表现取决于头盆关系及均小型狭窄骨盆的分型。

(四)骨盆狭窄的处理

临床骨盆测量易受到测量人员主观因素和孕妇身体状况的影响,精确度不够,因此,完全依据临床测量判断骨盆狭窄程度存在偏差。另外产力、胎头可塑性、胎儿大小等因素在阴道分娩中也起着重要作用,若产力强、胎儿小可克服部分骨盆狭窄的不利因素成功阴道分娩。因此,为减小临床测量偏差对头盆关系判断的不利影响,并结合临床实际,凌教授认为骨盆临界与轻度狭窄可试产,中度及重度狭窄在其他条件较好如胎儿小、产力强时亦可在严密观察下短期试产,而绝对性狭窄则无试产余地,需以剖宫产结束分娩。

1.入口平面狭窄的处理

凌教授认为:仅入口一个面狭窄可给予充分试产的机会。先露部一旦通过入口即有可能顺利分娩;即使胎头入盆受阻无法衔接,也能及早发现、及时做剖宫产。但若延误诊断,会引起母儿一系列的并发症,即使胎头勉强通过入口平面,也有胎头损伤的可能(图2.32)。入口前后径绝对狭窄者(对角径≤9.5 cm,真结合径

≤8.0 cm），应行剖宫产。

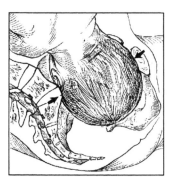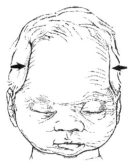

图2.32 骨盆入口狭窄引起胎头凹陷（箭头处）

充分试产的判断标准应参考宫缩强度，以宫口扩张的程度为标准。骨盆入口狭窄的试产可等到宫口扩张至4~5 cm。宫口<3 cm时，建议每4 h进行阴道检查以了解宫口扩张情况；如潜伏期延长，应积极干预，主要干预手段为支持、镇静、镇痛、休息和缩宫素静滴。宫口扩张至3~5 cm者，每2~4 h进行阴道检查，若宫口扩张无进展，应积极干预，可选择人工破膜，破膜后宫缩乏力者可予缩宫素静滴。试产后若胎头仍不能入盆，宫口扩张停滞或出现胎儿窘迫者应及时行剖宫产。

2.出口平面狭窄（中骨盆—出口平面狭窄）的处理

凌教授认为：出口狭窄的试产时间较入口狭窄长，对胎儿危害较大，剖宫产指征应放宽。当诊断为严重狭窄者应考虑择期剖宫产。当坐骨结节间径过小（≤6 cm）时，即使后矢状径再大也无法补偿，应行剖宫产。若坐骨结节间径+后矢状径≤15 cm，足月胎儿不易经阴道分娩，应行剖宫产。

新产程中关于第二产程延长的定义较以前定义的时间略有延长。尽管强调给予产妇充分试产的机会，但当出现产程进展缓慢时，应考虑骨盆出口平面狭窄的可能。利用头位分娩评分理论，积极纠正宫缩乏力、胎位不正等不利因素。经加强宫缩和（或）徒手旋转胎头处理后，若宫口近全开而胎头双顶径未达坐骨棘水平或胎儿窘迫者需行剖宫产。胎儿受阻于该平面时，强行实施助产术易导致严重的软产道损伤和新生儿产伤，因此不宜强行阴道助产。

3.均小型狭窄骨盆的处理

若胎儿小（体重≤3 000 g），产力好，有可能经阴道分娩，但多数均小骨盆孕妇由于发育不良、体力较差，容易并发宫缩乏力、产程延长，常需手术助产；如胎儿稍大或胎位不正则难产机会更大，常以剖宫产结束分娩。3种亚型中Ⅱ型类似漏斗型狭窄，其分娩预后更差，一般均需以剖宫产结束分娩。而Ⅰ型与Ⅲ型如能保持较好的产力，胎头一旦通过入口平面则有可能经阴道分娩。

二、病理性骨盆及畸形骨盆

（一）先天发育异常

Naegele's骨盆是罕见的由发育异常引起的骨盆畸形。表现为单侧骶骨翼消失并与髂骨融合，造成骨盆入口明显不对称，从而阻碍胎头衔接（图2.33）。Robert's骨盆表现为双侧骶骨翼消失并与髂骨融合，造成骨盆的横径变短（图2.34）。

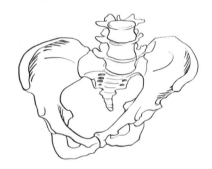 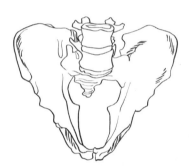

图2.33　Naegele's骨盆　　　　图2.34　Robert's骨盆

（二）营养缺乏

骨基质矿化障碍发生于儿童期称佝偻病，发生于骨骺已闭合的成年人即为骨软化症，两者均由维生素D和矿物质缺乏引起。随着我国公共卫生事业的发展，儿童保健及孕期保健得到极大改善。通过营养的指导和补充，由该病引起的严重骨盆异常已很少见。

1.佝偻病骨盆

因骶岬向前下方突出使骨盆入口平面呈肾形，前后径明显缩短。坐骨结节外翻，使耻骨弓角度增大，骨盆出口横径增加。骶骨一般呈直型，尾骨呈钩状向前突（图2.35）。

佝偻病若发生在幼年骨基质尚未钙化时，骨盆变形严重，对分娩极其不利。

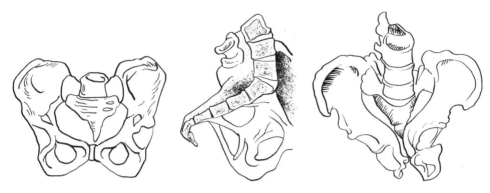

图2.35　佝偻病骨盆　　　　　　　　图2.36　骨软化症骨盆

2.骨软化症骨盆

骨盆腔明显受压，骨盆入口平面呈Y型裂口，入口、中部及出口均可有严重狭窄（图2.36）。因此骨软化症患者完全不可能由阴道分娩，即使胎儿已死，仍以剖宫产为宜。

（三）损伤与疾病

骨盆骨折、肿瘤、关节炎等均可造成骨盆的损伤。脊柱后凸、侧凸、尾骨畸形、小儿麻痹症和髋关节疾病可引起骨盆畸形。

1.骨盆骨折

骨盆骨折后骨痂形成或不能精确愈合，可导致骨盆狭窄。骨盆骨折以车祸伤常见。但轻微的骨盆畸形、骨折术后保留的内固定物并不是绝对剖宫产指征。骨折愈合通常需要8～12周，如果是近期发生的骨盆骨折，选择剖宫产更适宜；有骨盆骨折病史者需要回顾既往的X线照片和孕期影像学骨盆测量来对骨盆情况进行评估。尾骨骨折可造成骨盆出口平面狭窄。

2.髋关节及下肢病变性骨盆

髋关节炎、小儿麻痹症下肢瘫痪萎缩、膝或踝关节病变、下肢骨折等，如在发育成熟前即已发病可引起跛行，步行时因患肢缩短或病痛不能着地，致使体重全部由健侧承担，从而形成歪斜骨盆（图2.37）。如在成年后发病不再引起骨盆歪斜。疑有先天性髋关节脱位者，为避免日后形成歪斜骨盆，需尽早由骨科医生检查，明确诊断、及时复位。

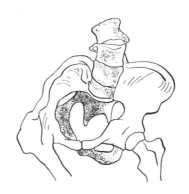

图2.37 髋关节病变骨盆

3.脊柱病变性畸形骨盆

脊柱病变多数由骨结核病引起。近年来，随着人们生活水平的提高，结核病发病率已明显下降。

（1）脊柱后凸（驼背）性骨盆

如后凸发生在胸、腰部以下，骶岬后移，骶骨远侧端向前倾斜，骨盆入口前后径增加而出口横径缩短，则为典型的漏斗型骨盆（图2.38）。驼背对妊娠妇女的心肺功能有较大影响，应加强围产期监护，预防心衰的发生。

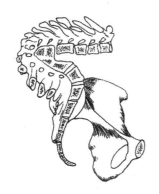

图2.38 脊柱后凸（驼背）性骨盆

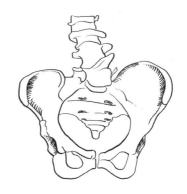

图2.39 脊柱侧凸性骨盆

（2）脊柱侧凸性骨盆

若侧凸发生在腰椎，骶骨必然向对侧移位，致骨盆偏斜、不对称而影响分娩（图2.39）。

（3）脊柱前移

第五腰椎及上方脊柱向前方突出，同时骶岬后移，骶骨尾端前移造成出口狭窄。

以上各种病理性及畸形骨盆的各个平面均可发生严重狭窄而影响正常分娩（图2.40），除骨盆仅轻度变形可短期试产外，一般均以剖宫产结束分娩。

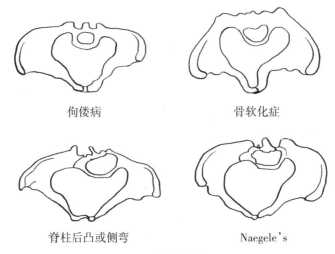

佝偻病　　　　　　　　　骨软化症

脊柱后凸或侧弯　　　　　　Naegele's

图2.40　畸形骨盆入口平面

三、骨骼发育不良妇女孕前评估

　　多数骨骼发育不良是基因突变引起，少数与环境、多系统综合征或染色体异常有关。建议对患有骨骼发育不良或可能妊娠骨骼发育不良胎儿的妇女和伴侣进行孕前遗传咨询，以分析后代患病的风险，了解可能的预后和发生后可能进行的干预。

　　患骨骼发育不良的妇女应进行孕前医学评估，评估其身体条件是否影响妊娠、分娩和麻醉。孕前需要评估的内容包括：一般健康状况评估［包括血压、体质量指数（BMI）、葡萄糖耐量］，多器官系统的评估（呼吸系统、循环系统、神经系统、肌肉骨骼系统），骨盆出口评估（X线检查）。此类孕妇通常有脊椎和椎管发育异常，导致麻醉困难，因此在分娩前要进行评估，而不能在紧急发作情况下盲目操作。多学科综合评估后可以提前预判最佳分娩方式和麻醉方式，以择期剖宫产为宜。

　　患侏儒症的孕妇因为骨盆小无法清楚检查子宫颈的变化，且骨盆入口狭窄，胎头难以进入骨盆而无压力作用在子宫颈上，即使有规律宫缩也可能无宫口扩张。因此，对骨骼发育不良的孕妇，尤其是合并骨盆狭小者，早产临产的诊断主要取决于宫缩的情况。当怀疑胎儿骨骼发育不良时，胎儿颅内和颈椎异常的风险增加，因此，分娩时应尽量避免使用器械助产，以尽量减少胎儿颅骨和脊髓的损伤。新生儿需按照高危儿管理。

（朱轶　胡丽娜）

第四节 软产道异常

软产道由会阴阴道、子宫颈、子宫下段及骨盆底软组织构成。软产道异常同样可致异常分娩。

一、病因

软产道异常可由先天发育异常及后天疾病因素引起。主要包括以下几个方面：

（一）外阴异常

1.外阴瘢痕

外阴手术、化学性烧伤等都可以引起瘢痕。

2.外阴水肿

见于重度子痫前期、重度贫血、心脏病及慢性肾炎等疾病。静脉瘤和静脉曲张等回流不畅时也可表现为外阴水肿。

3.外阴感染或肿瘤

外阴尖锐湿疣病变广泛时，可存在于外阴、阴道、宫颈，甚至形成巨大病灶，堵塞软产道。外阴肿瘤形成包块，也可阻碍产道。

（二）阴道异常

1.阴道不完全闭锁

可由先天发育异常或产伤、手术感染造成瘢痕挛缩狭窄引起。

2.阴道纵隔、阴道横隔

由先天发育异常所致。

3.阴道包块

包括阴道囊肿、阴道肿瘤、尖锐湿疣。

（三）宫颈异常

1.宫颈狭窄

宫颈狭窄可由以下原因造成：

①难产：产钳、胎吸等助产术后严重宫颈损伤或感染。

②宫颈手术后致宫颈管狭窄：宫颈冷冻、深部电灼、宫颈电热圈环切术（LEEP）、宫颈部分切除、宫颈锥形切除以及粗暴的宫颈扩张术等可致宫颈瘢痕形成，造成宫颈管狭窄。

2.宫颈粘连

多由宫腔操做或宫颈手术后形成。

3.宫颈癌

妊娠合并宫颈癌较少见。计划妊娠前，建议行宫颈癌筛查。

4.宫颈水肿

多见于扁平型骨盆、持续性枕后位或潜伏期延长，宫口未开全时过早使用腹压，致使宫颈前唇长时间被压于胎头与耻骨联合之间且受力不均，血液回流受阻引起水肿，影响宫颈扩张。

5.宫颈坚韧

常见于高龄初产妇，宫颈成熟不良，缺乏弹性或精神过度紧张者。

（四）子宫异常

1.子宫畸形

如双角子宫、子宫纵隔、双子宫畸形等先天发育异常。

2.子宫位置改变

明显的前屈子宫是由于腹直肌分离或腹壁过度松弛造成。后屈子宫可见于先天发育形成，或后天因盆腔粘连等疾病所致。后屈子宫妊娠后子宫逐渐增大，孕14～16周时子宫多能自盆腔伸展至腹腔。在罕见的情况下，子宫呈极度后倾后屈位，持续不能进入腹腔，而固定在骶窝处，称为子宫箝闭或子宫嵌顿，是产科急诊中罕见但又非常严重的并发症。此时宫颈管细长，宫体位于宫颈后方，宫底平宫颈外口水平。子宫箝闭常见症状有腹部不适和排尿功能障碍，需要留置尿管或间断导尿。孕妇还可出现直肠压迫症状，如里急后重、便秘。妇科双合诊可发现宫颈朝前且位于耻骨联合后方。超声或MRI检查有助于诊断。

3.子宫脱垂

子宫脱垂者早孕期即可出现原有脱垂症状加重，中期妊娠后，脱垂子宫可不同程度地回缩、上升，直到孕晚期分娩。

4.子宫扭转

子宫扭转可因子宫发育不良、胎位异常、盆腹腔内病变使子宫倾斜或旋转。妊娠期间的任何时期均可发生子宫扭转，以中晚期更为多见，见文末彩图1。

（五）盆腔肿块

1.子宫肌瘤

妊娠合并子宫肌瘤者占妊娠的0.3%～0.5%，但实际发病率高于报道。肌瘤对妊娠及分娩的影响与肌瘤类型和大小有关。妊娠合并子宫肌瘤经评估后多能自然分娩，但应预防产后出血。

2.卵巢包块

包括卵巢囊肿及良恶性肿瘤。

3.盆腔脏器

膀胱膨出、直肠膨出及肠疝，过度充盈的膀胱。

其他软组织包括子宫和骨盆内成对的韧带、肌肉、筋膜结构也影响着胎方位和胎儿的活动，虽然这些因素目前缺乏足够的科学依据，但有部分助产士、理疗师等尝试使用多种手段来放松产妇软组织的紧张度，缓解骨骼肌肉疼痛，增加弹性，利于分娩。

二、对分娩的影响

（一）外阴异常

妊娠期女性外阴瘢痕严重时会引起第二产程延长；严重外阴水肿可阻碍胎先露下降，也易引起组织损伤、感染和愈合不良；患外阴感染或肿瘤时分娩容易造成严重撕裂伤。

（二）阴道异常

不完全阴道闭锁、阴道纵隔、阴道横隔、阴道壁囊肿或阴道肿瘤可导致软产道梗阻，阻碍胎先露下降。

（三）宫颈异常

1.宫颈狭窄、宫颈坚韧

可在临产后发生宫颈无法扩张或宫颈扩张缓慢，形成宫颈性难产。

2.宫颈粘连

在分娩过程中宫颈管虽已完全消失，但宫颈口一直不扩张（须与不完全阴道横隔相鉴别），而先露部与阴道之间有一层很薄的宫颈组织相隔。

3.宫颈癌

子宫颈癌的宫颈质硬而脆，影响宫颈扩张，如经阴道分娩不但会引起严重裂伤和大出血，还可以造成癌细胞扩散。

4.宫颈水肿

可出现宫颈扩张缓慢或停止，宫颈严重水肿时，可对产道形成梗阻。

（四）子宫异常

1.子宫发育异常

子宫畸形、子宫肌层发育不良和宫腔容受性降低可影响胎盘和胎儿正常发育。妊娠发生在双角子宫及纵隔子宫者较为常见。两者均可因宫腔形态异常导致异常胎产式和异常胎方位，一般不影响产力。双子宫畸形之一侧妊娠时一般不引起产道梗阻，但易发生臀位；分娩时易出现宫缩乏力或宫缩不协调，致使产程延长。

2.子宫位置改变

前屈子宫可影响产力的传导。增大的后屈子宫偶可嵌顿于骶骨凹陷。子宫箝闭主要为增大的子宫压迫周围脏器，不同孕周可表现不同临床症状。若未能识别或未及时处理循环障碍，子宫箝闭可导致自然流产、早产、胎儿生长受限，甚至膀胱破裂、子宫破裂。

3.子宫脱垂

妊娠3个月以后，脱垂程度有可能改善；但当腹压突然增加，可引起急性子宫脱出，造成流产、早产。

4.子宫扭转

子宫扭转症状的严重程度取决于扭转的幅度和时间。最常见的临床表现为腹痛，孕妇可有轻微腹部疼痛、恶心、呕吐、梗阻性难产等，也可有泌尿系统症状，重者可表现为腹膜刺激症状、胎盘早剥、胎儿窘迫、失血性休克等。B超检查发现胎盘、子宫肌瘤、附件或子宫血管的位置改变对诊断有一定帮助。

（五）盆腔肿块

1.子宫肌瘤

妊娠合并子宫肌瘤对分娩的影响取决于肌瘤大小和生长部位。

（1）对产力的影响

子宫肌瘤会影响子宫收缩力的传导，且肌瘤组织缺乏前列腺素受体，可使子宫收缩乏力，产程延长。但有研究报道合并肌瘤的子宫并未表现出对缩宫素不敏感。

（2）对产道的影响

较小的肌瘤且无产道梗阻时不影响阴道分娩。生长于子宫下段、子宫颈等位置的子宫肌瘤，或嵌顿于盆腔内的浆膜下肌瘤，可影响宫颈口扩张和胎头衔接及下降。

（3）对胎方位的影响

较大的子宫肌瘤和多发性子宫肌瘤可引起宫腔形态的改变，从而导致胎方位异常。

（4）肌瘤手术对子宫的影响

子宫破裂是子宫肌瘤术后再次妊娠的严重并发症，多发生于妊娠晚期及产程中。子宫肌瘤剥除术后子宫肌层的修复情况取决于患者的一般状况、手术方式、电凝器械的使用、血肿的形成以及缝合的方法等。穿透宫腔、使用电凝器械、单层缝合法，可使子宫破裂的风险增加。《子宫肌瘤诊治的中国专家共识》（2017）建议有生育要求的有手术指征的子宫肌瘤患者选择经腹（开腹或腹腔镜）子宫肌瘤剥除术。选择腹腔镜还是开腹手术取决于施术者的手术技巧和经验以及患者的自身条件。国外有研究认为手术经验丰富的医生行腹腔镜子宫肌瘤剥除术与开腹手术相比，子宫瘢痕的厚度无明显差异。对于肌瘤数目多、肌瘤直径大（如>10 cm）、特殊部位的肌瘤、盆腔严重粘连、手术难度大或可能增加未来妊娠时子宫破裂风险者宜行开腹手术。宫腔镜黏膜下肌瘤挖除术后妊娠发生子宫破裂的风险较低。

2.卵巢包块

妊娠合并卵巢囊肿或肿瘤时，容易发生卵巢囊肿或肿瘤的蒂扭转、破裂而发生急腹症。当较大的卵巢囊肿或肿瘤位于骨盆入口平面时，胎头衔接会受到影响。

3.盆腔脏器脱垂

严重的膀胱膨出、直肠膨出及肠疝都可影响分娩。

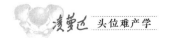

三、处理

（一）外阴异常的处理

1.外阴瘢痕

瘢痕范围不大可作会阴后一斜切开或对侧瘢痕切开；若瘢痕过大，应行剖宫产。

2.外阴水肿

临产前可局部湿敷。严重外阴水肿可试行无菌钢针穿刺排液。

3.外阴尖锐湿疣或外阴肿瘤

病灶巨大堵塞软产道时均需行剖宫产。

（二）阴道异常的处理

1.阴道不完全闭锁

由发育异常或产伤、药物腐蚀、手术感染造成的瘢痕挛缩狭窄引起。不严重者妊娠后瘢痕软化，临产后胎头下降，常能扩张瘢痕，克服阻力完成分娩。若闭锁位置低，可作单侧或双侧会阴侧切，以防严重的会阴裂伤。瘢痕广、部位高者应选择剖宫产。

2.阴道纵隔

阴道完全纵隔时胎头通过的一侧阴道多能充分扩张，一般不导致难产。部分阴道纵隔妨碍胎头下降时，有时纵隔可自然破裂。但纵隔较厚时则需手术切开。麻醉后切断纵隔与阴道后壁的连接，待胎盘娩出后，切断纵隔与阴道前壁之间的连接，并用可吸收线缝合上下断端。缝合时需注意避免尿道损伤。

3.阴道横隔

当宫颈口开全，胎头下降压迫横隔时，若横隔不能自行退让，可用手指轻微扩张，使其进一步扩张。偶尔需行十字形切开解除梗阻，待胎盘娩出后再将切缘锁边缝合。横隔位置高且厚者需行剖宫产。

4.阴道壁囊肿

阻碍先露部下降时，需在消毒情况下行囊肿穿刺，吸出内容物，待产后再作处理。

5.阴道内肿瘤

阻碍胎头下降，且不能阴道切除者，选择剖宫产，原有病变分娩后再处理。

（三）宫颈异常的处理

有宫颈手术史的孕妇应予以重视，在待产过程中需对宫颈条件进行评估。

1.宫颈狭窄

若宫颈无严重瘢痕形成，宫颈按摩或徒手扩张有效，可以短期观察。无效时需行剖宫产。

2.宫颈粘连

可用手指轻轻环形按揉，也可伸入1~2个手指至宫颈口轻轻分离粘连，常可使宫口扩张。严重宫颈粘连者应行剖宫产。

3.宫颈癌

应行择期剖宫产。

4.宫颈水肿

解除宫颈水肿的方法有：

（1）孕妇可通过改变体位，如取手膝卧位、趴在分娩球上或取分开式膝胸卧位以解除胎头对宫颈的压迫。

（2）宫颈两侧各注入0.5%利多卡因5 ml，待宫口近开全时，用手将水肿的宫颈前唇上推，使其越过胎头，即可经阴道分娩。具体作法为宫缩开始前，润滑手套，食指及中指轻轻伸入宫颈11点和1点，手掌侧缘朝下，手指正好在胎头与宫颈前唇之间。宫缩开始时，上推宫颈到胎头上方，当宫颈前唇完全推上去时，嘱孕妇向下屏气用力，迫使胎头下降以避免宫颈前唇再次脱出。一次失败可重复尝试。但若数次宫缩后仍无进展，应重新评估头盆关系及宫颈情况。

若经上述处理无明显效果，宫颈严重水肿者可考虑剖宫产。

5.宫颈坚韧

宫颈坚韧多与先天发育异常或宫颈物理治疗有关，有临产后应严密观察，若引起难产，应考虑行剖宫产。

（四）子宫异常的处理

1.子宫畸形

子宫畸形合并妊娠者，可适当放宽剖宫产手术指征。孕产妇为双角子宫、子宫纵隔畸形时，附着于子宫纵隔处的部分胎盘常不易自然剥离或剥离不全，需行人工剥离。

2.子宫位置改变

前屈子宫者于妊娠晚期或分娩期可用腹带包扎腹部纠正轴向，有利于胎头入盆。后屈子宫孕3个月后多能自动纠正位置。子宫箝闭者早孕期首选手法复位，孕15周前成功率较高。手法复位的方法：导尿后，孕妇在清醒或适当镇静、麻醉的情况下，采用膝胸卧位，直肠内手指加压。术后阴道内放入子宫托有助于预防复发。直到膀胱张力恢复后再取出导尿管。妊娠晚期子宫箝闭建议剖宫产终止妊娠。

在极个别的情况下，后屈嵌顿子宫继续妊娠，子宫下段极度扩张成囊状，子宫颈外口在耻骨联合上，拉长的阴道位于胎头水平上方，而子宫前后壁向腹腔伸延，形成"袋状子宫"（图2.41）。超声或MRI检查有助于诊断，注意与真正的子宫憩室相鉴别。此种情况应选择剖宫产终止妊娠。有学者建议延长腹壁切口至脐上，将整个子宫抱出腹腔后再行子宫切开，以避孕阴道及膀胱的损伤。

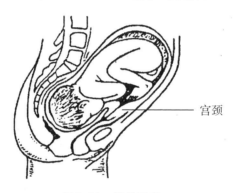

宫颈

图2.41　袋状子宫

3.子宫脱垂

如果子宫颈长期脱垂于阴道口，易因摩擦导致溃疡及继发感染，使宫颈不易扩张时，需以剖宫产结束分娩。

4.子宫扭转

外科处理的方式取决于发生扭转的孕周及原因。子宫扭转不能经阴道分娩，且随着时间的延长易导致孕妇及胎儿严重不良结局，一旦可疑诊断或确诊，应立即行剖腹探查，复位子宫或行剖宫产，必要时切除子宫。如果发现导致子宫扭转的因素，如子宫肌瘤、卵巢肿瘤，应进行相应的处理。

（五）盆腔肿块

1.子宫肌瘤

除肌瘤梗阻产道以外，合并子宫肌瘤的大部分孕妇能成功阴道分娩。产前经B超确定肌瘤位于胎头与宫颈内口之间者，应选择剖宫产。关于剖宫产术中是否同时行子宫肌瘤剔除术的问题，目前尚有争议，应根据肌瘤大小、部位、孕妇情况、术者的技术熟练程度、医院的输血急救条件等而定。对于直径大于 8 cm，多发性子宫肌瘤、不易暴露的肌瘤（如子宫下段肌瘤、宫颈肌瘤、黏膜下肌瘤）以及靠近子宫动静脉、输卵管间质部的大肌瘤应谨慎对待。对危重孕妇，不主张在剖宫产术中同时行子宫肌瘤剔除术。子宫肌瘤剔除术后妊娠的孕期管理和分娩期的处理与剖宫产术后再次妊娠相似。穿透宫腔的子宫肌瘤剔除术是阴道分娩的相对禁忌证，应适当放宽行剖宫产术的指征。

2.卵巢包块

卵巢囊肿或肿瘤阻碍分娩时应行剖宫产，术中根据情况，决定是否行卵巢囊肿或肿瘤切除术。

3.盆腔脏器

在分娩时应注意排空膀胱，以免膨胀的膀胱阻碍先露下降。严重器官脱垂，阻碍分娩者应行剖宫产。

（朱轶 胡丽娜）

参考文献

[1]侯锦蓉,凌萝达.对枕后位进展过程的研究[J].中华妇产科杂志,1989,24(01):15-18.

[2]黄钧,许晨晨,王慧艳,等.Laborpro三维导航仪测量坐骨棘间径对难产的预测研究[J].中国妇幼健康研究,2020,31(01):55-58.

[3]柯应夔,岳琏,李文铭,等.中国女性骨盆研究[J].中华妇产科杂志,1956(04):325-327.

[4]King T L,Brucker M C,Osborne K,et al.瓦尔尼助产学(中文版)[M].第6版.陆虹,庞汝彦,译.北京:人民卫生出版社,2020.

[5]凌萝达,顾美礼.难产[M].重庆:重庆出版社,1990.

[6]凌萝达.骶骨在分娩中的重要性(附300例X光骨盆测量结果)[J].重庆医科大学学报,1983(01):1-6.

[7]刘云,曾彪,胡丽娜,等.改良骨盆倾斜度测量器的临床应用[J].中华妇产科杂志,2003,38(02):112.

［8］刘云，胡丽娜，凌萝达.骨盆倾斜度外测量正常值及其影响因素［J］.解剖与临床，2002，7（04）：148-149.

［9］陆湘云，王淑贞，凌萝达.2500例女性骨盆外测量研究［J］.中华妇产科杂志，1958（02）：119.

［10］任炜，张彤迪，何向群，等.超声测量骨盆入口前后径的方法及临床应用［J］.中华超声影像学杂志，2006，15（02）：113-115.

［11］Simkin P，Hanson L，Ancheta R.助产手册：早期预防和处理难产（中文版）［M］.第4版.钟梅，雷慧中，涂新，主译.广州：广东科技出版社，2018.

［12］王淑雯，岳埏.中国产科生理常数研究与难产防治［M］.天津：天津科学技术出版社，2002.

［13］王淑雯，岳埏.中国女性骨盆图集［M］.第1版.天津：天津科技翻译出版公司，2003.

［14］谢幸，孔北华，段涛.全国高等学校教材·妇产科学（供基础、临床、预防、口腔医学类专业用）［M］.第9版.北京：人民卫生出版社，2018.

［15］中华医学会围产医学分会.对"新产程标准及处理的专家共识（2014）"的解释和说明［J］.中华围产医学杂志，2018，21（02）：81-83.

［16］子宫肌瘤的诊治中国专家共识专家组.子宫肌瘤诊治的中国专家共识［J］.中华妇产科杂志，2017，52（12）：793-800.

［17］Abitbol M M.The Shapes of the Female Pelvis.Contributing Factors［J］.J Reprod Med，1996，41（4）：242-250.

［18］Amant F，Berveiller P，Boere IA，et al.Gynecologic Cancers in Pregnancy：Guidelines Based on a Third International Consensus Meeting［J］.Ann Oncol，2019，30（10）：1601-1612.

［19］Brandon CJ，Lewicky-Gaupp C，Larson KA，et al.Anatomy of the Perineal Membrane as Seen in Magnetic Resonance Images of Nulliparous Women［J］.Am J Obstet Gynecol，2009，200（5）：583.e1-e6.

［20］Buckley V A，Nesbitt-Hawes E M，Atkinson P，et al.Laparoscopic Myomectomy：Clinical Outcomes and Comparative Evidence［J］.J Minim Invasive Gynecol，2015，22（1）：11-25.

［21］Bunim L A.Additional Variations of the Sacral Curves［J］.Am J Obstet Gynecol，1957，74（2）：324-327.

［22］Capelle C，Devos P，Caudrelier C，et al.How Reproducible Are Classical and New CT-Pelvimetry Measurements［J］.Diagn Interv Imaging，2020，101（2）：79-89.

［23］Cunningham FG，Leveno KJ，Bloom SL，et al.Williams Obstetrics［M］.25th ed.New York：McGraw-Hill Education，2018：933-938.

［24］Gherman R B，Tramont J，Muffley P，et al.Analysis of Mcroberts' Maneuver by X-Ray Pelvimetry［J］.Obstet Gynecol，2000，95（1）：43-47.

［25］Hoyte L，Ye W，Brubaker L，et al.Segmentations of MRI Images of the Female Pelvic Floor：a Study of Inter- and Intra-Reader Reliability［J］.J Magn Reson Imaging，2011，33（3）：684-691.

［26］Janine H，Katrin T，Patrick S，et al.New MRI Criteria for Successful Vaginal Breech Delivery in Primiparae[J].PLoS One,2016,11(8):01-12.

[27]Jenabi E,Khazaei S.The Effect of Uterine Leiomyoma on the Risk of Malpresentation and Cesarean:a Meta-Analysis[J].J Matern Fetal Neonatal Med,2018,31(1):87-92.

[28]Karen RR,Wenda RT.Evolutionary Perspectives on Cesarean Section[J].Evolution,Medicine,and Public Health,2018:67-81.

[29]Lenhard M,Johnson T,Weckbach S,et al.Three-Dimensional Pelvimetry by Computed Tomography[J].Radiologia Medica,2009,114(5):827-834.

[30]Liao KD,Yu YH,Li YG,et al.Three-Dimensional Magnetic Resonance Pelvimetry:a New Technique for Evaluating the Female Pelvis in Pregnancy[J].Eur J Radiol,2018,102(5):208-212.

[31]Maharaji D.Assessing Cephalopelvic Disproportion:Back to Basis[J].Obstet Gynecol Surv,2010,65(6):387-395.

[32]Michel SCA,Rake A,Treiber K,et al.MR Obstetric Pelvimetry:Effect of Birthing Position On Pelvic Bony Dimensions[J].AJR Am J Roentgenol,2002,179(4):1063-1067.

[33]Moloy H C,Steer C M.The Obstetrical Evaluation of the Pelvis with Special Reference to Roentgenology[J].Med Clin North Am,1951,35(3):771-790.

[34]Mudrov V A.Diagnosis of Anatomical Narrow Pelvis by Ultrasound Pelvimetry[J].Biomedical Engineering,2018,52(4):251-256.

[35]Nizard J,Haberman S,Paltieli Y,et al.Determination of Fetal Head Station and Position during Labor:a New Technique That Combines Ultrasound and a Position-Tracking System[J].Am J Obstet Gynecol,2009,200(4):e1-5.

[36]Obara M,Hatakeyama Y,Shimizu Y.Vaginal Myomectomy For Semipedunculated Cervical Myoma during Pregnancy[J].AJP Rep,2014,4(1):37-40.

[37]Pattinson RC,Cuthbert A,Vannevel V.Pelvimetry for Fetal Cephalic Presentations at or Near Term for Deciding on Mode of Delivery[J].Cochrane Database Syst Rev,2017,30(3):01-39.

[38]Ramseyer AM,Whittington JR,Resendez VA,et al.Torsion in the Gravid and Nongravid Uterus:a Review of the Literature of an Uncommon Diagnosis[J].Obstet Gynecol Surv,2020,75(4):243-252.

[39]Savarirayan R,Rossiter J P,Hoover-Fong J E,et al.Best Practice Guidelines Regarding Prenatal Evaluation and Delivery of Patients with Skeletal Dysplasia[J].Am J Obstet Gynecol,2018,219(6):545-562.

[40]Sentilhes L,Sergent F,Roman H,et al.Late Complications of Operative Hysteroscopy:Predicting Patients At Risk of Uterine Rupture during Subsequent Pregnancy[J].Eur J Obstet Gynecol Reprod Biol,2005,120(2):134-138.

[41]Tague R G.High Assimilation of the Sacrum in a Sample of American Skeletons:Prevalence,Pelvic Size,and Obstetrical and Evolutionary Implications[J].Am J Phys Anthropol,2009,138(4):429-438.

[42]Tian Y C,Long T F,Dai YM.Pregnancy Outcomes Following Different Surgical Approaches

of Myomectomy[J].J Obstet Gynaecol Res,2015,41(3):350-357.

[43]Zaretsky MV,Alexander JM,Mclntire DD,et al.Magnetic Resonance Imaging Pelvimetry and the Prediction of Labor Dystocia[J].Obstet Gynecol,2005,106(5 Pt 1):919-926.

[44]Zijta F M,Froeling M,van der Paardt M P,et al.Feasibility of Diffusion Tensor Imaging (DTI)with Fibre Tractography of the Normal Female Pelvic Floor[J].Eur Radiol,2011,21(6):1243-1249.

第三章

胎儿异常

【引言】

胎儿异常包括胎儿生长发育异常及胎位异常两个部分。

孕期检查怀疑巨大儿者应检查孕妇有无糖尿病,临产开始即应严密监护,分娩方式取决于有无头盆不称。胎儿虽然巨大,但若骨盆亦较大,仍考虑试产。巨大儿处理中最易低估胎儿体重,应引起警惕。

——凌萝达

胎儿异常分为胎儿生长发育异常以及胎位异常。胎儿生长发育异常包括巨大儿、胎儿生长受限等胎儿大小的异常，以及胎儿畸形。胎位异常主要包括头先露异常、臀先露、肩先露三大类。

妊娠期通过胎儿大小的评估可以指导孕妇合理饮食、避免巨大儿等妊娠期并发症。而在分娩前对胎儿有无畸形、胎儿的大小、胎产式、胎先露、胎方位的准确判断则有助于选择合适的分娩方式，降低软产道裂伤、产后出血、新生儿颅内出血、新生儿窒息等母婴并发症的发生率，以获得良好的妊娠结局。

第一节　与分娩相关的胎儿因素

一、胎头特点

胎儿的头颅主要由颜面、颅底及颅顶部三部分构成。颜面及颅底已骨化，骨与骨之间完全融合，而颅顶部骨与骨之间并未融合，由骨膜相连，因而有骨缝及囟门。分娩时在压力作用下，骨与骨之间有少许重叠，胎头有一定程度的变形，以适应骨盆的形态及大小，即胎头有可塑性（图3.1）。可塑性的程度与骨质厚薄及硬度有关，一般过期产儿胎头的可塑性较小。

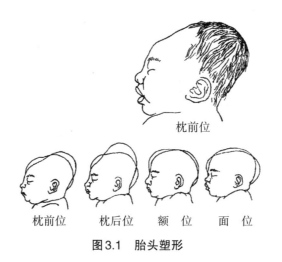

枕前位

枕前位　　枕后位　　额　位　　面　位

图3.1　胎头塑形

（一）胎头骨性结构

颅顶是由左右额骨、左右顶骨及枕骨所组成。骨与骨之间有骨缝及囟门相隔。左右额骨间为额缝，顶骨与额骨间为冠状缝，左右顶骨间为矢状缝，顶骨与枕骨间为人字缝。额缝、冠状缝及矢状缝相交处形成一菱形的空隙为大囟，又称前囟。矢状缝与人字缝相交处为小囟，又称后囟。后囟呈三角形，远比前囟小，多依靠两顶骨与枕骨相交形成的"Y"字形骨缝予以识别。阴道检查时根据胎头矢状缝的方向、大囟及小囟的位置判断胎头的方位（图3.2）。

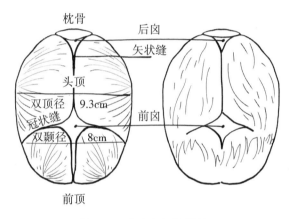

图3.2 胎头囟门及骨缝

（二）胎头主要径线

1.横径

横径有双顶径（biparietal diameter，BPD）及双颞径。双顶径为双侧顶骨隆突间径，是胎头最宽横径，除特殊狭长头型（1/3臀位的胎头呈此形态）外，一般能代表胎头的大小。双颞径较小，无临床意义。

2.纵径

纵径共有4条：枕额径为11.3 cm，若胎头入盆时既不俯屈亦不仰伸，则以枕额径通过骨盆；枕下前囟径为9.5 cm，是胎头最短的纵径，当胎头俯曲，胎颏紧抵胎胸，即以此径通过骨盆；枕颏径为13.3 cm，胎头为额先露时以此径通过骨盆，此径是胎头最长的纵径；颏下前囟径为10 cm，面先露时以此径通过骨盆（图3.3，图3.4）。

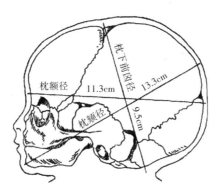

图3.3　胎头各主要径线

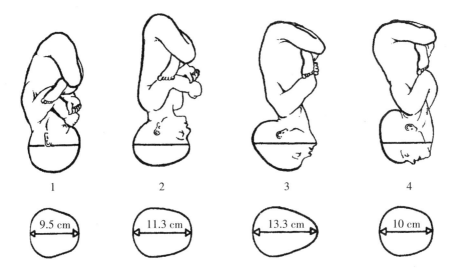

图3.4　胎头的姿态及其通过骨盆的径线

注：1.俯屈（枕先露）；2.不俯屈不仰伸（前顶先露）；3.仰伸（额先露）；4.极度仰伸（面先露）。

二、胎儿大小

（一）胎儿大小的估计

产前预测胎儿体重具有十分重要的临床意义。妊娠期通过估计胎儿体重可以指导孕妇合理饮食，及时发现孕妇是否存在妊娠期糖尿病、妊娠期高血压、巨大儿、胎儿生长受限等妊娠期并发症。在分娩前对胎儿大小的准确估计有助于选择合适的分娩方式，降低软产道裂伤、产后出血等母婴并发症的发生，以获得良好的妊娠结局。

胎儿大小的估计主要有临床估计胎儿体重和超声估计胎儿体重两种方式。

1.临床估计胎儿体重

临床估计胎儿体重主要通过测量宫高、腹围来计算。宫高、腹围的测量应在宫缩间歇期进行。测量前嘱孕妇排空膀胱，测量时取平卧位，腹壁放松，用软尺测量，子宫底中点至耻骨联合上缘中点的距离为宫高，在脐水平测量腹围。测量时应注意定点的准确性及量尺的松紧度，最好以两次测值的平均值进行计算以减少测量误差。

临床常用的估计胎儿体重的计算公式如下［胎儿估计体重（G）单位为g，宫高、腹围单位均为cm］：

①卓晶如法：G=宫高×100；

②优选法（肥胖、超重孕妇）：G=（1.5×宫高−16）×100；

③袁冬生法（胎头已衔接者）：G=宫高×腹围+200。

这三种方法中，①卓晶如法仅涉及孕妇宫高，计算相对简单，有利于规避孕妇腹围引起的偏差，准确性较高，建议临床首选卓晶如法估测胎儿体重。对于肥胖和超重孕妇，采用②优选法预测体重准确性较好。③袁冬生法适用于胎头已衔接者。

通过宫高、腹围估计胎儿体重的方法简单、快速，无需使用任何仪器，在临床上有利于医生对胎儿大小进行快速判断。但此方法准确性易受操作者主观因素、孕妇腹壁厚度和羊水量的影响，误差较大。

2.超声估计胎儿体重

超声估计胎儿体重（sonographic estimated fetal weight，SEFW）指通过超声测得胎儿双顶径、头围、腹围、股骨长等生物指标和孕周作为参数，根据现有公式预估胎儿出生体重。从二维超声到三维超声，从单参数估计到双参数、多参数估计，随着超声影像技术的不断发展和广泛应用，SEFW已成为胎儿体重预测的重要手段。

已有研究表明，含有3~4个参数的公式准确性高于仅含1~2个参数的公式。在含有1~2个参数的公式中，仅用腹围的公式准确性高于仅用股骨长的公式，或使用同时含有"腹围+股骨长"以及"腹围+双顶径"的公式。腹围预测胎儿体重最为敏感和准确，通常是发生胎儿生长异常时最先受累的生物学指标。

Abele等研究出生体重≤1 500 g的新生儿时也发现，公式所含参数越多，越利于避免单一参数受不同孕周胎头位置及其变形及胎儿生长速度等的影响，提高了SEFW的准确性。对于低出生体重儿，公式①具有较高的准确性；对于正常体重儿，②~⑥五种公式的SEFW和出生体重一致性均较高。对于出生体重≥4 000 g的巨大儿，公式⑦准确性最高。

公式① SEFW=1849.4-47.13SUM+0.37721SUM^2

公式② SEFW=$10^{(1.304+0.052\,81AC+0.193\,8FL-0.004AC \cdot FL)}$

公式③ SEFW=$10^{(1.511\,5+0.043\,6AC+0.151\,7FL-0.003\,21AC \cdot FL+0.000\,692\,3BPD \cdot AC)}$

公式④ SEFW=$10^{(1.478\,7-0.003\,343AC \cdot FL+0.001\,837BPD \times 2+0.045\,8AC+0.158FL)}$

公式⑤ SEFW=$10^{(1.359\,8+0.051AC+0.184\,4FL-0.003\,7AC \cdot FL)}$

公式⑥ SEFW=$10^{(1.182+0.027\,3HC+0.070\,57AC-0.000\,63AC \times 2-0.000\,218\,4HC \cdot AC)}$

公式⑦ SEFW=$e^{(2.216\,86-0.008\,24AC \cdot FL+0.093\,04HC-0.001\,22HC \times 2+0.102\,60AC+0.316\,13FL+0.005\,66FL \cdot BPD)}$

注：AC-腹围；HC-头围；FL-股骨长；BPD-双顶径；GA-孕周；SUM=GA（week）+2AC（cm）+HC（cm）+FL（cm）。

与临床公式法相比，超声法充分发挥了多项生长参数的协同作用，减少了误差，对于新生儿体重估计的准确性更高。但在使用超声法测量时需注意，SEFW的准确性可受到多方面的影响，包括胎方位、羊水量、孕妇体重指数、超声测量操作者的技术、超声仪的分辨率等。因此要获得较准确的胎儿体重，应注意在标准切面准确测量，测量多项生物学指标（尤其当胎儿生长不匀称时），并且重复多次测量（一般为三次）取平均值以消除误差。在计算出SEFW后，可依据表3.1不同胎龄新生儿出生体重百分位参照值判断是否存在胎儿生长受限（SEFW<第10百分位）、巨大儿（SEFW>第90百分位）等妊娠期并发症。

表3.1 中国不同出生胎龄新生儿出生体重的百分位参照标准值

出生胎龄（周）	男								女							
	人数（名）	P$_3$（g）	P$_{10}$（g）	P$_{25}$（g）	P$_{50}$（g）	P$_{75}$（g）	P$_{90}$（g）	P$_{97}$（g）	人数（名）	P$_3$（g）	P$_{10}$（g）	P$_{25}$（g）	P$_{50}$（g）	P$_{75}$（g）	P$_{90}$（g）	P$_{97}$（g）
24	26	455	570	655	732	804	874	959	15	416	498	564	629	692	756	833
25	40	513	640	734	819	900	978	1 072	17	479	572	648	722	796	869	958
26	79	580	719	823	918	1 008	1 096	1 200	40	549	654	741	826	911	995	1 096
27	135	657	809	924	1 030	1 130	1 228	1 343	106	626	745	843	941	1 038	1 135	1 250
28	305	745	910	1 036	1 154	1 267	1 375	1 503	212	711	844	955	1 067	1 178	1 288	1 418
29	353	845	1 023	1 162	1 293	1 418	1 539	1 680	278	804	951	1 076	1 203	1 330	1 455	1 601
30	496	958	1 150	1 302	1 446	1 586	1 720	1 876	354	906	1 068	1 209	1 352	1 495	1 636	1 800
31	631	1 087	1 292	1 457	1 617	1 771	1 920	2 091	456	1 020	1 198	1 354	1 515	1 676	1 835	2 018
32	774	1 233	1 451	1 630	1 805	1 976	2 140	2 328	516	1 151	1 344	1 516	1 694	1 875	2 051	2 254
33	714	1 400	1 628	1 820	2 012	2 199	2 380	2 585	497	1 302	1 509	1 696	1 892	2 091	2 285	2 506

出生胎龄（周）	男							女						
	人数（名）	P$_3$（g）	P$_{10}$（g）	P$_{25}$（g）	P$_{50}$（g）	P$_{75}$（g）	P$_{90}$（g）	P$_{97}$（g）	人数（名）	P$_3$（g）	P$_{10}$（g）	P$_{25}$（g）	P$_{50}$（g）	P$_{75}$（g）	P$_{90}$（g）	P$_{97}$（g）

出生胎龄（周）	人数（名）	P$_3$（g）	P$_{10}$（g）	P$_{25}$（g）	P$_{50}$（g）	P$_{75}$（g）	P$_{90}$（g）	P$_{97}$（g）	人数（名）	P$_3$（g）	P$_{10}$（g）	P$_{25}$（g）	P$_{50}$（g）	P$_{75}$（g）	P$_{90}$（g）	P$_{97}$（g）
34	947	1 586	1 823	2 027	2 234	2 438	2 634	2 856	710	1 477	1 695	1 896	2 108	2 323	2 534	2 771
35	1 085	1 791	2 033	2 247	2 467	2 686	2 897	3 133	910	1 676	1 902	2 113	2 338	2 568	2 791	3 042
36	1 453	2 015	2 258	2 477	2 707	2 937	3 159	3 406	1106	1 896	2 125	2 342	2 575	2 815	3 047	3 305
37	1 020	2 247	2 487	2 708	2 943	3 181	3 410	3 664	856	2 130	2 357	2 574	2 810	3 052	3 287	3 546
38	1 234	2 468	2 701	2 921	3 157	3 399	3 632	3 889	1 209	2 358	2 579	2 792	3 026	3 266	3 498	3 753
39	1 548	2 649	2 874	3 091	3 329	3 573	3 809	4 068	1 438	2 547	2 762	2 971	3 202	3 440	3 670	3 920
40	1 380	2 783	3 002	3 216	3 455	3 702	3 941	4 203	1 377	2 686	2 896	3 104	3 336	3 575	3 806	4 055
41	926	2 886	3 100	3 314	3 554	3 806	4 051	4 319	1 006	2 796	3 005	3 214	3 448	3 691	3 925	4 178
42	46	2 977	3 188	3 402	3 647	3 907	4 161	4 438	66	2 891	3 101	3 312	3 551	3 801	4 042	4 301

注：出生胎龄为整周对应数值，如24周参照值指出生胎龄为24^{+0}周数值；P为百分位数

引自：中国不同出生胎龄新生儿出生体重、身长和头围的生长参照标准及曲线，中华儿科杂志，2020年

（三）正常新生儿体重

我国于2015年6月至2018年11月开展了专项调查，选择北京、哈尔滨、西安、上海、南京、武汉、广州、福州、昆明、天津、沈阳、长沙、深圳等13个城市共69家医院出生的24 375例胎龄24～42周单胎活产新生儿的体格发育现状，制定了新的不同胎龄新生儿生长评价参照标准，以供围产期保健、儿科临床及相关科研工作参照使用。

我国出生胎龄24～42周新生儿出生体重的百分位参照标准值如表3.1所示。在孕期保健的过程中，通过查阅表格对比相应孕周胎儿预计临床体重与参考值间的差异，指导孕妇合理饮食、适量运动，避免妊娠期糖尿病、巨大儿等妊娠期并发症的发生，并且及时发现胎儿生长受限等异常。

三、胎产式、胎先露、胎方位、胎姿势

（一）胎产式

胎产式指胎体纵轴与母体纵轴的关系。可分为3种：①纵产式：胎儿纵轴与产妇纵轴平行；②横产式：胎儿纵轴与产妇纵轴垂直相交；③斜产式：胎儿纵轴与产妇纵轴交叉。

（二）胎先露

胎先露指胎儿最先进入骨盆的部分。纵产式有两种先露，头先露及臀先露；横产式或斜产式往往以肩为先露。

1.头先露

因胎头姿势不同，亦即俯屈和仰伸程度不同可有以下几种先露：①枕先露：胎头俯屈；②前顶先露：胎头部分俯屈；⑧额先露：胎头略仰伸；④面先露：胎头极度仰伸。

2.臀先露

臀先露有以下几种先露：①单臀先露：以臀为先露；②完全臀先露：臀与足共同为先露；③不完全臀先露：单足先露、双足先露等。

（三）胎方位

胎方位是指胎儿先露部的指示点与母体骨盆的关系。根据先露部指示点在母体骨盆前、后、左、右、横位置不同而可有各种不同的胎方位。

1.枕先露

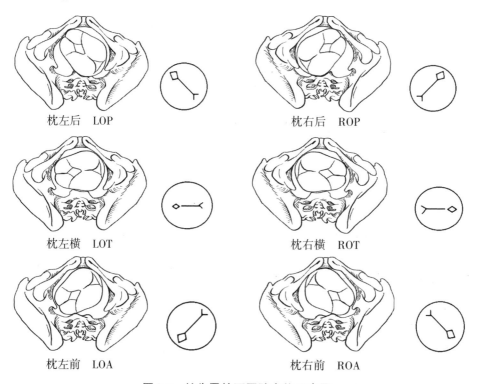

枕左后 LOP 枕右后 ROP

枕左横 LOT 枕右横 ROT

枕左前 LOA 枕右前 ROA

图3.5 枕先露的不同胎方位示意图

枕直前	OA	枕直后	OP
枕左前	LOA	枕右前	ROA
枕左横	LOT	枕右横	ROT
枕左后	LOP	枕右后	ROP

2.面先露

颏直前	MA	颏直后	MP
颏左前	LMA	颏右前	RMA
颏左横	LMT	颏右横	RMT
颏左后	LMP	颏右后	RMP

3.臀先露

骶直前	SA	骶直后	SP
骶左前	LSA	骶右前	RSA
骶左横	LST	骶右横	RST
骶左后	LSP	骶右后	RSP

4.肩先露

肩左前	LScA	肩右前	RScA
肩左后	LScP	肩右后	RScP

（四）胎姿势

胎姿势指胎儿在子宫内的姿势。正常胎姿势为胎头俯屈，颏部贴近胸壁，脊柱略弯，四肢屈曲交叉于胸腹前。

四、影响胎方位的因素

影响胎方位的诸多因素中以骨盆形态最为重要。表3.2显示不同的胎方位适宜于不同类型的骨盆。由于胎头以其长径适应骨盆入口平面的长径，故枕前及枕后位多见于类人猿型骨盆，枕横位多见于扁型骨盆。

又因胎儿枕部较额部宽大，而类人猿型与男型骨盆前半部狭小，故胎儿常取枕后位衔接。女型骨盆前半部及后半部均宽大，故胎头可取任何位置入盆，以枕前位为多见。

表3.2　骨盆类型与胎头位置

骨盆类型	有利位置	不利位置
女型	枕前、枕横、枕后	—
扁平型	枕横	枕前、枕后
男型	枕横、枕后	枕前
类人猿型	枕后、枕前	枕横

其他影响胎位的因素包括子宫形态、胎盘位置及产力等。子宫形态异常如子宫肌瘤、宫颈肌瘤等可对胎方位造成影响，阻碍胎头衔接及下降。前置胎盘等胎盘位置异常可影响胎头俯屈及内旋转。产力强可促使胎头转位，而产力不佳则往往失去转位的机会。

（凌萝达　冯玲　张婧怡）

第二节　胎儿异常

一、胎儿生长发育异常

（一）巨大儿

巨大儿指任何孕周胎儿体重≥4 000 g。我国巨大儿发病率约7%，北方地区发病率高于南方。近年来，随着我国孕期保健质量的不断提升，对孕妇血糖、体重管理的宣教不断加强，巨大儿的发病率有所下降。其中我国华南地区，巨大儿的发病率从2005年的4.0%下降到2017年的2.5%。

即使胎位正常、产力正常，巨大儿通过正常产道时仍常会遇到困难，需行手术助产。如并发肩难产则困难更大，处理不当可能发生子宫破裂或其他软产道撕裂伤。胎儿常因宫内窘迫或手术时损伤并发新生儿窒息、颅内出血、锁骨骨折等，甚至死亡。阴道分娩中，肩难产发生率为0.2%～3.0%，当出生体重为4 500 g时，发生肩难产的风险由9%增加到14%。在母亲患有糖尿病的情况下，出生体重>4 500 g的巨大儿肩难产的发生率从20%上升到50%。

1.高危因素

巨大儿的高危因素包括孕前超重、肥胖，妊娠合并糖尿病，孕期增重超标，血脂异常，过期妊娠，有巨大儿（体重>4 000 g）分娩史，遗传因素（如父母亲身材较高）等。因此，在孕前和孕期保健中进行血糖控制、体重管理的宣教尤为重要。妊娠期间进行适度的有氧和体能训练，对于降低巨大儿的风险也有显著的帮助。

2.诊断

临床上需结合病史、体格检查以及超声测量胎儿BPD、HC、AC、FL等各项生物指标估算胎儿体重，进行筛查。对于匀称型巨大儿，BPD、HC、AC、FL均超过孕龄正常值上限，HC/AC比值正常；对于非匀称型巨大儿，BPD、HC通常不超过孕龄正常值上限，而AC超过孕龄正常值上限，且HC/AC、FL/AC低于孕龄正常值下限。

3.处理

对于有巨大儿分娩史或本次妊娠可疑为巨大儿者，主要通过肥胖妇女孕前减重严格控制体重、GDM妇女注意低糖饮食控制血糖、孕期适量运动等措施进行干预。目前对于巨大儿终止妊娠的方式尚存争议，关于分娩方式的选择可遵循以下建议。

（1）预防性引产

对于疑似巨大儿者，除非临床上有明确的指征，否则不建议在孕39周前引产。

（2）剖宫产

虽然巨大儿的预测不精准，但择期剖宫产对于疑似巨大儿者可能有利。择期剖宫产应注意告知患者剖宫产虽能减少阴道分娩中的部分风险，但并不能完全消除巨大儿产伤和降低新生儿臂丛神经麻痹的风险。在权衡利弊并与患者充分沟通后可行剖宫产终止妊娠。

（3）经阴道分娩

对于疑似巨大儿者，阴道分娩可发生肩难产及增加臂丛神经损伤的风险。产科医生应提高警惕，产程中应密切观察、充分评估，并为可能出现的肩难产做好准备。分娩后应仔细检查有无软产道裂伤，预防产后出血。

（二）胎儿生长受限

胎儿生长受限（fetal growth restriction，FGR）指胎儿应有的生长潜力受损，估测的胎儿体重小于同孕龄10百分位。

1.发病因素

FGR的发病因素分为母体因素，胎儿因素，胎盘、脐带因素几方面。其中母体血管病变引起的子宫胎盘灌注不良占FGR病因的25%~30%。

（1）母体因素

包括母体营养不良；合并紫绀型心脏病，慢性肾病，慢性高血压，糖尿病，甲状腺疾病，自身免疫性疾病（如系统性红斑狼疮、抗磷脂抗体综合征）等妊娠合并症；子痫前期、妊娠期肝内胆汁淤积症等妊娠期并发症。

（2）胎儿因素

胎儿基因或染色体结构异常；胎儿罹患先天性心脏病、腹壁裂等先天性疾病；胎儿宫内感染风疹、巨细胞病毒、弓形虫、梅毒等。

（3）胎盘、脐带因素

轮廓胎盘、胎盘血管瘤、绒毛膜下血肿、小胎盘、副胎盘等；单脐动脉、脐带过细、脐带扭转、脐带打结等。

2.诊断

临床上对于疑似FGR的患者，准确核实孕周是诊断FGR的必要前提。孕周通常根据末次月经或辅助生殖移植日期计算，但对于末次月经不详或月经周期不规律的患者，应通过早期超声检查结果进行推算。

通过宫高估计是否存在FGR的方法有两种。第一种是宫高的数值（cm）比对应孕周的数值少3，此方法简便易行，但敏感性较差。另一种是由INTERGROWTH-21st根据包含我国在内的全球8个国家共13 108例健康孕妇的宫高测量结果制定的标准，宫高异常指宫高低于标准值的第3或第10百分位。

超声检查是产前诊断FGR的重要手段。如产前超声发现胎儿SEFW或腹围小于相应胎龄的第10百分位，需详细询问病史，检查母体合并症或并发症，筛查胎儿遗传因素或结构异常及感染与胎盘病理因素等。如发现存在相关的病理因素，则可以考虑临床诊断FGR。

3.处理

目前尚无证据表明，对FGR孕妇采取营养补充、吸氧、住院保胎或改变体位等措施，可以改善胎儿的宫内生长状况。

FGR孕妇终止妊娠的时机必须综合考虑孕周、病因、类型、严重程度、监测指标和当地新生儿重症监护的技术水平等决定。对于孕周<24周或SEFW<500 g的胎儿，如果存在明确生长受限的表现，应建议到当地的产前诊断中心接受专业咨询和评估，排除胎儿遗传疾病。如伴发胎儿多普勒血流异常，建议和孕妇仔细沟通胎儿的预后，明确孕妇意愿，帮助决定进一步诊疗计划。对于孕24~28周或SEFW为500~1 000 g的

胎儿，在出现明确的脐动脉多普勒血流异常（舒张末期血流缺失或反向）时，如果孕妇和家属要求积极救治，则建议在具备一定的极低出生体重儿救治能力的医疗中心进行产前监护和分娩。在病情稳定的情况下，基层医院可以和转诊中心协调沟通，争取宫内转运的机会。

FGR本身并不是剖宫产的绝对指征。但存在脐动脉血流异常（舒张末期血流缺失或反向）时，根据情况综合考虑行剖宫产终止妊娠。

4.预防

对于子痫前期高危孕妇，孕16周前预防性口服低剂量阿司匹林，除可预防子痫前期外，也可以预防FGR。存在≥2项高危因素的妇女，也可建议妊娠早期开始口服小剂量阿司匹林进行预防，高危因素包括：肥胖、年龄>40岁、孕前高血压、孕前糖尿病、辅助生殖受孕、多胎妊娠、胎盘早剥病史、胎盘梗死病史。对于FGR高危人群，低分子量肝素不能有效预防FGR的发生。

（三）胎儿畸形

原卫生部颁布的《产前诊断技术管理条例》规定16~24周大排畸应诊断的六大致死性畸形包括：无脑儿、脑膨出、开放性脊柱裂、严重胸腹壁缺损伴内脏外翻、单腔心、致死性软骨发育不良。一旦通过超声筛查出以上致命缺陷，应建议孕妇到有产前诊断资质的医院进一步明确诊断并处理。

（四）脑积水/侧脑室增宽

胎儿脑积水是以脑室系统扩大伴脑脊液梗阻为特征的一类先天性畸形，不伴原发性脑萎缩，伴或不伴头颅增大。胎儿脑积水的发生率为0.48‰~0.81‰，可以发生在胎儿发育的各个阶段。随着产前诊断技术的发展，大多数胎儿脑积水能够在产前得以诊断。

侧脑室增宽，是孕中晚期超声测量胎儿侧脑室体部宽度的超声征象。胎儿侧脑室增宽依据增宽的程度分为轻度（侧脑室宽度10.0~12.0 mm）、中度（12.1~14.9 mm）和重度（≥15.0 mm）。

原发性脑积水由神经系统先天发育异常所导致，如脑脊膜膨出和颅裂等，也包括染色体异常导致的先天性脑室发育异常；继发性脑积水大多继发于胎儿期发生的颅内出血、感染及颅内肿瘤等。当侧脑室体部宽度≥10.0 mm，无论胎儿孕周大小，均可以诊断为脑积水。胎儿超声及MRI检查可以帮助早期发现脑积水，染色体核型分析、CNV以及TORCH筛查、微小病毒B19检查可协助明确病因。

胎儿脑积水的处理和预后与侧脑室增宽程度以及进展速度有关，应进行动态超声检查，必要时行胎儿头颅MRI观察胎儿脑积水的进展情况。轻度侧脑室增宽胎儿绝大部分没有染色体异常，预后良好或仅伴有轻度的运动障碍（运动发育迟缓、眼球震颤或发音困难等），可在排除合并染色体疾病和感染性疾病后，通过超声和MRI动态观察。中度侧脑室增宽的部分患者会表现为进行性脑室扩张，出现神经系统症状，后遗症有脑性瘫痪、尿失禁、失明及智力发育障碍。重度脑室扩张者预后差，多伴有染色体或基因异常，全身多发畸形。中、重度侧脑室增宽者应在充分与孕妇沟通后决定是否继续妊娠。

（五）胎体局部膨大

腹水、颈部及腹腔脏器积水或肿瘤均可使胎体局部异常膨大而造成难产。腹水及脏器积水均可用针穿刺放水，待体积缩小后胎儿可能娩出；胎儿巨大肿瘤者以恶性者居多，如恶性畸胎瘤，胎儿很难存活，可采用毁胎术，亦有为避免母体损伤而行剖宫产者。

二、胎位异常

胎位异常临床上主要分为三大类：①头先露异常包括头盆不称及各种胎头位置异常，如持续性枕横位、持续性枕后位、胎头高直位、枕横位中的前不均倾位、面位及额位；②臀先露；③肩先露。各种胎位异常将在各论中分别叙述。

（冯玲　张婧怡）

参考文献

[1]蔡晨晨,林振浪.胎儿脑积水的研究进展[J].中华围产医学杂志,2018,21(06):422-426.

[2]段涛,杨慧霞,胡娅莉,等.胎儿生长受限专家共识(2019版)[J].中国产前诊断杂志(电子版),2019,11(04):78-98.

[3]李胜利.产科超声检查[M].北京:人民军医出版社,2008:176.

[4]林振浪,俞丽君.胎儿脑积水的诊断、治疗与预后[J].中华实用儿科临床杂志,2016,31(02):89-92.

[5]首都儿科研究所,九市儿童体格发育调查协作组.中国不同出生胎龄新生儿出生体重、身长和头围的生长参照标准及曲线[J].中华儿科杂志,2020,58(09):738-746.

[6]王海红,韩冰,张慧.影响超声估计胎儿体重准确性因素的研究进展[J].中华围产医学杂志,2018,21(10):706-711.

[7]谢幸,孔北华,段涛.妇产科学[M].第9版.北京:人民卫生出版社,2018.

[8]杨炜博,唐仕芳,马娟,等.美国妇产科医师协会"巨大儿指南(2020)"解读[J].中国计划生育和妇产科,2020,12(08):15-18.

[9]张薇,陈慧娟,朱丹.5种临床常用公式对不同体质指数孕妇胎儿体重预测准确性的研究[J].护理研究,2020,34(10):1794-1796.

[10]朱桐梅,赵晓华,艾梅,等.6种预测胎儿体重公式准确性的对比研究[J].中国妇幼保健,2016,31(20):4179-4181.

[11]Abele H,Hoopmann M,Wagner N,et al.Accuracy of Sonographic Fetal Weight Estimation of Fetuses with a Birth Weight of 1500 g or Less[J].Eur J Obstet Gynecol Reprod Biol,2010,153(2):131-137.

[12]Barel O,Vaknin Z,Tovbin J,et al.Assessment of the Accuracy of Multiple Sonographic Fetal Weight Estimation Formulas:a 10-Year Experience from a Single Center[J].J Ultrasound Med,2013,32(5):815-823.

[13]Black MH,Sacks DA,Xiang AH,et al.The Relative Contribution of Prepregnancy Overweight and Obesity,Gestational Weight Gain,and IADPSG-Defined Gestational Diabetes Mellitus to Fetal Overgrowth [J].Diabetes Care,2013,36(8):128.

[14]Goldstein RF,Abell SK,Ranasinha S,et al.Association of Gestational Weight Gain with Maternal and Infant Outcomes:a Systematic Review and Meta-Analysis [J].JAMA,2017,317(21):2207-2225.

[15]Hoopmann M,Abele H,Wagner N,et al.Performance of 36 Different Weight Estimation Formulae in Fetuses with Macrosomia[J].Fetal Diagn Ther,2010,27(4):204-213.

[16]Ichiyama M,Ohga S,Ochiai M,et al.Fetal Hydrocephalus and Neonatal Stroke As the First Presentation of Protein C Deficiency[J].Brain Dev,2016,38(2):253-256.

[17]Macrosomia.ACOG Practice Bulletin,Number 216[J].Obstet Gynecol,2020,135(1):e18-e35.

[18]Marshall NE,Biel FM,Boone-Heinonen J,et al.The Association between Maternal Height,Body Mass Index,and Perinatal Outcomes [J].Am J Perinatol,2019,36(6):632-640.

[19]Papageorghiou AT,Ohuma EO,Gravett MG,et al.International Fetal and Newborn Growth Consortium for the 21 st Century (INTERGROWTH-21 st).International Standards for Symphysis-fundal Height Based on Serial Measurements from the Fetal Growth Longitudinal Study of the INTERGROWTH-21 st Project:prospective cohort study in eight countries[J].BMJ,2016,355:i56.

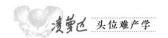

[20] Rao J, Fan D, Wu S, et al.Trend and Risk Factors of Low Birth Weight and Macrosomia in South China, 2005-2017: a Retrospective Observational Study [J].Sci Rep, 2018,8(1):3393.

[21] Santos S, Voerman E, Amiano P, et al.Impact of Maternal Body Mass Index and Gestational Weight Gain On Pregnancy Complications: An Individual Participant Data Meta-Analysis of European, North American and Australian Cohorts [J].BJOG, 2019,126(8):984-995.

[22] Wang J, Moore D, Subramanian A, et al.Gestational Dyslipidaemia and Adverse Birth Weight Outcomes: a Systematic Review and Meta-Analysis [J].Obes Rev, 2018,19(1):1256-1268.

第四章

产力异常

【引言】

产力是分娩的动力,包括子宫收缩力以及腹肌和肛提肌的收缩力。虽然产力异常在导致难产的因素中起着次要的作用,但在难产处理时却占主导地位。

——凌萝达

凌教授提出导致难产的首要因素为骨盆异常，产力异常在导致难产的因素中起着次要作用。她认为：良好的产力能克服一部分轻微难产阻力，而绝大多数难产并非产力异常所造成。一般先有阻力增加，继之产力变弱，产力变弱后更难克服阻力，于是形成头位难产。

第二次世界大战结束后，各国进入战后重建，由于营养缺乏、传染病预防受限等因素，佝偻病、脊柱结核、小儿麻痹症导致的女性骨盆畸形常见。随着人们生活水平和营养状况改善及传染病预防控制，疾病致骨盆畸形明显减少，因车祸等所致的损伤性骨盆畸形增多；根据美国妇产学会的意见（1995），骨盆不再是限制阴道分娩的主要因素。目前，因精神心理因素导致的产力异常发生率增加，恐惧自然分娩的心理性难产增加；子宫手术后（如子宫肌瘤挖出术、宫颈病变治疗）妊娠、无痛分娩等因素对产力亦会造成不良影响。产力异常在导致难产的因素中显得更为突出，在相当一部分难产发生中产力异常可能是主要原因，并非继发于分娩阻力的增加。值得强调的是，在产程进展异常时，产力异常是常见且可被纠正的重要因素。即使有轻微难产阻力，通过调节产力也能克服，最终实现阴道分娩。

第一节　产　力

产力是促使胎儿及其附属物从子宫排出的力量，包括子宫收缩力（宫缩）、腹肌及膈肌收缩力和肛提肌收缩力。其中子宫收缩力是最重要的产力，进入第二产程、宫口开全后腹肌和肛提肌收缩力协同子宫收缩，促进胎儿娩出。

一、子宫收缩力

子宫收缩力是临产后的主要产力，贯穿于整个产程。临产后的产力可以使宫口进行性扩张、胎先露进行性下降，促使胎儿及胎盘娩出。

子宫分为子宫体和子宫颈；子宫体包括外层的纵行平滑肌、中层的交织状平滑肌和内层的横行平滑肌；子宫颈主要由环形平滑肌和纵行肌构成。子宫肌层不同部分的活性不尽相同。子宫收缩时，子宫上段（子宫体）坚硬，是子宫收缩的主动部分，子宫下段变软，是被动扩张的部分（图4.1）。在临产早期，由于子宫是个封闭的囊袋，仅在宫口处有一个小开口，子宫上段肌肉收缩必然使子宫下段被动拉长，以容纳子宫内容物，子宫上段的缩复能扩张子宫下段和宫颈；在活跃期，子宫体的纵性平滑肌发生节律性的收缩及缩复作用，越来越厚，使宫腔容积变小，推动胎儿沿骨盆轴旋转向下，胎头压迫宫颈使其伸展反馈刺激子宫平滑肌有效收缩，进一步驱使胎头向下，而使子宫颈更加伸展，被动拉长、扩张和变薄，子宫下段和宫颈形成一个容纳胎儿通过的软产道，同时也减除了胎儿下降的阻力。

子宫上段肌层收缩后松弛，肌纤维并不恢复到原有长度，而是固定于较短的长度，但肌肉收缩的强度维持不变。随着节律性的子宫收缩，子宫上段的肌纤维连续缩短，宫腔容积变小。子宫下段的松弛也并非完全松弛，而是与子宫上段的缩复相对应。拉长后的子宫下段肌纤维也不恢复到原有长度，而是相对固定在拉长状态，保持张力不变。随着产程进展，不断增厚的子宫上段与变薄拉长的子宫下段之间在子宫内面形成一明显界线，称为生理性缩复环。

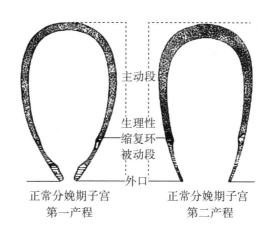

正常分娩期子宫　　　　正常分娩期子宫
第一产程　　　　　　第二产程

图4.1　足月妊娠及分娩时子宫不同部分的变化情况

此外，子宫收缩也伴有子宫形状的改变。当子宫收缩时子宫的纵径增长，横径及前后径缩短。当子宫纵径变长时，胎儿的脊柱伸直，长轴可增加 5~8 cm，宫缩压力经胎儿上半部分，通过脊柱传导至先露部，迫使先露下降，即所谓"胎轴压"。由于子宫收缩时，圆韧带将子宫向前牵引，使子宫纵轴与骨盆轴趋向一致，更有利于胎先露下降。

胎儿娩出后子宫体仍然强力收缩，以促进胎盘等附属物的排出，并关闭胎盘剥离面的血窦以达到止血。

临产后正常的子宫收缩特点可总结为：节律性、对称性和极性、缩复作用。

（一）节律性

正常宫缩是有规律的阵发性收缩。节律宫缩的出现是临产的标志之一。每次宫缩由弱到强，维持一定时间后，又逐渐减弱，直至消失。在两次宫缩之间有一定的间歇期。临产初期的宫缩持续时间短，约 20～30 s，间歇时间长，约 5～6 min。随着产程进展，宫缩持续时间延长，间歇时间缩短。待宫口开全后，持续时间可长达 1 min，间歇时间则缩短至 2～3 min 或 1～2 min，宫缩强度也逐渐增加。宫腔压力在第一产程末为 40～60 mmHg，在第二产程末可达 100～150 mmHg，在宫缩间歇期为 6～12 mmHg。正常分娩中，宫缩强度可能存在很大差异。子宫收缩时，子宫壁血管受压，影响子宫及胎盘绒毛间隙血流量。宫缩间歇时，子宫及胎盘绒毛间隙血流量逐渐恢复。不间断的子宫收缩影响子宫血流灌注，最终会导致胎儿缺氧，因此宫缩间歇期是保障胎儿安全所必需的。

（二）对称性和极性

正常子宫收缩从两侧子宫角部开始，向子宫底中部集中，左右对称，再以 2 cm/s 的速度向子宫下段扩散，约 15 s 均匀协调地遍布整个子宫，此为宫缩的对称性。宫缩以宫底部最强、最持久，向下逐渐减弱，此为宫缩的极性（图 4.2）。这使得在宫底产生的多方向的力比在子宫下段产生的力更强。子宫收缩的节律性、对称性和极性异常与不协调性子宫收缩密切相关。

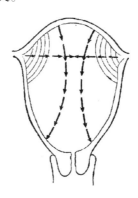

图4.2　子宫收缩的对称性和极性

（三）缩复作用

缩复作用是指子宫上段在收缩后松弛，但不完全恢复到收缩前的长度，而是固定于较短的长度，但肌纤维收缩的强度维持不变（图 4.3）。缩复作用可使宫腔容积缩小，推动宫颈扩张和胎儿下降。

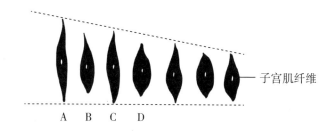

A.放松；B.收缩；C.放松但缩复；D.收缩，但比B中的子宫肌短且厚

图4.3 子宫肌缩复作用

二、腹肌及膈肌收缩力

宫口开全以后，胎先露在每次子宫收缩时压迫盆底组织及直肠，反射性地引起排便感。孕妇主动屏气，腹肌及膈肌强力收缩使腹压增高。这种用力的性质类似于排便，但强度更大。腹压是胎儿和胎盘娩出的重要辅助力量。在宫口开全后，配合宫缩时运用才最有效，在第一产程使用基本无效，反而会使孕妇疲劳、宫颈水肿。腹压在第三产程可以辅助胎盘娩出。

三、肛提肌收缩力

在分娩过程中，肛提肌的作用主要可促使胎先露内旋转；当胎头下降至耻骨弓下时，可协助胎头仰伸和娩出。

（董晓静 孙江川）

第二节 产力调节

一、子宫平滑肌收缩和舒张机制

子宫平滑肌收缩和舒张的平衡调节取决于类固醇激素和肽类激素对关键基因转

录和产生蛋白质的调节。子宫收缩机制有：①增加肌球蛋白和肌动蛋白的相互作用；②提高子宫肌细胞兴奋性；③促进细胞间交流，以达到同步收缩。子宫舒张机制包括：①削弱细胞间沟通，降低细胞内钙离子水平；②调节离子通道对细胞膜电位的影响；③激活内质网应激展开蛋白；④降低对促宫缩物质的敏感性。

肌球蛋白与肌动蛋白的相互作用：肌球蛋白和肌动蛋白是肌肉收缩的关键物质。当肌动蛋白呈纤维状时，钙离子进入细胞内与钙调蛋白结合形成复合体。此复合体激活肌球蛋白轻链激酶（MLCK），激活的MLCK使肌球蛋白轻链发生磷酸化，这一过程激活ATP酶，使肌动蛋白和肌球蛋白发生相对滑动，引起子宫收缩。细胞内环磷酸腺苷（cAMP）水平增高，激活蛋白激酶A（PKA）促进磷酸二酯酶活性，同时使MLCK发生去磷酸化，肌动蛋白维持球状，使子宫舒张。现阶段子宫收缩与舒张调节机制的研究多在细胞内钙离子或cAMP水平的变化。例如前列腺素F2α和缩宫素在产程中与受体结合后即打开了钙离子通道，使细胞外钙内流，使细胞内钙离子浓度增加，促进子宫收缩。抑制子宫收缩的许多激素如胎盘促肾上腺皮质激素释放激素（CRH）、松弛素等通过增加细胞内cAMP水平，使子宫平滑肌松弛。

细胞间缝隙连接：分娩时子宫平滑肌收缩和舒张具有高度协调性，这种高度协调性是分娩发动的基础，是由控制子宫收缩和舒张的细胞信号（营养物质、代谢产物、第二信使、离子等小分子）通过细胞间缝隙连接快速互相转化实现。分娩过程中以间隙连接蛋白43最为重要，非妊娠子宫中间隙连接蛋白43的接点很少，而在分娩期间其体积和数量都明显增加。

膜电位调控：肌细胞兴奋性部分通过跨细胞膜电化学电位梯度变化调节。临产前，肌细胞保持相对较高的内部电负性，维持超级化膜电位以减弱平滑肌细胞兴奋，并受离子通道调节。许多钾离子通道控制膜电位。例如大电导电压和钙离子激活钾离子通道（BKca）开放，维持孕期子宫静息状态；此通道关闭，子宫收缩。

G蛋白偶联受体：研究发现分娩发动后，大量的G蛋白偶联受体被修饰。许多神经肽、激素、内分泌素通过与细胞表面G蛋白偶联受体结合，发挥对子宫收缩和舒张的作用。多数G蛋白偶联受体通过$G_{\alpha}s$途径介导腺苷酸环化酸激活，增加细胞内cAMP浓度，发挥对子宫的舒张作用。G蛋白偶联受体包括β肾上腺素能受体激动剂、LH、hCG、松弛素、CRH等。部分G蛋白偶联受体通过$G_{\alpha}q$、$G_{\alpha}i$等途径激活磷脂酶C（PLC），使细胞内甘油二酯（DAG）和三磷酸肌醇（IP3）浓度增加，IP3可使细胞内质网钙离子释放，DAG又刺激蛋白激酶C（PKC），使其自身进一步水解成磷脂酸和花生四烯酸，引起子宫平滑肌收缩。如前列腺素E2（与受体EP1、EP3结合）、CRH

（激活 $G_\alpha q$ 和 $G_\alpha i$）使细胞内钙离子浓度增加。

内质网应激反应（endoplasmic reticulum stress response，ERSR）：子宫平滑肌含有半胱氨酸的天冬氨酸蛋白水解酶3，该酶可以降解肌动蛋白和间隙连接蛋白43，从而对抗子宫收缩。该酶受内质网应激反应调节。

环磷酸鸟苷（cGMP）：cGMP水平受心房钠尿肽、脑钠肽受体、一氧化氮刺激而升高，使子宫平滑肌舒张。

二、子宫收缩与舒张调节机制

子宫收缩与舒张主要由神经、激素、代谢和机械等多种调节机制共同参与，相互作用。①神经递质作用：子宫受交感神经和副交感神经的支配，前者使子宫肌兴奋，促进子宫肌和子宫血管收缩；后者抑制子宫肌收缩并使子宫血管扩张。子宫有四种肾上腺素能受体（α_1、α_2、β_1、β_2）。总体而言，α_1 受体激活使子宫收缩，β_2 受体激活使子宫舒张。子宫肾上腺素能受体比例受到激素、种属、不同肌层的影响。例如高浓度的孕激素可增加 β 受体数量和亲和性。妊娠后子宫肾上腺素能的支配作用明显减弱，并随妊娠继续进一步减弱。其具体原因不明，可能是为使子宫对其他宫缩剂更加敏感。乙酰胆碱可使子宫平滑肌收缩。②激素递质作用：影响子宫收缩与舒张的激素可分为三类，即兴奋性激素、抑制性激素和具有双重作用的激素。兴奋性激素包括缩宫素、内皮素等。抑制性激素包括孕激素、松弛素、β-内啡肽和甲状旁腺相关激素蛋白等。双重作用激素包括雌激素和CRH等。雌激素可以提升孕激素作用，促进子宫稳定状态。在妊娠末期，雌激素帮助介导提升子宫反应性和促进宫颈成熟。CRH在胎盘和下丘脑中合成。在妊娠的多数时间内，CRH起着维持子宫静息状态的作用，但在分娩发动后，却促进子宫收缩。过去认为前列腺素是兴奋性激素，但也有研究指出前列腺素与不同的前列腺素受体（EP 1-4）结合，通过不同的G蛋白偶联途径，使子宫收缩或者舒张。③代谢作用：子宫氧供及 pH 值变化对子宫收缩产生影响。磷酸肌酸和ATP浓度随妊娠继续而增加，在分娩后减少。子宫收缩需要ATP参与，它的产生主要是通过氧化磷酸化。子宫平滑肌缺氧可使子宫舒张。pH 值变化对子宫收缩产生影响，但其关系尚未定论。④机械作用：子宫平滑肌在孕期随子宫增大而逐渐生长且拉长，被拉长的子宫平滑肌将刺激肌细胞收缩。

三、分娩动因调节

分娩发动中子宫收缩力的启动是多因素综合作用的结果，包括4个主要方面。①炎症反应机制：分娩前子宫蜕膜、宫颈均出现明显的中性粒细胞和巨噬细胞趋化和浸润，炎症细胞因子表达增加，提示非感染性炎症参与分娩启动。②激素调控：雌激素以及雌激素/孕激素比值升高，可以增加前列腺素生成、调节肌细胞缝隙连接增加、增加缩宫素受体数量从而促进子宫收缩。③神经介质调控：子宫主要受自主神经支配，交感神经兴奋子宫肌层α肾上腺素能受体，促使子宫收缩。乙酰胆碱通过增加子宫肌细胞膜对钠离子的通透性增加子宫收缩。④机械性刺激的正反馈理论（图4.4）：临产时，胎头压迫宫颈使其伸展可导致子宫平滑肌收缩，有效的子宫收缩会驱使胎头向下而使子宫颈更加伸展，同时宫颈伸展还可刺激垂体分泌缩宫素，加强宫缩。

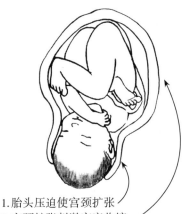

1.胎头压迫使宫颈扩张
2.宫颈扩张刺激宫底收缩
3.宫底收缩使胎儿下降及宫颈进一步扩张
4.重复此循环促进产程进展

图4.4 分娩过程中产力调节的正反馈理论

四、分娩过程中产力调节

子宫平滑肌活动主要受到神经—内分泌的调控。精神心理因素通过神经—内分泌系统对子宫收缩力产生影响。

管理高级精神活动的大脑新皮层活动增强时，子宫收缩与宫颈开放受到抑制，而管理本能无意识行为的古旧皮质活动增强时会促进子宫收缩和宫颈扩张。大脑古旧皮质活动与生成释放缩宫素区域密切联系。缩宫素与其受体结合对产程中的产力维持很重要。缩宫素由下丘脑"室旁核"与"视上核"神经元生成，由垂体后叶和其他神经末梢分泌。分娩时阴道和宫颈受到压迫牵拉，均可刺激垂体分泌缩宫素。缩宫素受体的敏感性受到胎儿成熟度、环境、情绪等多种因素的影响。分娩是一件非常不可预测的事件，孕妇害怕未知的分娩结果而产生焦虑、紧张，这是孕妇对分娩这一事件做出的应激反应。孕妇在分娩过程中感觉安全、被尊重，得到更多的支持，合理放松可能促进内啡肽等物质释放，从而促进产程进展。反之，缺乏安全感和紧张焦虑情绪会抑制缩宫素分泌和缩宫素受体敏感性，从而引起子宫收缩乏力或不协调。

有研究认为，子宫平滑肌还受自主神经支配，交感和副交感神经对子宫收缩和舒张的影响作用处于相互平衡制约中。孕产妇不良心理因素（焦虑、恐惧）可使交感神经过度兴奋，使促肾上腺皮质激素、皮质醇、儿茶酚胺浓度增高，骨骼肌血供增加而皮肤内脏血供减少，同时伴有呼吸浅快，引起低CO_2血症。交感兴奋及低CO_2血症导致血管平滑肌和内脏平滑肌环形肌肉紧张，因此，子宫缺血缺氧加重，使产程延长及疼痛加剧，而疼痛又会加重孕产妇精神、心理负担。

五、盆底软组织调节

子宫和骨盆内成对的韧带、肌肉、筋膜结构影响胎方位和胎儿活动，可能参与了产力的部分调节作用。临床上放松盆底软组织紧张度，缓解肌肉骨骼疼痛有利于分娩。

（董晓静　胡丽娜）

第三节　产力异常

产力异常是导致难产的重要因素，产力异常与头盆不称在难产发生中关系复杂，并可相互影响。头盆不称可以表现为子宫收缩乏力，而良好的产力又可能克服某些轻微的头盆不称，促使产程进展。产力异常的正确处理在推进产程进展中起着重要的作用。凌教授认为产力异常在难产处理时占主导地位。

国内多根据子宫收缩强度及协调性对子宫收缩力异常进行分类（图4.5）。子宫收缩力异常分为宫缩乏力和宫缩过强，每类又分为协调性和不协调性子宫收缩异常。

在临床中以协调性子宫收缩乏力更为常见。

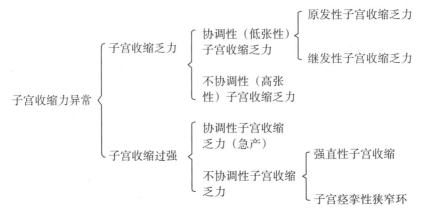

图4.5 子宫收缩力异常的分类

一、子宫收缩乏力

协调性子宫收缩乏力是产程进展中产力异常最常见的类型。子宫收缩乏力增加孕妇焦虑和体力消耗，导致胎盘滞留、产后出血，使手术助产及剖宫产率升高；同时增加了胎儿窘迫和新生儿产伤、窒息等风险。

（一）分类

1.协调性子宫收缩乏力（低张性子宫收缩乏力）

协调性子宫收缩乏力指子宫收缩的极性、对称性和节律性正常，但子宫收缩力弱，不足以使宫口按正常速度扩张，致使产程延长或停滞。表现为收缩强度弱、宫内张力低（<15 mmHg），持续时间短，宫缩间隔时间长（宫缩<2次/10 min）。在收缩高峰时，以手指压宫底部肌壁可出现凹陷。

协调性子宫收缩乏力可根据发生时期分为原发性及继发性两种。原发性宫缩乏力在临产早期出现，可见于骨盆入口平面有头盆不称或胎位不正，使胎头无法衔接，不能紧贴子宫下段反射引起强有力的宫缩。继发性宫缩乏力出现在产程较晚时期，活跃期晚期或第二产程，表现为胎头下降延缓或阻滞，往往提示头盆不称或胎方位异常。

2.不协调性子宫收缩乏力（高张性子宫收缩乏力）

不协调性子宫收缩乏力指宫缩失去正常的极性、对称性、节律性，尤其是子宫收缩的极性消失甚至倒置。子宫中段收缩张力高于子宫底部，或是来自两侧宫角的兴奋波不同步，也可上述两因素同时存在。因不能产生向下合力，为无效宫缩，不能使宫口扩张。临床表现为宫缩间歇时子宫壁不完全放松，宫缩间歇时间短或不规则，收缩时间不长，孕妇自觉宫缩强，疼痛剧烈，检查时孕妇拒按子宫。

（二）原因

1.子宫肌源性因素

子宫过度膨胀、子宫畸形、子宫肌瘤、子宫腺肌症等均可影响子宫肌纤维正常收缩能力，引起子宫收缩乏力。子宫收缩乏力不仅可造成难产，也是导致产后出血的重要原因之一。非孕女性子宫肌瘤剔除术3个月后，测量宫腔压力，发现子宫自发性收缩增加，宫腔压力升高。这可能与阻碍收缩波传播及缺乏前列腺素受体的子宫肌瘤被摘除有关。子宫肌瘤剔除术后，子宫对缩宫素的反应发生了改变。但妊娠合并子宫肌瘤分娩时宫腔压力是否受到影响还缺乏足够的研究。广泛的子宫肌瘤剔除造成组织的大量破坏，可引起子宫收缩乏力。保守性子宫肌瘤剔除术后伤口愈合不良、腹腔镜手术中能量损伤、HIFU治疗、射频消融或微波消融术后、辅助生殖多胎妊娠所致的子宫过度膨胀等是否对子宫平滑肌收缩造成影响还有待更多的循证医学研究。

2.精神心理因素与诱导分娩

精神过度紧张、焦虑、对分娩的恐惧等均可影响子宫收缩，也是造成难产的重要原因。足月孕引产的"过度干预"，尤其是反复施行引产措施，容易使孕妇自信心减退、产力异常，使总产程延长。使用缩宫素可引起不协调性子宫收缩，增加胎儿窘迫及剖宫产率。但亦有人认为：引产措施并不增加剖宫产率及新生儿不良结局。

3.头盆不称或胎位不正

头盆不称或胎方位异常时，胎先露与子宫下段和宫颈内口不能紧密贴合，缺乏机械性正反馈刺激，不能反射性引起有效的子宫收缩，导致继发性子宫收缩乏力。

凌教授认为：轻微头盆不称（头盆评分在6~7分）或轻微胎方位异常（如枕后位、枕横位）者在加强产力后可以克服部分难产阻力，使胎方位转为枕前位，改变通过骨盆的胎头径线，促进阴道分娩。

4.孕妇体位

有研究报道当孕妇采用仰卧位或侧卧位时，子宫收缩力、频率减弱，站立时子宫收缩频繁。因此孕妇如果在产程中长期保持卧位，容易出现宫缩乏力。当产程长

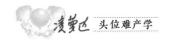

时间没有进展时，保持同一体位不利于阴道分娩。

5.椎管内麻醉

早在1951年"无痛分娩"便被提到议事日程，但由于孕产妇、医务工作者以及国家政策等多方面因素，中国的分娩镇痛率较低。因此，过去认为因镇静剂及麻醉剂的使用导致宫缩乏力的情况较为少见。随着无痛分娩的推广，据中国无痛分娩白皮书记录，各级医院统计的65 000例产妇的临床数据显示在中国现有（传统）产房条件下，24 h入驻的产科麻醉服务能达到50%以上的分娩镇痛率。因镇静剂及麻醉剂的使用导致宫缩乏力的情况亦有报道。镇静剂及麻醉剂的使用可使第一产程、第二产程延长，并减缓胎头下降的速度。

6.内分泌失调

孕妇胎先露衔接异常时体内促宫缩物质合成及释放减少（如乙酰胆碱、缩宫素及前列腺素）或缩宫素受体减少，或子宫对宫缩物质敏感性降低等直接或间接导致子宫收缩乏力。

7.羊膜腔感染综合征

孕妇孕期感染与产程延长相关，感染可能在异常子宫收缩中起重要作用。有研究报道羊膜腔感染综合征时，孕妇发热后约2 h可出现子宫收缩乏力，对缩宫素敏感性减弱。发生羊膜腔感染综合征时子宫发生过度炎症反应，子宫肌细胞坏死；炎性细胞因子如TNF-α、IL-1β表达增加，IL-1β增加可使细胞表面缩宫素受体减少。也有学者认为子宫感染是子宫功能异常、产程延长的结果而不是原因。

8.机械性干扰

膀胱或肠道过度充盈等因素机械性干扰子宫收缩，造成子宫收缩乏力。另外膀胱充盈会增加孕妇不适，影响胎头下降。

9.孕妇全身状况

孕妇疲劳、营养不足、电解质紊乱、脱水等均可造成子宫收缩乏力。

表4.1　子宫收缩乏力的原因及分类

原因	相关因素	子宫收缩乏力(分类)	
		协调性	不协调性
子宫肌源性因素	子宫过度膨胀、子宫畸形、子宫肌瘤、子宫腺肌症等	√	√
精神心理因素	精神过度紧张、焦虑、对分娩恐惧等，产程过度干预等		√
头盆不称或胎位不正	严重头盆不称、胎头位置异常(高直后位、前不均倾位、额位等)，胎儿过大等	√	√

续表

原因	相关因素	子宫收缩乏力(分类)	
		协调性	不协调性
孕妇体位	长期保持仰卧位或侧卧位	√	√
椎管内麻醉	硬膜外麻醉、麻醉药物剂量等	√	
内分泌失调	胎先露衔接异常	√	√
羊膜腔感染综合征	胎膜早破、早产、败血症等	√	√
机械性干扰	过度充盈膀胱或肠道	√	√
孕妇全身状况	疲劳、营养不足、电解质紊乱、脱水等	√	√

（三）子宫收缩乏力处理

1.产前预防

（1）产前消除孕妇对阴道分娩的顾虑

孕期系统化的产前教育，能够使孕妇对妊娠和分娩有系统、正确的认识，从而树立阴道分娩的信心。

（2）孕期管理

孕期营养及体重管理、血糖控制，有助于减少头盆不称，从而预防子宫收缩乏力的产生。

2.产程处理

当出现产程延长趋势、协调性子宫收缩乏力时，可加强产力以促进产程进展。凌教授强调在准备加强产力之前，首先应除外明显头盆不称及严重胎位不正，然后寻找并纠正其他可能影响子宫收缩的原因。注意潜伏期协调性子宫收缩乏力与假临产相鉴别，可予以盐酸哌替啶100 mg肌内注射，若宫缩消失则为假临产。协调性子宫收缩乏力处理如下。

（1）重视孕妇产时的心理状况

①发现心理性难产的潜在因素：既往病史（难产史、创伤性事件或家暴史、药物滥用、认知不良等）。

②优化分娩环境，提供导乐陪伴式分娩，采用助产士主导照护模式、精细化助产服务、产时孕妇支持（家人、医护）等方法，帮助孕妇解除紧张情绪，预防精神因素所导致的宫缩乏力。

（2）自由体位待产

在妊娠晚期，激素水平变化能松弛关节的韧带和软骨，骶髂关节和耻骨联合活动度增大。产程中孕妇体位及姿势改变不仅可以增大骨盆径线，促使胎儿与孕妇骨盆之间相互适应，还有助于解决头盆不称或胎方位异常，增加产力。如半卧位和侧卧位可让孕妇放松；直立位时重力可使胎先露更贴近宫颈内口；向前倾斜位可促进胎头内旋转到枕前位，并缓解孕妇腰背疼痛等。

（3）鼓励适当进食和饮水，避免脱水

建议孕妇在产程中按意愿进食和饮水，除非存在全身麻醉风险。可根据孕妇需求选择产程中的饮品。同时注意记录出入量，以防止饮水过量。频繁呕吐的孕妇可适当静脉补液。

（4）缓解疼痛

产程中使用抚摸、按摩、穴位按压、热敷、冷敷、温水浴、针灸、导乐等多种非药物方法缓解疼痛，并可协调子宫收缩。

（5）排空膀胱

鼓励孕妇在产程中 1～2 h 排空一次膀胱。排尿困难者先行诱导法，必要时予以导尿。

（6）缩宫素和人工破膜

缩宫素静脉滴注、人工破膜可加强子宫收缩力。人工破膜详见相关章节。

缩宫素静脉滴注有助于产程的积极处理。Seitchik 等研究合成缩宫素的药代动力学，发现静脉滴注缩宫素 3～5 min 后子宫开始有反应。因其半衰期短，约 1～6 min，停用缩宫素后，宫缩频率大多能快速减缓。在产程中使用缩宫素易于调节，建议使用输液泵。在使用缩宫素时务必有医生或者助产士在床旁守护，观察宫缩、胎心率、孕妇脉搏和血压、静止期间子宫肌张力及产程进展等情况，并及时记录和处理。

①缩宫素使用禁忌：对缩宫缩过敏者；具有阴道分娩禁忌如骨盆过窄、产道受阻、明显头盆不称及胎位异常、脐带先露或脱垂、前置胎盘、胎儿窘迫等；有剖宫产史，子宫肌瘤剔除术史；宫缩过强、子宫收缩乏力长期用药无效、产前出血（包括胎盘早剥）、多胎妊娠、子宫过大（包括羊水过多）；严重的妊娠期高血压疾病；阴道用前列腺素类药物的 6 h 内。

以下情况应慎重使用缩宫素：心脏病、临界性头盆不称、曾有宫腔感染史、宫颈曾有手术治疗、宫颈癌、早产、胎头未衔接。孕妇年龄超过 35 岁者，用药时应警惕胎儿异常及子宫破裂的可能。

②缩宫素的应用方法：目前推荐小剂量缩宫素方案，认为更安全。将 2.5 U 缩宫素加入 0.9% 生理盐水 500 ml 中，每毫升含有 5 mU(毫单位)，开始滴注速度为 1～2 mU/min。

配制溶液时需先用500 ml生理盐水静脉滴注，按1~2 mU/min调好滴速（具体滴速根据输液器型号进行调整），然后再向输液瓶中加入2.5 U缩宫素，将其摇匀后继续滴入。根据宫缩强度进行调节，调整的间隔为15~30 min，每次增加1~2 mU/min缩宫素。切忌先将缩宫素溶于液体中直接穿刺静脉滴注。有效宫缩的判定标准为10 min内出现3次宫缩，每次宫缩持续30~60 s，伴有宫颈的缩短和宫口扩张。最快给药剂量不得超过20 mU/min。

③使用缩宫素注意事项：应警惕孕妇对缩宫素极度敏感而引起子宫强直性收缩，甚至子宫破裂。一旦引起强直性子宫收缩，应立即停药，必要时使用宫缩抑制剂。缩宫素具有抗利尿作用，因此，使用缩宫素时尤其是使用时间较长者，应记录液体出入量，警惕水中毒。若孕妇血压升高，应减慢缩宫素滴注速度。骶管阻滞麻醉时使用缩宫素，可发生严重的高血压，甚至脑血管破裂。

④缩宫素使用过程中宫缩的监测：触摸子宫；电子胎心监护仪；宫腔内导管测量；子宫电描记术。触摸子宫的方法受主观因素影响较大，宫缩开始与结束时间不准确，子宫收缩强度缺乏客观判断标准，但仍然是目前常用的监测宫缩的方法。电子胎心监护仪记录子宫收缩频率和持续时间相对客观，但因受到孕妇体质量影响，子宫收缩压力并不准确。宫腔内导管测量宫腔压力为有创操作，需要在宫口开张2 cm以上且胎膜破裂情况下实施，目前认为这是监测子宫活动最准确的方法，但在我国未使用。子宫电描记术具有无创且不受孕妇体质量影响的优点，近年来国外研究较多，其具有较高的可靠性和临床应用价值，但敏感性过高，其记录到的子宫活动明显多于宫腔内导管测量的子宫活动。不同宫缩监测方法比较见表4.2。

表4.2　不同宫缩监测方法的比较

	优点	缺点
触摸子宫	无创，易于实施，可同时提供人文关怀	人力投入较多，缺乏量化标准，结合胎心监护使用可提高准确性
电子胎心监护仪	无创，相对客观，操作方便易于移动，使用广泛	受孕妇腹壁脂肪影响，不如宫腔内导管测量准确
宫腔内导管测量	客观、准确，不受孕妇体质量影响	有创操作，感染风险，受设备限制
子宫电描记术	无创、客观、准确，不受孕妇体质量影响	受设备限制

（7）不协调性子宫收缩乏力处理原则

为恢复子宫收缩正常极性和节律性，可予以盐酸哌替啶100 mg或吗啡10 mg肌肉注射，使孕妇充分休息，宫缩转变为协调性后再按照协调性子宫收缩乏力处理。

二、子宫收缩过强

子宫收缩过强对母儿均可造成不良影响。出现子宫收缩过强时易造成胎儿窘迫、软产道损伤、子宫破裂，甚至羊水栓塞等危急情况，临床上应引起高度重视，及时处理。

（一）原因及分类

子宫收缩过强的原因及分类见表4.3。

表4.3　子宫收缩过强原因及分类

相关因素	表现	子宫收缩过强（分类）	
		协调性	不协调性
精神心理因素	精神过度紧张、焦虑、对分娩恐惧等		√
孕妇体位	长期保持仰卧位或侧卧位		√
羊膜腔感染综合征	胎膜早破、早产、败血症等	√	√
孕妇全身状况	疲劳、营养不足、电解质紊乱、脱水		√
宫缩剂使用不当	不恰当使用宫缩剂、无指征人工破膜、缩宫素静滴时观察不力等	√	√
子宫胎盘卒中	胎盘早剥		√
阴道操作粗暴	徒手旋转胎方位等助产技术时使用暴力		√

（二）子宫收缩过强临床表现与处理

1.协调性子宫收缩过强

协调性子宫收缩过强时，子宫收缩极性、对称性和节律性正常，但子宫收缩力明显增强，频率过高，10 min内有5次或5次以上宫缩，羊膜腔内压大于50 mmHg，可发生急产。急产时容易造成产妇严重产道损伤、产后出血及感染。胎儿易发生窘迫、新生儿窒息、颅内损伤甚至死产。由于未充分作好接产的准备还可造成新生儿意外。

此种异常强烈的宫缩很难被常规剂量的镇静剂抑制，处理的重点在于对急产的预防及处理。凡有急产史者应在先兆临产期收住院，临产后提前做好接产及新生儿复苏准备。临产后慎用促宫缩的处理（如缩宫素、人工破膜等）。产后仔细检查软产道，并加强对新生儿的监护。若属未消毒的接产，产妇应给予抗生素预防感染，新生儿应注射破伤风。

2.不协调性子宫收缩过强

（1）强直性子宫收缩

子宫内口以上部分的子宫肌层处于强烈痉挛性收缩状态，多因分娩发生梗阻、宫缩剂应用不当或胎盘卒中引起，也有报道因子宫感染引起。

临床表现为子宫收缩很强，有持续性腹痛。胎儿可于短期内死亡。

强直性子宫收缩者应立即停用缩宫素，必要时使用宫缩抑制剂。仍不能解除子宫强直性收缩者，应考虑剖宫产，特别是由于胎儿娩出受阻，或胎盘卒中引起者更应立即以剖宫产结束分娩。

（2）子宫痉挛性狭窄环

多因精神紧张、过度疲劳、不适当使用缩宫素或经阴道的宫腔操作所致。头盆不称是诱因之一。

子宫痉挛性狭窄环（图4.6）是子宫局部平滑肌持续不放松，痉挛性不协调性收缩形成的狭窄环，可发生于整个产程中，通常发生在第二产程。

痉挛性狭窄环可出现在子宫内的任何平面，不随宫缩上升，通常位于围绕胎体比较小的部位、子宫上下段交界处、宫颈内外口处。痉挛性狭窄环很少能从腹部直接触到。

发生子宫痉挛性狭窄环时应当停止使用宫缩剂及宫腔内操作，给予吸氧、必要时应用宫缩抑制剂。若宫缩恢复正常则等待自然分娩或阴道助产；若宫缩不缓解，出现病理性缩复环而宫口未开全、胎头位置较高或出现胎儿窘迫征象者，应立即行剖宫产术。

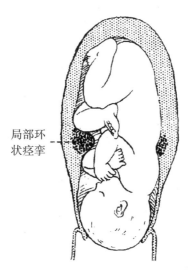

局部环
状痉挛

图4.6　子宫痉挛性狭窄环

（朱轶　胡丽娜）

参考文献

［1］曹莉园，周盛萍，龚云辉，等.分娩镇痛对初产妇产程的影响［J］.实用妇产科杂志，2017，33（04）：286-291.

［2］凌萝达，顾美礼.难产［M］.第2版.重庆：重庆出版社，2000.

［3］刘建，孙江川，董晓静，等.足月孕引产时的"过度干预"对分娩结局的影响［J］.重庆医学，2003，32（05）：566-567.

［4］谢幸，孔北华，段涛，等.妇产科学［M］.第9版.北京：人民卫生出版社，2018.

［5］余艳红.助产手册［M］.第四版.广州：广东科技出版社，2018.

［6］中华医学会妇产科学分会产科学组.妊娠晚期促子宫颈成熟与引产指南（2014）［J］.中华妇产科杂志，2014，49（12）：881-885.

［7］Abrao KC，Francisco RP，Miyadahira S，et al.Elevation of Uterine Basal Tone and Fetal Heart Rate Abnormalities after Labor Analgesia：a Randomized Controlled Trial［J］.Obstet Gynecol，2009（113）：41-47.

［8］Alyssa Zackler，Pamela Flood，Rori Dajao，et al.Suspected Chorioamnionitis and Myometrial Contractility：Mechanisms for Increased Risk of Cesarean Delivery and Postpartum Hemorrhage［J］.Reprod Sci，2019，26（2）：178-183.

［9］Cohen WR.Clinical Assessment of Uterine Contractions［J］.Int J Gynecol Obstet.2017，139（2）：137-142.

［10］Cunningham FG，Leveno KJ，Bloom SL，et al.Williams Obstetrics［M］.25th ed.New York：McGraw-Hill Education，2018：933-938.

［11］Gabriele S，Luigi DC，Giuseppe MM et al.Induction of Labor at Full-Term in Pregnant Women with Uncomplicated Singleton Pregnancy：a Systematic Review and Meta-Analysis of Randomized Trials［J］.Acta Obstet Gynecol Scand，2019，98（8）：958-966.

［12］Kuberan，K Jain，R Bagga，et al.The Effect of Spinal Hyperbaric Bupivacaine－Fentanyl Or Hyperbaric Bupivacaine on Uterine Tone and Fetal Heart Rate in Labouring Women：a Randomized Controlled Study［J］.Anaesthesia，2018，73（7）：832-838.

［13］Milner J，Arezina J.The Accuracy of Ultrasound Estimation of Fetal Weight in Comparison to Birth Weight：a Systematic Review［J］.Ultrasound，2018，26（1）：32-41.

［14］Nora ER，Koriandr CW，Alina PM，et al.Mouecular Regulation of Parturition：a Myometrial Perspective［J］.Cold Spring Harb Perspet Med，2015（5）：a023069.

［15］Salomon L J，Alfirevic Z，Costa FDS，et al.ISUOG Practice Guidelines：Ultrasound Assessment of Fetal Biometry and Growth［J］.Ultrasound Obstet Gynecol，2019，53（6）：715-723.

第五章

精神因素与人文关怀

【引言】

　　解除孕产妇思想顾虑、做好耐心的解释工作，以增强信心。可以预防精神因素所导致的宫缩乏力。

——凌萝达

第一节 精神因素对分娩的影响

一、分娩恐惧

分娩虽然是一种生理现象，但每一次分娩都是每位妇女所独有的复杂过程。分娩是一件较难预测的可变事件，因对自己和孩子安全的担忧可能成为孕妇身体压力的紧张事件，故而分娩还具有情感、认知、社会和文化意义。创伤性分娩经历会对妇女自我认同、自我效能、自尊和心理健康产生不利影响。Creedy 等发现：约 33% 的妇女有压力分娩经历和三种及以上的创伤压力症状。数据显示，大约 80% 的孕妇对即将到来的分娩感到担忧和恐惧。

1858 年，法国精神病学家马克首次对分娩恐惧（fear of childbirth，FOC）进行描述：强烈到损害孕产妇日常生活和健康状况的焦虑症。1990 年，芬兰研究将 FOC 定义为与焦虑症或恐惧症有关的孕产妇健康问题，包括身体并发症、噩梦和精神极度紧张以及剖宫产的需求增加。FOC 对孕妇的情绪健康有明显的负面影响，增加了不良妊娠结局可能性。

FOC 主要由妊娠特有压力（pregnancy-specific stress，PSS）导致，包括与妊娠相关的担忧和忧虑，如分娩和产后体形恢复，与他人的关系以及胎儿健康状况等。PSS 是影响妇女妊娠和致其害怕分娩的最常见和最容易被忽视的原因之一，这可能对孕产妇是一种持久而强烈的应激源。内分泌应激适应系统在分娩过程中起非常重要的作用，参与应激系统反应的主要内分泌因素是下丘脑-垂体-肾上腺（HPA）轴和蓝斑-去甲肾上腺素（LC/NE）自主神经系统，可导致 HPO 轴在多水平变化，因此，孕产妇精神心理状态可能影响其机体平衡、适应力，甚至影响妊娠结局。

二、孕产妇精神紧张相关因素

分娩是一个复杂事件，有很多因素可能导致孕产妇精神紧张、焦虑，甚至影响产程进展，改变妊娠结局。有研究发现：初产妇，低龄孕妇，既往心理异常、自尊心强和有受虐史的妇女更容易焦虑。

孕产妇精神紧张相关因素有：孕产妇本身的人格特质；孕产妇对多种产科操作、手术、产程未知的恐惧；疼痛；孕产妇对医护人员不熟悉、双方缺乏互动；缺乏一个温馨、舒适的分娩环境（见图5.1）。

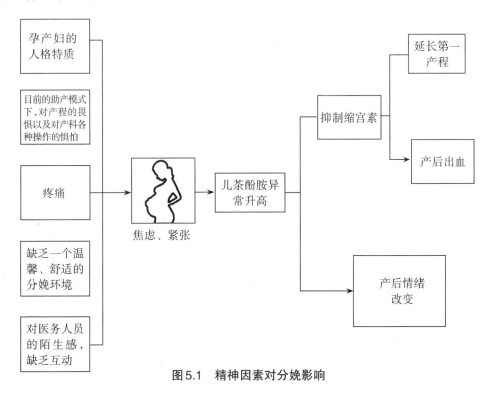

图5.1 精神因素对分娩影响

三、精神因素对分娩的不利影响

随着我国生育政策的调整，高龄孕产妇及高危孕产妇明显增加，除妊娠和分娩所带来的压力和焦虑以外，高龄孕产妇的各种妊娠合并症和并发症为孕产妇带来的心理、社会和家庭压力也会导致孕产妇有不良妊娠结局，甚至有导致孕产妇死亡的风险。

在生理上，子宫收缩、子宫颈扩张、胎儿和胎盘娩出等一系列过程受到各种激素相互作用的影响，最主要的激素包括：雌激素、孕激素、前列腺素、缩宫素、内啡肽、儿茶酚胺以及泌乳素等，每种激素都有特定的作用，激素之间的平衡决定产程进展以及产后恢复情况。有研究发现，前列腺素在妊娠期间可促进子宫平滑肌松弛，而分娩后则促进子宫平滑肌收缩；包括人类的许多物种已被证明雌激素可促进分娩、黄体酮可抑制分娩，妊娠期间雌、孕激素水平异常增高；但是分娩过程中，血浆中雌、孕激素水平剧烈下降；心理神经内分泌学研究表明，下丘脑-垂体-激素系统为神经内分泌系统轴心，下丘脑为其整合中心，各种精神心理因素、环境因素都可以通过下丘脑传入联系影响下丘脑活动，下丘脑再通过传出联系影响内分泌功能以达到控制内脏和植物神经功能的目的。子宫是受植物神经系统支配的内脏器官，各种精神心理因素、环境因素都可影响子宫状态。

精神因素对分娩的影响包括如下几个方面：

第一，产程延长：孕产妇的焦虑和恐惧，甚至环境因素都可能影响大脑不同区域的活动，可能通过激活交感神经系统，从而导致儿茶酚胺和皮质醇水平过度升高。而过高水平的儿茶酚胺和皮质醇有中和缩宫素和内啡肽的作用（图5.2）。在第一产程中，循环中过高水平的儿茶酚胺和皮质醇可能减少子宫、胎盘的血供，抑制缩宫素作用而影响产力，从而延长第一产程。

第二，产后出血：胎儿娩出后产妇的剧烈情绪变化会诱发高水平儿茶酚胺，拮抗缩宫素的作用，同时子宫肌层血流受阻，这些都可加重子宫收缩乏力，引起产后出血。

第三，影响分娩结局：从进化论角度分析，人类已经进化为在社会和文化背景下分娩。有证据表明，妇女在分娩过程中得到情感支持经历者的医疗干预率较低；这说明在出生时情感支持、熟悉环境和渴望足够的知识，根深蒂固于人类进化史中，人类出生过程可能鼓励了紧密的社会和合作纽带形成。如果无法满足女性在分娩时对情感支持等的需求，可能会导致女性对镇痛需求增加、情绪失控，进而导致自然分娩率降低、剖宫产率升高。

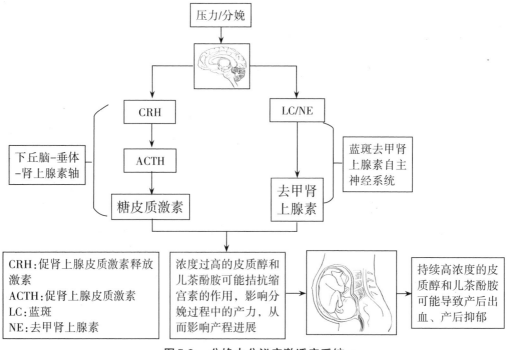

图5.2 分娩内分泌应激适应系统

第二节　孕产妇产程支持

孕产妇对每一次分娩与产程都记忆犹新，对宫缩痛体验高度个体化。自我国全面二孩政策开放以来，孕妇及家人对分娩方式有更为理性的思考，分娩理念随之改变，不再盲目直接选择剖宫产终止妊娠。在产程中体现对孕产妇的支持与促进阴道自然分娩密切相关。

一、系统化分娩教育

系统化分娩教育，如：孕妇学校、孕妇课堂、科普宣传等可使孕产妇对妊娠和分娩过程有系统的、正确的认识，其目的是缓解孕产妇在产程中存在的恐惧-痛苦-紧张的不良循环。大量研究结果表明，孕产妇的不同人格特质与分娩、分娩相关创伤后应激有关，如Keogh等研究表明，焦虑型人格倾向与分娩相关创伤后应激密切相关。系统化分娩教育应根据孕产妇的不同人格特质进行个性化产前支持。分娩期间助产士可以指导产妇运用呼吸训练及肌肉放松等自然心理预防法克服分娩恐惧，树立阴道分娩信心，提高阴道分娩率。

二、优化分娩环境，增加舒适体验感

医院里的灯光、声音、分娩环境对绝大多数孕产妇都是陌生的；如果医院提供的感官环境、隐私程度不尽人意时更容易导致孕产妇产生焦虑和恐惧。2012年的一项涉及12 000名女性的循证医学证据表明，相对传统医院环境，在优化保护隐私措施，改善待产、产房环境后，产程中的医疗干预可明显减少，孕产妇满意度上升，母乳喂养率增加。

三、人文关怀，促进正常分娩

从进化论角度分析，影响分娩满意度的因素有：①产前期望值；②产程照护者的支持；③孕产妇与照护者之间的关系；④对决策参与的情况。医学应该是最人文的科学、最经验的艺术。孕产期是女性一生最重要的情感体验，是生理、心理发生巨大变化的时期。孕妇除需要面临巨大的体力挑战之外，意志力、精神力都面临着巨大考验。产科医护人员除提供优质的技术服务之外，还应提供全面的人文关怀。

Hodnett等通过对孕妇分娩满意度调查发现：熟悉的医护人员，舒适、像家一样的分娩环境会让孕产妇感到更舒心，这种感觉更有利于产程进展。相反，孕妇若感到羞耻、尴尬、缺乏安全感、不受尊重等，容易引起心理变化，进而影响产程进展。

研究数据显示，超过1/3的孕产妇在分娩过程中受到不尊重甚至虐待，包括身体、语言上的虐待、羞辱或歧视。WHO在2014年发出声明：消除和预防分娩中的不尊重现象。产科医护人员在面对孕产妇时应当做到：①营造温馨舒适的氛围，提高医患信任度；充分保护孕产妇的隐私及防止裸露；②告知孕产妇产程进展情况；详细解释每一操作程序，并在侵入性检查之前征求孕产妇同意、理解；③非紧急情况下，以平和和互动的方式进行共同决策；④鼓励孕产妇采取提高舒适度和促进产程进展的体位，鼓励孕妇下床活动，因为重力是促进自然分娩的重要辅助方法；⑤耐心听取孕产妇主诉，孕产妇本身是最好的信息来源，需要认识（解读孕产妇非语言表达）、理解、沟通；⑥促进母婴皮肤接触，接触是将温柔与疼爱持续一生的起点。

四、导乐陪伴式分娩

导乐原意为一位女性照顾另一位女性。导乐陪伴式分娩是指有生育经验或者接生经验的妇女在产前、产时和产后陪伴孕产妇，特别是全分娩过程持续给予其生理、心理支持和帮助，使其顺利完成分娩。Klaus等研究结果表明，有导乐陪伴者，产程缩短25%，缩宫素静脉使用减少40%，镇痛药使用减少30%；剖宫产率下降50%，产钳助产率减少30%，硬膜外麻醉者减少60%；产后出血率和新生儿窒息率下降。导乐陪伴式分娩可以为孕产妇提供全方位整体服务，按医学指征常规处理产程，满足孕产妇生理需求和心理支持，是推行以人为本、提高产时服务质量、保障母婴安全值得推广的方式。

五、精细化助产服务

助产是指在孕前、妊娠、分娩、产后和生命最初几周对育龄妇女、新生儿和家庭进行熟练、专业和富有同情心的护理，包括采取各种相关措施，防止妊娠和分娩过程中出现健康问题，监测异常情况，必要时提供医疗援助。助产服务包括计划生育和生殖健康服务。助产服务不仅仅是在医院内提供，还应该包括社区服务。产时助产服务是其中非常重要的一环，精细化助产服务不仅可以降低孕产妇和新生儿死亡率，且能够降低剖宫产率，同时还可以最大限度地降低产科干预措施。精细化产时助产服务应做到：①有效地跨文化沟通，提供"以孕妇为中心"的整体护理；②提供个性化分娩计划，评估个人需求，提供适当建议和指导；③在尽量减少不适感的前提下进行阴道检查；④分娩期间及时监护产程进展，确认临产、产程延迟或胎儿窘迫等情况，及时给予相应处理和转诊；⑤识别任何新生儿危急情况，并采取必要急救措施；⑥协助产妇及新生儿建立母乳喂养，包括教育孕产妇及其家人和其他助手以保证母乳喂养成功。此外，产科疼痛评估与镇痛也是孕产妇产程支持的内容，参见相关章节。

第三节　强化助产者业务水平，优化助产服务

1820年，一名哈佛医生写道："女人很少会忘记一个温柔和安全帮助她分娩的医生。"产科医生与护士、助产士共同合作，提供安全舒适的助产服务，能有效提升孕产妇和新生儿的安全。

目前，助产服务模式包括医生主导模式、助产士主导模式、家庭医生主导模式以及各专业人员共同参与模式。国际助产专业推崇自然分娩与人文关怀，倡导"助产士主导模式"，强调妊娠是一种自然生理过程，助产士应该是低危孕产妇的专业照护者，在围产期各阶段为孕产妇提供连续性的专业照护。助产士主导照护模式是指助产士监管孕妇及其家庭在整个分娩过程中生理、心理、精神及社会健康，为孕妇提供个性化教育、咨询及产前照护，在分娩前、产时及产后提供连续性照护，将不必要的医疗技术干预最小化，且保障需要产科或其他专家照护的孕产妇能被识别且转诊。医生主导模式更偏向于妊娠及分娩过程中存在合并症和并发症的孕产妇。我国目前助产服务模式多以产科医生为主导，医生为孕妇提供产前检查、咨询、诊断以及治疗等工作，而助产士的主要工作场所在产房，负责产程观察、评估及接生工

作，产妇及新生儿的照护工作主要由病房护士承担。这种分离的助产服务模式很难实现对孕产妇整个围生期进行连续性照护，对缓解孕妇分娩前焦虑和恐惧不利，可能潜在影响产程进展或影响分娩结局。一项研究发现，产科干预水平低下、分娩护理不足的体验以及伴侣（或情感支持人员）缺乏支持与产妇产后出现创伤后应激症状有关。故产科医生与护士、助产士合作提供联合临床服务，不仅能及时处理妊娠及分娩过程中存在的合并症和并发症，也能对准备自然分娩的孕产妇在孕期、产时和产后提供连续性支持照护。

产科医生与护士-助产士共同参与模式需采取的措施：

一、提高产科医生、助产士助产理论和技能

产科医生、助产士均须提高围产期保健和产前检查理论和技能水平，提高高危妊娠识别能力，实现产科医生和助产士产科服务应无缝连接。

二、助产士职责变化

助产士的职责变化是从产程观察、评估、接生发展为对孕产妇开展医疗照护、精神服务以及新生儿照护。助产士在提供服务过程中，应该围绕"以孕产妇为中心"，与孕产妇进行充分沟通和交流，为孕产妇及其家属提供专业咨询和建议，发展正向护患关系；分娩教育内容应该涵盖围生期保健及产前检查相关知识、特殊检查过程、孕期风险防范、孕期一般不适处理、社会支持等；了解孕产妇社会支持水平及所承受的压力，协助其做出"知情决定"。

三、助产人员的个性化医疗服务

助产士应该根据孕产妇孕期不同阶段拟定产前照护计划、产时过程，向孕产妇详解产后照护计划，为其制定各阶段具体实施细则，关注不同阶段孕产妇的精神和社会需求，提供个性化和连续性的产前照护、产时照护和产后照护。

近年来，我国母婴健康水平不断提高，孕产妇死亡率不断降低，但是距离《健康中国 2030》规划纲要目标（12/10 万和 5‰[①]）的实现还有一定差距，且存在严重

①12/10 万为《健康中国 2030》规划纲要提出的 2030 年健康中国建设主要指标中的 2030 年孕产妇（接下页）

发展不平衡现象，特别是近几年，西部地区孕产妇死亡率维持在东部地区的2~3倍之间，而有效的助产服务在降低孕产妇死亡率中发挥着不可替代的作用。

我国剖宫产率目前居高不下，亟需改变目前的助产服务模式，提倡"以妇女为中心，在医生指导下的助产士为主导"的服务模式，让助产士更多地参与到孕产妇整个围生期的健康服务中来，为孕产妇提供产前、产时以及产后连续性、个性化照护，提高孕产妇满意度，提高正常分娩率，保障母儿安全。

（刘帅斌 胡丽娜）

参考文献

［1］胡丽娜.二孩政策下高危孕产妇风险预警体系构建的思考[J].中国实用妇科与产科杂志,2017,33(01):52-54.

［2］邱嵘,周倩,杨湘妹.助产士主导模式在产前照护中的发展现状及展望[J].护理研究:上旬版,2016,30(02):385-388.

［3］周楠,侯睿,李洁,等.全球"助产2030"对我国西部地区助产服务的启示与思考[J].护理管理杂志,2017(12):853-855.

［4］Bohren M A, Mehrtash H, Fawole B, et al. How Women Are Treated during Facility-Based Childbirth in Four Countries: a Cross-Sectional Study with Labour Observations and Community-Based Surveys[J].Lancet,2019,394(10210):1750-1763.

［5］Cunningham FG, Leveno KJ, Bloom SL, et al.Williams Obstetrics[M].25th ed.New York:Mc-Graw-Hill Education,2018:933-938.

［6］Faramarzi M, Pasha H.Psychometric Properties of the Persian Version of the Prenatal Distress Questionnaire[J].Social Behavior and Personality:an International Journal,2018,46(5):815-822.

［7］Hodnett ED, Downe S, Walsh D. Alternative Versus Conventional Institutional Settings for Birth[J].Cochrane Database of Systematic Reviews,2012(8):CD000012.

［8］Hodnett ED.Continuity of Caregivers for Care during Pregnancy and Childbirth[J].Cochrane Database of Systematic Reviews,2008(4):CD000062.

(接上页)死亡率期望控制指标,即每10万产妇死亡人数控制在12人及以下。5‰为《健康中国 2030》规划纲要提及的2030年健康中国建设主要指标中的2030年婴儿死亡率期望控制指标。

［9］Keogh E, Ayers S, Francis H.Does Anxiety Sensitivity Predict Post-Traumatic Stress Symptoms Following Childbirth? a Preliminary Report［J］.Cognitive Behaviour Therapy, 2002, 31（4）: 145-155.

［10］Lederman E, Lederman R P, Work B A, et al.Maternal Psychological and Physiologic Correlates of Fetal-Newborn Health Status［J］.American Journal of Obstetrics & Gynecology, 1981, 139（8）: 956-958.

［11］Myatt L, Lye S J.Expression, Localization and Function of Prostaglandin Receptors in Myometrium［J］.Prostaglandins Leukot Essent Fatty Acids, 2004, 70（2）: 137-148.

［12］Olde E, van der Hart O, Kleber R, et al.Posttraumatic Stress Following Childbirth: a Review ［J］.Clinical Psychology Review, 2006, 26（1）: 1-16.

［13］Rooks J P.The Midwifery Model of Care［J］.J Nurse-midwifery, 1999, 44（4）: 370-374.

［14］Rosenberg KR, Trevathan WR.Evolutionary Perspectives on Cesarean Section［J］.Evolution Medicine and Public Health, 2018（1）: 67-81.

［15］Saisto T, Halmesmki E.Fear of Childbirth: a Neglected Dilemma［J］.Acta Obstetricia Et Gynecologica Scandinavica, 2003, 82（3）: 201-208.

［16］Valsamakis G, Chrousos G, Mastorakos G.Stress, Female Reproduction and Pregnancy［J］.Psychoneuroendocrinology, 2019（100）: 48-57.

［17］World Health Organization.The Prevention and Elimination of Disrespect and Abuse during Facility-Based Childbirth: Who Statement［R］.World Health Organization, 2014.

第六章

枕先露分娩机转

【引言】

分娩机转是胎儿先露部通过产道时，以一连串动作适应产道不同平面形态及径线，以其最小径线通过产道的全过程。在分娩过程中，这些动作是连续或同时进行的。

——凌萝达

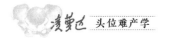

第一节　围分娩期解剖生理

影响产程及分娩的四要素包括：产力（power），胎儿（passenger），产道（pas-sage），心理（psyche），英文缩写即"4P"；相关内容已在本书前几章详细阐述。临产后随产程进展至分娩结束为产妇、胎儿间相互适应的复杂过程，临产前数周胎头位置可能下降进入骨盆入口平面（真骨盆），即"衔接"，俗称"入盆"。经产妇与初产妇不同，部分初产妇在预产期前1~2周内衔接，经产妇多在临产后才衔接。孕妇临产前后胎儿胎头下降、衔接，查体可发现孕妇宫底高度降低。因胎体下降使骨盆及周围组织压力增加，孕妇出现夜尿频多、下肢水肿等，随产程进展将出现与分娩密切相关的一系列变化。

一、宫颈成熟、消失（容受）和扩张

（一）宫颈成熟和软化

因激素及炎症因子等的综合作用，孕晚期宫颈组织结构发生变化，子宫颈成熟、软化，为临产后宫颈消失及扩张作准备。

（二）宫颈消失（容受）

子宫颈内口肌纤维变长，子宫颈管向上牵拉形成子宫下段，子宫颈消失（图6.1）。临床上用百分比评价宫颈变短、消失的程度，未变短为0%，完全消失为100%；或用宫颈实际长度（厘米数）记录子宫颈变化。目前多采用Bishop评分法判断宫颈成熟度（表6.1）及估计试产成功率，满分为13分，>9分均成功，7~9分的成功率为80%，4~6分的成功率为50%，≤3分均失败。

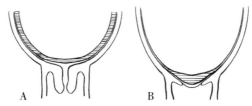

图6.1　宫颈消失（容受）

（A：宫颈容受；B：宫颈容受后宫颈管消失，形成子宫下段一部分）

表6.1 Bishop宫颈成熟度评分法

项目	评分			
判定指标	0	1	2	3
宫口开大(指)	0	1~2	3~4	≥5
宫颈管消退	0~30%	40%~50%	60%~70%	≥80%
先露位置 (坐骨棘水平=0)	-3	-2	-1,0	+1,+2
宫颈硬度	硬	中	软	-
宫口位置	朝后	居中	朝前	-

初产妇通常先是宫颈管消失，随后宫口扩张；经产妇则表现为宫颈消失和宫口扩张可能同时进行，或宫颈只有部分消失但宫口已扩张。宫口扩张是宫颈外口扩张，从数毫米逐渐扩张到能够允许胎儿娩出的宽度。临床评估子宫颈扩张是以推测宫口直径（厘米数）来表示（临床多以1指代表1 cm），0 cm表示宫口未开，10 cm表示宫口开全，当宫口开大10 cm，即为俗称的宫口开大"10指"（宫口完全扩张，图6.2）。完全扩张的10 cm是根据胎头枕下前囟径长约9.5 cm而定，在正常分娩机转中此径线为胎儿俯屈时的最大前后径线。

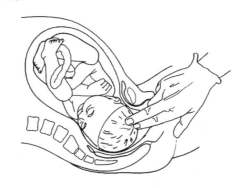

图6.2 宫颈开全（宫口开大10 cm，即10指）

二、产程中胎儿与母体骨盆

（一）胎儿位置与产道关系

胎儿与产道的位置关系决定孕产妇将采取何种分娩方式，孕晚期特别是临产后必须明确。临床上用以下四项术语加以描述：胎产式、胎先露、胎姿势和胎方位。足月妊娠多为头先露，其中纵产式方可阴道试产。胎体纵轴和母体纵轴偶可形成45°左右的交叉，称斜产式，常为暂时状态，随产程进展，在分娩中大多转为纵产式，极少转为横产式。对于斜产式医护人员应在产程中给予严密监护，必要时行胎儿外倒转+固定，以防止横产式发生。特别是双胎或多胎时，第一胎分娩后，因宫腔较大，第二胎容易发生横位。

（二）胎先露位置高低评估

胎先露下降情况有两种评估方法：①腹部触诊，在骨盆入口平面上方可触及的剩余胎头部分，以国际五分法表示，用于初步判断（图6.3）。②根据胎先露最低点与孕妇坐骨棘平面（中骨盆平面）的关系，在两侧坐骨棘间画一假想连线，代表坐骨棘平面，即为"0"点。以头先露为例，胎头下降水平以坐骨棘平面以上或以下距离厘米数表示。胎头在坐骨棘平面以上时以–1，–2，–3等表示；在胎头骨质部分最低点（除外产瘤厚度）低于坐骨棘平面时以+1，+2，+3等表示胎头高低。胎头骨质部分处于"0"水平时，双顶径进入骨盆入口平面。胎头衔接（图6.4）：当胎头骨质部分处于"+5"水平时，在阴道口能看到胎头部分。

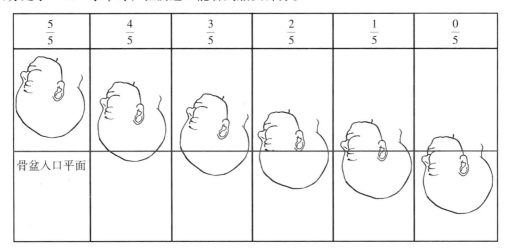

图6.3　骨盆入口平面触诊胎头入盆情况（国际五分法示意图)

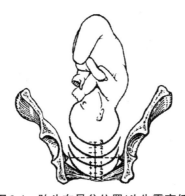

图6.4　胎头在骨盆位置(头先露高低)

（三）临产后子宫形态变化

临产后因宫缩启动，受产力影响，子宫收缩对胎姿势改变有重要影响，尤其是胎头下降进入骨盆后。其变化主要包括胎体伸直、伸长。背部凸起消失，胎姿势由椭圆形变成圆桶型（图6.5），以实现以最小圆截面通过产道。

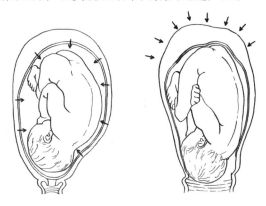

图6.5　临产前后胎姿势发生变化（右为临产后）

（四）胎头塑形与水肿（产瘤）

临产后因产力影响，胎头为适应产道，受产道挤压而发生变化。胎头可轻度塑形，出现头皮水肿，娩出后数日可恢复。

1.胎头塑形（颅缝重叠分度）

因外部压力导致胎头形状发生改变称为塑形（图6.6）。判断胎头塑形程度对决定是否继续试产或需剖宫产终止妊娠有重要参考价值。胎头严重塑形（≥+++）提示头盆不称，可能与胎儿颅内损伤相关。

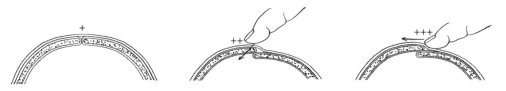

图6.6　胎头塑形分度（"+"颅骨相互接触但不重叠；"++"颅骨重叠但手指压力可以轻易分离；"+++"颅骨重叠手指压力不能将之分离）

2.产瘤

头先露分娩时，胎儿头皮紧挨宫颈口的部分因受压发生水肿形成产瘤，产瘤大小一般以其直径大小进行描述。胎头产瘤不易准确测定，但产程延长时产瘤可能会显著增大，胎头严重塑形或（和）产瘤过大提示头盆不称，有重要临床意义，需及时评估，必要时以剖宫产结束分娩。在评估头先露高低时必须根据胎儿颅骨部分最低点与坐骨棘平面的关系确定，根据产瘤表面判断胎先露下降的情况，可能会在产程中因胎头进一步塑形、产瘤进行性增大，误认为产程有进展、胎头在进行性下降，延误及时处理，发生严重母儿并发症。

（严小丽　常青）

第二节　枕先露分娩机转

分娩机转也称分娩机制，是指在分娩过程中，胎先露在产力作用下通过产道时，为适应母体各骨盆平面形态所进行的一系列适应性转动，使胎头能以最小径线通过产道的全过程，确保分娩顺利完成（如图6.7）。不同胎位有不同分娩机转；分娩过程可分解为以下几个主要动作：衔接、下降、俯屈、内旋转、仰伸、外旋转、复位娩出。分娩是一连续过程，以上动作并不是独立存在，进行中多有明显重叠。其中胎儿下降动作贯穿始终，最为重要，是其他动作顺利完成的基础。胎先露下降程度是衡量产程进展的主要指标之一。

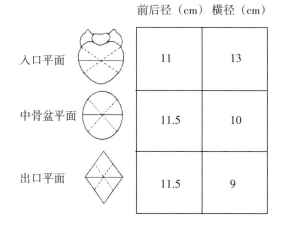

	前后径（cm）	横径（cm）
入口平面	11	13
中骨盆平面	11.5	10
出口平面	11.5	9

图6.7　骨盆三平面形态及主要径线

临床上枕先露最多见，下面以枕先露为例，分别描述各动作，说明分娩机转。

一、衔接

衔接是指胎头双顶径进入骨盆入口面，胎头最低点接近或达到坐骨棘水平。在正常情况下，胎头呈半俯屈状态以枕额径入盆。因枕额径较骨盆入口前后径长，通常衔接于入口平面的横径或斜径上，因入口面横径最大，横径大于斜径，因此枕先露时，胎方位以枕横位入盆最为多见。部分以骨盆入口斜径入盆，又因左斜径后端被乙状结肠占据，故以枕左前位（骨盆入口右斜径）入盆较枕右前位入盆（左斜径）为多见。

分娩开始时胎头多处于枕横位略带后不均倾势，即后顶骨先下降，低于前顶骨，矢状缝前移靠近耻骨联合，胎儿脊柱后移靠近母体腰椎。后顶骨下降至骶岬下利用骶骨内面弧度向后退让，胎头继续下降并侧屈，使前顶骨沿耻骨联合向下及向后方移行，胎儿脊柱亦前移，几乎与入口面垂直，胎头矢状缝逐渐移至骨盆中间，形成头盆均倾势，此时双顶径已通过骨盆入口，胎头衔接（图6.8）。

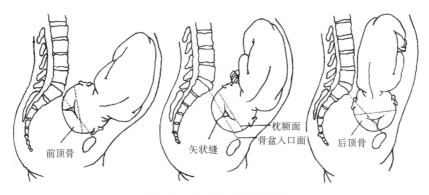

前顶骨　　　矢状缝　　　枕额面　　后顶骨
　　　　　　　　　　　骨盆入口面

图6.8　胎头均倾及不均倾

二、下降

胎先露下降程度是衡量产程进展的主要指标之一。促使先露下降的因素包括：①宫缩时压力通过羊水传导至胎头；②宫底直接压迫胎臀；③产力作用、宫腔形态变化致胎体伸直伸长，便于通过产道；④宫口近开全，胎头下降抵达盆底，盆底肌、腹肌收缩使腹压增加。

下降动作间断进行，宫缩时胎头下降，间歇时略回缩。但下降始终贯穿产程始末（图6.9）。胎头与盆底间相互挤压是间断性的，在宫缩间歇时血液循环得以恢复，保障胎儿宫内供血供氧。

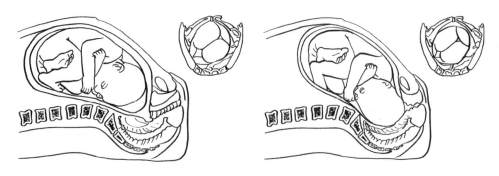

图6.9　胎头衔接及下降

三、俯屈

胎头俯屈是在衔接后胎头进一步下降的重要动作。在胎头下降的过程中，遇到宫颈、盆壁及盆底肌阻力，使半俯屈的胎头进一步俯屈。胎头入盆时的枕额径至盆底完成俯屈，胎儿颏部紧贴胸部，胎头以枕下前囟径（最小径9.5 cm）为下降最小径线利于胎头继续下降（图6.10）。

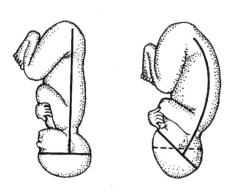

图6.10　俯屈前后胎头与脊柱关系

四、内旋转

内旋转是胎头围绕骨盆纵轴旋转，最后使胎头矢状缝与骨盆出口前后径吻合的动作。枕前、枕横、枕后位时胎头需分别向前旋转45°、90°、135°，使小囟转到耻骨弓下，矢状缝与骨盆出口前后径吻合。内旋转从中骨盆平面开始至骨盆出口平面完成，以适应中骨盆—出口平面前后径大于横径的特点，有利于胎头娩出。促使内旋转的因素有：①骨盆腔各平面形态各不相同，径线长短不一，入口平面横径最大，呈横椭圆形，中骨盆和出口平面则前后径大于横径，呈纵椭圆形，胎头必须随着骨盆腔各平面形状改变进行内旋转，使胎头矢状缝由入盆时居于横径或斜径上，至中骨盆—出口时转为与骨盆前后径相吻合的位置；②临产时盆底肛提肌高度伸张，呈两侧斜面向上方、前方较宽的"漏斗状槽"。胎头俯屈下降时，枕部最低，首先遇到肛提肌阻力，因肛提肌收缩力推动，将胎头枕部推向"漏斗状槽"阻力小、部位宽的一方，故枕部转向母体前方耻骨联合后。内旋转是胎儿经阴道分娩的必备条件（图6.11）。当胎儿枕骨旋转到枕前位娩出时，胎肩斜径进入骨盆入口平面。

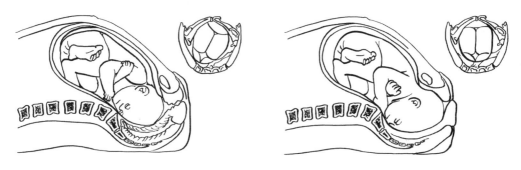

图6.11　胎头进入中骨盆—出口平面，完成内旋转

五、仰伸

在完成内旋转后，完全俯屈的胎头已达盆底，胎头枕骨下部抵着耻骨联合下缘，此时有两种力量作用于胎头：①子宫收缩力迫使胎头继续下降；②盆底肌收缩力迫使胎头向前。两者合力是向上向前，沿着产道下段向下向前，至阴道口，致使胎头仰伸。胎头在耻骨联合下以枕骨下部为支点不断仰伸，枕、顶、前顶、额、鼻、口由会阴前缘相继娩出。

盆底肌阻力使枕前位发生胎头仰伸动作，并沿着卡勒斯（Carus）曲线向上到达阴道口。卡勒斯曲线是骨盆轴曲线末端出口部分，胎儿及胎盘一定要沿着这条轴线娩出；阴道产钳、胎吸助产时也需按卡勒斯曲线运行（图6.12）。

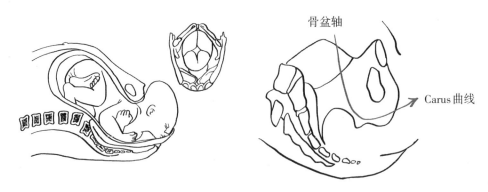

图6.12　胎头仰伸

六、复位

胎头娩出后，因胎儿双肩径位于骨盆入口平面斜径上，在产力作用下胎头即进行复位，枕左位者胎头枕部转向母体左侧外旋转45°，恢复到枕左前的位置，使得胎头娩出后自然恢复与胎背关系。

七、外旋转

胎肩在盆腔内继续下降，双肩径同样为适应中骨盆—出口骨盆前后径大于横径的特点，旋转45°成为与前后径一致的方向，复位后的胎头随着双肩径的转动被带动继续进行外旋转，胎头枕部转向母体左侧外旋转45°至枕横位，保持胎头与胎肩呈垂直关系（图6.13）。

胎肩顺利下降到中骨盆平面（胎肩最大径线由入口平面较大径线横径或斜径上下降到中骨盆平面—出口较大径线前后径上）。如果未能顺利完成复位、外旋转，则可能发生肩难产。

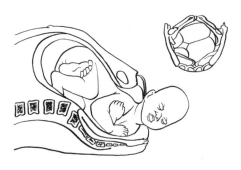

图6.13　胎头复位外旋转

八、肩娩出

胎儿双肩径下降至出口面的前后径上，即一肩在前，一肩在后。前肩在耻骨联合下先娩出，很快后肩亦自阴道后壁娩出（图6.14）。胎儿躯干、下肢随即迅速娩出。

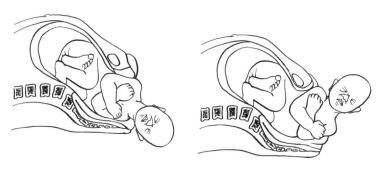

图6.14 胎肩娩出

以头位分娩而论，分娩机转是头盆适应性过程，核心是胎头下降。头盆适应性的基本表现形式为胎头在骨盆腔内进行性下降，伴随俯屈、转动等机转，其动力是与其相适应、协调的产力。

分娩机转受很多因素影响，如孕妇骨盆形态、大小，胎头形状、径线和方位。胎先露可直接影响通过骨盆的胎头径线长度，不同胎先露的分娩机转截然不同。不同的胎方位，如：枕前、枕横、枕后位，胎头俯屈程度不同，亦有其不同的分娩机转。产力、胎头的可塑程度、孕产妇精神心理因素等均能影响分娩机转。因此，胎儿能否顺利通过产道娩出须从产道、产力、胎儿及孕产妇心理等方面综合进行评估。

（丁依玲 邓娅莉）

参考文献

[1]凌萝达,顾美礼.难产[M].第2版.重庆:重庆出版社,2000.

[2]王晓东.分娩机制头盆适应性的分析与思考[J].实用妇产科杂志,2014,30(09):660-663.

[3]谢幸,孔北华,段涛.妇产科学[M].第九版.北京:人民卫生出版社,2018:168-169.

[4]Cunningham FG,Leveno KJ,Bloom SL,et al.Williams Obstetrics[M].25th ed.New York:Mc-

Graw-Hill Education,2018:933-938.

[5]Macones GA,Chang JJ,Stamilio DM,et al.Prediction of Cesarean Delivery Using the fetal-pelvic index[J].Am J Obstet Gynecol,2013,209(5):431.e1-8.

[6]Raynor M,Marshall J.Myles Textbook for Midwives[M]. 16th ed.Edinburgh.2014.

第七章

头位分娩评分法

【引言】

　　头位评分法是根据骨盆大小、胎儿大小、胎头位置及产力强弱加以评分的。条件有利于分娩者评高分,不利于分娩者评低分,累计这四项评分即为总分,以总分的多少估计分娩的难易程度,也就是难产发生的可能性。

——凌萝达

第一节　概述

头位分娩占分娩总数的95%~96.8%，头先露中难产发病率较高，占难产总发生率的2/3以上。在头位分娩中，顺产和难产的界限很难截然分开，常常在产程过程中相互转化。因此，在头位分娩中及早评估及预测头位难产发生的可能性并进行干预，使难产转化为顺产是产科临床要解决的重要问题。部分学者认为在头位分娩中只要不存在头盆不称，没有产程停滞，可以给予充分试产。但如何评估是否存在头盆不称，目前没有完全客观量化的指标。这使得基层医护人员或临床经验不丰富的年轻医护人员很难作出准确判断，甚至有部分产妇在试产过程中出现严重并发症，导致严重后果时，医护人员才意识到难产的发生。所以，临床上需要能够评估头盆不称和头位难产风险度的客观指标，以及评估在产程出现异常时是否可以继续试产的简单可行的方法。

凌萝达教授在前期大量骨盆研究和临床病例分析的基础上，在模糊数学的启迪下，紧密结合临床，在骨盆狭窄的标准及评分的基础上，于1978年在中华妇产科杂志首次提出"头位分娩评分法"。

凌教授认为，虽然影响头位分娩顺利与否的因素很多，但选择骨盆大小、胎儿大小、胎头位置以及产力这四个重要指标进行评分，作为综合判断阴道分娩难易度的方法，对接产者来说简便、实用、容易掌握。在当年卫生部的支持下，凌教授举办了五期"全国头位难产培训班"，通过临床推广，该评分法得以反复临床验证。20世纪80年代凌教授团队应用概率论中的贝叶斯定理，通过电子计算机对有关分娩的多种因素进行综合分析，编制了判断头位分娩难易程度的计算机程序，进行计算机辅助临床判断头位分娩难易度。在回顾性和前瞻性验证中，该方法的判断符合率均达90%以上。

第二节　头位分娩评估法的评分标准

凌教授头位分娩评分法是根据骨盆大小、胎儿大小、胎头位置及产力强弱加以评分。

一、骨盆评分

骨盆异常是形成难产的重要原因，头位分娩评分法以能代表骨盆入口平面及出口平面、临床可以测量的径线为指标，具体评分标准见表7.1。

表7.1 骨盆狭窄的判断标准及骨盆评分

骶耻外径 （cm）	对角径 （cm）	坐骨结节 间径(cm)	坐骨结节间径+ 后矢状径(cm)	出口前后径 （cm）	骨盆大小 评价	评分
>19.5	>13.5	>9.0	>18.0	>12.0	>正常	6
18.5 ~ 19.5	12.0 ~ 13.5	8.0 ~ 9.0	15.5 ~ 18.0	11.0 ~ 12.0	正常	5
18.0	11.5	7.5	15.0	10.5	临界狭窄	4
17.5	11.0	7.0	14.0	10.0	轻度狭窄	3
17.0	10.5	6.5	13.0	9.5	中度狭窄	2
16.5	10.0	6.0	12.0	9.0	重度狭窄	1

凌教授建议，骶耻外径≤18 cm时应测量对角径，坐骨结节间径≤7.5 cm时应测量出口后矢状径。若阴道检查时发现骶骨末端前翘或尾椎骶化，骶骨末端形成钩状并前翘时必须测量后矢状径及出口前后径。出口以坐骨结节间径+后矢状径及出口前后径分别评分。若入口狭窄则按入口平面最狭小的径线评分，若入口与出口均狭窄则按其中最狭窄的一个平面评分。临产后根据先露到达平面的情况进行评分。如先露部达入口平面时按入口平面情况评分，达出口面时按出口面评分。

20世纪凌教授对骨盆径线的数据测量主要来自于X线的测量，但由于放射剂量可能对胎儿产生影响，因此现在基本未再使用。虽然现在有CT、MRI以及超声测量骨盆的相关研究报道，但由于放射性、图像重建困难、超声成像干扰因素较多、价格昂贵等问题，均未在临床中广泛使用，因此骨盆测量仍然主要依靠临床测量（骨盆内外测量）。由于骶耻外径受孕妇脂肪厚度、骨质厚度等影响，因此目前多不测量该径线。当前临床主要的测量径线包括坐骨结节间径、坐骨结节间径+后矢状径、出口前后径。

二、胎儿体重评分

由于胎儿的大小很难估计得十分准确，且胎儿体重有一定程度差异时，胎头径线的变化并不大，如胎儿每增减500 g双顶径相差0.25 cm，枕额径相差0.29 cm；同样体重的胎儿由于性别不同，胎头径线也可以不相同，男性胎儿的胎头径线一般较女性胎儿大。因此凌教授将胎儿体重评分分4级，体重每增减500 g时增减1分，即（2 500±250）g评4分，（3000±250）g评3分，（3500±250）g评2分，（4000±250）g评1分。临床评估胎儿体重的方法一般以宫高、腹围测值估算胎儿体重。

近年来超声广泛应用于预测胎儿体重，准确率可达95%。国内外学者采用多元线性回归方法推导出数个预测胎儿体重的回归方程来提高胎儿体重预测的准确性，包括二维超声、三维超声测量、单参数方程及多参数方程。常用超声参数有双顶径（BPD）、头围（HC）、腹围（AC）、股骨长度（FL）等。新增生物参数有肝脏面积、股骨皮下组织厚度、锁骨长度等，可以避免腹壁厚度、羊水量等因素的影响，提高判断准确性。

三、胎头位置（胎方位）评分

枕前位是正常的胎方位，在分娩过程中俯屈良好，以枕下前囟径（9.5 cm）通过骨盆最有利于分娩，故将枕前位评为3分。枕横位时胎头在产程早期既不俯屈也不仰伸，而以枕额径（11.3 cm）通过骨盆，只能评2分。枕后位时胎头不但不俯屈有时还略带仰伸，特别是枕后位向后旋转45°以直后位到达盆底时仰伸更为明显，Greenhill称其为鹅颈，这样通过骨盆的径线就远远大于11.3 cm，故只能评1分。

面位或高直前位时，如果参与评分的其他三因素（骨盆、胎儿大小及产力）均处于极有利的条件，胎儿也有可能经阴道分娩，但它们的分娩预后较枕后位更差，故评为0分。但额位、高直后位或前不均倾位时即使其他3项条件均好，经阴道分娩仍然极为困难，一旦确诊建议以剖宫产结束分娩，因此不予评分。

胎头位置的判断主要还是依靠阴道检查来进行，当胎头水肿、胎儿颅骨重叠或胎头高浮时，可能存在检查结果偏差。目前有通过超声测定胎儿枕骨或眼眶与母体骶骨的关系来协助胎方位诊断，可提高准确性。

四、产力评分

目前对于产力的测定国内外主要有4种方法，分别是助产人员触诊子宫、电子胎儿监护仪记录宫缩、宫腔内压力导管法、子宫电流图描记法。由于后2种方法为有创检查，在国内未开展。国内对产力的测定大多凭触诊或电子胎儿监护仪描记宫缩曲线监测到的宫缩程度及其有效程度进行判定，将产力分为"强"（3分）、"中"（2

分）、"弱"（1分）3类。"中"代表正常产力，压力50~60 mmHg，持续40~60 s，间隔2~3 min。"强"指正常协调的强产力，是极有效的子宫收缩，评为3分，与"强直性子宫收缩"迥然不同，后者不能评分。"弱"代表产力弱，压力<40 mmHg，持续<30 s，间隔>5 min。产力属于可变化因素，所以在阴道试产中需结合产妇宫缩强弱，适当调整。如因产力减弱经静脉滴注缩宫素增强产力后，宫口扩张，胎头下降，产力可由1分加至2分。虽然产力在构成难产因素中不是主要因素，因此分值不高，但其在头位难产分娩中占很重要的地位。如果产力好，可以将异常胎方位（枕后位）转为正常胎方位（枕前位），分值可增加2分，从而增加阴道分娩的概率。

五、头位分娩评分法评分标准

累计以上四项评分即为头位分娩评分法总分，以总分的多少估计分娩的难易程度，即难产发生的可能性。评分越低提示难产倾向越高，根据分值决定是否可经阴道分娩、阴道短期试产或剖宫产。头位分娩评分法见表7.2。

表7.2 头位分娩评分法

骨盆大小	评分	胎儿体重(g)	评分	胎方位	评分	产力	评分
>正常	6			枕前位	3		
正常	5	2 500±250	4	枕横位	2	强	3
临界狭窄	4	3 000±250	3	枕后位	1	中(正常)	2
轻度狭窄	3	3 500±250	2	高直前位	0*	弱	1
中度狭窄	2	4 000±250	1	面位	0*		
重度狭窄	1						

注：除高直前位及面位，其他条件均有利时，仍可由阴道分娩，故给0分。

第三节 头位分娩评分法的临床应用

一、临床应用

凌教授对重庆医科大学附属第二医院1975年9月至1977年8月底两年中的2 263例分娩病例进行回顾性分析。除去臀位、横位和某些特殊情况（非由难产引起者）

不予评分，以及资料不完整无法评分外，有1 444例在分娩后进行回顾性评分。其中因为头位难产施行剖宫产者190例，阴道助产人员271例，结果见表7.3。

表7.3　头位分娩方式及评分（1975—1977年数据）

评分（分）	自然分娩		阴道助产		剖宫产	
	例数	%	例数	%	例数	%
15	2	100.00	—	—	—	—
14	122	96.1	5	3.9	—	—
13	348	92.1	30	7.9	—	—
12	390	80.4	95	19.6	—	—
11	108	50.5	93	13.3	13	6.1
10	12	9.5	39	31.0	75	59.5
9	1	1.4	8	11.3	62	87.1
8	—	—	1	2.9	33	97.1
7	—	—	—	—	6	100.0
6	—	—	—	—	1	100.0
共计	983	68.1	271	18.8	190	13.1

引自：《难产》（第2版），重庆出版社，2000年

由上表可以看出，评分≥12分者均经阴道自然分娩或助产分娩，无剖宫产；≤9分者仅1.4%经阴道分娩，绝大多数须行剖宫产。10～11分者部分须作剖宫产。但10分与11分者的分娩方式大不相同，11分者中剖宫产只占6.1%，而10分者中剖宫产占59.5%，两者剖宫产率几乎相差10倍。由此可见，>10分者经阴道分娩的机会较大，≤10分者剖宫产率急剧增加。因此10分成为头位难产分娩方式的一个分界线，需引起重视，≥11分者可以充分试产、阴道分娩；10分者可以短期试产；≤9分者多需剖宫产。

在新产程大量推广应用以后，重医附二院对4 250例于2016年1月至2017年12月在重医附二院临产后分娩的病例进行回顾性分析。除去臀位、横位和某些特殊情况（非由难产引起者）不予评分，以及资料不完整无法评分外，有3 988例在分娩后进行回顾性评分。其中因为头位难产施行剖宫产者161例，阴道助产人员128例。评分14分以上者全部经阴道自然分娩；11～13分者剖宫产率为1.3%~7.8%；8分者全部行剖宫产；9分者剖宫产率为72.7%；10分者阴道分娩和剖宫产比例各占一半。结果与凌教授30年前的研究结论是吻合的（表7.4），表明头位难产评分法同样适用于新产程下评估阴道试产。

表7.4　头位分娩方式及评分（2016—2017年数据）

评分(分)	自然分娩		阴道助产		剖宫产	
	例数	%	例数	%	例数	%
15	7	100.00	0	0	0	0
14	254	100.00	0	0	0	0
13	1 579	96.9	29	1.8	22	1.3
12	1 475	94.4	48	3.1	39	2.5
11	357	82.1	44	10.1	34	7.8
10	19	31.7	6	10.0	35	58.3
9	8	24.2	1	3.0	24	72.77
8	0	0	0	0	7	100.00
共计	3 699	92.8	128	3.2	161	4.0

引自：头位分娩评分法在3 988例孕妇分娩过程中的应用，中国实用妇科与产科杂志，2021年

　　凌教授提出初产妇临产后，首先从骨盆测量及胎儿体重估计两方面进行胎儿与骨盆的评分（简称头盆评分）。头盆评分6～7分者，为轻微不称；头盆评分4～5分者，为严重不称；头盆评分≤4分者为绝对不称。凌教授建议在妊娠38周以后，最晚在临产开始即应进行头盆评分，判定头盆关系，若系严重不称即应考虑选择性剖宫产。但胎儿体重估计不一定很可靠，产力、胎头可塑性等可影响分娩预后的因素亦难以预测，故对入口狭窄且头盆评分为5分者可给予短期试产，而头盆评分≥6分者均应试产。试产中发现产程进展异常（宫口扩张延缓或阻滞）时，即应作阴道检查，检查骨盆腔内部情况并做内测量，再根据胎位、宫缩进行一次包括4项指标的总评分，用总分预测分娩预后。总分<10分者需考虑做剖宫产，10分者可在严密观察下短期试产，>10分者可充分试产。在评分时遇到枕横位与枕后位者，虽然总分<10分，如果产力好胎头能转至枕前位就可加分，自然分娩机会大；因此可给予缩宫素滴注试产一段时间，或以手或器械转胎方位，仍可争取由阴道助产分娩，但在阴道助产前必须仔细检查出口平面各个径线，特别是容易被遗漏的出口前后径。不能旋转至前位而胎头位置较高者，低位产钳助产可能会有困难时，以剖宫产为宜。

　　在产程进展中胎头位置及产力可能有变化，评分也将随之变化，故需要反复评分。

二、当前临床应用的相关问题

头位分娩评分法是凌教授在20世纪70年代结合当时的研究基础提出的理论。随着社会的发展和进步，孕妇营养状况的改善，女性从事体力劳动的减少，交通工具的改变，孕妇精神心理因素的变化等，造成头位难产的主要因素排位亦发生了一些变化。此外随着剖宫产技术的提高以及从改善围产儿结局的角度出发，剖宫产率从70年代的低于10%逐年升高。虽然笔者的数据表明"头位分娩评分法"同样适用于现在的产程观察，但在当今的临床应用过程中也存在一些不足。首先，骨盆测量、胎儿体重估计以及胎方位判断的准确性存在个体差异，如何提高其准确性是头位分娩评分法能够很好应用的前提。其次，该评分法没有考虑宫颈坚韧度、超巨大儿、脐带问题等其他可能造成难产的因素。再次，在造成难产的三大主要因素中，该评分法对于产力在整个分娩过程中的重要性考虑不足。如果产力不足，即使其他3项评分为11分，也无法经阴道分娩。与子宫收缩力同样重要的盆底肌力也在分娩中对胎方位产生重要影响。因此医务人员在头位分娩评分基础上应充分考虑影响产程的其他因素，仔细观察产程进展，早期发现难产并处理，达到保障母婴安全的同时有效降低剖宫产率。

（董晓静）

参考文献

[1]Baskett TF,Calder AA,Arulkumaran S.产科手术学[M].段涛,杨慧霞,主译.北京:人民卫生出版社,2009.

[2]蔡汉钟,凌萝达.伴行产程图表的临床应用[J].中华妇产科杂志,1981,16(04):193-195.

[3]蔡汉钟.难产中三大分娩因素异常的关系[J].实用妇产科杂志,1988,1(04):6-7.

[4]邓青春,常青,王丹.足月妊娠合并羊水过少287例分娩结局临床分析[J].中华妇幼临床医学杂志(电子版),2015,11(05):621-624.

[5]董晓静,常青,李力,等.重庆市危重孕产妇预警管理、救治和转诊系统构建与实施[J].中国实用妇科与产科杂志,2017,33(05):539-543.

[6]李红雨,王丹,常青,等.重庆市沙坪坝区危重孕产妇风险预警体系运行评估研究[J].中国实用妇科与产科杂志,2017,33(09):945-948.

[7]李静林,凌萝达.胎膜早破与难产的关系[J].中华妇产科杂志,1987,22(02):82-84.

[8]凌萝达,顾美礼.难产[M].第2版.重庆:重庆出版社,2000.

[9]凌萝达.头位难产和头位分娩评分法[J].中华妇产科杂志,1978(02):104-109.

[10]凌萝达.难产理论与实践[M].重庆:重庆出版社,2016.

[11]凌奇.胎膜早破与难产关系探究[J].中国妇幼保健,2012,27(02):315-316.

[12]刘萍,毛东瑞,陈春林,等.改良CT三维重建女性骨盆测量方法及其应用[J].中国实用妇科与产科杂志,2012,28(04):270-272.

[13]龙燕,蔺莉.人工破膜引产患者预防宫腔感染的措施与价值[J].实用妇产科杂志,2016,32(03):170-172.

[14]全国难产协作组.胎膜早破与头位难产的关系附650例分析[J].实用妇产科杂志,1987,3(03):149-151.

[15]石应珊,凌萝达,顾美礼,等.计算机辅助判断头位难产难易度[J].中华妇产科杂志,1986,21(02):67-71.

[16]唐慧霞,李胜利.超声估测胎儿体重的研究进展[J].中华医学超声杂志:电子版,2014,11(05):369-374.

[17]汪炼,凌萝达.徒手纠正异常胎头位置降低头位难产101例分析[J].实用妇产科杂志,1993,9(05):261.

[18]谢幸,孔北华,段涛,等.妇产科学(供基础、临床、预防、口腔医学类专用)[M].第9版.北京:人民卫生出版社,2018.

[19]余美佳,常青等.1647例非医学指征择期剖宫产回顾分析[J].中华围产医学杂志,2011,14(01):19-20.

[20]中华医学会妇产科学分会产科学组,中华医学会围产医学分会.正常分娩指南[J].中华妇产科杂志,2020,55(06):361-369.

[21]中华医学会妇产科学分会产科学组.剖宫产手术的专家共识(2014)[J].中华妇产科杂志,2014,49(10):721-724.

[22]钟晓翠,董晓静,周艳秋,等.头位分娩评分法在3988例孕妇分娩过程中的应用[J].中国实用妇科与产科杂志,2021,37(07):749-752.

[23]American College of Obstetricians and Gynecologists(Couege),Society for Maternal‐Fetal Medicine,Caughey AB,Cahill AG,Guise JM,Rouse DJ. Safe Prevention of the Primary Cesarean Delivery[J].Obstetric Care Consensus No.1,2014,210(3):179-193.

[24]Cunningham FG,Leveno KJ,Bloom SL,et al.Williams Obstetric[M].25th ed.New York:McGraw-Hill Education,2018.

[25]Li C,Peng Y,Zhang B,et al.Birth Weight Prediction Models for the Different Gestational Age Stages in a Chinese Population[J].Scientific Reports,2019,9(1):10834.

［26］Milner J,Arezina J.The Accuracy of Ultrasound Estimation of Fetal Weight in Comparison to Birth Weight:a Systematic Review［J］.Ultrasound,2018,26(1):32-41.

［27］Mudrov VA.Diagnosis of Anatomical Narrow Pelvis by Ultrasound Pelvimetry［J］.Biomedical Engineering,2018,52(4):251-256.

［28］Salomon L J,Alfirevic Z,Costa F D S,et al.ISUOG Practice Guidelines:Ultrasound Assessment of Fetal Biometry and Growth［J］.Ultrasound in Obstetrics & Gynecology,2019,53(6):715-723.

［29］World Health Organization.WHO Recommendations:Intrapartum Care for a Positive Childbirth Experience［M］.Geneva:World Health Organization,2018.

第八章

围分娩期母儿监护

【引言】

　　分娩能否顺利完成取决于产道、胎儿和产力三个因素的相互协调，如果其中一个或几个因素发生异常就会影响产程的进展。

　　头位分娩时顺产与难产的界限有时很难明确，更需严密观察产程，才能及时发现难产倾向。

　　产程图是一种较好的产程监护方式。

——凌萝达

第一节　分娩监护

一、产程图

　　产程图是以产程进展时间为横坐标，以宫口扩张及胎先露下降程度为纵坐标绘制的图表，同时合并了母胎状况和处理等附属表格，是各种分娩因素相互作用过程总的表现形式。通过绘制产程图，医护人员可以发现产程进展是否顺利，亦可借以估计分娩预后。产程图曾被赞誉为是现代产科治疗最重要的进展之一。WHO曾提倡将产程图作为产程处理的必须使用工具，并推荐其广泛应用于分娩中。2008年Lavender等通过系统评价发现应用产程图与否对围产结局没有影响，因此提出"不推荐产程图作为标准产程管理与保健的一部分常规管理"。据此2009年WHO不再推荐将产程图作为产程管理的常规工具。但缺乏临床经验的年轻或基层医护人员对如何观察产程进展、发现产程异常，因缺少可量化的客观标准，可能会导致严重的母儿不良结局。凌教授设计的伴行产程图，使产程的监测更简单、易行、实用，使医护人员能一目了然地观察产程进展，更易发现产程异常，及时判定分娩难易，及时对产程进行处理，改善母婴预后。因此针对年轻及基层医护工作者，产程图仍然是识别难产的重要手段。在产科教学中利用产程图进行分娩及难产教学，学生也更易于掌握。

（一）产程图的历史及发展

　　Friedman于1954年首先回顾性分析了美国500例初产妇及500例经产妇的产程时限特征，将宫颈扩张规律及胎头下降规律用曲线方式描记，介绍了应用宫颈扩张曲线记录观察产程的经验，认为该曲线可以估计孕产妇的预后，形成了经典"S"形产程图雏形。1969年Friedman将计算机程序应用到产程研究中，进行了10 293例大样本病例的研究，形成了经典的产程图和产程分期，被称为Friedman产程曲线（图8.1）。1972年Philpott与Castle在此基础上引入了警戒线及处理线，并增加了产程干预措施的文字记录。我国在20世纪70年代末引入产程图概念，80年代凌教授发表相关研究结果，并将Friedman宫颈扩张与胎头下降交叉曲线改为两条平行曲线，形成了伴行产程图。2002年Zhang等应用现代统计学方法重新评估了1 329例头位、自然临产且母胎结局良好的初产妇产程曲线，发现跟 Friedman 的产程曲线有很大不同。2010 年 Zhang 等提出具有良好母儿结局的现代自然临产分娩模式，其中包括产程划分、产程时限异常等不同概念，同时呈现了完全不同的产程图形式——阶梯式（图8.2）。随后 Hoh 等指出的 Zhang 等提出的产程图对产程延长临床预测性不强，并提出了另一种新的计算法——遗传控制算法（genetic algorithm，GA），重新定义分娩曲线相关参数，但此法也存在一定局限性，还需要大样本多中心临床研究进一步证实。

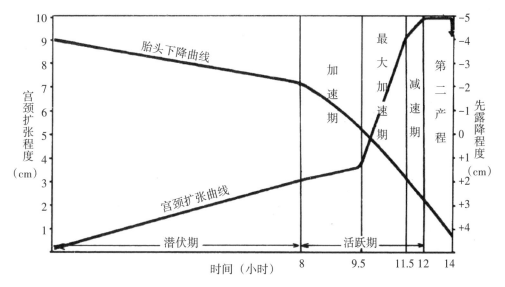

图8.1　Friedman产程曲线

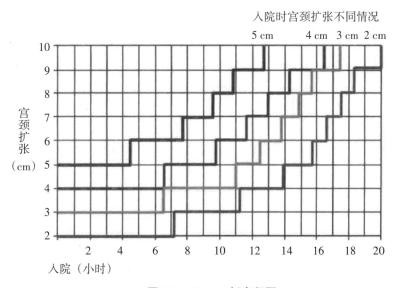

图8.2　Zhang 新产程图

（二）产程图表的构成及绘制

产程图表由两部分构成，上部是产程曲线，下部是附属表格，合称产程图表（图8.3）。

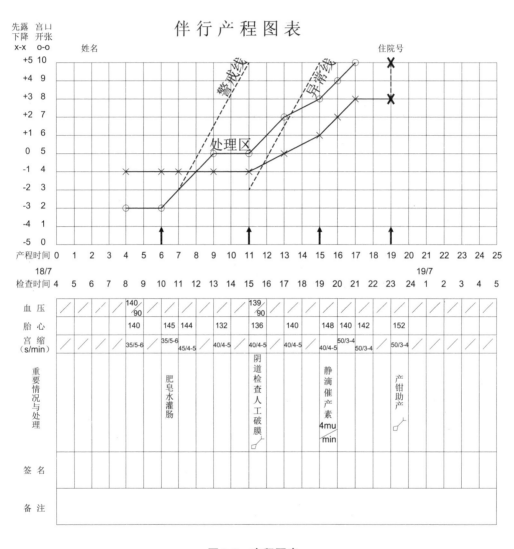

图8.3 产程图表

注：以↑表示重要处理开始时间，╱表示大小囟与矢状缝位置以示胎方位，X……X表示阴道助产。

产程曲线的描绘是在产程观察中，将每次阴道检查所得宫口扩张大小及先露高低的情况记录在坐标图上，用红色"○"表示宫口扩张程度，蓝色"×"表示先露高低情况，每次检查后用红线连接红"○"，用蓝线连接蓝"×"，绘成两条曲线。

横坐标为时间，以小时为单位，纵坐标为宫口扩张及先露下降程度，以cm为单位。根据2条曲线伴行关系分为交叉型和伴行型产程图。交叉型中宫口扩张曲线自左向右、从下向上，先露下降曲线也自左而右，但从上向下（图8.4）。伴行型产程曲线图中两条曲线走向一致，均自左向右，从下向上（图8.5）。1978年凌教授团队设计的伴行产程图反映出在分娩过程中宫口扩张必然伴随胎先露不同程度下降的规律，两条曲线相近，更便于对比和使用警戒线与处理线，及时发现异常，因此更实用。产程图中的两条曲线为一个整体，胎先露下降曲线在诊断难产方面更为重要。

图表下部的表格记录了检查日期和时间、血压、胎心、宫缩等以及其他特殊发现和重要处理。绘产程图时应追溯确定临产时间，并把临产开始作为产程曲线的开始绘于产程图表之上。为排除假临产，建议当宫口扩张2cm以上时才开始绘制产程图表。

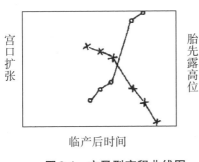

图8.4 交叉型产程曲线图

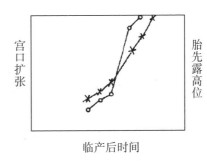

图8.5 伴行型产程曲线图

（三）产程曲线分期

Friedman把宫颈扩张曲线分为第一产程及第二产程，第一产程又分为潜伏期与活跃期，活跃期再分为加速阶段、最速阶段、减速阶段；先露下降曲线分为潜伏期、加速期和急速下降期。先露下降开始晚于宫颈扩张的活跃期，两条曲线的关系是：先露下降潜伏期相当于宫颈扩张潜伏期+活跃期的加速阶段，先露下降加速期相当于宫颈扩张活跃期的最速阶段，先露急速下降期相当于宫颈扩张活跃期减速阶段+第二产程（图8.6）。凌教授对重医附二院500例正常分娩产程曲线（表8.1）观察，未发现有明显加速阶段及减速阶段，只有在产程曲线异常时宫颈扩张活跃期加速阶段或减速阶段才变得明显。凌教授建议将伴行产程曲线分为潜伏期和活跃期，活跃期的开始是根据宫口扩张曲线活跃期开始确定，活跃期结束则以胎先露下降急速下降期结束确定。宫口扩张曲线活跃期结束，至胎先露急速下降期结束之间的一段产程时间为第二产程。

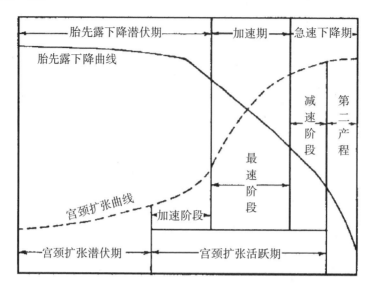

图8.6 Friedman宫颈扩张曲线与胎先露下降曲线分期的关系

表8.1 重医附二院500例头位分娩初产妇产程曲线各期平均值及限值

产程及分期	平均值	限值
潜伏期	7.02 h	14.83 h
活跃期	3.30 h	8.06 h
宫颈扩张率	2.83 cm/h	1.12 cm/h
胎头下降率	1.08 cm/h	0.33 cm/h
第二产程	0.82 h	0.90 h
胎头下降率	3.25 cm/h	0.95 cm/h

（四）警戒线与异常线

1972年Philpott介绍了在产程图上增加警戒线和处理线，为非洲基层产科工作人员制定的一个简单、明确的快速发现异常分娩风险的评估系统。其原理是根据活跃期宫口扩张率不得小于1 cm进行产程估算，如果孕妇入院时宫口扩张为1 cm，那么按宫口扩张率每小时1 cm计算，预计9 h后宫口将扩张至10 cm，因此在产程坐标图上1 cm与10 cm标志点之间画一斜行连线，作为警戒线，与警戒线相距4 h之处再画一条与之平行的斜线作为处理线，两线间为警戒区。产程曲线越过警戒线进入警戒区时提示分娩可能出现异常，警戒区的意义是在条件较差的边远地区，可有4 h将孕妇转至有条件的医疗机构进行处理。在使用Friedman产程图时，临床上是以宫口扩张3 cm作为活跃期起点，因此可以在宫口扩张3 cm处取与之相距4 h的坐标10 cm处画一斜行连线作为警戒线。新产程情况下，可以考虑在宫口扩张4 cm处取与之相距4 h的坐标10 cm处画一斜行连线作为警戒线（图8.7）。多数学者观察，越过警戒线者大约1/2的病例需要进行处理，越过处理线者大都发生难产。因此凌教授建议把处理线改称异常线，超过警戒线者都应进行严密监测，积极查找可能引起难产的原因并处理。活跃期经过处理仍超过上限时，常提示难产因素不易纠正，需要再仔细检查、分析，并及时评估能否经阴道分娩。

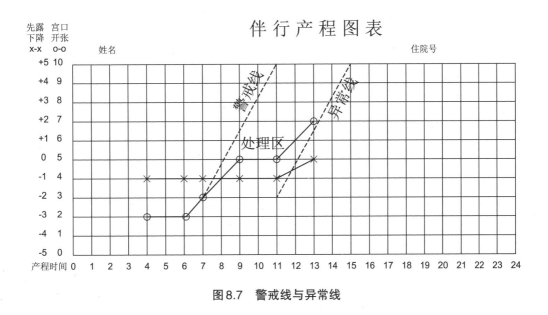

图8.7 警戒线与异常线

（五）异常产程图及处理

1.异常产程类型

Friedman把异常产程分为4型9种，实际临床上同一产程中可以出现多种产程曲线异常，如活跃期宫颈扩张延缓可伴有胎先露下降延缓，并出现活跃期延长，因此产程曲线异常的临床表现错综复杂。目前国内将产程异常分为6种类型：①潜伏期延长：初产妇>20 h，经产妇>14 h；②活跃期延长：宫口扩张速率<0.5 cm/h；③活跃期停滞：破膜后宫口扩张≥6 cm，宫缩正常时宫口停止扩张≥4 h；宫缩欠佳时宫口停止扩张≥6 h；④第二产程延长：非硬膜镇痛下，初产妇>3 h，经产妇>2 h；硬膜镇痛下，初产妇>4 h，经产妇>3 h；⑤胎头下降延缓：第二产程胎头下降速率初产妇<1.0 cm/h，经产妇<2.0 cm/h；⑥胎头下降停滞：第二产程胎头下降停止>1 h。

2.异常产程图

在产程图中出现产程曲线异常提示孕妇有难产因素存在，需要及时进行仔细检查、分析及处理，经过处理产程进展可能改善，如果存在难产因素难以纠正，产程曲线即出现停滞、产程延长，严重者导致母儿不良结局。

应用产程图管理产程对估计分娩预后有一定价值。早在1954年Friedman就认为，从宫颈扩张曲线的形态可以估计分娩的预后。1972年Philpott提出通过画警戒线的方法来估计产程预后并进行处理。1976年Melmed提出活跃期加速早期宫口扩张率能较准确地预测分娩结局。1981年凌教授提出常见的异常伴行产程曲线有潜伏期延长、活跃期延长及活跃期停滞。活跃期停滞包括胎先露下降和宫口扩张同时停滞，宫口扩张延长和胎先露下降停滞。1986年凌教授提出潜伏期延长是难产最早的信号；潜伏期延长者的难产因素有巨大儿、胎方位异常、头位分娩总评分低等，回溯病例，这些因素难产组明显多于对照组，潜伏期延长者有50%伴有活跃期产程曲线异常，说明潜伏期延长者发生难产的可能性较大。

20世纪80年代王淑雯教授根据对分娩预后的研究，提出5种产程图形可作为临床鉴别顺产与难产图的方法，这5种产程图是：

①Ⅰ型，阴道自然分娩型：产程图曲线为正常者属于此型（图8.8）。

②Ⅱ型，可能自然阴道分娩型：产程曲线表现为单纯潜伏期延长，经积极寻找并排除隐蔽性难产因素后，积极采取支持疗法，多可由阴道自然分娩（图8.9）。

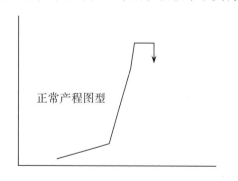

图8.8　Ⅰ型，阴道自然分娩型图

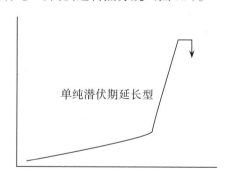

图8.9　Ⅱ型，可能自然阴道分娩型

③Ⅲ型，可能产钳分娩型：此型主要为活跃期延长（图8.10），包括两个亚型。出现此两亚型者均预示有产钳助产分娩的可能。应积极寻找原因，针对原因处理，经处理后多数可由阴道分娩，但需产钳助产机会较大。

④Ⅳ型，可能剖宫产分娩型：出现潜伏期延长合并其他阶段时限延长的产程曲线者，可能需行剖宫产，此型出现预示有部分产程曲线可能发展为活跃期停滞，如

有不能纠正的难产因素存在，剖宫产概率增加（图8.11）。

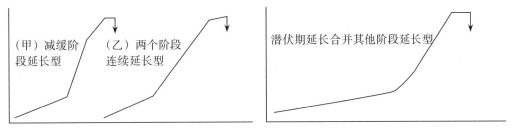

图8.10 Ⅲ型，可能产钳分娩型　　　　图8.11 Ⅳ型，可能剖宫产分娩型

⑤V型，剖宫产分娩型：此型包括产程曲线活跃期停滞及胎先露下降停滞两个亚型。两种图型的出现均提示分娩停滞，需行剖宫产（图8.12）。

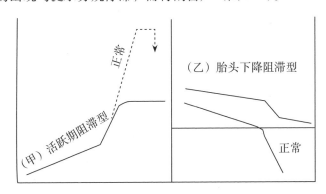

图8.12 V型，剖宫产分娩型

3.异常产程图的处理原则

（1）潜伏期异常（Ⅱ型产程图）

潜伏期异常的孕妇，常表现为烦躁、情绪不安，吃睡欠佳，不协调性宫缩乏力。新产程建议在潜伏期延长时，只要没有明显头盆不称，就应该给予产妇充分试产，不作为剖宫产指征。对于基层和年轻医生或助产人员来讲，处理临床问题时很容易陷入教条主义，造成严重的不良后果。因此当产程图提示有潜伏期延长倾向时，建议积极进行头位分娩评分，如果评分<10分，尤其要明确骨盆入口是否存在明显狭窄，是否存在子宫收缩力异常以及异常胎方位。如果潜伏期延长倾向是由于孕妇精神紧张或体力消耗引起，可给予镇静剂，如哌替啶100 mg肌注或吗啡10 mg肌注，行纠正电解质紊乱等对症处理。用镇静剂后，如宫缩消失则为假临产。若非假临产，一般使用镇静剂之后能使宫缩转为正常而进入活跃期。临床上如果使用镇静剂后，宫缩不消失、未改善，但为协调性宫缩乏力，宫口仍未继续扩张进入活跃期者，排除头盆不称后可给予缩宫素加强宫缩。使用缩宫素时必须要有专人守护，严密观察，

根据母儿状况综合评估，若产程无进展则考虑剖宫产。对于潜伏期延长者应严格掌握剖宫产指征。

（2）活跃期异常（Ⅲ型产程图）

活跃期在整个产程中具有十分重要的地位，绝大多数难产都在此期表现出来，故应严密观察。新产程中活跃期停滞定义为当破膜且宫口扩张>6 cm，若宫缩正常，宫口停止扩张≥4 h；若宫缩欠佳，宫口停止扩张≥6 h。但临床建议结合母儿状况综合评估，不可盲目等待。在进入活跃期后，胎头通常已经入盆，胎儿在盆底长时间受压，容易产生头皮水肿以及血肿，严重者可出现颅内出血等问题。因此当出现活跃期延长时就应积极查找原因，启动分级医疗评估，由高年资助产士、产科医生仔细行阴道检查，注意产力异常、头盆不称或胎方位异常。根据阴道检查结果，结合胎儿大小、先露高低及产力情况，进行头位分娩评分，慎重评估阴道分娩的可能性，如无剖宫产的指征，胎膜未破者可行人工破膜，观察仍无进展又伴继发性宫缩乏力者，可用小剂量缩宫素静脉滴注改善产力。经以上处理，宫口仍不能开全，建议以剖宫产结束分娩。

（3）第二产程异常

宫口开全后胎先露下降延缓或（和）停滞，多发现于中骨盆平面受阻，往往导致第二产程延长。凌教授研究发现，初产妇第二产程平均值为0.82 h，限值为2.90 h，与新产程时限基本一致。新产程对于有分娩镇痛者的第二产程延长定义为初产妇4 h，经产妇3 h。对于低年资医护人员，要充分把握第二产程延长时限，同时结合胎先露下降异常，特别是母儿状况综合评估（如：是否发热、羊水性状、胎心变化等）并进行处理。因为第二产程延长可导致胎儿宫内窘迫发生率升高及不良母儿结局。因此，第二产程中产程图出现胎先露下降延缓或停滞时应及时进行阴道检查，发现有明显头盆不称者，不宜阴道分娩；如果无明显头盆不称，为持续性枕后位或枕横位伴继发性宫缩乏力者，可考虑静脉滴注缩宫素，处理后胎头骨质部在短期内能下降至"+3"或以下，且无明显颅骨重叠，胎方位为枕前位，胎头矢状缝在骨盆出口前后径上或接近骨盆出口前后径时可考虑阴道助产，否则尽快剖宫产结束分娩。使用缩宫素后胎先露虽达"+3"，但若胎头变形及颅骨重叠明显，胎头在耻联上仍可扪及者，建议剖宫产结束分娩，不可轻易行阴道助产。若经加强宫缩，胎方位仍为持续性枕后位或枕横位，可行徒手转胎方位；若徒手旋转失败，则行剖宫产结束分娩。

二、产程图与头位分娩评分法在诊断及处理头位难产中具体应用及相关问题

凌教授在产程图及头位分娩评分的具体应用中总结了很多经验，以方便临床医生更好地将两者结合起来使用。

（一）产程图具体应用的一些问题

1.何时记录产程图

临产时间确定后即应在产程图表上开始记录产程图。多数孕妇以宫缩每间隔5~6 min1次，持续30 s，宫缩强度使孕妇日间无法工作，夜间不能入睡，宫缩又不能被强镇静剂（如哌替啶、吗啡）抑制，且伴有宫颈管消退或（和）宫口扩张为临产指征。

2.记录产程图应注意的问题

（1）记录产程图起点从潜伏期开始。

（2）明确临产时间：孕妇若有宫缩，应仔细追问病史，分析判断临产时间。

（3）孕妇宫缩不规则，自称影响工作或睡眠，未能确定是否临产者可给予强镇静剂，若宫缩消失则为假临产，不应计入产程；宫缩转为规律且宫口在短期内扩张者，则应将前一段时间不能进行正常工作或睡眠的时间也计入产程；若宫缩不协调，每10 min有1~2次，又不能被强镇静剂阻断者也应定为临产，应将宫缩不规则的一段时间也计入产程，并高度警惕入口面狭窄的难产倾向。

（4）宫缩不规律者，在入院观察期未辨明情况前，可暂时将检查情况记录在产程观察记录中，供以后描绘产程图使用。

3.警戒线及异常线的临床意义

新旧产程图在产程曲线上的差异主要在活跃期宫口大小。警戒线与异常线是在产程进入活跃期时开始绘制，因此在新产程图中仍然适用。产程曲线越过警戒线者都应积极查找原因，进行干预，越过异常线者活跃期已超过8 h，多数将发生难产。因此尽可能在产程曲线越过警戒线而未越过异常线之前抓紧处理。经过处理产程曲线仍超过异常线者，应结合母儿情况尽快结束分娩。

4.产程曲线异常发生早晚与处理和预后的关系

（1）潜伏期曲线异常

因临产时间节点未确定可能导致处理延误；对潜伏期有延长倾向者即应积极处

理，对高龄初产妇或有宫颈手术史者应特别提高警惕。

（2）活跃期曲线异常

应进行骨盆内测量，了解中骨盆是否狭窄，再次评估是否存在头盆不称，是否存在胎方位异常。如头位分娩评分<10分，评估是否有可改变的因素，如产力、胎方位等，若经过相应处理能改善，评分≥10分，可考虑继续阴道试产；若无改善或根据处理后宫口扩张和胎先露下降情况，尽早决定是否需行剖宫产术。

（3）第二产程曲线异常

处理难度增加，母儿预后较差。产程延长，常出现继发性宫缩乏力，胎儿宫内窘迫。医护人员容易被宫口已开全及胎头变形水肿、胎先露低造成的假象所迷惑，使判断决策错误，盲目实施阴道助产，导致严重的母儿并发症。因此当第二产程时限超过1 h时，必须关注胎先露骨质部分的下降情况、胎头是否严重塑形，不能只关注产程时间长短以及单纯根据胎头最低点评估胎头下降水平。

（二）具体应用头位分娩评分法相关问题

1.根据情况不同而决定头位分娩评分次数

（1）足月待产入院时作1次头盆评分，若出口平面头盆评分（骨盆+胎儿大小评分）≤5分者，需考虑选择性剖宫产。

（2）临产后产程进展正常，顺利分娩者，在分娩结束时再作1次回顾性总评分。

（3）产程出现异常时经阴道检查，明确胎方位并行骨盆内测量后校正头盆评分，作1次4项总评分，以决定是否可继续试产。总评分≥10分者可继续试产，试产过程中再次出现异常或拟行阴道助产时需再进行1次较精确的4项总评分，分娩结束后也应作1次回顾性总评分，并与产程中的评分对照比较，不断提高评分质量。

2.随时校正评分

评分应根据阴道检查、B超检查及缩宫素使用后的效果随时校正。

（三）产程图与头位分娩评分法联合应用于头位难产诊断及处理的案例

产程图异常提示产妇有难产倾向或已经出现难产，头位分娩评分法可协助判断难产形成的原因及其严重程度，两者互相配合，使头位难产的诊断及处理更为全面。因此产妇在产程中一旦出现异常，应及时进行阴道检查，将测得的骨盆径线、胎方位结合胎儿大小及产力强弱进行评分。总分≥10分者可继续试产，总分<10分但有可变因素存在、有希望加分者，应抓紧时机积极处理，短期试产；无可变因素存在、

无希望加分者应考虑剖宫产。下面以一些具体案例说明如何应用产程图及头位分娩评分法诊断与处理头位难产。

为了避免不良新生儿结局，目前试产过程中无法找到可能造成母儿严重不良结局的"试到底"的情况，因此以下案例中的前2例收录了《头位难产》（重庆出版社，凌萝达，顾美礼）中的案例。

【案例1：诊断处理延误，剖宫产结束分娩（图8.13）】

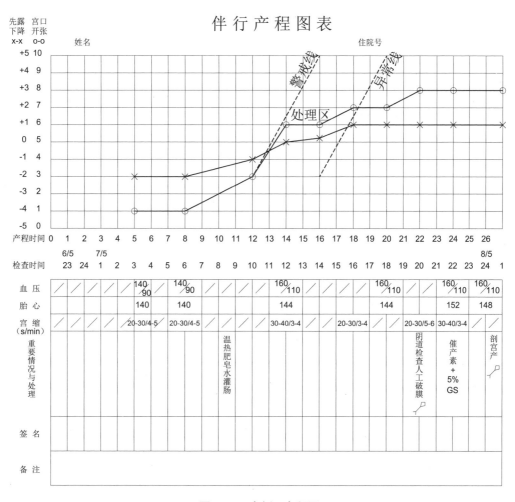

图8.13　案例1产程图

李某，G_2P_0，27岁，妊娠40周，1965年5月6日晚10时开始规则宫缩，至次日晨3时宫缩4~5 min/次，每次持续20~30 s，入院待产。骨盆外测量值为24-26-18.5-8 cm，估计胎儿体重为3 300 g，头盆评分为7分，有阴道试产条件。5月7日晨6时复查宫颈口仍仅容指尖，胎头高位-2。产程无进展但未给予任何处理。晨8时予温热肥皂水灌肠，晨10时（临产12 h）宫颈口扩张至3 cm，进入活跃期，2 h后宫口扩张至6 cm，胎头下降至0位。但2 h后复查产程毫无进展，宫颈扩张阻滞，预示有较严重的难产，但未进行检查与处理。再2 h后宫颈口仅扩张1 cm，表现为扩张延缓，此时已达异常线，仍未予处理。2 h后产程仍无进展。再2 h后宫颈口扩张至8 cm，至此宫颈口扩张阻滞加延缓已持续8 h，胎头持续位于+1位已4 h，临产22 h才做阴道检查，人工破膜，胎方位为枕右后位，2 h后宫颈口扩张仍为8 cm，胎头仍位于+1位，开始用缩宫素，此时临产已24 h，孕妇极度疲惫，应用缩宫素后产力虽稍有改善，但产程毫无进展，至5月8日凌晨0:30施行剖宫产。新生儿体重为3 500 g，女婴。Apgar评分：1 min为6分，5 min为10分，新生儿轻度窒息。最后诊断为足月剖宫产，临界头盆不称，持续性枕后位，活跃期延长，滞产，新生儿轻度窒息。

若能使用产程图与头位分娩评分法，此例诊断与处理应更正如下：

5月7日凌晨3时入院已临产5 h，宫颈口扩张为指尖，宫颈尚未完全容受，孕妇一夜未睡已显疲劳。对此类孕妇，入院即可给予哌替啶100 mg肌注，使孕妇休息数小时，最迟也应在入院后3 h、宫口扩张仍为指尖时给予哌替啶肌注，因此时已临产8 h，孕妇有潜伏期延长的倾向。临产16 h处于处理区时宫颈口扩张阻滞已2 h，预示有较严重的难产倾向，应立即行阴道检查、人工破膜及明确胎方位。人工破膜，即可明确为枕后位，2 h后无进展即应加用缩宫素。如将人工破膜及缩宫素的应用分别提前6 h，有可能争取由阴道以产钳助产分娩。即使达不到阴道助产的条件，必须以剖宫产结束分娩时，产程也可缩短4~6 h，避免新生儿窒息的发生。

【案例2：诊断处理延误，产钳助产结束分娩（图8.14）】

郑某，G_1P_0，24岁，妊娠38^{+1}孕周，1965年5月5日凌晨2时临产，8时来院待产，宫缩5~6 min 1次，每次持续20~30 s。骨盆外测量值为24-27-19-8.5 cm，胎儿估计体重为3 700 g，头盆评分为7分，有阴道试产条件。入院时宫颈口扩张为指尖，胎先露-2。4 h后宫颈口扩张为2 cm，此时已临产10 h，尚未进入活跃期，予哌替啶100 mg肌注。4 h后宫颈口扩张至6 cm，产程虽有进展但不理想。再2 h后出现宫颈扩张阻滞，此时已在处理区中但未予任何处理。又过4 h，产程曲线已越过异常线2 h，临产已20 h，此时才做阴道检查并行人工破膜。经查，产妇骨盆正常，胎头位置为枕左前位，总评分为5+2+3+1=11分，可争取由阴道分娩。此时宫缩2~3 min 1次，收缩时间20~30 s，不强，破膜后亦无明显好转。虽然宫口于破膜后2 h开全，但胎头持续在0位已有4 h无进展。此时才开始用缩宫素，1.5 h后胎头下降至+2~+3，但仍维持在枕左前位，矢状缝在出口平面右斜径上。由于第二产程已超过2 h，助产士试图以

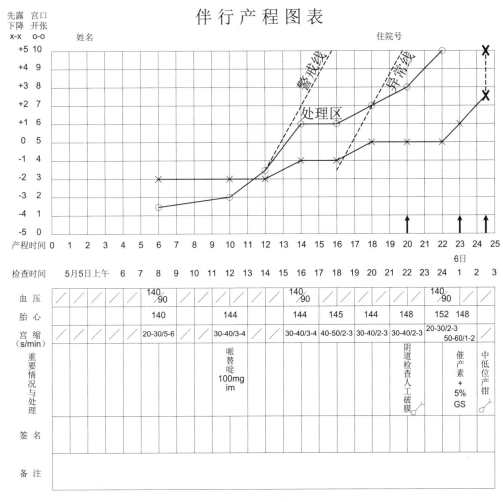

图8.14 案例2产程图

徒手转胎方位后再上产钳，但胎头嵌顿于骨盆内甚紧，无法转正，只得枕左前位上钳，逆时针旋转45°后牵引娩出胎头。胎头娩出后，发现胎儿右眼眶有钳叶压裂的伤口，长2 cm，新生儿体重为4 000 g。Apgar评分：1 min为8分，5 min为10分。第二产程为2 h30 min，总产程为24 h40 min，无产后出血。最后诊断：G_1P_1，足月低中位产钳助产分娩，轻度头盆不称，巨大儿，活跃期延长，第二产程延长，滞产。

此例若用产程图与头位分娩评分法指导，应在临产16 h宫颈扩张阻滞时即做阴道检查，人工破膜，查清胎方位。本例虽系枕前位，但胎儿较大，总评分5+2+3+1=11分，应能争取由阴道分娩。然而出现宫颈扩张阻滞是较严重的难产现象，又发生在处理区中，助产士应抓紧处理，阴道检查和人工破膜应提前4 h，缩宫素应用也应提早5~7 h（即人工破膜2 h后）使用，这样不但可以缩短总产程，且能使产妇维持一个较好的产力，可望由阴道自然分娩或在胎头转至直前位后以低位产钳助产，不至于以比较困难的低中位产钳助产结束分娩，而且使胎儿受伤。

由以上2例可看出，胎头位置异常在头位难产中所占的重要地位。若诊断与处理正确，一个4 000 g的枕前位巨大儿，也有可能经阴道分娩；而一个3 400~3 500 g的枕后位胎儿，即使诊断与处理及时，也需行阴道助产术，略有延误，很可能需以剖宫产结束分娩。能让胎方位发生改变的主要还是子宫收缩力，因此在没有头盆不称的情况下，早期运用产程图及头位分娩评分法，早期介入调节正常的子宫收缩力是处理难产非常重要的因素。

【案例3：按照旧产程标准、结合头位分娩评分法成功分娩（图8.15）】

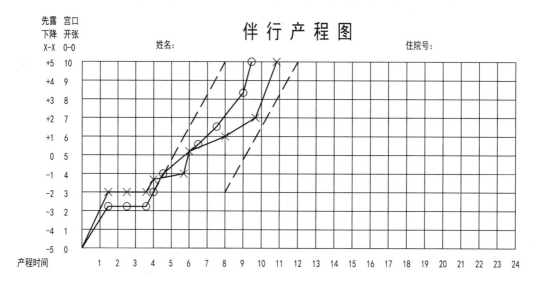

图8.15　案例3产程图

霍某，G_1P_0，26岁，停经38^{+6}周，2010年1月5日因不规律腹痛10 min入院，入院后于1月6日凌晨3时出现规律腹痛，宫缩7~8 min一次，每次持续20~30 s，中弱，宫口开大1^+ cm，先露-3。骨盆外测量值为25-29-18-8 cm，右腕围为14 cm。胎儿估计3 200 g，胎方位RO，入院后头盆评分7（4+3）分，有阴道试产条件。3 h后宫口开大2 cm，宫缩7~8 min一次，每次持续20~30 s，中弱，先露-2。3 h后宫口扩张3 cm，宫缩7~8 min一次，每次持续20~30 s，中弱，先露-1。考虑宫缩欠佳及宫口扩张缓慢，行骨盆内测量再次评估阴道试产条件：骨盆侧壁不内聚，骶骨中弧，坐骨棘不突，骶尾关节活动，中骨盆前后径11.6 cm，出口前后径10.5 cm，耻坐径9 cm，耻骨弓角度90°，耻骨弓偏低，胎头无水肿，胎方位ROP，头盆评分为4+3+1+1=9分。按头位分娩评分法，总分≥10分可试产，此时胎方位及产力均为可变因素，如能纠正，则总评分为12分，可阴道分娩。故沟通后决定行人工破膜加强宫缩，破膜后2 h宫缩5~6 min一次，持续20~30 s，中弱，宫口开大5^+ cm，先露0，此时产程曲线进入警戒线，考虑宫缩欠佳，给予小剂量缩宫素静滴加强产力。1 h后宫口为6^+ cm，此时胎先露下降曲线已经接近异常线，头位分娩评分为4+3+1+2=10分，考虑胎方位为ROP，行手转胎方位为ROA，2 h后宫口开全，宫口开全后1 h23 min顺利娩出一活女婴，新生儿体重3 090 g，Apgar评分1 min、5 min均为10分。此例在诊断及处理过程中依靠产程图与头位分娩评分法指导，及时做出正确的判断和处理，母子预后良好。最后诊断：G_1P_1，39周孕顺产，脐带绕颈一周。

如果按照异常产程标准，该孕妇还没有达到活跃期停滞的标准，因此若不处理，继续观察产程进展，等达到宫口在活跃期2 h不扩张的标准再处理时，有可能因胎头较低，徒手转胎位成功率较低，而改为剖宫产结束分娩。

【案例4：按照新产程标准、结合头位分娩评分法成功分娩（图8.16）】

陈某，G_1P_0，24岁，停经40周，2019年6月3日因不规律腹痛伴见红1^+h入院，入院后于6月4日上午10时出现规律腹痛，宫缩5~6 min一次，每次持续20~30 s，中弱，先露-2，行骨盆测量，坐骨结节间径为8.5 cm。胎儿估计3 700 g，胎方位LO，入院头盆评分为7（5+2）分，有阴道试产条件。

20 h后宫口开大5 cm，宫缩5~6 min一次，持续20~30 s，强度中弱，先露-1~0位。考虑潜伏期延长，重新进行头位分娩评分。行骨盆内测量：骶岬未触及，骨盆侧壁不内聚，耻联后角平坦，骶骨浅弧，坐骨棘不突，尾骨活动，中骨盆前后径12 cm，出口前后径11 cm，耻坐径9 cm，耻骨弓角度90°，耻骨弓偏低，胎头有一约3 cm×3 cm×0.5 cm大小的产瘤，颅骨无重叠，胎方位LOP，头盆评分为5+2+1+1=9分。按头位

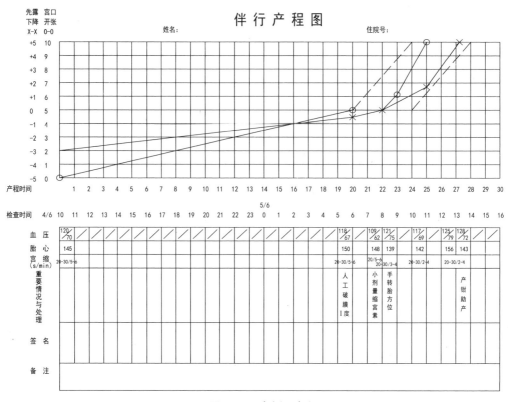

图8.16 案例4产程图

分娩评分法，总分≥10分可试产，此时胎方位及产力均为可变因素，如能纠正，则总评分为12分，可阴道分娩。故沟通后决定行人工破膜加强宫缩。破膜后见羊水Ⅰ度，宫缩4~5 min一次，每次持续30 s，中弱。2 h后阴道检查：宫口仍为5 cm，先露0~+1，此时产程曲线显示已超过警戒线，考虑宫缩欠佳，给予小剂量缩宫素静滴加强产力。1 h后宫口为6⁺cm，先露+1，此时产程曲线已经接近异常线，头位分娩评分为5+2+1+2=10分，考虑胎方位为LOP，行手转胎方位为LOA。2 h后宫口开全，胎先露+1 ~ +2，宫缩间隔3~4 min，持续20~30 s，考虑继发性子宫收缩乏力，持续小剂量缩宫素加强产力。宫口开全2 h30 min行低位产钳助产，娩出一活婴，体重3 610 g，新生儿Apgar评分1 min、5 min均为10分。产后子宫收缩欠佳，给予马来酸麦角新碱加强子宫收缩，产后2 h共出血520 ml。产后考虑诊断：G_1P_1，40周孕产钳助产，继发性子宫收缩乏力，产后出血。

如果按照新产程中的异常产程标准，该孕妇还没有达到活跃期停滞的标准，若不处理，而是继续观察产程进展，等达到宫口在活跃期4 h不扩张的标准再处理，有可能因胎头较低，徒手转胎位失败，而改为剖宫产结束分娩。

三、新产程的临床应用评价

产程管理极大影响了母婴结局和剖宫产率，一直以来都是产科不断探讨的焦点问题。

（一）产程管理的历史沿革

在20世纪50年代以前，临床上主要用类似"正在分娩中的产妇不可经历两次日落"等模糊的定义来对产程时限进行界定。由于缺乏相对准确的产程时限管理模式，1955年，Friedman等分析了500例有完整产程记录的足月妊娠分娩病例，将产程进展用"S"形曲线描绘进而制定了经典的Friedman产程图。1972年，Philpott和Castle等又在该产程图基础上添加两条平行线作为"警戒线"进一步明确产程管理时限。自此，产程图的重要性在国内外得到了广泛认可。1978年凌教授首次将宫颈扩张与胎先露下降两条伴行曲线共同绘制在产程图中，便于对比发现产程异常情况，该产程图创造性地提出当宫口开大5 cm时多数胎头应该下降抵达骨盆坐骨棘水平的观点，如果未达此水平，应警惕是否出现头盆不称征象。这一产程管理的理念指引着我国产程管理多年，至今仍在临床应用。1994年WHO在Friedman产程图基础上制定了WHO产程图（与Friedman产程图类似），并在印度尼西亚、马来西亚和泰国等东南亚地区对35 484名女性进行多中心研究，结果证实采用该标准能显著降低剖宫产率，并改善母婴妊娠结局。2003年美国妇产科医师学院（American College of Obstetricians and Gynecolo-gists，ACOG）将活跃期定义为"宫口开大3~4 cm至开全"，并将"初产妇在采用或未采用硬膜外分娩镇痛的情况下，第二产程超过3 h或2 h；经产妇在采用或未采用硬膜外分娩镇痛的情况下，第二产程超过2 h或1 h"定义为第二产程延长。

2010年，基于近代孕妇人群较50年前体型更高大，胎儿体重更大，且缩宫素、硬膜外麻醉镇痛和产程胎心电子监护广泛应用的背景，Zhang Jun等对美国2002—2008年间共计62 415例产妇进行回顾性调查，结果显示初产妇与经产妇在宫口开大6 cm以前宫口扩张速度近似，但经产妇宫口开大6 cm之后宫口扩张速度显著增快；初产妇第二产程时限的第95百分位数在应用硬膜外分娩镇痛与没有应用的情况下分别是3.6 h和2.8 h。2012年，ACOG基于Zhang氏产程图发布了新产程指南，重新定义"产程停滞"：①第一产程停滞：自然临产时，在胎膜已破、宫口开大≥6 cm、宫缩正常，宫口停止扩张≥4 h，或在宫口开大≥6 cm但宫缩欠佳，宫口停止扩张≥6 h；诱导分娩时，在胎膜已破、宫口开大≥6 cm，或胎膜未破、宫口开大≥5 cm，且宫缩正常的情况下，宫口停止扩张≥4 h，或在宫口开大≥6 cm但宫缩欠佳的情况下，宫口停止扩张≥6 h；②第二产程停滞：当未实施硬膜外分娩镇痛时，初产妇超过3 h或经产妇超过2 h，产程无进展；当实施硬膜外分娩镇痛时，初产妇超过4 h或经产妇超过3 h，产程无进展。2014年我国参照ACOG的新产程标准，也制定了相应的国内新产程指南。

（二）新产程的应用与争议

基于降低剖宫产率的期望，以Zhang氏产程图为原型的新产程指南在国内大力推行。但在临床实践中，新产程的应用存在诸多困惑和争议。

1.活跃期起点

21世纪以前，一般以宫颈扩张曲线明显加速的拐点作为潜伏期与活跃期的界限。Friedman1955年建立的"S"形产程图发现产程加速的拐点发生在宫口开大3~4 cm时。凌教授认为宫颈扩张曲线加速的拐点多发生在宫口开大2~3 cm。多数学者主张为统一标准，将3 cm作为活跃期起始点，该标准在国内外被广泛应用多年。

2010年Zhang分别计算宫口每开大1 cm所需时间，结果显示宫口开大4~5 cm所需时间的第95百分位数超过6 h，5~6 cm超过3 h，6 cm后几乎所有产妇都能在2 h内开全；并且6 cm之前初产妇和经产妇宫口扩张速度无显著差异，6 cm之后经产妇宫口扩张速度显著快于初产妇，提示6 cm可能才是活跃期起点。2012年ACOG指南及2014年国内新产程指南基于此研究结果将活跃期起点从3 cm变更为6 cm。

2018年Oladapo等共纳入99 971例产妇资料的系统评价显示宫口开大5 cm前，每开大1 cm所需时间的中位数超过1 h；宫口开大5 cm后，宫口扩张速度增快，提示活跃期起点可能推前至5 cm。Hamilton等对4 703例产妇病例资料的分析显示，将宫口开大≥6 cm作为活跃期的产程管理模式对于降低剖宫产率的证据力度较低（AUC 0.55~0.65，P<0.001），且不能显著降低产后出血及新生儿窒息的发生风险。

由于"活跃期起点为6 cm"的观念仍有诸多质疑点，2018年，WHO在发布的《产时管理改进分娩体验建议》中推荐将宫口开大5 cm作为活跃期的标志。2020年国内制定的《正常分娩临床实践指南》也推荐将5 cm修订为活跃期标志。活跃期起点从3 cm→6 cm→5 cm的变革也反映了业界不断探索的历程。在临床中，判断第一产程的进展应是综合性思考，不仅要关注宫口开大程度，还必须考虑胎先露的下降、胎方位、胎头与骨盆的关系以及宫缩的情况。第一产程的评估需涉及多方面，应综合评估方能决定正确的分娩方式。

2. 第二产程时限

Friedman产程图显示初产妇第二产程时限不应超过2 h。凌教授的研究也认为不论以何种方式结束分娩，第二产程超过2 h者应诊断为第二产程延长。新产程基于Zhang第二产程时限第95百分位数的结果（初产妇在有或没有硬膜外麻醉的情况下，第二产程时限第95百分位数分别为3.6 h及2.8 h），在Friedman产程的基础上，将第二产程时限各延长了1 h。Cheng等对新生儿结局正常的42 268例病例进行回顾性分析，在没有硬膜外分娩镇痛的情况下，初产妇和经产妇的第二产程时限的第95百分位数分别是197 min（3.28 h）和81 min（1.35 h）。Rouse等对4 126例无硬膜外分娩镇痛的初产妇分析显示第二产程超过3 h的仅366例（0.9%），即第二产程时限第99百分位数为3 h。迄今为止，仍未有关于第二产程具体时限的共识，但从以上研究可以看出，随时代的更迭，当代初产妇在无硬膜外麻醉的情况下第二产程时限或已长于2 h，但是否达到3 h，以及初产妇和经产妇的产程时限差距是否为1 h等问题都仍在讨论之中。产程时限可受人种、孕妇体重以及缩宫素使用、分娩镇痛等产程管理方式的影响，故此，仍需多中心、大样本研究来进一步探讨。

3. 剖宫产率

全球剖宫产率自20世纪90年代开始呈现急剧上升的趋势，在美国，1/3的剖宫产指征为"头位难产"，因此如何降低产程中转剖宫产率一直是备受关注的焦点问题。ACOG和美国母胎医学会（Society for Maternal Fetal Medicine，SMFM）于2014年联合发表的共识文件《安全避免首次剖宫产》试图推广Zhang氏产程标准作为降低产程中转剖宫产的主要措施。但自新产程标准出台后，美国的剖宫产率一直在32%~33%徘徊，国内的剖宫产率也稳定在36%~37%。目前来看，通过推广Zhang氏产程标准降低剖宫产率似乎并未取得预期成效。

自Zhang氏产程标准得到ACOG支持以来，国内外学者陆续进行了"新产程标准能否有效降低剖宫产率"的研究和讨论。Gimovsky等对78名初产妇进行了随机对照试验，分别采用Zhang氏产程标准和Friedman产程标准进行临床管理并对比两组产妇的妊娠结局，结果在应用硬膜外分娩镇痛的情况下，采用Zhang氏产程标准可以降低50%的剖宫产率（Zhang氏产程标准下为19.5%，Friedman产程标准下为43.2%），且两组间的母婴妊娠结局无明显差异。该研究虽然是随机对照试验，但由于样本量太小（78例），不排除因样本量太少带来的统计学偏倚。虽然一些研究证明应用新产程标准能降低剖宫产率，但也有较多的学者证实新产程不但不能降低剖宫产率，还会增加产妇感染、新生儿窒息等不良母婴妊娠结局的发生风险。其中2018年发表在

Lancet 上的一项前瞻性、多中心研究，共纳入 6 677 例病例，分别以 WHO 标准（3 305 例）和 Zhang 氏产程图标准（3 372 例）进行产程管理，结果 Zhang 氏产程图组首次剖宫产率不但没有显著降低（WHO 标准 5.9% vs Zhang 氏产程标准 6.8%，P=0.08），反而增加了识别肩难产的难度。Yaniv Zipori 等对 19 831 例资料进行了回顾性分析，其中，2011—2014 年共纳入了 9 300 例采用 Friedman 产程图进行产程管理的病例，2014—2017 共纳入了 10 531 例采用 Zhang 氏产程标准进行产程管理的病例，结果证实采用 Zhang 氏产程标准管理虽然能降低首次剖宫产率（Friedman 产程图 23.3% vs Zhang 氏产程标准 15.7%），但新生儿脐动脉血气 pH<7 的风险却增加近 10 倍（OR：9.98，95%CI：3.6 ~ 27.6，P<0.001），且增加了识别肩难产的困难（OR：1.92，95%CI：1.08 ~ 3.4，P=0.016）和新生儿转 NICU 的风险（OR：1.53，95%CI：1.18 ~ 1.98，P<0.01）。国内学者包菊等对 1 889 例病例进行回顾性分析，在实施分娩镇痛的情况下，采用 Zhang 氏产程标准能降低因"活跃期停滞"的产时剖宫产率（Zhang 氏产程标准 5.7% vs Friedman 产程图 50.2%），但产程延长同样增加了因"宫内感染"的产时剖宫产率（Zhang 氏产程标准 61.0% vs Friedman 产程图 30.8%）。这些研究提示至少目前的数据不足以全盘否定 Friedman 产程图，但也缺乏 Zhang 氏产程标准完全适用于中国孕产妇产程管理的科学证据，仍需要深入研究。

4.产妇结局

诸多研究证明产程延长可能会增加产后出血、产后感染、新生儿窒息等不良妊娠结局的风险。一项 63 404 例初产妇大样本的回顾性分析研究中，根据第二产程时限将其分为<1 h、2~3 h、3~4 h、4~5 h 及≥5 h 组，发生产后出血的校正后风险在各组中分别上升 1、1.30、1.53、1.59 及 1.75 倍。此外，Gimovsky、Yaniv Zipori 及 Cheng 等学者均证实产程延长会增加产后出血的风险。

这些研究证实即使进行规范的临床管理，由于产程延长导致的产后出血发生的增加也应引起足够的重视。产后出血是我国孕产妇死亡的首因，在临床实践中，不能忽视产程延长对母婴的潜在不良影响，尤其是与产后出血的密切关系，第二产程时限必须充分考虑对母婴的不良影响而非只考虑剖宫产率问题。

5.新生儿结局

1977 年，Cohen 等对 4 405 例初产妇的回顾性研究显示第二产程延长并没有显著增加新生儿 Apgar 5 min 低评分数量和新生儿围产期死亡率。2016 年 Grobman 等对 53 285 例病例进行回顾性研究，结果证实随着第二产程的延长，虽然新生儿臂丛神经麻痹、抽搐和缺氧缺血性脑病的风险随之增加，但发生新生儿不良结局的绝对风险差异却不到1%。虽然这部分研究证实第二产程延长未显著增加新生儿不良结局的风险，但仍有许多研究提示新生儿窒息及转入NICU治疗等不良结局的发生风险上升。其中，Yaniv Zipori等对19 831例产妇大样本的回顾性分析显示采用新产程管理后发生脐动脉血气pH值<7的风险增加了近10倍（OR：9.98，95%CI：3.6～27.6）。

综合以上研究，新产程对新生儿的安全性仍需要进一步研究。鉴于我国早产、新生儿窒息仍然是新生儿主要并发症和死亡原因，在临床工作中，产科医生及助产士在产程管理中必须关注母婴安全，这也是处理产程最重要的问题。

笔者[①]团队收集了12 789例病例对第二产程进行了回顾性分析。研究显示初产妇与经产妇第二产程的第95百分位数分别在2.38 h和0.87 h，且通过延长第二产程不能显著降低第二产程剖宫产率。这一研究数据提示临床分娩时不能一概否定传统的Friedman产程图，同时也需对目前国际、国内推荐的Zhang氏产程标准持谨慎接纳态度。由于目前对第二产程不同时限分布的人群情况的研究较少涉及亚裔人群，且西方人群和亚裔人群本身存在种族差异，未来尚需在同质化医疗的前提下进行多中心研究以建立适宜国情的产程时限管理，而降低剖宫产率则需要各项综合措施。影响产程进展的因素诸多，时限并非决定难产与否的唯一因素，还有胎先露高低、胎儿大小、胎心监测及母婴并发症等，因此，分娩方式的决定需要综合各方面的因素。

（三）第三产程

由于第三产程时限超过30 min时将显著增加产后出血（postpartum hemorrhage，PPH）的风险，多年来业界一直将30 min作为第三产程延长的分界点。但近年来，第三产程时限与发生PPH的时间点关系逐渐受到了挑战，国内外一些研究显示发生PPH的时间或早于30 min，这也提示对第三产程应进行再度关注和研究。

笔者团队对10 983例病例进行回顾性分析，结果显示PPH的风险在胎儿娩出10 min后即显著增加，提示应前移预防PPH关口，对于有高危因素的产妇更应做好预防和处理PPH的准备。

（董晓静　朱天颖　马润玫）

---

①此处指昆明医科大学第一附属医院马润玫教授。

第二节　胎儿监护

一、胎心

临床以听诊胎心率的变化来估计胎儿宫内安危状况是古老而简单的监护方法。妊娠6周（胚胎长度达5~7 mm或更长时）超声即可探及胎心搏动，妊娠11~12周可用胎心多普勒听筒在耻骨联合上方探及胎心，在妊娠18~20周后用听诊器经孕妇腹壁能听到胎心音。胎心率从妊娠6周前的110~115 bpm迅速增加至妊娠8周时的170 bpm，随孕周增大胎心逐渐稳定至110~160 bpm。临床上，对每位孕妇还需了解基础胎心率，如比基础胎心率增加或减少≥30 bpm，即使仍在正常范围内亦应提高警惕。

胎儿心动过速（>160 bpm）最常见于胎动频繁时，亦可见于母体发热、绒毛膜羊膜炎、贫血、甲状腺机能亢进或因胎儿心律失常而应用了拟交感神经药物及副交感神经阻滞药物等情况。胎儿心动过缓（<110 bpm）常见于胎儿宫内缺氧，应立即行阴道检查、胎心监护、超声检查等，据情况及时处理。

通常在位于胎背上部的孕妇腹壁听到的胎心音最响亮，妊娠24周以前胎心音多在脐下正中或稍偏左、右听到，妊娠24周以后，胎心音多在胎儿背侧听得清楚。枕先露时胎心音在孕妇脐部左或右下方，枕后位时则偏孕妇腹壁外侧或在胎儿肢体侧；臀先露时胎心音在孕妇脐部左或右上方；肩先露时胎心音在靠近脐部下方最清楚。听到胎心音慢时需与子宫胎盘杂音、腹主动脉音及脐带杂音鉴别。子宫胎盘杂音为血流流经扩大的子宫血管时出现的吹风样音响，腹主动脉音为咚咚样强音响，两种杂音均与孕妇脉搏相一致，脐带杂音为脐带血流受阻出现的，是与胎心率一致的吹风样低音响。

产前常规检查时应听诊胎心60 s计数每分钟胎心率。产程中对于低危孕妇，推荐间断胎心听诊，推荐胎心听诊频率见表8.2。进行间断听诊时，应至少听诊60 s，并包括宫缩的前、中、后。高危妊娠分娩时建议行持续胎心监护。

表8.2 低危孕妇间断胎心听诊的频率

时期	间断听诊频率
第一产程	
潜伏期(宫口<6 cm)	每30~60 min听诊一次胎心,并记录
活跃期(宫口>6 cm)	每30 min听诊一次胎心,并记录
第二产程	每次宫缩过后听诊一次胎心,并记录

二、胎动

虽然目前可用超声诊断仪及电子胎心监护仪等仪器监测胎动,但凭孕妇主观感觉计数仍是简单可靠的自我监护方法。妊娠20周左右可自觉感知胎动(平均每日胎动数为200次),孕妇可感知到70%~80%的胎动。随孕周增加,孕妇感知到的胎动逐渐增强,至32~34周达到高峰(平均每日胎动数为575次),孕38周后逐渐减少(平均每日胎动数为282次),妊娠过期以后胎动明显减少。胎动具有周期性,正常足月孕的胎儿活动可有静止期和活动期,胎动常在胎儿睡眠周期时消失,孕晚期胎动活跃期持续约40 min,安静期可持续约20~40 min。Patrick等学者研究显示,正常胎儿处于安静期的最长时间约为75 min,若超过75 min,应警惕胎儿宫内缺氧。胎动一般在晚上9:00到凌晨1:00之间达到高峰,此时母亲的血糖水平处于下降趋势。另一项研究亦显示,孕妇低血糖、接触音乐等与胎动增加相关,餐后或服用葡萄糖后胎动不会显著增加。除孕妇能感受到的胎动外,胎儿还会做出一些精细的动作,如肢体屈曲和伸展、手抓握和吮吸,这些动作反映了协调的中枢神经系统功能,但孕妇通常无法察觉这些精细动作。胎动是反映胎儿氧合状况和中枢神经系统功能的另一项重要指标,低氧血症可致胎动减少,胎动异常或消失可以作为胎儿低氧血症的预测指标。妊娠28周后,胎动计数<10次/2 h或减少50%者提示胎儿缺氧可能。在胎动计数正常的情况下,定期产检、常规监测即可。若胎动异常则需及时到医院进行持续胎心监护,若胎心监护为NST正常则继续常规监测即可,若胎心监护NST异常则应立刻按产科急症处理(图8.17)。

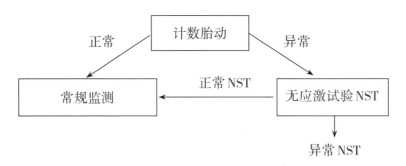

图8.17 胎动异常的处理流程

三、羊水胎粪污染

正常情况下，羊水透明无色，并可见胎脂。当胎粪排入羊水并使其浑浊时称羊水粪染或羊水胎粪污染（Meconium-Stained Amniotic Fluid，MSAF）。MSAF是常见的临床表现，在新生儿中发生率为8%~25%。正常情况下，妊娠34周以后胎儿开始有胎粪排出。胎粪的主要成分是消化道的分泌液，吞咽羊水中不被吸收的胎脂，脱落的皮肤，消化道细胞，以及脂肪、胆盐酸、胆红素等衍生物。随着孕周的增加，胎粪排出的机会也在上升，妊娠40周，胎粪污染率约为30%，妊娠42周，胎粪污染率约为50%。因此，胎儿成熟是胎儿排便的主要原因。胎粪污染不是胎儿宫内窘迫的诊断标准。择期剖宫产羊水粪染的发生率为2.8%，而分娩发动后羊水粪染的发生率上升为23.4%，提示分娩发动是羊水粪染的诱发因素之一。分娩过程中，胎头或脐带受压可刺激肠道副交感神经促进胎儿排便。另外，孕妇使用对胎儿胃肠道有影响的药物（如米索前列醇等）、孕妇并发症（如妊娠期肝内胆汁淤积症）、宫内感染等均可诱发胎儿排便。

临床上按进入羊水中的胎粪量引起羊水性状改变的程度将羊水胎粪污染分为三度。Ⅰ度：羊水呈黄绿色，质薄；Ⅱ度：羊水呈淡绿色，质较厚；Ⅲ度：羊水呈黄绿色或褐绿色，质厚，呈糊状。胎儿受羊水胎粪污染超过4~6 h，便可出现胎膜、脐带、胎盘及胎儿皮肤、指（趾）甲黄染。羊水粪染的程度不仅取决于胎粪排出的多少，更重要的是与羊水量以及胎儿的吞咽功能有关。羊水量减少、胎儿吞咽功能受阻，羊水粪染程度则愈加严重。低氧血症可刺激胎儿呼吸中枢，诱发胎儿喘息样呼吸而将粪染的羊水吸入呼吸道内（声门以下），发展为胎粪吸入综合征（meconium aspiration syndrome，MAS），在MSAF新生儿中约占5%~10%。正常情况下胎儿有浅快呼吸运动，其频率及深度仅使约1 ml液体沿支气管树移动，其方向是从肺泡移向羊水。当胎儿缺氧加重出现酸中毒时会引起强有力的喘息样呼吸运动，持续性深呼吸将羊水及胎粪吸入气管内，胎儿娩出后连续的有效呼吸又将胎粪越吸越深而至肺泡。过期妊娠胎盘功能不全，胎儿出现慢性缺氧、羊水减少、胎粪黏稠，易发生MAS。因此，胎粪排出及围产期窒息史是MAS发病的前提。MSAF不是胎儿宫内窘迫的后果，当发生胎儿宫内窘迫的时候，胎粪污染是导致MAS的风险因素。

四、电子胎心监护

电子胎心监护（electronic fetal monitoring，EFM，或cardiotocography，CTG）是了解胎儿宫内状态和储备能力的重要手段，自20世纪60年代末开始应用于临床，迄今已有50年。与传统的胎心听诊相比，电子胎心监护能精确记录胎心率的变异情况，其阴性预测值可达99%。故当EFM图形（图8.18-1）正常时几乎可以完全排除监测当时胎儿存在的代谢性酸血症或缺氧性损伤（图8.19）。EFM的应用降低了产时死产率、新生儿死亡率及新生儿抽搐发生率。有研究认为，由于EFM降低了新生儿抽搐风险，因此在一定程度上降低了新生儿远期发生认知功能障碍的风险。正确解读胎心监护图形可为临床判断围产儿预后、指导临床处理提供一定的依据。

（一）EFM图形的术语及定义

对EFM图形的完整的描述应包括5个方面（表8.3），即基线、基线变异、加速、减速及宫缩。正弦波形有着非常特殊的临床意义，往往预示胎儿已存在严重缺氧，常见于胎儿重度贫血、胎母输血的病例，需要特别引起重视。

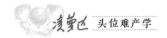

表8.3　EFM图形的术语及定义

术语	定义
基线	10 min内胎心波动范围在5次/分内的平均胎心率,并除外加速、减速和显著变异的部分。正常胎心基线范围是110~160次/分。基线必须是在任何10 min内持续2 min以上的图形,该图形可以是不连续的。如果在观察阶段基线不确定,可以参考前10 min的图形确定基线。其中: 胎儿心动过速:指胎心基线>160次/分,持续≥10 min 胎儿心动过缓:指胎心基线<110次/分,持续≥10 min
基线变异	指每分钟胎心率自波峰到波谷的振幅改变,是可直观定量的。其中: 变异缺失:指振幅波动消失 微小变异:指振幅波动≤5次/分 正常变异:指振幅波动6~25次/分 显著变异:指振幅波动>25次/分
加速	指基线胎心率突然显著增加,从开始到波峰的时间<30 s 从胎心率开始加速至恢复到基线胎心率水平的时间为加速时间 妊娠32周前,加速在基线水平上≥10次/分,持续时间≥10 s,但<2 min 妊娠32周及以后,加速在基线水平上≥15次/分,持续时间≥15 s,但<2 min 延长加速:指胎心率增加持续≥2 min,但<10 min 如果加速持续≥10 min,则考虑胎心率基线变化
减速	早期减速(early deceleration,ED):指伴随宫缩出现的减速,通常是对称地、缓慢地下降到最低点再恢复到基线。从开始到最低点的时间≥30 s,减速的最低点常与宫缩的峰值同时出现。一般来说,减速的开始、最低点、恢复与宫缩的起始、峰值、结束同步 晚期减速(late deceleration,LD):伴随宫缩出现的减速,通常是对称地、缓慢地下降到最低点再恢复到基线,从开始到最低点的时间≥30 s,减速的最低点通常迟于宫缩峰值。一般来说,减速的开始、最低点和恢复分别落后于宫缩的起始、峰值及结束 变异减速(variable deceleration,VD):指突发的、显著的胎心率急速下降,从开始到最低点的时间<30 s,胎心率下降≥15次/分,持续时间≥15 s,但<2 min。当变异减速伴随宫缩,减速的起始、深度和持续时间与宫缩之间无规律 延长减速(prolonged deceleration,PD):指明显的低于基线的胎心率下降,减速≥15次/分,从开始到恢复到基线持续≥2 min但<10 min,如果减速超过10 min,是基线改变 反复性减速:指20 min观察时间内≥50%的宫缩均伴发减速 间歇性减速:指20 min观察时间内<50%的宫缩伴发减速
宫缩	正常宫缩:≤5次/10 min宫缩,观察30 min,取平均值 宫缩过频:>5次/10 min宫缩,观察30 min取平均值
正弦波形	明显可见的、平滑的、类似正弦波的图形,长变异3~5周期/min,持续≥20 min

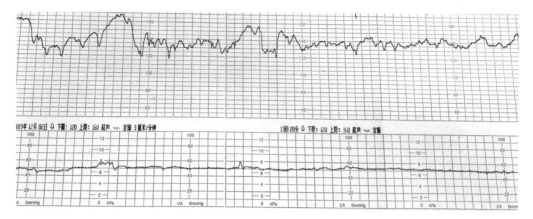

图8.18-1 正常胎心监护（胎心基线正常变异伴增速）

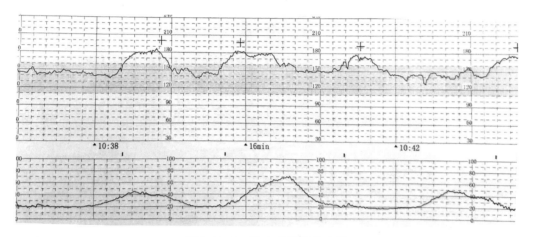

图8.18-2 胎心基线显著变异

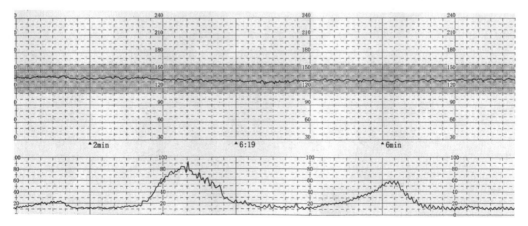

图8.18-3 胎心基线微小变异

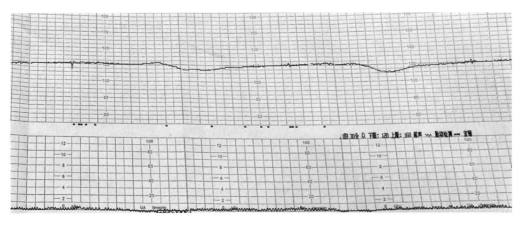

图 8.18-4 胎心基线变异缺失

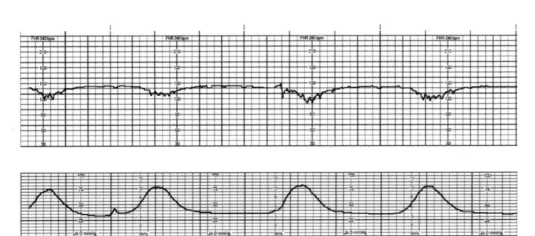

图 8.18-5 早期减速

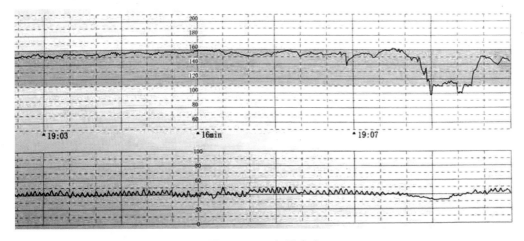

图 8.18-6 变异减速

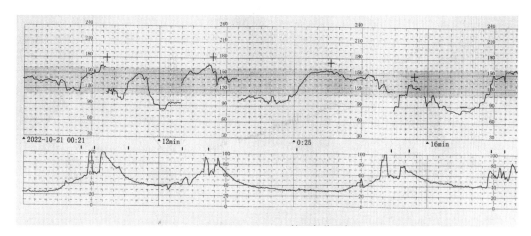

图8.18-7 胎心基线变异缺失伴晚期减速（Ⅲ类胎监）

图8.18 各种胎儿电子监护图形

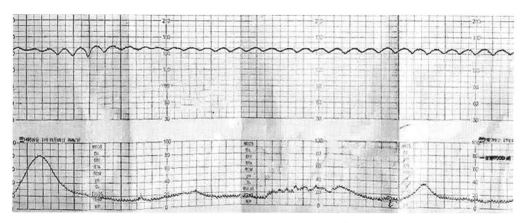

图8.19 正弦波形（胎母输血综合征，新生儿Hb 3 g）

（二）无应激试验（non-stress test，NST）

NST用于产前监护。对于低危妊娠女性，产前保健建议自妊娠37周起，每周1次NST；对于高危妊娠女性，母体因素如妊娠期高血压、妊娠合并糖尿病、母体免疫性疾病、有胎死宫内等不良孕产史等，胎儿因素如双胎妊娠、FGR、羊水偏少、胎动减少、脐血流异常等，NST可自妊娠32周开始，具体时间和频率应据孕妇情况进行个体化应用。若病情需要，NST最早可从妊娠28周开始。

NST判读标准见表8.4，其图形分为正常NST（图8.20）、不典型NST和异常NST。

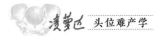
表8.4　NST的结果判读

参数	正常 NST	不典型 NST	异常 NST
胎心基线率	110~160次/分	100~110次/分; >160次/分,<30 min	胎心过缓<100次/分; 胎心过速>160次/分, 超过30 min
基线变异	6~25次/分(中度变异);<5次/分(变异缺失及微小变异),持续<40 min	≤5次/分,持续40~80 min 内	≤5次/分,持续≥80 min ≥25次/分,持续>10 min 正弦波
减速	无减速或偶发变异减速,持续<30 s	变异减速,持续30~60 s 内	变异减速,持续≥60 s 晚期减速
加速(≥32周)	40 min 内≥2次加速超过15次/分,持续15 s	40~80 min 内2次以下加速超过15次/分,持续15 s	大于80 min 内2次以下加速超过15次/分,持续15 s
(<32周)	40 min 内≥2次加速超过10次/分,持续10 s	40~80 min 内2次以下加速超过10次/分,持续10 s	大于80 min 内2次以下加速超过10次/分,持续10 s

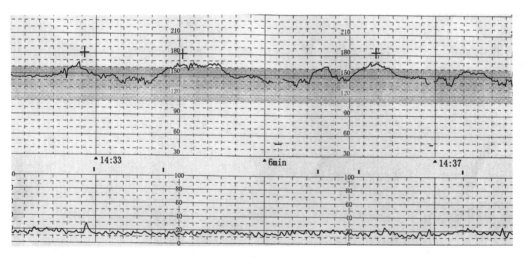

图8.20　NST正常图形

（三）宫缩应激试验（contraction stress test，CST）/缩宫素激惹试验（oxytocin challenge test，OCT）

CST及OCT主要观察宫缩时周期性胎心率变化以评价胎儿宫内情况，OCT可用于反复出现NST无反应型及诱导分娩前胎盘功能及胎儿储备能力的评价，其相对禁忌证即阴道分娩的禁忌证。CST及OCT对宫缩的要求：至少3次/10 min，每次持续40~60 s，若产妇自发宫缩欠佳可通过刺激乳头或静脉滴注缩宫素加强宫缩。

当妊娠>37周的孕妇出现NST无反应型时，应用OCT对胎儿进行评估是安全、有效的，且不增加胎儿死亡和产科并发症的风险。当NST已明确胎儿宫内缺氧，则不需再进行OCT，以免加重缺氧、延误抢救时机。OCT图形的判读主要基于是否出现晚期减速：①阴性：无晚期减速或明显的变异减速；②阳性：50%以上的宫缩后出现晚期减速（即宫缩频率<3次/10 min）；③可疑阳性：间断出现晚期减速或明显的变异减速；④可疑过度刺激：宫缩过频时（>5次/10 min）或每次宫缩时间>90 s时出现胎心减速；⑤不满意的OCT：宫缩频率<3次/10 min或出现无法解释的图形。

对于产时电子胎心监护的判读，目前国际围产界公认的是产时电子胎心监护三级评价系统，见表8.5。

表8.5 产时电子胎心监护三级评价系统

分类	图形描述	意义
Ⅰ类	同时包括以下各项： 基线：110~160次/分 正常变异 晚期减速或变异减速：无 早期减速：有或无 加速：有或无	正常的胎心监护图形，提示在监护期内胎儿酸碱平衡状态良好。后续的观察可按照产科情况常规处理，不需要特殊干预
Ⅱ类	除Ⅰ类或Ⅲ类以外的图形，包括以下任一项： 1.基线率： ·胎儿心动过缓但不伴基线变异缺失胎儿心动过速 2.基线变异：变异缺失不伴反复性减速 ·微小变异 ·显著变异 3.加速：刺激胎儿后没有加速 4.周期性或偶发性减速： ·反复性变异减速伴基线微小变异或正常变异 ·延长减速 ·反复性晚期减速伴正常变异 ·变异减速有其他特征，如恢复基线缓慢，"尖峰"或"双肩峰"	可疑的胎心监护图形。既不能提示胎儿宫内有异常的酸碱平衡状况，也没有充分证据证明是Ⅰ类或Ⅲ类胎心监护图形。Ⅱ类胎心监护图形需要持续监护和再评估。评估时需充分考虑产程、孕周，必要时实施宫内复苏措施。如无胎心加速伴微小变异或变异缺失，应行宫内复苏；如宫内复苏后胎心监护图形仍无改善或发展为Ⅲ类监护图形，应立即分娩

续表

分类	图形描述	意义
Ⅲ类	包括以下任何一项： 1.基线变异缺失伴以下任一项： 反复性晚期减速 反复性变异减速 胎儿心动过缓 2.正弦波形	异常的胎心监护图形,提示在监护期内胎儿出现异常的酸碱平衡状态,必须立即宫内复苏,同时终止妊娠

胎心电子监护是对胎儿中枢神经—心脏调节系统功能的一个监护,氧气自母体转移到胎儿的过程中,母胎循环、胎盘循环及胎儿循环中任何一个环节出现问题,都可能导致胎儿在母体内不能进行充分的气体交换,导致产程中出现Ⅱ类胎心监护图形。如孕妇缺氧状态导致母体血液中氧含量不充足,子宫张力过高、胎盘功能减退、子宫灌注不足等致母胎界面气血交换障碍,脐带受压导致脐带血液循环不畅通,或胎儿自身心肺功能异常及胎儿贫血等,都是可能导致Ⅱ类胎心监护图形的因素。由于EFM图形反映的是胎儿在监护时间内酸碱平衡状态,故常需要对其进行动态观察,以动态了解胎儿宫内情况。例如,当出现（图8.21-2）时,随着宫内复苏措施的实施或产程的进展,Ⅱ类EFM图形可能转变为Ⅰ类或Ⅲ类EFM图形。在临床工作中,EFM图形的处理还应该结合患者个体情况、孕妇和胎儿是否存在高危因素及产程进展等因素进行综合分析。

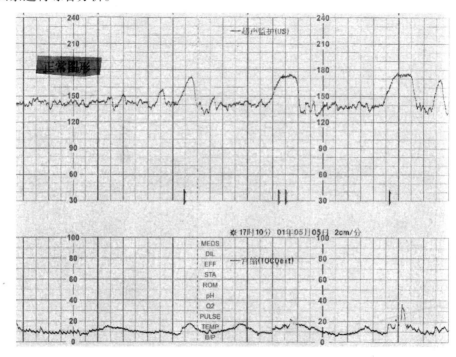

图8.21-1　产时Ⅰ类胎儿电子监护图形

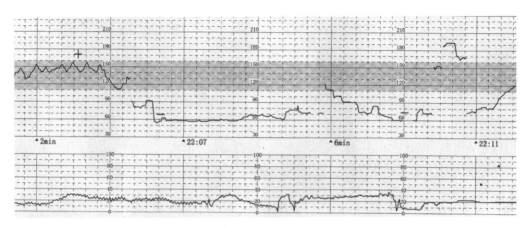

图8.21-2　产时Ⅱ类胎儿电子监护图形（基线变异正常伴延长减速）

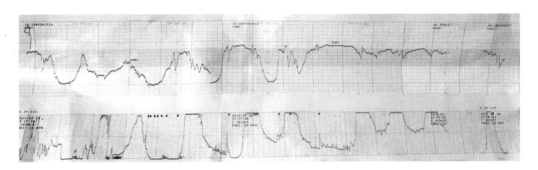

图8.21-3　产时Ⅲ类胎儿电子监护图形（基线变异消失伴频繁晚期减速）

五、产时宫内复苏

　　产时胎心监护呈现Ⅱ类图形时，应首先迅速评估孕妇的心率、呼吸、血压等生命体征，立即进行床边检查（包括腹部、阴道检查以及床旁超声等），排除子宫破裂、胎盘早剥或脐带脱垂等紧急情况。对排除上述需立即剖宫产的紧急情况者，应积极进行宫内复苏。产时宫内复苏是指为改善产时胎盘灌注以及母胎氧合而采取的一系列综合措施。施行产时宫内复苏措施时，应持续胎心监护，需针对胎心监护图形进行重新评估，评价复苏效果，决定后续处理。宫内复苏为继续阴道试产提供保障，为行阴道助产或剖宫产争取时间，从一定程度上减少新生儿并发症及后遗症的发生，减少不必要的剖宫产。目前临床上可开展的宫内复苏方法有以下几种：

（一）改变患者体位

妊娠子宫压迫下腔静脉及降主动脉，孕妇仰卧位时，会出现子宫胎盘灌注压及血流量下降，易出现异常胎心监护图形。产程中出现Ⅱ类胎心监护图形时，建议孕妇采取侧卧位，首选左侧卧位，以减轻下腔静脉受压，增加孕妇回心血量，改善胎盘灌注。对于脐带受压者，改变孕妇体位可以缓解脐带压迫，增加母体流向胎儿的血流，改善胎儿缺氧状态，改善胎心监护图形。

（二）吸氧

母体氧含量在孕晚期时接近最大值，但绒毛间血氧交换效率较低。吸氧对孕妇血氧饱和度的增加有限，但是可以增加绒毛间的血氧交换效率，提高母体动脉氧分压及胎儿氧分压，达到改善Ⅱ类胎心监护图形的目的。值得注意的是，母体吸氧改善的仅仅是胎儿氧分压，并不能纠正胎儿酸中毒。有研究发现，吸氧后胎儿氧分压增高，但胎儿脐带血pH值并无明显改善。

（三）快速静脉补液疗法

孕妇低血容量状态时，子宫胎盘灌注减少，异常胎心监护图形发生的概率增加。静脉输注晶体可以增加母体血容量，提高动脉压，并改善胎盘血流灌注。乳酸林格液的终末代谢产物为碳酸氢钠，可纠正代谢性酸中毒，从而实现宫内复苏。产时出现Ⅱ类胎心监护图形时，通过输注乳酸林格液，能够缓解胎儿缺氧症状，改善监护图形，为下一步处理赢得宝贵的时间。目前，临床上首选500~1000 ml乳酸林格液或者0.9%氯化钠注射液，以250 ml/h的速度静脉点滴，停止补液后，复苏效应可持续30 min。需要注意的是，对于重度子痫前期以及心功能不全的患者，要限制补液，以避免发生肺水肿。

（四）抑制子宫收缩

子宫收缩会导致流向绒毛间隙的血流暂时中断，宫缩间歇期血流恢复，正常频率及强度的宫缩对胎心不会造成不良影响。10 min内若出现超过5次的子宫收缩，称子宫收缩过频，频繁的子宫收缩会影响胎盘灌注，导致胎儿血氧饱和度明显下降，临床上表现为Ⅱ类胎心监护图形，甚至Ⅲ类胎心监护图形。宫缩抑制剂的作用为减弱宫缩，降低子宫张力，改善胎盘灌注，减轻脐带受压。临床常用于产时紧急抑制宫缩的药物有选择性β_2受体激动剂（如特布他林）、缩宫素受体拮抗剂、钙通道阻滞剂（硝苯地平）、硫酸镁及硝酸甘油等。

目前没有研究证据表明，产程中持续EFM在改善围产儿预后方面优于间断胎心听诊。对于低危妊娠，推荐间断胎心听诊。对于高危孕妇，据情况适当增加听诊频率，是否进行持续EFM应据医疗机构及孕妇病情决定。对于高危妊娠如瘢痕子宫阴道试产（trial of labor after cesarean delivery，TOLAC）、FGR、羊水偏少、胎动减少、脐血流异常或间断胎心听诊发现异常时，应进行持续监护。

（李航 马润玫）

六、其他产前评估技术

（一）胎儿头皮血pH值测定

2017年ACOG数据指出测量胎儿头皮毛细血管血液中的pH值可能有助于识别严重的胎儿窘迫。该法为将一个带光源的内镜插入充分扩张的宫口，破膜，以便内镜能压于胎儿皮肤处；擦净皮肤，敷一层硅胶以利于血液聚集成离散的血球，用一长柄专用器具切开皮肤2 mm深，当表面有血滴形成时，立即收集到肝素化的毛细玻璃管中，迅速测定血pH值。由于胎儿头皮血pH值测定是一项有创性检查，且只能显示当时胎儿的酸碱状态，不能预测以后变化，故现在临床使用较少。

胎儿毛细血管头皮血液pH值通常低于脐静脉血pH值，与脐动脉相似，如果pH值>7.25，则可继续观察产程进展；如pH值在7.2~7.25之间，则30 min之内复查；如pH<7.2，则即刻重复采血，并完善术前准备，如复查pH值仍比较低，则立即终止妊娠，否则可继续观察产程进展，并定期重复头皮血采样。

（二）胎儿头皮刺激

胎儿头皮刺激（fetal scalp stimulation，FSS）包括在头皮采血测定pH值之前，用Allis钳夹头皮，或者使用施加在孕妇腹部的振动声刺激来刺激胎儿头皮。如胎心加速，提示正常；相反，如未引发胎心加速，却未必说明存在酸中毒。FSS的主要目的是评估在CTG上显示变异性减弱的胎儿，以区分深度睡眠和缺氧/酸中毒。该方法简单有效，有Meta分析支持当胎心电子监护没有加速时，可应用胎儿头皮刺激试验来减少胎儿监护的假阳性率。因此，这种方法对分辨宫内状况良好的胎儿有效，但对预测胎儿酸中毒的价值局限。

（三）振动声响刺激

将一电子人工喉置于孕妇腹部上方1 cm或者直接与孕妇接触。如在振动声响刺激后15 s内伴随持续胎动及胎心加速，且加速至少超过15次/分，持续≥15 s，则表示胎儿情况良好。

（四）胎儿心电图

使用胎心监护仪评估30个心脏周期，以构建一个平均心电图信号，然后用于ST段形态学分析。获得的信息包括T波相对于QRS波群的振幅（T/QRS比值）和ST段的形状，当ST段显示在基线以下的重要部分时，被称为2级和3级双相ST段。随着胎儿缺氧加剧，胎儿心电图会产生ST段抬高和T波高度的进行性升高，可以用T/QRS比值来表示。T/QRS比值的增加反映了在神经损伤之前，胎儿心脏对缺氧的适应能力。缺氧的进一步恶化会导致ST段逐渐向负向偏转，呈双相形式。Neilson等的研究表明，胎儿心电图对于新生儿结局或者剖宫产率没有影响，所以美国现在应用胎儿心电图较少，但是欧洲仍应用较多。我国目前胎儿心电图还没有广泛应用。

（刘帅斌　董晓静）

第三节　瘢痕子宫经阴道试产

近二十年来，全球范围内剖宫产率日益增高。1916年Cragin首次提出"一次剖宫产，永远剖宫产"，这一观点曾主导了产科学界60余年。目前，既往剖宫产史女性再次妊娠选择性重复剖宫产（elective repeat cesarean section，ERCS）率的上升已经成为许多国家和地区剖宫产率居高不下的主要原因之一。二孩政策开放以来，瘢痕子宫已上升为我国主要的剖宫产指征之一。近年来，ERCS带来的近远期并发症逐渐引起了学术界的广泛关注，主要包括：①孕产妇近期并发症，如胎盘异常（前置胎盘/胎盘植入）、子宫破裂、瘢痕裂开，宫缩乏力，产后出血，膀胱、肠管、输尿管损伤、术后腹腔粘连、肠梗阻，围术期感染，麻醉意外，血栓栓塞，术后入住重症医学科比例增加，术后住院时间延长；②孕产妇远期并发症，如慢性盆腔痛、手术切口处慢性疼痛、瘢痕粘连、痛经、异常阴道流血、盆腔粘连/瘢痕愈合不良（缺损）、子宫内膜炎、子宫粘连、宫外孕、继发不孕；③胎儿/新生儿并发症，如死产、早产、小于胎龄儿、新生儿需复苏率上升等。

1980年，美国国立卫生研究院提出剖宫产后阴道分娩是安全可接受的，极大促进了美国开展瘢痕子宫经阴道分娩（vaginal birth after cesarean，VBAC），至1998年VBAC率最高达31%。但随后一些研究报道了VBAC的母儿风险，引起了产科学界的担忧，VBAC率随之下降至2006年8.6%。VBAC成功率约为60%~80%，有阴道分娩史的经产妇VBAC成功率可高达86.6%。

随着我国生育政策的调整，再生育妇女中在第一胎分娩时恰逢中国过去20多年间剖宫产泛滥，既往高剖宫产率遗留下的大量瘢痕子宫将面临再次妊娠、分娩方式选择问题。开展瘢痕子宫阴道试产（TOLAC）成为降低重复剖宫产率从而进一步降低总剖宫产率的必然选择。目前医患双方担心TOLAC时子宫破裂带来的灾难性后果以及医疗机构对TOLAC不良事件的顾虑，是难于开展TOLAC的主要原因。因此，对剖宫产术后再次妊娠的孕妇，必须在产前充分评估并客观告知其TOLAC与ERCS的利弊，并在具备阴道分娩适应证、规范的产时管理、相应的应急预案的前提下实施TOLAC。

一、适应证

（1）孕妇及家属有阴道分娩意愿，是TOLAC的必要条件。孕妇及家属知情同意、自愿选择是TOLAC的重要原则。产科医生需结合孕妇前次剖宫产、本次妊娠、个人和家庭情况等充分评估，向孕妇及家属详细、客观地告知TOLAC和ERCS的利弊，并记录在案，严格履行知情同意和签字程序。产科医生应当在早孕期向有适应证的孕妇提供有关VBAC的咨询，并贯穿整个孕期，对有意愿且适合VBAC者予以鼓励支持，对有某些并发症或不适于或不愿意者不能勉强。

（2）医疗机构有抢救VBAC并发症的条件及应急预案。开展TOLAC的医院需具备产程持续胎心中央监护，产房手术室（具备开展紧急剖宫产术的条件），24 h待命的产科医生、麻醉科医生和新生儿急救及监护的综合医疗条件，需要产科、麻醉科、新生儿科以及输血科密切配合。一旦怀疑或诊断子宫破裂，应立即行剖宫产术。

（3）既往有1次子宫下段横切口剖宫产史，且前次剖宫产手术顺利，切口无延裂，如期恢复，无晚期产后出血、产后感染等；除剖宫产切口外子宫无其他手术瘢痕。

（4）前次剖宫产指征不复存在，也未出现新的剖宫产指征。既往因第二产程难产行剖宫产的孕妇，再次妊娠行TOLAC第二产程发生子宫破裂的风险较高，特别是

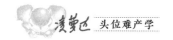

怀疑为巨大儿或第二产程延长的情况下。

（5）2次分娩间隔≥18个月。各国指南均已明确，分娩间隔<18个月可增加TOLAC中子宫破裂的风险。

二、禁忌证

（1）医疗单位不具备施行紧急剖宫产的条件。

（2）既往有2次及以上子宫下段剖宫产史或其他子宫手术史。

（3）前次剖宫产术为古典式剖宫产术、子宫下段纵切口或T形切口。①前次为古典式剖宫产，子宫手术创伤严重，本次妊娠行TOLAC者发生子宫破裂风险高，因为子宫瘢痕位于宫体部、体积大，且是分娩过程中承受子宫平滑肌收缩张力的主要部位，同时瘢痕组织抗张能力差，故更容易发生子宫破裂。②前次剖宫产为子宫T形切口或子宫底部切口等也存在同样问题。③对于前次剖宫产具体切口方式部位不清的孕妇可进行TOLAC，其成功率及子宫破裂发生率均与前次子宫下段横切口相似，但对于高度怀疑子宫体部切口（如子宫下段尚未形成的极早产剖宫产）不推荐TOLAC。

（4）此次妊娠存在前次剖宫产指征。

（5）既往有子宫破裂史或有穿透宫腔的子宫肌瘤剔除术史。既往有妊娠子宫破裂史的孕妇再次妊娠时，也不适合行TOLAC。依既往子宫破裂的部位不同，本次妊娠临产后子宫破裂的风险高达15%~32%。由于临产时间无法准确预测，建议有子宫破裂病史者根据个体情况在36~38周择期剖宫终止妊娠。

（6）前次剖宫产有子宫切口并发症。

（7）超声检查胎盘附着于子宫瘢痕处。

（8）不适宜阴道分娩的内外科合并症或产科并发症。

三、TOLAC分娩监护

为实施TOLAC的产妇提供严密的母胎监护、严格的产程管理、快速的应急反应及高水平的新生儿复苏，以保障母儿安全。

（1）备血、留置导尿，开放静脉通路，做好紧急剖宫产的准备。

（2）建议行持续电子胎儿监护，观察胎心率变化，判断胎儿宫内状态。

（3）注意孕妇主诉，监测生命体征变化、子宫下段是否存在压痛、血尿等情况。

（4）当产程停滞或胎头下降停滞时，可放宽剖宫产指征。

（5）第二产程时间不宜过长，应适当缩短第二产程，必要时可行阴道手术助产，助产前需排除是否子宫破裂。

（6）发现胎心异常（尤其是突然减速）、怀疑或诊断子宫破裂等征象时应实施紧急剖宫产，尽快娩出胎儿，新生儿科医生到场协助抢救新生儿。

四、子宫破裂识别与紧急救治

子宫破裂是一个临床诊断，缺乏准确的预测手段及方法，可在TOLAC过程中突然发生。因此，子宫破裂的早期识别有赖于严密的产程监测及高度的警觉性。

（一）TOLAC子宫破裂的征象

（1）胎心监护异常，特别是出现胎儿心动过缓、变异减速或晚期减速等。胎心监护异常多为子宫破裂后脐带受压或胎盘早剥所致，是TOLAC子宫破裂最常见的临床征象（约占70%）。因此，持续胎心监护对于早期识别TOLAC子宫破裂至关重要。子宫破裂前或瘢痕裂开的早期，常见重复变异减速，而子宫破裂时常伴发或进展为重复晚期减速、持续胎儿心动过缓，最终胎心音消失。然而，胎心监护的异常表现往往复杂多变，可有多种胎心监护异常图形同时并存，因此并不能以某一类特定类型的异常胎心监护图形预示子宫破裂的发生。TOLAC过程中出现胎心监护异常应高度警惕子宫破裂的可能，并积极排查子宫破裂的其他临床表现，鉴别其他影响胎心监护的因素，特别是某些因素如脐带绕颈、宫缩过频等，对病情进行综合分析。若高度怀疑子宫破裂或其他不可逆因素所致胎心监护异常，应立即中转剖宫产。

（2）严重的腹痛，尤其是在宫缩间歇期持续存在的腹痛。

（3）产程中子宫瘢痕部位突然发生压痛和反跳痛。

（4）孕妇心动过速、低血压、昏厥或休克。

（5）产程中胎先露位置升高。

（6）先前存在的有效宫缩突然停止。

（7）血尿。

（8）产前或产后阴道异常出血。

（9）腹部轮廓改变，在以往的位置不能探及胎心。

（10）其他征象：①分娩镇痛：分娩镇痛的低浓度药物剂量及麻醉平面（T10以

下）并不足以掩盖子宫破裂（T4以下）所致的剧烈腹痛。相反，硬膜外镇痛的给药剂量与TOLAC子宫破裂风险间存在剂量—效应关系。因此，当患者不断要求增加镇痛药物剂量时，应高度警惕子宫破裂。②产程进展：研究显示，与剖宫产后阴道分娩成功者相比，发生TOLAC子宫破裂者在宫口扩张>7 cm后产程进展缓慢。因此，TOLAC中应高度关注产程尤其是第一产程末及第二产程的进展情况。

（二）TOLAC子宫破裂的处理

开展TOLAC的医院需具备产程持续胎心中央监护，产房手术室（具备开展即刻剖宫产术的条件），即刻就位的产科医生、麻醉科医生、新生儿急救及监护的综合医疗条件。一旦怀疑或诊断子宫破裂，应立即行剖宫产术。据ACOG、RCOG的急诊剖宫产分类指南，子宫破裂属于第一类急诊剖宫产术范畴，从决定手术至胎儿娩出时间应≤30 min。对11 195例TOLAC发生子宫破裂的36例病例回顾性研究显示，17例（47.2%）子宫破裂患者从决定手术至胎儿娩出时间≤18 min，其新生儿脐动脉血pH值均≥7；而从决定手术至胎儿娩出时间≥30 min的3例新生儿均遗留严重的远期并发症，因此子宫破裂胎心减速至胎儿娩出不应超过18 min。当子宫破裂发生时，努力缩短DDI，对改善新生儿预后、减少严重产后出血、保留生育功能是有益的。所有开展TOLAC的机构都应制订管理子宫破裂的计划，定期进行急救技能演练。

（李航　马润玫）

第四节　围分娩期超声应用

伴随医学影像学的发展，超声在产科临床中的应用越来越广泛，被誉为产科医生的"眼睛"。从早孕期妊娠诊断、胎儿数目及双胎绒毛膜性判断，到胎儿结构异常的超声诊断和胎儿生长发育监测，再到早产、子痫前期等母儿并发症预测及监测，超声具有其不可替代的地位。

除了孕期监测及胎儿结构异常筛查，超声在围分娩期应用也非常广泛。本节将对围分娩期（即分娩前、产时及产后）的超声应用进展进行阐述。

一、分娩前的超声评估

绝大多数胎儿及其附属物异常情况在早中孕期超声已得到诊断及详细评估，同时，孕中晚期超声检查受胎儿生长及体位等因素影响，对某些异常情况的诊断相对困难。因此，分娩前超声检查主要目的为：①胎儿一般情况评估及体重估计；②发现迟发性胎儿结构异常；③对高危胎儿进行分娩前评估；④某些产科急症（如胎盘早剥）的辅助诊断及补救性诊断（如前置血管）。

（一）胎儿生物学测量及超声估计体重

胎儿一般状况评估及体重估计是分娩前超声检查的重要内容，尤其对可能早产、胎儿生长受限或可疑巨大儿者，超声体重估计可以协助临床判断胎儿的预后，制订诊疗方案，如分娩时机及方式、产程监测重点及新生儿科医生陪娩等。

胎儿体重估计是通过对胎儿生物学径线测量，根据预测公式进行计算得出，目前常用的生物学径线包括双顶径、头围、腹围及股骨长度。在选择不同的生长曲线评估同一个胎儿的生物学径线及进行体重估计时可能出现较大差异。如当超声测量 37^{+0} 周胎儿股骨长为 66 mm 时，若依据 Hadlock 生长曲线进行评估，其股骨长位于 $-2.11SD$（1.7%）；而若选择香港中文大学绘制出的中国南方人群胎儿生长曲线，胎儿股骨长位于 $-0.47SD$（31.8%），两种不同结果可能带来不同的临床处理及病情告知。因此应选择基于当地人群或与当地人群背景接近的胎儿生长曲线及体重计算公式作为参考值，得出更接近真实的胎儿估计体重。我国南北方人群体格差异较大，应基于当地人口特征并结合所在医疗机构的具体情况，选择与临床符合度更高的胎儿生长曲线及体重估计公式，提高正常和异常体重胎儿（生长受限或巨大儿）的超声诊断符合率，以更利于临床决策。临床医生也应知晓本单位超声报告中描述的各径线及体重估计的 Z-score 或百分位数所依据的数据库（大部分可能为超声仪器所预设），当超声估计体重与新生儿实际分娩体重持续存在较大差异时，须考虑生长曲线选择是否需要调整。

需要指出的是：①目前没有证据证实胎儿双顶径超声测值可以预测阴道顺产的成功率，故不应将胎儿双顶径作为决定分娩方式的指标；另外，在分娩机转过程中双顶径并非决定胎头是否能够顺利通过产道的径线，在胎头下降过程中为顺应产道会发生颅骨塑型，使得产程发动前胎儿颅骨相关测量值对阴道分娩成功率的预测价值有限；②腹围是孕晚期评价胎儿生长发育、估计体重的最佳指标，也是诊断生长受限胎儿及巨大儿的主要指标之一，但孕晚期腹围测量受胎儿体位及测量角度影响较大，当可疑胎儿体重异常时应多次测量取平均值；③孕晚期胎儿股骨短是临床较为关注的指标，可能与遗传因素、胎儿生长受限、胎儿骨骼发育异常及胎儿染色体异常有关。当胎儿出现股骨短并多发骨折、弯曲成角或明显小于正常值（<-2SD）时，可能提示遗传相关问题，应引起重视并予以遗传咨询。

上述生物学测量指标，应尽可能在标准切面下进行测量；同时，在孕晚期可疑胎儿体重异常的情况下，应结合既往超声测量值及生长曲线评价胎儿生长情况，依靠单次测量结果可能引起不恰当的判断及临床处理。

（二）胎位超声诊断

超声对胎位（包括胎产式、胎先露、胎方位）的诊断准确性很高，在临床产科检查不能确定的情况下有很好的辅助作用。明确胎产式及胎先露最主要的目的是协助决定分娩方式，判断胎方位则在产程中更为重要。

1.胎产式

分娩前对胎产式准确评估对分娩方式的选择非常重要，超声可通过观察胎儿脊柱纵轴与子宫纵轴的关系（图8.22）判断胎产式，容易且准确可靠。判断时先明确胎儿脊柱位置，显示胎儿脊柱纵轴，纵产式胎儿脊柱纵轴与子宫纵轴一致；横产式胎儿脊柱纵轴与子宫纵轴垂直，与子宫横轴一致，此时应考虑剖宫产终止妊娠。在临床触诊不能明确胎产式的情况下应使用超声协助判断，尽可能避免忽略性肩先露等急症的发生。

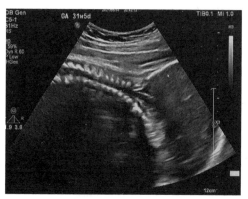

图8.22　显示脊柱纵轴，判断与子宫纵轴的关系

2.胎先露

在明确胎产式的基础上，可通过超声进一步判断胎先露。最易探查的标志性结构为胎儿颅骨光环，将探头置于孕妇耻骨联合上方进行扫查，探及胎儿颅骨光环则可明确系头先露；若颅骨光环位于孕妇中上腹部，结合脊柱位置及走向，可快速得出臀先露的诊断。当为臀先露时，应进一步区分为单臀先露、混合臀先露还是足先露，协助临床评估分娩方式及产程处理。当先露位置较低经腹部难以判断时，可考虑联合经会阴或经阴道超声。同时，臀先露胎儿发生脐带先露的风险增加，当明确为臀先露且决定经阴道分娩时，超声应注意排除脐带先露。

3.胎方位

超声可协助判断胎方位，但在产程发动前评估胎方位价值有限，笔者将在产时超声相关内容中介绍胎方位的判断方法。

（三）羊水超声测量

羊水过多或过少时，胎儿围产期患病及死亡率均明显升高，二者都可能与胎儿结构异常或妊娠合并症、并发症有关，因此当发现羊水量异常时，应尽可能对胎儿结构进行扫查，但由于孕晚期超声对胎儿结构异常的诊断能力有限，分娩前羊水量超声测量值通常作为评估分娩时机、方式及某些产科处理的辅助指标。

羊水超声测量有两种方法，即最大羊水池深度（deepest vertical pocket，DVP）及羊水指数（amniotic fluid index，AFI）。测量羊水时，孕妇应取头高斜卧位（孕晚期平卧可能发生仰卧位低血压综合征），探头垂直于水平面（注意并非垂直于孕妇腹壁）。测量DVP时，应全面扫查全子宫腔，尤其注意胎儿四肢及颈部周围，寻找羊水深度最大区域进行测量；测量AFI时，应测量以孕妇脐部为中心的子宫四个象限最大羊水深度并计算总和羊水指数（为孕妇子宫四个象限最大羊水池深度之和）。测量区域不应包含脐带或者胎儿肢体（图8.23、图8.24）。DVP<2.0 cm或AFI<5.0 cm为羊水过少，DVP>8.0 cm或AFI>25.0 cm为羊水过多。需注意的是，羊水超声测量仅为半定量评估，误差较大，DVP与AFI两项指标结合可提高准确性，异常者需动态观测或多次测量。

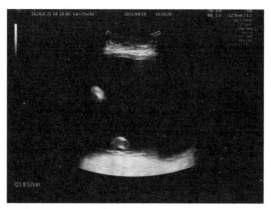

图8.23 羊水最大深度（不含肢体或脐带）

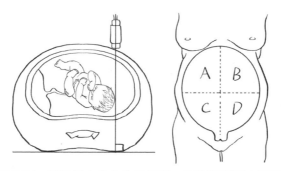

图8.24 测量最大羊水池深度时，探头垂直于水平面

对多胎妊娠，除了单绒毛膜单羊膜囊双胎外，应仔细辨别各胎儿的羊膜腔，在各自的羊膜腔内测量DVP，不需测量AFI。

超声有时可探及晚期妊娠时羊水回声增强，约60%~95%为羊水中胎脂所致，羊膜炎、胎粪污染、血性羊水也可呈现类似光点漂浮现象（图8.25），并无证据提示羊水回声增强与羊水胎粪污染及不良围产儿结局相关，因此，不应该以此发现改变常规的产前管理。

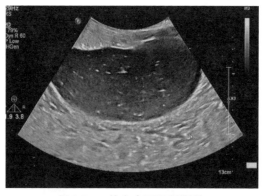

图8.25 羊水中可见漂浮物

（四）胎盘及脐带超声评估

分娩前胎盘及脐带超声评估非常重要，可能影响到分娩时机、分娩方式甚至母儿安危，此处主要介绍几种孕晚期及分娩前应重点关注的胎盘脐带异常。

1.前置胎盘

前置胎盘是妊娠晚期出血的主要原因之一。根据2020年我国《前置胎盘的诊断与处理指南》胎盘分为前置胎盘（包括完全性及部分性前置胎盘）及低置胎盘（包括边缘性前置胎盘及低置胎盘）两大类。由于孕期胎盘移行，中期妊娠时发现前置胎盘状态到足月妊娠时仅有1/10成为有临床意义的前置胎盘，因此妊娠晚期应对胎盘位置进行复查以明确诊断。完全性前置胎盘为阴道分娩相对禁忌，因此，对于孕期检查不完善、因无痛性阴道出血就诊的孕妇，超声检查应详细排查是否存在胎盘位置异常，根据母儿状况综合评估做出临床处理决策，避免严重母儿并发症发生。

经阴道超声是诊断前置胎盘的最佳检查方法，其准确性明显高于经腹或经会阴超声，相对安全性较高。检查内容应包括：胎盘附着位置、胎盘下缘距离宫颈内口或超出宫颈内口距离、覆盖宫颈内口处胎盘厚度及宫颈管长度（图8.26）。

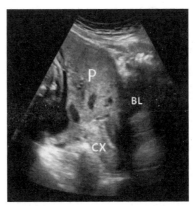

图8.26　经阴道超声见胎盘下缘完全覆盖宫颈内口

（P：胎盘；CX：宫颈；BL：膀胱）

2.胎盘植入

既往宫腔操作及剖宫产等是胎盘植入的高危因素，因我国生育政策变迁等历史原因，近年来胎盘植入成为临床较常见的妊娠并发症。根据绒毛侵入肌层的程度可分为胎盘粘连、胎盘植入及穿透性胎盘植入。在过去30余年间我国剖宫产率高，生育政策调整后，既往高剖宫产率留下了大量的瘢痕子宫。对瘢痕子宫再次妊娠妇女，应在早孕期超声评估瘢痕与孕卵着床位置的关系，排查瘢痕妊娠。随着妊娠进展，着重观察胎盘附着位置与前次剖宫产瘢痕的关系，判断是否存在附着于子宫前壁的前置胎盘以及胎盘是否有植入。对早中孕期未行规范超声检查的瘢痕子宫孕妇，分娩前若有条件进行超声检查，应注意观察胎盘位置，若胎盘附着于子宫前壁下段或为前置胎盘，需提高警惕着重观察是否存在胎盘植入征象。

超声对子宫前壁胎盘，尤其是瘢痕子宫并瘢痕处胎盘植入有非常好的特异性和敏感性，可通过经腹或经阴道二维超声、超声及三维超声等方法对胎盘植入进行诊断和评估。国内赵扬玉团队提出的产前超声检查预测胎盘植入评分表，结合病史、胎盘位置、胎盘厚度、胎盘后低回声带、膀胱线、胎盘陷窝、胎盘基底部血流信号、子宫颈血窦及子宫颈形态等超声指标对其进行评估（图8.27），具有较好的特异度及灵敏度。但超声对宫体部及子宫后壁的胎盘植入诊断准确率较低，在临床或超声疑诊但难以评估的情况下可考虑MRI协助诊断。

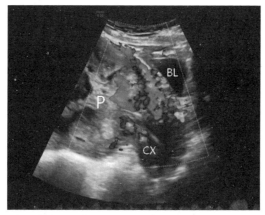

图8.27　经腹部超声探查见胎盘基底部血流信号丰富，可疑侵及膀胱

（P：胎盘；CX：宫颈；BL：膀胱）

3.胎盘早剥

急性胎盘早剥是产科急症之一，但胎盘早剥超声检查敏感度较低，仅有不到25%的胎盘早剥患者可能经超声诊断。当胎盘早剥引起胎盘后出血并突破胎盘边缘外流时，超声可以没有任何阳性征象，从而可能漏诊。只有当胎盘后血肿明显增大时，超声可能表现为局限性胎盘增厚、胎盘与子宫壁间混杂回声团块、胎盘实质回声不均匀，或在重型胎盘早剥时可能因凝血块突入羊膜腔而出现羊膜腔内"肿物"（图8.28）。多普勒超声可提高诊断灵敏度。胎盘早剥超声表现多变，超声诊断符合率约30%，须结合临床表现和胎心监护图形综合判断。

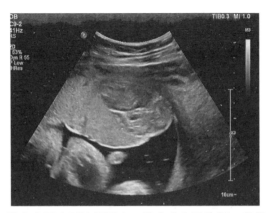

图8.28 胎盘实质内不均质回声，结合病史及体征，考虑胎盘早剥

4.前置血管

当脐血管附着于胎膜（即帆状胎盘）上，裸露的血管穿过子宫下段甚至跨越宫颈内口时诊断为前置血管。前置血管的发生率约1/2 500，高危因素包括辅助生殖受孕、多胎妊娠、前置胎盘、低置胎盘、双叶胎盘或副胎盘，在辅助生殖的孕妇中前置血管发生比例可达1/700 ~ 1/365。帆状胎盘合并前置血管者在胎膜破裂和产程发动时容易引起血管破裂而致胎儿急性失血，极易导致胎死宫内、新生儿死亡等。超声是发现及诊断前置血管的最佳手段，通过经腹和经阴道超声联合探查，根据胎盘位置及胎盘脐带插入点及早发现帆状胎盘及副胎盘等情况，追踪血管走向，明确是否存在血管前置（图8.29）。一般发现及诊断前置血管的理想时间是孕中期18~26周，可考虑在系统超声检查时进行前置血管的筛查，尤其是高危人群如辅助生殖技术受孕者。一旦在孕中期超声诊断或疑诊前置血管，应予以严密超声监测。

孕晚期诊断前置血管机会较低，但对孕期未规范产检并具有高危因素者，可作为一种补救性措施排查前置血管，减少因漏诊带来的不良围产儿结局。

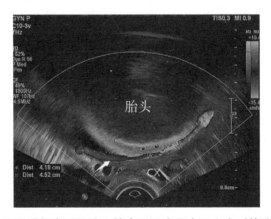

图8.29 产前经阴道超声可见脐血管走形于宫颈内口上方（箭头）及胎头下方

5.脐带先露

孕中期脐带先露无需特殊处理，但临产前脐带先露可能增加脐带脱垂、脐带受压等风险，危及胎儿生命。脐带先露可通过超声检查发现和诊断，联合二维超声图像及彩色多普勒超声进行探查，发现脐带位于胎先露下方宫颈内口上方的前羊水暗区内即可诊断（图8.30）。脐带先露应与前置血管鉴别，根据胎盘脐带插入点位置、血管走向及血管位置是否固定等方法可以较好鉴别。

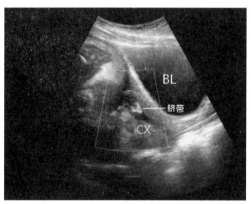

图8.30　经腹部超声见脐带位于胎先露与宫颈内口之间，考虑脐带先露

（BL：膀胱；CX：宫颈）

6.脐带缠绕

脐带缠绕可发生于胎儿颈部、躯干及四肢，也常见于单绒毛膜单羊膜囊双胎之间。脐带绕颈最为常见，但其是否增加不良分娩结局尚有争议，部分研究认为脐带绕颈并未增加不良分娩结局的风险，却增加了孕妇的焦虑情绪，并不建议在产前超声中观察是否存在脐带绕颈；但也有研究提示脐带绕颈可能增加产程中胎心率异常、胎头下降停滞、新生儿窒息、低Apgar评分及阴道助产和剖宫产的风险，在绕颈3周以上的病例中上述并发症发生风险可能上升。目前普遍认识是脐带绕颈1~2周孕妇应加强阴道分娩时的产时监测，而非剖宫产指征；脐带绕颈3周以上是否应选择剖宫产存在争议，应与孕妇及家属充分沟通，可以选择阴道分娩，产程中密切监测胎心。

产前结合二维超声及彩色多普勒超声可对脐带缠绕情况进行判断，但是胎儿与脐带的关系随时可能发生变化，超声仅作为参考。另一方面，脐带绕颈的松紧程度、脐带长度、是否存在脐带真结可能是影响分娩结局的因素，但通常难以通过超声判断，应充分告知孕妇。

（五）结构异常胎儿的评估

胎儿结构异常筛查的最佳时间为孕中期18~24周。分娩前超声检查对于胎儿结构异常的作用，一方面是对未规范产检者及某些迟发性胎儿结构异常提供补充信息；另一方面，可对孕中期已知的胎儿结构异常进行监测，评估分娩方式及时机，预测新生儿状况，制订相应的处理策略。

1.严重结构异常

无脑儿、单腔心、腹壁裂、致死性骨骼发育异常等严重结构异常通常在孕早期或孕中期超声即可得到诊断和处理，但偶有因孕妇依从性或条件限制使得孕期未能发现的病例，分娩前超声可作为补救性手段进行诊断，指导产科处理和病情告知。

2.迟发性结构异常

部分胎儿结构异常为迟发性，如泌尿系统梗阻性疾病、主动脉狭窄、消化道梗阻、脑积水（图8.31）以及软骨发育不全等可能在孕晚期超声检查时才能看到典型表现，而这些异常若在产前得以发现且予以充分的咨询，可能改善妊娠结局。因此这些结构异常应在孕晚期的结构筛查或分娩前超声着重观察。

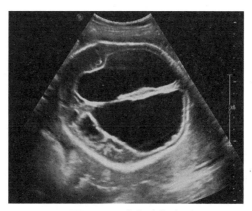

图8.31　胎儿脑积水

3.需要产时胎儿手术或出生后急诊内外科处理的结构异常

产时胎儿手术是指胎儿娩出过程中及胎儿娩出后立即进行的手术治疗，使部分非染色体或遗传综合征的出生缺陷得以矫正。基本原理是维持母胎循环（维持子宫胎盘灌注）直到出生儿通气稳定或相关胎儿外科手术结束，包括子宫外产时处理、胎盘支持的产时胎儿手术以及断脐后产房外科手术。主要针对明确不可逆的、在宫内时期不影响胎儿存活但在分娩后会即刻加重新生儿损伤甚至致命的疾病，如胎儿颈部畸胎瘤、先天性膈疝、腹裂、脐膨出及脊柱裂等多种疾病，通过产时胎儿手术改善新生儿结局。

准确产前诊断和细致评估是产时胎儿手术的重要前提，而超声检查起到关键作用。对于需进行产时手术的胎儿，在明确诊断后须详细评估并严密监测各项指标，评估手术方式、可行性、胎儿预后以及分娩时机。

4.可能影响分娩方式的结构异常

除了本身可能影响胎儿阴道分娩耐受性和产时手术需要的胎儿结构异常，部分异常也可能影响分娩方式的选择，如严重的胎儿脑积水、严重的胎儿水肿、连体双胎及双胎无心畸胎序列等，分娩前超声检查可识别此类异常，协助产科临床决策。

（六）胎儿死亡的超声诊断

中、晚期妊娠胎儿死亡通过超声检查易诊断。胎心搏动及腹主动脉搏动停止，胎动停止并消失是胎儿死亡最直接、最可靠的证据。胎儿死亡较久时除胎心搏动及胎动消失外，尚可有胎儿颅骨重叠或塌陷，脊柱弯曲成角，肋骨排列紊乱，失去相互平行的正常排列状态，胎儿死亡3日后可出现头皮及全身水肿、羊水量减少、胎盘肿胀增厚或萎缩等超声征象。

（七）孕妇子宫及附件

随着孕周增加及孕妇子宫增大，分娩前超声检查难以较好地显示孕妇子宫及附件情况，如子宫肌瘤、附件肿物等病理性情况往往不易观察，且在大多数情况下这些也无需在孕晚期进行评估。但当孕前或孕期发现可能梗阻产道、子宫下段或宫颈部肌瘤、明确的或孕期持续增大的卵巢肿物等，因可能影响临床处理决策，应该尽可能进行详细评估，必要时结合经阴道超声。

此外，根据目前已有研究结果和临床经验，并不推荐对瘢痕子宫孕妇进行子宫下段肌层厚度测量及下段连续性评估，因其受检查者主观判断、仪器精准度、孕妇肥胖程度、探头位置等多因素影响，同时缺乏统一的测量标准，难以预测瘢痕子宫阴道试产的结局，更不应以此作为终止妊娠时机或是否可进行阴道试产的单一评价指标。

二、产时超声的应用

产时超声在近年来逐步发展，是目前研究的热点。根据国外数据及经验，产时超声操作及测量指标相对简单，对超声仪器要求不高，对产科医生或助产士进行超声基础培训即可完成，适时使用产时超声可以为临床产程处理带来益处。产时超声在我国尚未广泛使用，在此予以简单介绍。

（一）产程评估

传统产房操作中，产程评估主要通过阴道指诊。但是阴道指诊对胎头位置及胎方位的确定具有很强的主观性，在不同检查者之间可能存在较大差异；同时，在胎头产瘤形成及前后不均倾等情况下，判断颅缝及囟门非常困难，即使经验丰富的检查者有时也难以准确评估胎方位。相比之下，超声检查对胎方位及胎头位置的评估更为客观、准确，具有良好的可重复性。

1.产时超声的适应证

通过经腹及经会阴超声检查，可以较好地评估胎头位置、胎方位等情况，甚至可以预测阴道分娩的成功概率，但并不推荐对所有孕妇常规使用。对低危孕妇常规使用阴道指诊联合产时超声进行产程评估并不能改善新生儿结局，反而可能增加剖宫产风险。国际妇产科超声学会（The International Society of Ultrasound in Obstetrics and Gynecology，ISUOG）在2018年发布的关于产时超声的指南中提出，产时超声应在下述情况下考虑使用：

（1）第一产程进展缓慢或停滞；

（2）第二产程进展缓慢或停滞；

（3）拟行阴道助产时明确胎头位置及胎方位；

（4）可视化评估胎先露异常。

产时超声不应作为产程进展顺利的低危孕产妇的常规检查，也不能替代阴道指诊，但是可以作为一种客观准确、孕产妇接受度较高的辅助评估手段，在产程中有指征时使用。

2.产时超声检查指标

产时超声对产程评估主要是两方面：胎方位及胎头位置。通过经腹及经会阴超声联合扫查，结合超声测量指标，将胎方位及胎头位置进行量化评估。

（1）胎方位判断

超声判断胎方位主要以胎头、脊柱和某些脏器解剖结构显像在子宫内的位置作为标志判定胎方位（图8.32）。脊柱方位与枕部的方位近似，B型超声诊断胎方位时常根据脊柱在子宫内的方位判定胎方位。虽然脊柱纵轴走向的位置可以判定胎方位，但临床上多用胎儿胸部或腹部横断面中的脊柱横断面的方位判定胎方位。头先露者还可根据脑中线及胎儿颜面部眼眶或上、下颌骨位置及丘脑心形尖端指向胎儿枕部的关系判定胎方位（图8.33）。

在胎头位置较低的情况下，如第二产程中拟行器械助产前，经腹超声有时较困难，ISUOG产时超声指南中提到可联合经会阴超声综合评估，但国内目前并未常规应用。

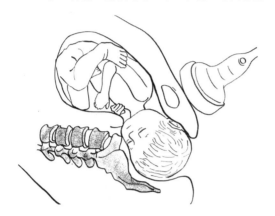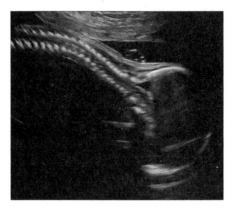

图8.32　经腹超声探及胎儿脊柱矢状面提示枕前位

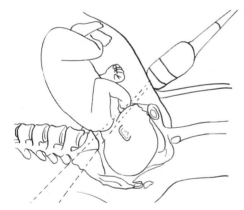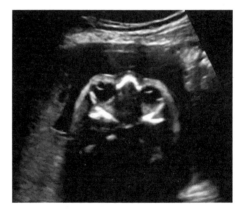

图8.33　经腹超声探及胎儿眼眶横切面提示枕后位

（2）胎头位置评估

主要通过经会阴超声。孕妇需排空膀胱后取仰卧截石位，探头戴保护套后纵向放置于大阴唇或略下方，此时可探及耻骨联合横切面（呈椭圆形）及胎儿颅骨。常用的测量指标包括：进展角度（angle of progression，AoP）、胎头方向、胎头—会阴距离（head-perineum distance，HPD）和中线角度（midline angle，MLA）等；另还有如超声下胎头位置、胎头—耻骨联合距离（head-symphysis distance，HSD）、进展距离（progression distance，PD）等指标因测量方法复杂或数据较少并不常用。常用参数、测量方法及其意义见表8.6。

表8.6　胎头位置评估常用参数

测量参数	测量方法	图示	意义
进展角度（AoP）	耻骨联合长轴与耻骨联合下端至胎头最远处切线的夹角		直观易得；胎头 S-0 时 AoP 约 116°
胎头方向	经会阴正中矢状切面，胎头最长轴与耻骨联合长轴的夹角		间接指标；<0°：胎头向下，0~30°：水平，>30°：胎头向上；指导助产
胎头—会阴距离（HPD）	探头置于后联合上方，胎头最高点到探头（紧贴会阴皮肤）的距离		胎头距娩出所需距离；不等同于先露位置。35~38 mm 时相当于 S-0
中线角度（MLA）	经会阴水平面测量胎儿大脑中线与母体骨盆前后径的夹角		非枕后位胎儿中，≥45°时胎头位置≤S+2；<45°时胎头位置≥S+3

表8.7　AoP与超声下胎头位置对照表

AoP(°)	胎头位置(cm)	AoP(°)	胎头位置(cm)
84	−3.0	132	1.5
90	−2.5	138	2.0
95	−2.0	143	2.5
100	−1.5	148	3.0

续表

AoP(°)	胎头位置(cm)	AoP(°)	胎头位置(cm)
106	−1.0	154	3.5
111	−0.5	159	4.0
116	0	164	4.5
122	0.5	170	5.0
127	1.0		

注：胎头位置（cm）=AoP（°）×0.0937−10.911。

3.产时超声在产程中的应用

根据ISUOG提出的产时超声使用指征，上述各参数在产程中的应用如下：

（1）第一产程进展缓慢或停滞

当初产妇发生第一产程进展缓慢或者停滞时，联合超声指标HPD和AoP对胎头位置进行评价比阴道指诊更加准确，并可以更好地判断胎方位。当第一产程异常时，HPD越大、AoP角度越小时，剖宫产风险越高；当HPD<40 mm及HPD>50 mm时剖宫产可能性分别为7%与82%；当AoP>110°及AoP<100°时剖宫产可能性分别为12%及62%。

（2）第二产程进展缓慢或停滞

在第二产程异常时，通过超声评估胎头方向可预测分娩结局。当胎头方向向上时，约有80%的孕妇可能顺利经阴道分娩，而当胎头方向为水平或者向下时，其自然分娩的比例分别为40%及20%。

有学者针对上述指标做出了自然分娩的预测模型，通过产程中的相关超声测量指标预测自然分娩的概率。然而此方法存在很多争议，尽管它能够量化预测自然分娩的概率，但可能因此降低孕妇和医护人员对自然分娩的信心，反而增加阴道助产及剖宫产率，因此目前并未广泛使用。

（3）拟行阴道助产时明确胎头位置及胎方位

在拟行阴道助产时，当胎头受产道挤压形成产瘤或颅缝重叠时，胎头位置及胎方位的判断较为困难，此时借助超声可以提高胎先露评估的准确性，进而在器械助产时，胎头吸引器或产钳的放置可能更为准确，有助于提高助产成功率。同时，超声测量指标也可用于预测器械助产成功率，如胎头方向向上、AoP>120°、HPD≤35 mm等情况下器械助产成功率可能相对较高。但是相关研究样本量较小，在中国人群中的使用情况及相关截断值尚无报道。

（4）可视化评估胎先露异常

胎头俯屈不良及不均倾等是头位难产的主要原因，占因产程停滞而须行剖宫产的1/3。产时超声可通过超声可视化评估胎儿姿势及先露方位，结合阴道指诊，为临床决策提供更好的依据。

（二）双胎妊娠拟经阴道分娩的评估及监测

在双胎妊娠拟阴道分娩者产程评估和监测中，床旁超声有助临床处理。入院已临产者或胎膜破裂双胎妊娠孕妇，须快速确定双胎位置关系及第一胎儿胎位，评估经阴道分娩可能性。此时即刻超声检查比经腹触诊、经阴道指诊或既往超声能够更快速、准确地提供信息。

在双胎阴道分娩产程中，头—头位双胎亦会发生胎头嵌顿，使胎头俯屈不良或不均倾，导致产程异常，超声可快速准确地判断双胎的位置关系及第一胎儿胎先露情况。当超声确认胎头嵌顿，如第二胎儿胎头最宽的部分已位于耻骨联合下，可在超声引导下由有经验的产科医生通过一手向宫体一侧推移第一胎儿胎体，另一手在宫体另一侧上推第二胎儿胎头的方法，使第一胎儿胎头得以下降。如上推胎头失败或出现胎儿宫内窘迫，应立即改行剖宫产术。当第一胎儿娩出后，应立即固定第二胎儿胎位至纵产式，并再次超声确认第二胎儿胎位及胎心情况，若为横位或无法自然分娩的复合先露，可于超声引导下由有经验的产科医生行内倒转或外倒转术，必要时中转剖宫产。

（三）子宫破裂的识别及诊断

妊娠和分娩期子宫破裂是极为严重的产科并发症，须及时识别及快速诊断处理以挽救母儿生命。其病因包括梗阻性难产、子宫畸形及子宫手术史等，其中，剖宫产后瘢痕子宫再次妊娠是近年来我国孕产妇子宫破裂发生的常见原因。除通过临床症状体征以及胎心监护，超声也是非常重要的辅助检查手段，可以协助明确诊断，与胎盘早剥等并发症相鉴别。在可疑子宫破裂时，床旁超声检查可迅速判断胎儿是否存活；进一步扫查，若见胎儿或胎盘完全或部分位于子宫外、盆腹腔积液，可明确完全性子宫破裂；若观察胎儿胎盘均在子宫内，应仔细观察子宫下段肌层连续性以及附近是否有血肿（图8.34）。但因产时子宫下段菲薄，不完全子宫破裂诊断常较困难、欠准确。

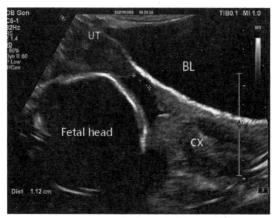

图8.34　分娩前超声见子宫下段原剖宫产切口肌层裂开，

仅剩子宫浆膜层，考虑不全子宫破裂

（UT：子宫；BL：膀胱；CX：宫颈）

三、产后并发症的评估及处理

超声在产后并发症的评估和处理中有重要作用，可以协助临床寻找产后出血原因，指导处理及治疗等。

（一）寻找产后出血原因

超声协助查找产后出血原因快速有效，可以直观判断及鉴别胎盘因素、子宫破裂、子宫内翻等。

1.胎盘因素

胎盘因素是引起产后出血的第二位原因，胎盘残留及胎盘植入均可能引起即时或晚期产后出血。超声在胎盘因素引起的产后出血鉴别和处理中有重要的作用。

（1）胎盘滞留

胎盘滞留指胎儿娩出后30 min胎盘仍未娩出，增加产后出血风险，可能原因是胎盘剥离不全、剥离后滞留或胎盘嵌顿。此时超声可观察是否存在尿潴留（可能导致胎盘剥离后滞留）、部分胎盘后方或边缘低回声暗区（胎盘剥离不全）或胎盘已完全游离但嵌顿于宫颈内口上方等征象，协助临床判断。

近年来，国内外关于第三产程时限与产后出血相关性的研究中提出，第三产程超过10~20 min时产后出血风险可能增加，积极处理第三产程并加强监测和管理可改善产妇结局。在有条件的情况下，当胎儿娩出后10～20 min而胎盘毫无剥离征象时，可考虑使用超声协助判断。临床体征及超声均未见胎盘剥离征象时，需考虑是否存在大面积胎盘植入等情况，结合病史、临床和超声表现仔细评估，切不可盲目人工剥离胎盘。

（2）胎盘残留

胎盘残留是引起产后即时出血以及晚期产后出血的常见因素之一。在第三产程中，胎盘剥离后仔细检查胎盘，若发现胎盘小叶缺损、胎膜不完整或者在胎盘胎儿面边缘见血管断裂，伴有持续宫腔内暗红血流出，应高度可疑胎盘胎膜残留或者副胎盘。当手法探查困难或难以确定时，建议急诊床旁超声指导临床处理。当存在胎盘胎膜残留时，超声可见宫腔内强回声团或带，可在超声引导下手法取出或进行钳刮等操作。但因在第三产程中床旁超声对胎盘残留和植入的鉴别诊断相对困难，当手法或钳刮取出可疑残留物困难时，不应强行牵拉或抠除，需警惕部分胎盘植入的可能。

晚期产后出血多由妊娠组织残留引起，经腹或经阴道二维超声可见宫腔内强回声并子宫增大，联合彩色多普勒血流超声可提高准确性，必要时可结合其他影像学检查。有研究提示第三产程胎盘剥离异常的产妇发生妊娠组织物残留的比例高于第三产程正常者，有产时宫腔操作史的产妇若因晚期产后出血就诊，应结合病史及辅助检查，仔细鉴别胎盘残留、植入、感染、剖宫产切口愈合不良或滋养细胞肿瘤。

（3）胎盘粘连及植入

胎盘粘连系胎盘浅植入，发生胎盘粘连时胎盘不能自娩或不能完全自娩，往往需要人工剥离胎盘，此类胎盘病理性粘连超声难以诊断。在胎儿娩出后30 min仍无胎盘剥离征象，考虑胎盘粘连进行人工剥离胎盘操作过程中，若探及胎盘与子宫之间致密粘连，应警惕胎盘植入，切忌盲目暴力剥离。在有条件的情况下可借助超声协助诊断，但因产房床旁超声仪器的分辨力及血流多普勒显示往往不够理想，此时应主要依靠临床判断。

产前超声对发生在宫体部、子宫后壁等部位的胎盘植入灶不易诊断，往往直到在产时发生胎盘剥离困难、胎盘剥离面毛糙及产后出血时才得以发现。发生胎盘植入的病例在产后超声可表现为子宫内不均质强回声区或偏强回声区，偏离一侧宫壁并深入子宫肌层，病灶基底肌层可有局限丰富血流信号，呈高速低阻的动脉血流频谱（图8.35）。

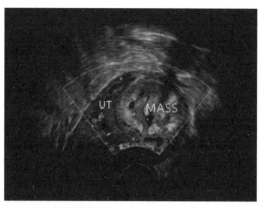

图8.35 胎盘残留并植入（MASS：团块；UT：子宫）

除了协助明确胎盘植入的诊断，超声是胎盘植入病例治疗及疗效评价的常用手段。对使用药物或介入治疗以及胎盘原位留置的胎盘植入病例，通过超声监测病灶大小及回声、血流分布及流速的改变，结合β-hCG，可以为治疗效果评价提供依据。

2.产道血肿及盆腹腔血肿

产道血肿多发生在产时及产后数小时，包括外阴血肿、阴道血肿（图8.36）、肛提肌上血肿或肛提肌下血肿、耻骨联合周围血肿以及腹膜后血肿，高危因素包括器械助产、急产、软产道复杂裂伤或凝血功能异常等。盆腹腔血肿可发生于阴道分娩后，但多见于剖宫产术后，因子宫动脉异常走形或剖宫产术中切口延裂，血管回缩或缝合子宫双侧切口未达其顶端等原因形成阔韧带甚至扩展形成腹膜后血肿。产道及盆腹腔血肿的发生常较为隐匿，若不能及时发现，形成巨大血肿将会引起孕产妇休克甚至危及生命。

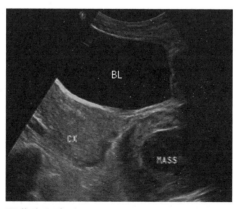

图8.36 阴道壁血肿（MASS：团块；CX：宫颈；BL：膀胱）

超声可快速判断可疑的隐匿性产道及盆腹腔血肿，评估血肿大小及位置，决定处理方案，必要时结合CT、MRI等影像学检查。

3.子宫破裂

产后发现的子宫破裂主要为两种情况，VBAC后发生瘢痕裂开以及宫颈裂伤延裂至子宫下段甚至宫体。二者均有可能引起严重的阴道及腹腔内出血，不能及时发现并予以处理可能造成灾难性后果。

对有子宫手术史或宫颈裂伤难以探及裂伤起始点的产妇，在出现产后出血甚至休克，尤其是体征与显性出血量不相符的情况下，应警惕子宫破裂，在有效建立静脉通道的情况下结合临床及超声尽快做出判断。超声检查难以直接观察到产后子宫肌层不连续的声像，但是可以通过一些间接征象给予临床提示，最常见的表现是探及盆腹腔游离液性区域（无回声或低回声），在某些有盆腔粘连的患者中可能表现为局限性包裹的混杂回声区（图8.37），有时子宫破裂出血包裹表现为子宫下段周围出现血肿，应结合临床表现进行判断。

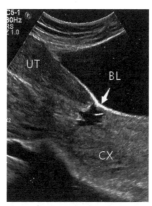

图8.37　VBAC后产妇出现腹膜刺激征，经腹超声见原剖宫产切口裂开

（UT：子宫；CX：宫颈；BL：膀胱；↓表示子宫肌层裂开）

4.子宫动静脉瘘

子宫动静脉瘘分为先天性和获得性，可引起产后出血，其中获得性子宫动静脉瘘的主要原因是血管损伤引起的动脉与静脉直接相通。钳刮及清宫术等宫腔内操作、剖宫产术中在缝合子宫切口时意外穿过动脉及静脉以及多次自然分娩等，均可能导致血管损伤及血管间连接，发展为子宫动静脉瘘病灶。临床表现多为产后或术后持续少量或突发大量阴道出血，1%~2%的患者会发生致命的阴道出血或腹腔内大出血，也有部分患者无明显症状。

子宫动静脉瘘诊断"金标准"为盆腔动脉造影，但彩色多普勒超声表现具有一定的特异性，可用于快速初步诊断。其超声表现为子宫肌层内圆形、管状或不规则的无回声或低回声区，病灶内可显示丰富的血流信号呈五彩镶嵌状，脉冲多普勒可见瘘口处呈高速低阻表现，动脉内为单向或双向血流，静脉血流动脉化（图8.38）。

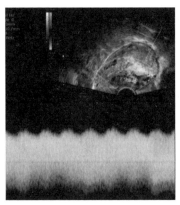

图8.38　子宫动静脉瘘（可见丰富的血流信号呈五彩镶嵌状）

对于明确诊断且伴有阴道出血的病例，选择性子宫动脉栓塞术是快速、安全且有效的保守治疗手段，对于无介入手术条件或保守治疗失败的病例可考虑手术治疗，必要时须行子宫切除术。

（二）指导宫腔操作

1.指导钳夹、清宫等操作

产后因妊娠组织物残留需行钳夹或清宫等操作时，高危患者或有条件的医院建议在超声引导下进行。一方面，因产后子宫体积较大，超声引导下可对残留物精确定位，提高操作成功率，减少宫腔操作次数；另一方面，因产后子宫肌壁较软，易发生子宫穿孔，经超声直视下进行产后宫腔操作，可有效降低此类并发症的发生，尤其对于VBAC后或剖宫产后的清宫等宫腔操作，建议在超声引导下进行。

2.指导宫腔压迫球囊放置或宫腔填塞纱条

在发生产后出血须进行经阴道放置球囊压迫或宫腔填塞纱条等处理的病例中，可在操作过程中使用超声实时引导，并明确球囊或宫腔填纱是否确切到位；也可用于评估监测球囊或纱条与宫壁间是否存在间隙致使隐性出血积于宫腔，或球囊滑脱于子宫下段甚至阴道，或因球囊导管折叠使宫腔内出血无法顺利引流等情况，有助于临床及时干预。

另一方面，在产后出血的宫腔压迫止血治疗过程中应严密监测，警惕出现子宫破裂等严重并发症，尤其是对有子宫手术史（包括前次剖宫产、子宫肌瘤剔除术及多次人工流产等）以及胎盘植入的产妇。除此之外，目前有关于Bakri球囊正常填塞后，无上述高危因素的产妇发生子宫破裂的个案报道，因此在此类宫腔操作后除严密监测患者症状体征外，应继续超声监测宫腔、盆腹腔情况。

综上所述，超声检查快速、无创、便捷且有较好的准确性，在围分娩期的诊断、监测及临床处理中有着不可替代的作用。

（谢敏　马骏楠　马润玫）

第五节　产房分娩安全核查

一、安全分娩核查的发展

医学总有不确定性、不可预见性。正如本书开篇绪论中描述：大多数分娩是顺利的，但部分孕产妇可能发生严重并发症，需要医护人员及时果断的医疗干预，确保母婴平安。产科急救多发生在产房，而产房工作是涉及母儿安全的重要环节。产房医疗和护理措施的不断规范和改进是降低孕产妇严重并发症、死亡率，保障孕产妇及新生儿安全的重要保证之一。近年来逐步应用于临床各学科的医学清单式管理方法，对危急重症救治，特别是对需多学科、多部门、多医护协作诊断及治疗的复杂、疑难疾病起到非常重要的作用。通过建立特色医学管理清单，有助于避免重要步骤遗漏，保障医护质量同质性。清单式管理体系来源于临床一线专家的不断总结完善，这不仅是用生命来书写，也在用生命来完善。分娩涉及母儿安全，目前实施的《产房分娩安全核查表》采用医学清单（统一可操作标准）来进行质量控制，且助于保障孕产妇及新生儿安全，避免"无知之错"或（和）"无能之错"的发生。

1.背景及概述

2013年，全世界范围内有289 000名孕产妇在妊娠期及围分娩期死亡，280万名新生儿在出生后28日内死亡。绝大多数孕产妇和新生儿死亡的原因归根于医疗资源匮乏，其中大部分情况都是可以预防的。

在医疗护理操作过程中，虽有细致的专业分工、系统的专业培训，但实际工作中的某些关键步骤仍可能会被忽略，一些错误仍无法避免，特别是当患者出现突发情况，需迅速实施急救、需多学科团队联合救治时。安全核查清单提醒医护人员不能忘记关键及必要的步骤，这不仅是一种检查手段，还是一种保障患者安全的高水平绩效纪律。安全核查清单需要临床一线人员坚持实际应用，并根据不同医院的具体情况不断完善、改进及提高。

分娩过程十分复杂，医护人员必须尽一切可能保障母婴安全。产房工作安全是关系母婴分娩安全的重要环节，除医护人员自身素质及业务培养外，安全分娩核查表可以将复杂分娩过程规范化、系统化，以便医护人员在复杂、紧急情况中记住基本任务，使分娩和护理更安全、高效。目前国内外部分医院已实施《产房分娩安全核查表》，经临床运用、评估、不断完善后产房安全分娩核查表已得到充分的肯定，被认为能有效帮助医护人员在每一个分娩关键时刻执行关键操作，有助于医护人员为孕产妇及新生儿提供高质量的医疗护理，保证孕产妇及新生儿分娩安全。

2.安全分娩核查的发展历程

分娩过程分常规和意外两种，孕产妇或（和）胎儿、新生儿均可能发生意外情况，需要紧急救治。WHO制订的《安全分娩核查表》经不断的完善、核心操作的不断精炼，已被证实可以降低孕产妇和新生儿危险。在临床实际中通过规范使用《安全分娩核查表》，有助于医护人员在"孕妇入院"至"产妇及新生儿出院"期间为孕产妇及新生儿提供高质量的医疗护理。核查表一共包括29项基于循证医学证据的医疗实践，分为入院时、即将分娩前（剖宫产前）、分娩后1 h、出院前4个不同关键点。《安全分娩核查表》（试用版）曾在9个国家进行现场评价及反馈，WHO通过建立全球协作网络推广《安全分娩核查表》，并进一步在全世界范围内探索可能影响《安全分娩核查表》实施的各类因素。2012年11月至2015年3月，已有29个国家234家不同地区的34个团队注册了WHO安全分娩核查项目，对如何顺利、有效、持续地使用《安全分娩核查表》进行探索。

3.国内《安全分娩核查表》的发展及应用

2017年我国成立国家产科专业质量管理与控制中心，为引入及实施《安全分娩核查表》进行一系列调研及准备工作，对WHO《安全分娩核查表》进行了修订，以适应我国产科的实际发展情况。考虑到助产机构设置差异，分娩单位的多样性、分娩量的差异等，我国对《产房分娩安全核查表》中WHO设置的4个节点进行修订，使用对象目前局限于进入产房分娩的孕妇，核查时间节点设定为确定临产、准备接产、分娩后2 h。我国遵循WHO关于孕产妇及新生儿死亡相关的关键因素（包括产科出血、感染、难产、妊娠期高血压疾病和早产儿并发症）进行核查，修订形成了中国修订版《产房分娩安全核查表》，并已在北京、辽宁、湖南等地试点使用，同时通过官方活动及培训发布，以指导为基础，进一步推广、反馈、调整，最终达到提高分娩期间的医疗服务质量、改善孕产妇及新生儿结局的目的。

二、《产房分娩安全核查表》简介

2020年7月，国家卫生健康委办公厅发布了国卫办医函〔2020〕626号通知，要求各级医疗机构进一步加强产科专业医疗质量安全管理，加强产房分娩安全核查工作，在严格执行查对制度及各类孕产妇妊娠风险评估（筛查）的基础上，开展产房分娩安全核查工作，规范填写《产房分娩安全核查表》（表8.8、表8.9），并将该表作为医疗文书纳入病历进行管理，以降低医疗差错及安全不良事件发生率，保障医疗质量和医疗安全，保障产妇和新生儿安全。

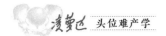

表8.8 产房分娩安全核查表

姓名：_____ 病案号：_____ 年龄：_____ 孕周：_____

临产时间：_____ 单胎 □ 多胎 □ □初产妇 □经产妇

确定临产	准备接产	分娩后2小时
一、病史信息 1. 急产史 □是　　　　　　　□否 2. 产后出血史 □是　　　　　　　□否 3. 子宫瘢痕 □是　　　　　　　□否 4. 妊娠合并症及并发症 □是_____ □否 5. 是否有其他特殊情况（主诉、病史、化验、胎儿）_____ _____ 6. 是否有特殊用药 □是　　　　　　　□否 7. 是否有药物过敏史 □是　　　　　　　□否 二、孕妇治疗 1. 是否已使用糖皮质激素促胎肺成熟 □是　　□否　　□不需使用 2. 是否需要抗菌药物 □是　　　　　　　□否 3. 是否需要提前备血 □是　　　　　　　□否 4. 是否需要硫酸镁及降压治疗 □是，给予硫酸镁 □是，给予降压药物 □否 三、胎儿监护分类 □I 类　　□II 类　　□III 类 四、是否已告知孕妇及家属在分娩期间出现特殊征象时，及时寻求帮助 □是　　　　　　　□否 核查人及时间： 医生_____ 助产士_____	1. 产妇及胎儿异常征象 □是，呼叫帮助　　　□否 2. 是否需要儿科医生 □是，已联系　　　　□否 确认床旁已有必需用品并为分娩做好准备 一、对于产妇 1. 缩宫素10U 抽吸入注射器 □是　　　　　　　□否 2. 开放静脉 □是　　　　　　　□否 3. 是否需要同时其他宫缩剂备用 □是　　　　　　　□否 二、对于新生儿，以下物品已检查功能状态 □复苏球囊面罩 □负压吸引器 辐射台功能状态良好 □是　　　　　　　□否 新生儿采血气针 □是 新生儿脉氧饱和仪 □是 三、台下医护人员已到位 □是　　　　　　　□否 四、分娩结束，清点物品无误 □是　　　　　　　□否 分娩前纱布_____块 术中增加纱布_____块 分娩后纱布_____块 操作者/清点人双签字 核查人及时间： 医生_____ 助产士_____	1. 产妇异常生命体征 □是，呼叫帮助　　　□否 2. 产妇是否有异常阴道出血（检查前需评估膀胱充盈程度） □是，呼叫帮助　　　□否 一、产妇是否需要 1. 是否需要抗菌药物 □是，给予抗菌药物　□否 2. 是否需要硫酸镁及降压治疗 □是，给予硫酸镁 □是，给予降压药物 □否 二、新生儿是否需要 1. 转儿科 □是　　　　　　　□否 2. 在产科进行特殊的护理和监测 □是，已准备好　　　□否 三、开始母乳喂养及母婴皮肤接触（如果产妇及新生儿状况良好） □是　　　　　　　□否 四、助产士进行交接之外，有无特殊情况需要医生进行交接 □是 核查人及时间： 医生_____ 助产士_____

引自：国卫办医函〔2020〕626号《国家卫健委办公厅关于进一步加强产科专业医疗质量安全管理的通知》

表8.9 产房分娩安全核查表知识点

确定临产	准备接产	分娩后2小时
1.产程观察及监测 (1)孕妇心率、血压及体温:每4~6 h一次 (2)宫缩:定时观察并记录 (3)胎心率:潜伏期12 h一次,活跃期15~30 min一次,第二产程5~10 min一次 2.考虑应用抗菌药物的指征 (1)孕妇体温≥38 ℃,且不能排除感染 (2)足月胎膜早破>12 h (3)早产胎膜早破 (4)GBS阳性合并胎膜已破或已临产 (5)其他指征需要使用抗生素 3.子痫前期临产后酌情给予硫酸镁,重度子痫前期或子痫发作后必须使用,同时注意硫酸镁中毒反应 4.降压治疗:当血压≥160/110 mmHg必须使用降压药物 5.Ⅲ类胎心监护 (1)基线变异消失合并以下情况:①反复晚期减速,②反复变异减速,③胎心心动过缓 (2)正弦波图形 以上情况需立即终止妊娠 6.告知孕妇需寻求帮助的特殊征象 (1)出血 (2)阴道流液 (3)持续性或剧烈腹痛 (4)头晕、头痛、视物模糊 (5)排尿困难 (6)向下用力的感觉 (7)呼吸困难 (8)发热或寒战 (9)心慌、胸痛、持续性背痛	1.需要寻求帮助的异常征象 (1)产妇:脸色苍白、精神差、烦躁、呛咳、心慌、胸闷、憋气、胸痛、呼吸急促、头晕、头痛、抽搐、阴道异常出血,行心电监护、给吸氧、氧饱和度监测,呼叫上级医生,必要时同时呼叫麻醉科医生、ICU医生 (2)胎心监护异常(Ⅱ类胎心监护短时间不能分娩或Ⅲ类胎心监护),做好紧急剖宫产或者阴道助产准备 (3)羊水异常(血性、Ⅱ度以上污染)警惕胎盘早剥、胎儿窘迫 (4)强直性宫缩、病理性缩复环、血尿,警惕子宫破裂 2.使用前列腺素和麦角新碱等类药物前,需了解过敏、哮喘、青光眼以及心脏病、高血压等病史 3.分娩后针对产妇采取的处理措施确认单胎分娩或多胎均分娩后 (1)胎儿前肩娩出或胎儿娩出后立即给予缩宫素 (2)观察胎盘剥离征象 (3)控制性牵拉脐带 (4)了解子宫收缩情况 4.无特殊情况下,在新生儿出生后实施延迟结扎脐带,生后30~60 s后或等待脐带搏动停止后结扎脐带 5.分娩后新生儿初步复苏措施 (1)保温和维持正常体温 (2)摆正体位,清理气道(必要时) (3)擦干和刺激 (4)呼吸暂停或喘息样呼吸或心率<100次/分:①复苏球囊面罩正压通气;②必要时矫正通气;③呼叫帮助	1.需要呼叫上级医生的异常征象 (1)出血量≥400 ml (2)活动性出血或迅猛出血 (3)心率≥110 bpm,血压<90/60 mmHg (4)经皮血氧饱和度<95% (5)烦躁、淡漠、口渴、口唇苍白发绀、抽搐 (6)剧烈腹痛、严重头痛或视力障碍,呼吸困难、发热、畏寒或排尿困难 (7)肛门坠胀感,警惕软产道血肿 2.异常阴道出血的初步处理 (1)按摩子宫,观察是否有凝血块 (2)联合使用宫缩剂 (3)前列腺素及麦角新碱等药物使用前询问禁忌证 (4)开放静脉,心电监护,吸氧,留置尿管,保暖 (5)完善辅助检查,检测凝血功能和血常规,根据出血量等酌情配血 (6)处理病因:宫缩乏力、胎盘胎膜残留、软产道裂伤、子宫破裂、胎盘早剥、羊水栓塞及凝血功能障碍 3.产后使用抗菌药物指征 (1)产程中孕妇体温≥38 ℃,且不能排除感染 (2)宫腔操作者酌情使用 (3)Ⅲ度或Ⅳ度会阴裂伤 (4)产后出血者酌情使用 4.产后给予硫酸镁的指征 (1)重度子痫前期 (2)子痫发作 (3)产后新发高血压伴视物模糊或持续头痛 5.产后使用降压药指征 血压持续≥150/100 mmHg时建议降压治疗 6.新生儿存在以下情况建议转儿科 (1)R>60次/分或<30次/分,呻吟、三凹征或抽搐 (2)刺激时活动欠佳 (3)体温<35℃(保暖后不上升)或>38℃ (4)不能纠正的新生儿低血糖(血糖<2.6 mmol/L) (5)皮肤苍白或紫绀 (6)孕周小于34周 7.新生儿可在产科加强监测,必要时转儿科 (1)早产大于34周或出生体重<2 500 g (2)出生时经过初步复苏,复苏后监测 (3)其他高危儿情况

引自:国卫办医函〔2020〕626号《国家卫健委办公厅关于进一步加强产科专业医疗质量安全管理的通知》

三、《产房分娩安全核查表》应用

（一）使用方式

产房分娩安全核查是由具有执业资质的医生、助产人员，分别在孕妇入待产室（确定临产）、准备接产、分娩后2 h，对医疗及护理措施等内容进行核查。笔者医院于2020年12月开始使用《产房安全核查表》，在完成、落实《产房分娩安全核查表》核心内容的基础上，针对全部阴道分娩所有产妇在产后2 h进一步细化管理，并根据阴道出血量进行分层管理，以期降低产后出血、特别严重的产后出血的发生率。

（二）核查内容及流程

孕产妇住院、入产房时医生及助产士需按照产程进展动态评估，每班次认真填写《产房分娩安全核查表》，由医生及助产士确认并签名。实施产房分娩安全核查内容及流程：

1.确定临产

首次入待产室时，医生及助产士共同按照《产房安全分娩核查表》对患者基本信息（年龄、孕周、孕产次），高危因素（急产史、产后出血史、合并症及并发症等），抗菌药物治疗史，妊娠期高血压疾病治疗史，胎儿监护等内容进行首次核查并确认签字，避免漏项、缺项。产程是一个变化过程，需随时进行动态评估，医护人员不同班次交接班时及时在待产记录上记录下异常情况，并进行双人查对、签字。

2.准备接产

入分娩室前，医生及助产士对孕妇及胎儿异常征象进行识别，确认孕产妇及新生儿分娩必备物品齐全，设备设施处于待用状态，分娩后对纱布及器械进行清点及核查，并由操作者和清点人共同核查并签字。对胎心、羊水异常或合并其他异常情况的高危儿，提前请儿科医生产房陪产，保障新生儿安全。同时建立产科危急重症三线直报制度，出现危急重症患者，迅速启动MTD团队综合处理，保障医疗质量、提高患者安全。

3.分娩后2 h

全部产妇产后2 h要求在产房严密观察，保证产妇分娩安全。医生及助产士按核查表明细逐一观察产妇及新生儿情况。监测生命体征，严格记录阴道出血量，按不同情况确定产妇及新生儿后续监测及治疗。

4.产后出血

是孕产妇死亡的重要原因，分娩后2 h是产后出血高峰时段，为保证产后观察的有效性，结合国家《产房安全核查表》的具体内容、相关知识点，笔者医院近3年对阴道分娩所有产妇就产后出血开展了专项管理，根据阴道出血量对所有阴道分娩产妇进行针对性分层管理，将这些产妇分为一般产妇、高危产妇、极高危产妇；结合国内外产后出血指南及产妇具体情况，制订相应流程、产后出血急救清单，具体内容如下：

（1）一般产妇管理（产后2 h内出血<400 ml）

①在胎盘娩出后立即检查软产道，如有产道裂伤及时缝合处理，在产房按要求密切观察2 h。②观察产妇生命体征、精神状态，子宫收缩及阴道出血情况，每15 min评估一次，至产后2 h，观察内容见表8.10。③鼓励产妇多饮水，尽早排尿，防止产后尿潴留。④产后30 min内开始母婴皮肤早接触及早吸吮。

表8.10 一般产妇产后2 h观察表

姓名：　　　科室：　　　床号：　　　住院号：　　　**ID**号：

分娩日期：　年　月　日　时　分

时间	呼吸次/分	脉搏次/分	血压mmHg	宫高cm	阴道流血		会阴		备注	签名
					色	量ml	裂伤	切开		
			/							
			/							
			/							
			/							

产后1小时小结：脉搏：　次/分，血压　/　mmHg，阴道流血总量：　ml小便：已解□ 未解□

产后2小时总结：脉搏：　次/分，血压　/　mmHg，阴道流血总量：　ml小便：已解□ 未解□

特殊情况说明：

出产房日期：　年　月　日　时　分			
阴道留置物	有　□　　备注：　　　　　　无　□	清楚□	
镇痛泵	停药：是□ 否□　拔管：是□ 否□　未用□		
输液情况	输液：有□　无　□　留置针：有 □　无 □		
皮肤情况	完整：是□ 否 □　压疮：有 □　无 □		
病历资料	产程记录：有□ 无 □		
	分娩记录单：有□ 无 □		
与病房护士交班：清楚 □　　产房护士签名　　　病房护士签名			

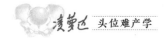

（2）高危产妇管理（产后2 h出血量≥400 ml）

①迅速呼叫产科急救团队——高年资产科医生、助产士等。当班医护人员应及时处理及防范风险，告知产妇及家属病情并签署相关医疗文书。②建立两条可靠的静脉通道，根据病情，积极给予吸氧、持续心电监护、监测生命体征、记录每小时尿量，必要时导尿、留置尿管。③急查血气分析（迅速判断产妇的一般情况）、血常规、凝血功能，交叉配血。④积极寻找出血原因并针对性处理。⑤合理使用抗生素。⑥动态评估病情，及时进行多学科联合处置，加强容量及呼吸管理，保护重要器官。⑦为保证产后出血及时救治，针对不同出血量，制订救治处理方法明细、限定医疗操作的时间，保证救治成功率，使用急救清单式管理方式保证有效操作避免遗漏。不同出血量对应的相关操作清单见表8.11～表8.13。

表8.11　产后出血≥400 ml且出血尚不能控制

	操作项目	完成时间	操作者
5～10 min内需完成操作	求助（产科急救团队：二线医生、高年资助产士和护士）		
	鼻导管吸氧3 L/min		
	建立两条可靠的静脉通道		
	持续心电监护，监测意识、生命体征		
	导尿，留置尿管并记尿量		
	检验：血气分析、血常规、凝血、血型鉴定及交叉合血，备血		
	加用促宫缩药物（缩宫素麦角前列腺素制剂）		
	正确按摩及双合诊按压子宫		
	积极寻找原因并处理		

注：在前30 min每5 min监测记录一次生命体征，出血控制后，每15 min监测记录一次。

表8.12　产后出血500～1 000 ml

	操作项目	完成时间	操作者
5～10 min内需完成操作	求助［二线医生或（和）三线］		
	扩容（生理盐水、乳酸林格液）		
	面罩给氧（5L/min）		
	监测出血量、意识、生命体征、尿量、血氧饱和度、生化指标		
	必要时成分输血（不需等待检验结果）		
	正确按摩及双合诊按压子宫		

续表

	操作项目	完成时间	操作者
5～10 min内需完成操作	积极使用强效子宫收缩剂、补钙		
	宫腔纱条或COOK球囊填塞		
	必要时再次检查并缝合产道裂伤		
	再次检查、排除胎盘因素出血		
	排除凝血功能障碍出血(了解产前及出血后的凝血报告)		
	应用抗生素		
	遵医嘱用氨甲环酸		

注：关注2个"100"——收缩压>100 mmHg、心率<100次/分；2个"30"——尿量>30 ml/h、红细胞压积>30%。

（3）极高危产妇（产后出血≥1 500 ml）

如产妇产后出血仍多，或经以上处理仍未得到有效控制，随时可能发生死亡风险，必须高度重视。在完成以上急救内容的同时迅速开始启动以下操作：

表8.13　产后出血≥1 500 ml

	操作项目	完成	操作者
5～10 min内需完成操作	持续监测生命体征、每5～15 min记录一次		
	每60 min复查检验指标:血气分析、血常规、凝血		
	妇产科三线医生组织急救,全院多学科团队协助抢救(麻醉科、输血科、重症监护室、超声科、检验科等)		
	继续促宫缩(缩宫素、麦角新碱、前列腺素制剂),补钙		
	继续抗休克治疗		
	呼吸管理、容量管理、电解质平衡管理、血糖管理		
	早期输血及止血复苏		
	DIC治疗		
	使用血管活性药物		
	纠正酸中毒		
	应用抗生素		
	必要时子宫动脉栓塞或子宫切除术		
	重要脏器功能保护:心、脑、肺、肾等		

在经积极救治后，如产妇出血得到有效控制，生命体征平稳，后续30 min每15 min监测一次，然后每30 min监测一次，持续3～4 h。此后4～6 h产妇由产房转入加护病房后仍需继续密切监测病情变化12～24 h，经再次评估生命体征平稳、精神状态正常，子宫收缩好，无异常阴道流血，产妇可转入普通产科病房继续观察直至出院。

高危产妇出现产后出血需持续静脉输液，必要时输血；维持有效宫缩，根据辅助检查结果及时调整电解质输注、补钙等纠正电解质紊乱，进行成分输血、凝血因子输入以纠正凝血功能异常；观察阴道流血变化及每小时尿量，完善医疗、护理记录（产后出血量≥400 ml均需填写特殊产后观察记录，见表8.14）。

表8.14 特殊产后观察记录

姓名： 科室： 床号： ID号：

日期	时间	体温℃	意识	心率 脉搏 呼吸 次/分	血压 mmHg	氧饱和度%	心电监测	吸氧 L/分	留置尿管	入量 名称	用药途径	量ml	出量 名称	颜色性状	量ml	宫高cm	病情观察及措施	签名

注：意识：清醒、嗜睡、昏迷，吸氧要注明方式面罩/鼻导管，行心电监测、留置尿管以√表示，如有异常记录在病情栏内。产后出血每5分钟评估记录一次，记录至30分钟，出血控制后每15分钟评估记录一次。（生命体征、意识、子宫收缩、阴道流血、尿量等。

目前《产房安全分娩核查表》的临床应用仍在经验总结阶段。孕妇临产后、分娩、产后面临医生、助产人员管理变换，核查工作存在多位医生、助产士交接。各医疗单位应根据科室自身情况，落实主管医生对该孕产妇动态、全面管理，保障孕产妇观察、治疗及时、有效。当前一线医护人员的临床经验相对不足，对患者临床症状、体征观察的细致程度、及时分析判断能力仍需提高，建议一线医生同主管助产士每日固定时间段（早、中、晚三次）进行围分娩期动态核查，并在待产记录单上及时记录，签字确认。为避免接班人员对孕产妇情况不熟悉，交班医生及助产士与接班医生及助产士应进行床旁现场交接及核查，做到班班交接并核查相关内容，同时交接班人员进行现场交接确认并在待产记录上用红笔进行确认签字，科室负责人定期督查。根据不同单位的实际情况，加强宣教与培训，增加对核查制度的理解，增加核查实施的可操作性。根据各医疗单位的实际情况改良核查表，使之本土化和专业化，规范执行安全核查，确保孕产妇及新生儿分娩安全。

（李红雨 常青）

第六节　围分娩期高危孕产妇评估及处理

一、胎膜早破与早产

（一）概述

在我国，妊娠28周至36+6周分娩为早产，新生儿为早产儿。全世界每年有1 500万早产儿出生，我国早产发生率为5%～15%，其中40%～50%为发生在妊娠20周后至36+6周临产前发生胎膜破裂的未足月胎膜早破（preterm premature rupture of mem-branes，PPROM）。PPROM发生率为2.0%～3.5%。早产是导致新生儿死亡的主要原因。孕周越小，围产儿预后越差。

PPROM多与羊膜腔感染有关，危险因素还包括既往有PPROM史、妊娠中晚期阴道出血、宫腔压力升高、宫颈机能不全、体质指数<19 kg/cm²、营养不良、社会经济地位低、细菌性阴道病、吸烟、不洁性生活和辅助生殖技术等。

（二）临产时状况

胎儿早产时应当根据当地新生儿救治情况处理。发生PPROM时应转诊至有新生儿救治能力的三级医院分娩，定期行胎心电子监护，监测评估感染进展、胎盘早剥、脐带受压、胎儿宫内状况及是否临产。

1.一般原则

保持外阴清洁，监测感染迹象、母胎状况及产程进展。妊娠<34周者可使用单疗程糖皮质激素促胎肺成熟治疗。妊娠<32周且48 h内可能分娩者，可使用硫酸镁保护胎儿中枢神经系统，并监测呼吸、膝反射、尿量，动态监测镁离子浓度。期待治疗期间可根据个体情况选择抗生素和治疗方案，总疗程7日，无绒毛膜羊膜炎迹象者可以停用抗生素。羊水过少是PPROM的常见并发症，PPROM可导致绒毛膜羊膜炎、胎儿窘迫、肺发育不良、POTTER面容、肢体挛缩、骨骼变形等。发生PPROM时不推荐行羊膜腔灌注，应密切监测有无绒毛膜羊膜炎和胎儿窘迫，适时终止妊娠。

2.宫缩抑制剂

原则：妊娠34～36^{+6}周、有宫内感染或胎盘早剥的迹象者不推荐使用宫缩抑制剂。孕周较小或准备宫内转运时，应使用宫缩抑制剂，但使用不应超过48 h。避免联合使用2种或以上宫缩抑制剂。

（1）钙通道阻断剂

硝苯地平可抑制平滑肌细胞膜钙通道重吸收钙离子，控制子宫平滑肌兴奋性收缩。起始量为20 mg口服，根据宫缩调整为10～20 mg/3～4次/日，可持续48 h。注意观察，防止血压过低。

（2）前列腺素抑制剂

吲哚美辛抑制环氧合酶，减少花生四烯酸转化为前列腺素，抑制子宫收缩。起始剂量为50～100 mg经阴道、直肠给药或口服，以后25 mg/6 h，维持48 h。副反应：母体有恶心、胃酸反流、胃炎等；胎儿在妊娠32周前使用，时间<48 h，否则可引起胎儿动脉导管提前关闭，胎儿肾血流量下降使羊水量减少。妊娠32周后用药，需要监测羊水量及动脉导管宽度，发现胎儿动脉导管狭窄时应立即停药。孕妇有血小板功能不良、出血性疾病、肝功能不良、胃溃疡、对阿司匹林过敏的哮喘史者禁用。

（3）β_2肾上腺素能受体兴奋剂

盐酸利托君与子宫平滑肌细胞膜上β_2肾上腺素能受体结合，细胞内环磷酸腺苷（AMP）水平升高，控制肌球蛋白轻链激酶活化，抑制平滑肌收缩。静脉点滴起始剂量50～100 μg/min，最好使用微量输液泵每10 min增加50 μg/min，至宫缩停止，最大剂量<350 μg/min，用药时间为48 h，应控制输液量，注意补钾。子宫收缩抑制后可以改为口服。使用时孕妇心率>120次/分或有心前区疼痛应停用。副作用：孕妇有恶心、头痛、鼻塞、低血钾、心动过速、胸痛、气短、高血糖、肺水肿、偶有心肌缺血等；胎儿及新生儿有心动过速、低血糖、低血钾、低血压、高胆红素，偶有脑室周围出血等。禁忌证：孕妇有心脏病、心律不齐、糖尿病控制不满意、甲状腺功能亢进者。

（4）选择性缩宫素受体拮抗剂

阿托西班竞争性结合子宫平滑肌及蜕膜缩宫素受体，降低缩宫素对子宫平滑肌的兴奋作用。起始剂量6.75 mg静脉滴注1 min，随后18 mg/h维持3 h，再以6 mg/h持续维持45 h。副反应轻，无明确禁忌证。

目前尚无在PPROM中使用阴道孕酮的安全性数据，理论上胎膜破裂后阴道用药会增加感染的风险，不推荐使用。但对于既往有自发性早产史（包括胎膜完整早产或PPROM）的单胎孕妇，应根据临床指征补充孕酮，可降低复发性自发性早产的风险。

3.终止妊娠时机

妊娠<24周者，应考虑终止妊娠；妊娠24～27^{+6}周者，根据母胎情况，评估感染风险，并根据当地医疗条件和孕妇及家属的意愿等情况做出决策；妊娠28～33^{+6}周者排除羊膜腔感染或绒毛膜羊膜炎、胎儿窘迫等，原则上可期待治疗；妊娠34～36^{+6}周者根据情况予期待治疗或终止妊娠；权衡母胎利弊后终止妊娠不应超过37周。对于孕周≥34周的PPROM，建议应当终止妊娠、尽快分娩，缩短产程时间。对于不能经阴道分娩者，提示胎先露为足先露或可能在骨盆入口处受阻，应以剖宫产结束分娩，避免因破膜时间过久或因产程延长引起新生儿窒息和产褥感染（图8.39）。

明确诊断的绒毛膜羊膜炎、胎儿窘迫、胎盘早剥等无论孕周如何，不宜继续妊娠（表8.15）。早产儿尤其是<32孕周的极早产儿，有条件者建议选择宫内转运。

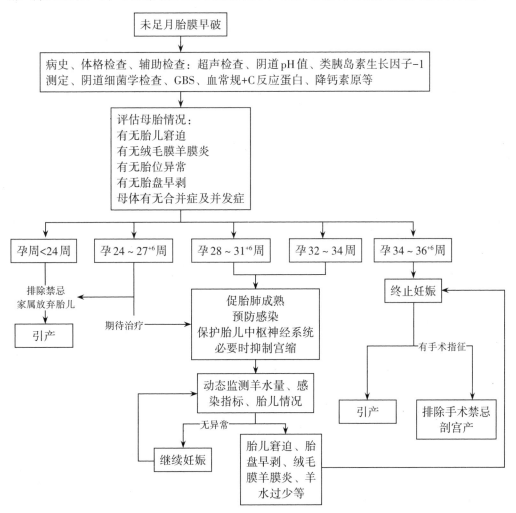

图8.39 PPROM的处理流程

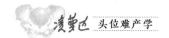

表8.15 未足月胎膜早破终止妊娠核查表

基于孕周终止妊娠	□孕周<24周
	□孕周24～27⁺⁶周,评估转诊
	□孕周28～33⁺⁶周,评估期待
	□孕周34～36⁺⁶周,基于本院医疗水平决定
基于胎儿情况终止妊娠	□绒毛膜羊膜炎
	□胎儿窘迫
	□胎盘早剥
	□臀位足先露
终止妊娠	□否　□是
分娩方式	□经阴道分娩　□剖宫产

4.促胎肺成熟

孕34周之前分娩的孕妇,均应接受糖皮质激素促胎肺成熟治疗;如已进入产程仍应进行促胎肺成熟的治疗,用药剂量以及给药方式与未临产孕妇相同。用法:地塞米松5 mg或6 mg,肌内注射,每12 h一次,连续4次;或倍他米松12 mg,肌内注射,每天1次,连续2次。

5.抗生素的使用

胎膜早破会增加母婴感染、早产、脐带脱垂、胎盘早剥等急性并发症风险,抗生素的合理应用在PPROM的治疗中具有重要意义。为避免因破膜时间过久或因产程延长引起新生儿窒息和产褥感染,在接诊时应行GBS阴道—直肠拭子采样,行阴道分泌物培养+药物敏感试验,予覆盖GBS的预防性抗生素联合用药。

期待治疗时的抗生素用药方案尚无最优推荐,可供选择的方案为静脉+口服序贯方案,即氨苄青霉素联合红霉素静脉滴注2日,随后序贯口服阿莫西林+红霉素,总疗程为7日。上述方案中的红霉素可替换为阿奇霉素。对于青霉素过敏者,初始静脉用药方案中的青霉素应更换为其他种类抗生素,序贯口服用药方案为:严重过敏反应风险较低时应用一代头孢菌素(如头孢氨苄),风险较高时应用克林霉素或阿奇霉素。针对未足月胎膜早破孕妇GBS预防性抗生素用药方案如图8.40所示。

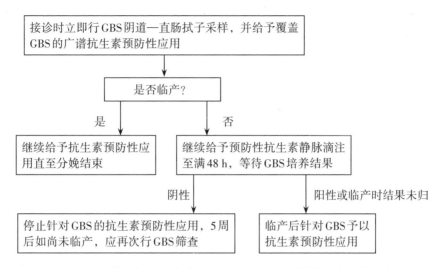

图8.40　针对未足月胎膜早破孕妇GBS预防性抗生素用药方案

（三）评估

1.体格检查

胎膜早破的诊断主要依靠病史和体格检查，90%孕妇突感有液体自阴道流出，可混有胎脂及胎粪，无腹痛等产兆。阴道检查上推胎先露时阴道流液增加。使用无菌窥阴器检查阴道后穹隆见羊水或羊水自宫颈外口流出可确诊。

2.辅助检查

（1）阴道分泌物

pH值为7.0～7.5提示胎膜已破。取阴道及宫颈外口分泌物做病原体培养，检测中注意血性分泌物、细菌性阴道病等会导致的假阳性，胎膜破裂时间过长或残余羊水量过少导致的假阴性结果。实验室类胰岛素生长因子-1、可溶性细胞间黏附分子-1（sICAM-1）、胎盘a微球蛋白-1（PAMG-1）检查，胎儿纤维连接蛋白（fFN）检查，不受血液、精液、尿液和宫颈黏液的影响，诊断效率可供参考（阴道出血明显或阴道拭子尖部呈红色时读取结果可能出现误差）。

（2）超声检查

羊水量可做诊断参考。

（3）羊膜镜检查

直视可见头发或其他胎儿部分，无前羊膜囊，但受普及和操作的影响，使用较少。

（4）炎性指标

外周血白细胞计数≥15×10^9/L、中性粒细胞百分比例≥85%需考虑宫内感染。若血浆 CRP<5 mg/L 则可排除宫内感染。血清降钙素原升高需警惕宫内感染。GBS检测阳性者应当治疗。

3.绒毛膜羊膜炎诊断

①母体体温≥38 ℃；②阴道分泌物有异味；③胎儿心动过速≥160次/分或母体心动过速≥100次/分；④母体外周血白细胞计数≥15×10⁹/L；⑤子宫呈激惹状态、宫体有压痛。出现上述①同时伴有②~⑤任何一项表现可诊断绒毛膜羊膜炎。

（四）产时处理

PPROM无剖宫产指征时应选择经阴道分娩，有绒毛膜羊膜炎及其他异常情况时放宽剖宫产指征。臀位足先露者应根据孕周、当地早产儿治疗护理条件，正确选择分娩方式。分娩镇痛以硬脊膜外阻滞麻醉镇痛相对安全；产程中密切注意胎心变化，阴道分娩时不推荐常规会阴切开、预防性产钳助产。早产儿出生后可根据情况适当延长30~120 s后断脐，可减少新生儿输血，约可减少50%的新生儿脑室内出血。

PPROM胎儿娩出后建议行胎盘胎膜病理检查，明确组织病理性绒毛膜羊膜炎。对于可疑或明确的宫内感染者行羊膜腔和新生儿耳拭子培养。

（五）产后观察

胎膜早破阴道分娩后子宫炎发生率为5%~6%，如果存在绒毛膜羊膜炎，产后持续感染的风险增加至13%。对于PPROM的孕产妇，尤其是保胎时间较长、产前发热、产后出血、贫血、阴道检查次数较多的孕产妇，可考虑预防性使用抗生素至产后48 h，观察产妇症状及体征，如是否发热、恶露是否有异味等，并动态监测炎性指标。如患者症状、体征及辅助检查均符合产褥感染，则须及时更换抗生素并用足疗程。如孕产妇无症状、体征，仅为炎性指标升高，除继续观察孕产妇一般情况之外，也应考虑继续使用抗生素至其炎性指标正常，警惕感染中毒性休克的发生。

（李力　黄畅晓）

二、双胎妊娠

（一）概述

一次妊娠宫腔内同时有两个胎儿时称为双胎妊娠，两个以上称为多胎妊娠。多胎妊娠自然发生率并不高，我国部分区域双胎妊娠自然发生率为3.69%（2019）。辅助生殖技术开展以来，双胎以及多胎妊娠的发生率明显升高，但近年为降低孕产妇妊娠风险，生殖专家主张植入单胚胎。多胎妊娠易导致妊娠期高血压疾病、妊娠期肝内胆汁淤积症、胎膜早破及早产、产后出血、贫血、胎儿发育异常等多种并发症。单绒毛膜双胎可有双胎输血综合征、选择性生长受限等特殊并发症。双胎早产是多因素的，早产分娩史是独立危险因素。其他风险包括孕妇年龄、肥胖、种族、既往宫颈锥切术等。此外，宫腔压力大、胎盘面积大、遗传等因素也增加了早产风险，复杂性双胎治疗性早产也是双胎早产的重要原因。

（二）孕期和临产时状况

1.绒毛膜性的诊断

单绒毛膜性双胎并发症多，临床管控十分重要。超声检查判断绒毛膜性在孕早中期为最佳判定时间，妊娠6～10周宫腔内有两个孕囊为双绒毛膜双胎，如仅见一个孕囊则单绒毛膜性双胎可能性较大。妊娠10～14周判断双胎绒毛膜性依据胎膜与胎盘插入点，"双胎峰"（"λ"字征）为双绒毛膜性双胎，"T"字征为单绒毛膜性双胎。妊娠中期以后，有经验的超声医生也可通过两个羊膜囊间隔厚度、胎盘是否独立以及胎儿性别做综合补救判断。

（1）双卵双胎

两个卵子分别受精的双胎妊娠，约占70%，与使用促排卵药物、辅助生殖技术以及遗传因素有关。两个卵子分别受精形成的受精卵遗传基因各异，两个胎儿的血型、性别、指纹、外貌、精神类型等表型各不相同。胎盘可融合成一个但多为两个，血液循环各自独立。胎盘胎儿面有两个羊膜腔，中间隔有两层羊膜和绒毛膜。

（2）单卵双胎

约占30%的双胎妊娠是由一个受精卵分裂形成的。其形成原因尚不明确，与种族、遗传、年龄、胎次、医源的关系不大。两个胎儿具有相同的遗传基因，性别、血型及外貌等完全相同。

受精卵在早期发育阶段发生分裂的时间不同，形成下述4种类型：①双羊膜囊双绒毛膜单卵双胎：约占单卵双胎的30%。分裂约发生在受精后的3日内早期胚泡阶段（桑椹期）。形成两个独立的受精卵，各有单独的羊膜囊，之间隔有两层绒毛膜、羊膜，胎盘为两个或融合成一个。②双羊膜囊单绒毛膜单卵双胎：约占单卵双胎的68%。滋养细胞已分化但羊膜囊未形成，分裂在胚胎发育的胚泡期（受精后第4～8

日）。一个胎盘，两个羊膜囊间仅隔两层羊膜。③单羊膜囊单绒毛膜单卵双胎：约占单卵双胎的1%～2%。在受精后第9～13日受精卵分裂。一个胎盘，已形成羊膜囊使两个胎儿共存于一个羊膜腔内。④联体双胎：占单卵双胎的1/1 500。受精第13日后受精卵分裂，已形成原始胚盘，胎体无法完全分裂成两个（联体儿）。另有一种称为寄生胎。

2.孕期及临产前状况

双胎妊娠期应注意调整饮食、增加营养及补充微量元素，纠正缺铁性贫血。尽量转诊至有早产儿救治能力的产前诊断中心或胎儿医学中心进行孕妇及胎儿的风险评估，确定绒毛膜性，由有经验的产科医生按照高危妊娠进行管理，充分告知孕妇及家属，单绒毛膜单羊膜囊双胎存在不可预测的胎儿死亡风险，应注意早期发现胎儿窘迫。

（三）评估

1.早产的评估

妊娠14周后经阴道超声宫颈长度测量预测风险。有早产症状时，评估宫颈长度、胎儿纤连蛋白（fFN），腹部触诊了解宫缩情况，阴道检查宫颈扩张程度、细菌性阴道病检查、B族链球菌检查、中段尿的细菌学检查等，均有一定的参考价值。

出现下列情况时考虑进一步评估及住院监测及治疗：①经阴道超声检查宫颈长度≤25 mm；②规律宫缩（腹痛）且2～4 h内宫口扩张；③宫口扩张伴或不伴有腹痛；④正常妊娠期间，孕22～35周阴道后穹隆fFN应<50 ng/ml；fFN阴性，一周内不分娩的预测值为97%～100%；fFN阳性，提示早产风险增高，但fFN阴性预测值较阳性预测值高；⑤其他母儿并发症或需要进一步观察。

2.双胎早产处理

（1）不主张绝对卧床休息，常规住院观察，运用孕激素制剂和预防性子宫颈环扎术等方法保胎。

（2）双胎孕16～24周经阴道超声证实宫颈长度≤25 mm，预防自发性早产可以使用黄体酮胶囊400 mg每日阴道给药。经阴道超声测量宫颈长度<15 mm或宫颈扩张>1 cm者可考虑实施紧急宫颈环扎术。

（3）宫颈扩张≤2 cm时可使用宫缩抑制剂，为促胎肺成熟和安全宫内转运争取时间。

（四）产时监控处理

1.分娩原则

分娩方式取决于双胎的绒毛膜性、胎先露、孕龄和医生的临床经验，双胎妊娠本身不能作为剖宫产指征。<32孕周的双胎分娩方式据个体情况决定。单绒毛膜单羊膜囊双胎应在具备早产儿诊治能力的医疗中心分娩。酌情在促胎肺成熟后32~34周终止妊娠，分娩方式推荐剖宫产。孕32周及以后的双羊膜囊双胎，第一胎若为头先露，第二胎无论何胎位都可考虑阴道分娩。第一胎为非头位宜剖宫产终止妊娠。

2.产时管理

做好孕妇心理护理，减轻其压力和负担，与产妇及家属充分沟通阴道试产可能出现的突发情况，试产时应持续、同时监测双胎胎心，配备床旁超声及时评估胎产式和先露。双胎阴道试产应安排护理人员守护，分娩时应当由经验丰富的产科医生、助产士及新生儿科医生监控，做好急诊剖宫产准备。

3.产程处理

双胎妊娠进入产程后原则上与单胎妊娠临产处理差别不大，但与单胎妊娠相比，其第一产程较长，可适时破膜以促进产程进展。第一个胎儿娩出后应立即断脐，并钳紧胎盘侧脐带预防第二个胎儿失血。

第一个胎儿分娩后，台下助手需固定孕妇腹部使第二个胎儿尽可能为纵产式，严密观察胎心情况。可床旁超声监测胎儿胎产式，如变为横产式，可在严密监护下行外倒转术，并做好随时急诊剖宫产的准备。第一个胎儿娩出后如无需干预，大部分第二个胎儿在20~60 min内娩出。第二个胎儿不宜娩出太快，以免增加胎儿及产妇软产道损伤。若两个胎儿分娩间隔时间过长，可能因宫口回缩导致难产，第二个胎儿也易发生胎儿窘迫以及新生儿窒息等。因此建议两个胎儿出生间隔时间以20~30 min为宜。如第一个胎儿娩出后10~15 min，产妇无再次临产征象或宫缩间隔时间长、宫缩弱以及宫口开始回缩，建议予缩宫素2.5 U+500 ml生理盐水静滴调整宫缩。待第二个胎儿先露部位于+1后可行人工破膜，若发现脐带脱垂、胎盘早剥及胎心率异常时应立即行阴道助产迅速娩出胎儿，若胎头高浮短期内不能结束分娩或助产困难应立即行剖宫产。第二个胎儿前肩娩出时，给予缩宫素以防产后出血，于产妇下腹部放置沙袋以防回心血量突然增多导致产妇心衰。有软产道裂伤者及时修复。准确记录产后出血量，及时排尿以预防迟发性宫缩乏力导致的产后出血。注意产妇生命体征的变化，特别是血压及脉搏、血氧饱和度的变化。在产房严密观察2 h，若产妇生命体征、阴道流血量无异常可返回病房。

表8.16 双胎妊娠终止妊娠核查表

是否定期产前检查	□否　□有
绒毛膜性	□双卵双胎 □双羊膜囊双绒毛膜单卵双胎 □双羊膜囊单绒毛膜单卵双胎 □单羊膜囊单绒毛膜单卵双胎
终止妊娠孕周	□<32周　□32~34周　□34~36周　□36~37周 □37~38周　□>38周
胎产式	□头/头　□头/臀　□臀/头　□臀/臀　□头/横
母儿情况	□正常
	□羊水过多
	□脐带隐性脱垂/脐带先露/脐带脱垂
	□选择性胎儿生长受限/胎儿生长受限
	□双胎之一胎死宫内
	□减胎术后
	□双下肢/全身水肿
	□肺部听诊:双肺呼吸音减弱/双肺干湿啰音
	□血压下降
	□肝-颈静脉回流征阳性
	□胎儿窘迫
终止妊娠	□否　□有
分娩方式	□阴道分娩　□阴道助产　□剖宫产
备血	□否　□有
建立有效静脉通道	□否　□有
硬膜外麻醉	□否　□有

4.延迟分娩

双胎妊娠第一胎娩出后将第二胎保留在子宫内维持妊娠以增加生存机会为延迟分娩。延迟分娩的条件:第一胎阴道分娩后延迟分娩的胎儿胎膜完整,无胎儿窘迫、胎盘早剥、羊膜腔感染,胎儿宫内状况良好;无其他继续妊娠的不利母体因素。应在多学科参与的仔细评估利弊后再做出慎重决定,同时应当向孕妇和家属充分告知延迟分娩存在母儿严重感染的风险。

（五）产后观察

提倡母乳喂养，注意观察子宫收缩情况。

双胎孕妇分娩时多为早产，新生儿神经发育障碍风险高，一胎脑瘫的发生率高。双胎早产儿应酌情增加随访次数。出生后2年内随访，对早产儿每半年评估智力、运动、能力、神经系统发育等情况，此后每年1次直到5岁。

（李力　黄畅晓）

三、妊娠期高血压疾病

（一）概述

妊娠期高血压疾病（hypertensive disorder of pregnancy，HDP）属于妊娠与血压升高并存的一组疾病。1619年首次有子痫一词，此后疾病概念不断更新。目前四分类法（2020）为：妊娠期高血压、子痫前期及子痫、慢性高血压并发子痫前期以及妊娠合并慢性高血压。妊娠期高血压疾病的全球发病率为5.2%~8.2%。我国报道2002年前的发病率为9.1%，2019年为7.6%，华北地区最高（10.6%），华南地区最低（2.9%）。

共识认为妊娠期高血压疾病所导致的孕产妇死亡，其主要原因为评估不足，约半数是可避免的。往往是基层医疗机构的妊娠期高血压疾病孕妇出现严重并发症后，才转诊至三级医疗救治中心，并需多学科联合救治。早期排查和筛选风险因素，做好早期预防和预警，早诊断、早干预、早处理是诊治该疾病的重要措施。因此，需根据病情严重程度进行动态评估，及时调整监测内容、频率及干预措施。治疗和管理的目的在于控制病情发展、延长孕周、尽可能保障母儿安全。

（二）孕期和临产时状况

有子痫前期发病高风险的人群孕前应进行妊娠风险专科评估，共同制订保健计划；孕后定期监测胎儿，及时终止妊娠。

妊娠期高血压和子痫前期的患者若持续收缩压≥160 mmHg和（或）舒张压≥110 mmHg，有多器官功能受累或有胎盘—胎儿并发症的任何一项异常应住院治疗。在有经验的产科和胎儿医学专家指导下，确定基于个体化治疗方案，在严密监控下行阴道试产；有严重并发症、子痫的孕妇，应实施剖宫产术迅速终止妊娠。

重度子痫前期（包括重度妊娠期高血压）和子痫孕妇（控制病情平稳后）应在三级医疗机构治疗，转诊需评估，由医护人员护送，保障母婴安全。无法转诊者应尽快启动急救绿色通道，就地边救治边积极组织会诊，请求相关支援。

（三）评估

1.一般情况

重视主诉，注意发现神经系统、心血管系统及消化系统症状，腹部症状，颜面、下肢和外阴水肿状况。尽可能测量体重。

2.辅助检查

如血常规、尿常规、肝功能、血脂、肾功能、凝血功能、心电图等。肝酶、AST、低蛋白血症、尿酸、肌酐升高与病情严重程度相关。定期监测尿常规，条件允许可做24 h尿蛋白定量。其他辅助检查如眼底检查，高凝状态检查、排查自身免疫性疾病、超声检查评估肝肾等器官以及胸腹水情况，电解质，动脉血气分析，心脏彩超以及心功能检查，头颅CT或MRI评估神经系统状况。

早发子痫前期或重度子痫前期或存在HELLP综合征表现更要及时排查自身免疫性疾病的相关指标，有条件时做血栓性血小板减少性紫癜、溶血性尿毒症综合征等鉴别指标的检查，注意与妊娠期急性脂肪肝鉴别。

3.终止妊娠时机选择

子痫前期孕妇未进入产程者，应根据孕周、孕妇病情及胎儿情况等综合评定终止妊娠方式，参照子痫前期终止妊娠核查表（表8.17）。

以下情况不建议继续待产：出现子痫前期的严重并发症、重度高血压或高血压急症不可控制、高血压脑病、脑血管意外、后部可逆性脑病综合征（PRES）、子痫、心功能衰竭、肺水肿、完全性和部分性HELLP综合征、DIC、肾衰竭、持续上腹部不适伴肝功能异常、肝包膜下血肿、肝破裂、胎盘早剥、胎儿窘迫、胎死宫内等，待孕妇状况稳定后尽早终止妊娠，不考虑是否完成促胎肺成熟。因妊娠<37周引产失败可能性较高，若患者病情加重需终止妊娠者可考虑剖宫产终止妊娠。

表8.17　子痫前期终止妊娠核查表

产检情况	□否　□有
终止妊娠的孕周	□孕周≥37周
	□孕周≥34周,重度高血压或重度子痫前期
	□孕周32～34周,短期治疗后病情进行性加重
	□孕周28～34周,短期治疗后病情进行性加重
	□孕周24～28周,基于本院医疗水平决定
	□孕周≤24周,积极治疗不缓解
母儿状况评估	□子痫
	□无法控制的高血压
	□高血压急症/高血压脑病/脑血管意外/后部可逆性脑病综合征(PRES)
	□持续上腹部不适,伴肝功能异常/肝包膜下血肿/肝破裂
	□HELLP综合征
	□严重肾功能异常
	□急性肺水肿
	□凝血功能障碍
	□心衰
	□胎盘早剥
	□胎儿窘迫
	□胎死宫内
终止妊娠	□否　□是
分娩方式	□阴道分娩　□剖宫产

4.产时监控处理

（1）待产处理

保证热量和蛋白质摄入，不限盐。取侧卧位保障充足的睡眠。专人一对一护理，进入产程后再次核查，密切观察产妇症状和体征变化，动态核查。若短时间内无法经阴道分娩，应放宽手术指征。

①镇静：缓解精神紧张、焦虑的症状，预防和控制产时子痫。

·地西泮：必要时可地西泮10 mg肌内注射。需注意1 h内不得超过30 mg或24 h内不得超过100 mg，子痫时不宜静脉推注，否则可能引起呼吸抑制。

·苯巴比妥：控制子痫时肌内注射0.1 g，分娩前6 h慎用。

·冬眠Ⅰ号：氯丙嗪（冬眠灵）50 mg，哌替啶（杜冷丁）100 mg，异丙嗪（非那根）50 mg，1/3～1/2量肌内注射或半量加入250 ml 5%葡萄糖溶液中静脉滴注。使用时须注意血压急剧下降，影响肾及子宫胎盘血供，对肝功能有一定损害，致胎儿缺氧等，仅用于硫酸镁治疗效果不佳者，起床时应防止直立性低血压。

②降压：对预防严重母胎并发症、改变围产期结局十分重要，降压须根据个体化情况力求平稳，目标血压不可低于130/80 mmHg。严重高血压或发生器官损害者需紧急降到目标血压时，降压幅度不能太大，以平均动脉压（MAP）的10%～25%为宜，收缩压控制在130～139 mmHg，舒张压控制在80～89 mmHg。未合并脏器功能损害时，收缩压控制在130～155 mmHg，舒张压控制在80～105 mmHg。

药物选择应以当地有的药物为主，尼莫地平、尼卡地平、酚妥拉明也可选用。禁用肾素血管紧张素类药物。

·拉贝洛尔：α、β肾上腺素能受体阻断剂，降压平稳，不影响肾、胎盘血流量及不引发反射性心动过速，可对抗血小板凝集，促进胎儿肺成熟。最大口服量为220 mg、3～4次/日；或盐酸拉贝洛尔20 mg静脉注射，每10 min后剂量加倍，最大单次剂量为80 mg，直到血压控制。副反应为头皮刺痛及呕吐。

·硝苯地平：钙离子通道阻滞剂，可扩张全身血管，解除外周血管痉挛。舌下含化起效快，一般不主张使用，注意血压监控，24 h总量不超过120 mg。其副反应为心悸、头痛，与硫酸镁有协同作用。

·硝酸甘油：用于合并心力衰竭和急性冠脉综合征时的高血压急症，可同时扩张动静脉，降低前后负荷。静脉滴注起始剂量为5～10 μg/min，每5～10 min增加滴速至维持剂量20～50 μg/min。

·硝普钠：用于其他降压药效果差或无效的高血压危象时，50 mg加入5%葡萄糖溶液500 ml按0.5～0.8 μg/（kg·min）缓慢避光静脉滴注，产前应用<4 h，总体<72 h。用药期间专人严密监测血压及心率。

·硫酸镁：子痫前期患者临产时出现严重高血压、血压升高伴神经症状或体征、蛋白尿时，应给予硫酸镁预防产时及产后子痫。妊娠32周前需终止妊娠者，建议使用硫酸镁进行胎儿神经保护。应用硫酸镁时须注意以下情况。

原则：紧急情况下，予25%硫酸镁20 ml加10%葡萄糖20 ml缓慢静脉推注，或25%硫酸镁60 ml加5%葡萄糖液500 ml静脉滴注。晚间可以臀肌深部注射。硫酸镁的每日用量控制在25～30 g，用药过程中可监测血清镁离子浓度。

注意：血清镁离子>3.5 mmol/L时腱反射消失，>5 mmol/L时可危及生命。肾功能不全时应减量或停用；注意观察膝腱反射是否减弱或消失；呼吸>16次/分，尿量≥

17 ml/h 或 ≥ 400 ml/24 h，出现中毒反应时立即予 10% 葡萄糖酸钙 10 ml 静脉注射，最大量可 1 g 葡萄糖酸钙静脉推注。产后应维持 24 h~48 h 停药。

③其他处理：孕 34 周之前分娩应用糖皮质激素促胎肺成熟治疗。严格限制液体入量，维持在 2 000 ml 之内，注意水电平衡，不常规利尿及扩容。

（2）产时注意事项

①监测：做好入室核查；入室持续胎心电子监测；重视自觉症状；持续动态监测生命体征，将血压控制在 140~150/90~100 mmHg；使用硫酸镁。

②尽量缩短第二产程，必要时进行阴道助产。

③积极预防产后出血和子痫。

④必要时使用硫酸镁。

⑤产时、产后应用麦角新碱类药物需慎重。

（3）子痫的急救

78%~83% 的子痫孕妇有不同的前驱症状，如持续性枕部或前额疼痛、视物模糊、畏光、精神状态改变等，有时也发生于无任何前驱表现或症状的孕妇。应注意与其他抽搐性疾病进行鉴别。子痫前期—子痫可跳跃性亦可渐进性发展，可发生在产前、产时或产后，甚至发生在使用硫酸镁时。可在分娩后 48~72 h，也可在产后 10 日出现。

急诊处理：及时呼叫抢救团队，确定指挥者，记录抢救过程。预防孕妇坠地外伤、唇舌咬伤、避免声、光等不良刺激，保持气道通畅，维持呼吸、循环功能及观察生命体征，留置导尿管，监测尿量，行血气分析等。产时子痫抢救核查内容见表 8.18。

①子痫孕妇产后需继续应用硫酸镁 24~48 h，继续用否应进一步评估。当孕产妇有硫酸镁应用禁忌证或治疗无效时，可考虑应用镇静冬眠合剂控制抽搐，注意防止误吸。

②控制血压和预防并发症：脑血管意外是子痫孕产妇死亡的最常见原因。当收缩压持续 ≥160 mmHg 或舒张压持续 ≥110 mmHg 时应积极降压。注意监测胎盘早剥、肺水肿等并发症。发生肺水肿及时气管插管和机械通气。

③子痫孕妇病情控制后可选择剖宫产终止妊娠。

表8.18　产时子痫抢救核查表

一般处理	□平卧,侧头,保持气道通畅(必要时气管插管)
	□开口器
	□避声、光
	□防坠床
	□吸氧
	□心电监测,检测生命征与瞳孔
	□开放两处静脉通道
	□留置尿管
	□记24 h出入量
	□胎心监护
	□辅助检查:床旁超声检查、血液检查、尿检查
产时子痫控制	□冬眠Ⅰ号:氯丙嗪(冬眠灵)50 mg,哌替啶(杜冷丁)100 mg,异丙嗪(非那根)50 mg,1/3～1/2量肌内注射
	□硫酸镁:5 g冲击治疗,20～25 g维持
	□降压(收缩压持续≥160 mmHg或舒张压持续≥110 mmHg)
	□预防感染
	□血气分析,纠正酸中毒及电解质紊乱
终止妊娠	□未临产,剖宫产
	□进入第一产程,剖宫产
	□进入第二产程,阴道助产,必要时剖宫产
处理并发症	□颅内出血
	□心衰
	□肺水肿
	□肾衰竭

（4）高血压急症的处理

高血压急症指血压突然和显著升高，并伴有急性高血压引发靶器官损害（hypertension mediated organ damage，HMOD），包括视网膜、脑、心脏、大动脉和肾脏等。本病需要快速确诊并立即降低血压，根据靶器官损伤的类型选择降压治疗的药物，以避免发生器官衰竭。

子痫前期—子痫高血压急症的临床表现为恶性高血压、高血压脑病、高血压血栓性微血管病，可见多重并发症，如脑出血、急性脑卒中、急性冠状动脉综合征、心源性肺水肿、动脉瘤/动脉夹层破裂等。

　　子痫前期—子痫高血压急症患者的治疗目标是基于血压控制的防控器官损害，避免低血压和相关并发症。治疗建议多基于专家经验，尚缺乏随机对照试验数据，无法明确血压目标的临界值以及血压达标所需的时间。大多数急性HMOD的类型为首选治疗方案的主要决定因素。降压时机和降压幅度在很大程度上取决于临床情况、药物的可获得性和当地对特定药物的用药经验。在所有高血压急症中，在整个管理过程中使用拉贝洛尔（图8.41-1）和硝苯地平（图8.41-2）是安全的。硝酸甘油和硝普钠尤其适用于累及心脏和主动脉在内的高血压急症。同时，在孕产妇控制血压的过程中，可使用硫酸镁解痉预防子痫发生，当孕妇存在硫酸镁应用禁忌证或治疗无效时，可考虑应用地西泮、苯巴比妥或冬眠合剂控制抽搐。

　　处理方法：①若为未使用过降压药物者，可以首选口服，每10~20 min监测血压，血压仍高则重复给药，2~3次后效果不明显者立即改用静脉给药。例如口服速效硝苯地平10 mg，10~20 min监测血压，如血压仍>160/110 mmHg，再口服20 mg；20 min后复测血压如仍未下降，可再口服20 mg；20 min后复测血压仍未下降，应使用静脉降压药物。②若是在使用口服降压药物过程中出现了持续性重度高血压，应该考虑使用静脉降压，尽快达到目标血压SP<140~150 mmHg，且DP<90~100 mmHg。③降压达标后，仍需要严密监测血压变化（如1 h内每10 min测量1次，以后每15 min测量1次维持1 h，再每30 min测量1次维持1 h，接着每1 h测量1次维持4 h），有条件的机构给予持续心电监护监测血压，依据病情注意个体化处理（图8.41）。

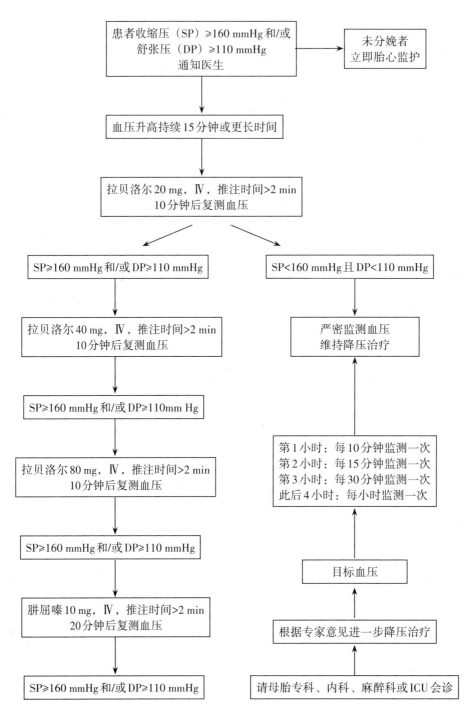

图8.41-1 拉贝洛尔的标准给药方案

引自：妊娠期和产后急性发作、严重高血压的急诊治疗（2018），ACOG委员会

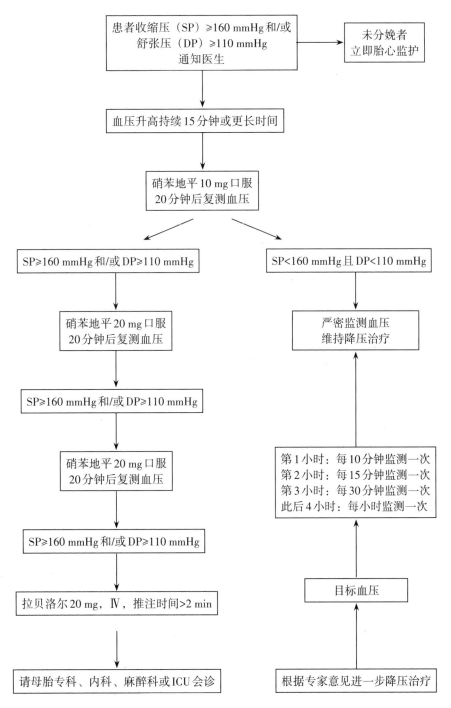

图8.41-2　硝苯地平的标准给药方案

引自：妊娠期高血压疾病诊治指南（2020），中华妇产科杂志

（四）产后观察

子痫前期孕妇产后 3～6 日是产褥期血压升高的高峰期，高血压、蛋白尿等症状可能反复出现甚至加重，应加强检测，每 4 h 测量血压和观察临床表现，注意记录产后出血量。产后使用硫酸镁至少 24～48 h 以预防产后子痫；产后 6 日内根据病情继续降压治疗以后逐渐减量直至撤药。哺乳期可继续应用产前使用的降压药物，禁用 ACEI 和 ARB 类（卡托普利、依那普利除外）药。产后血压持续升高要注意评估和排查产妇其他系统疾病的存在，产妇重要器官功能稳定后方可出院。

产后 6 周产妇血压仍未恢复正常时，应于产后 12 周再次复查，以排除慢性高血压，必要时建议至内科诊治。

慢性高血压、妊娠期高血压和子痫前期女性均有远期心血管及代谢疾病风险。远期高血压、代谢综合征、心血管疾病、2 型糖尿病、静脉血栓栓塞和慢性肾脏疾病的风险增加，因此建议再次妊娠时做好孕前检查和评估，使用低剂量阿司匹林预防再发风险。

（李力　郑秀惠　黄畅晓）

四、妊娠合并心脏病

（一）概述

妊娠合并心脏病包括既往有结构异常如先天性心脏病、瓣膜性心脏病和心肌病等，非结构异常如心律失常等心脏病以及妊娠期间并发的心脏病，如妊娠期高血压性心脏病、围产期心肌病等。

结合我国育龄期妇女心脏病疾病谱的特点，参考 WHO 心脏病妇女妊娠风险评估分类法，本文采用《妊娠合并心脏病的诊治专家共识（2016）》中的标准对妊娠心脏病妇女进行妊娠风险分级及管理，见表 8.19。

表8.19 心脏病妇女妊娠风险分级及分层管理

妊娠风险分级	疾病种类	就诊医院级别
Ⅰ级(孕妇死亡率未增加,母儿并发症未增加或轻度增加)	无合并症的轻度肺动脉狭窄和二尖瓣脱垂;小的动脉导管未闭(内径≤3 mm)已手术修补的不伴有肺动脉高压的房间隔缺损、室间隔缺损、动脉导管未闭和肺静脉畸形引流 不伴有心脏结构异常的单源、偶发的室上性或室性早搏	二、三级妇产科专科医院或者 二级及以上综合性医院
Ⅱ级(孕妇死亡率轻度增加或者母儿并发症中度增加)	未手术的不伴有肺动脉高压的房间隔缺损、室间隔缺损、动脉导管未闭 法洛四联症修补术后且无残余的心脏结构异常 不伴有心脏结构异常的大多数心律失常	二、三级妇产科专科医院或者 二级及以上综合性医院
Ⅲ级(孕妇死亡率中度增加或者母儿并发症重度增加)	轻度二尖瓣狭窄(瓣口面积>1.5 cm²)Marfan综合征(无主动脉扩张),二叶式主动脉瓣疾病,主动脉疾病(主动脉直径<45 mm),主动脉缩窄矫治术后 非梗阻性肥厚型心肌病 各种原因导致的轻度肺动脉高压(<50 mmHg) 轻度左心功能障碍或者左心射血分数40%~49%	三级妇产科专科医院或者三级综合性医院
Ⅳ级(孕妇死亡率明显增加或者母儿并发症重度增加;需要专家咨询;如果继续妊娠,需告知风险;需要产科和心脏科专家在孕期、分娩期和产褥期严密监护母儿情况)	机械瓣膜置换术后 中度二尖瓣狭窄(瓣口面积1.0~1.5 cm²)和主动脉瓣狭窄(跨瓣压差≥50 mmHg) 右心室体循环患者或Fontan循环术后 复杂先天性心脏病和未手术的紫绀型心脏病(氧饱和度85%~90%) Marfan综合征(主动脉直径40~45 mm);主动脉疾病(主动脉直径45~50 mm) 严重心律失常(房颤、完全性房室传导阻滞、恶性室性早搏、频发的阵发性室性心动过速等) 急性心肌梗死,急性冠状动脉综合征 梗阻性肥厚型心肌病 心脏肿瘤,心脏血栓 各种原因导致的中度肺动脉高压(50~80 mmHg) 左心功能不全(左心射血分数30%~39%)	有良好心脏专科的三级甲等综合性医院或者综合实力强的心脏监护中心

续表

妊娠风险分级	疾病种类	就诊医院级别
V级（极高的孕妇死亡率和严重的母儿并发症，属妊娠禁忌证；如果妊娠，须讨论终止问题；如果继续妊娠，需充分告知风险；需由产科和心脏科专家在孕期、分娩期和产褥期严密监护母儿情况）	严重的左室流出道梗阻 重度二尖瓣狭窄（瓣口面积<1.0 cm²）或有症状的主动脉瓣狭窄 复杂先天性心脏病和未手术的紫绀型心脏病（氧饱和度<85%） Marfan综合征（主动脉直径>45 mm），主动脉疾病（主动脉直径>50 mm），先天性的严重主动脉缩窄 有围产期心肌病病史并伴左心功能不全 感染性心内膜炎 任何原因引起的重度肺动脉高压（≥80 mmHg） 严重的左心功能不全（左心射血分数<30%）；纽约心脏病协会心功能分级Ⅲ～Ⅳ级	有良好心脏专科的三级甲等综合性医院或者综合实力强的心脏监护中心

心功能评估采用纽约心脏病协会（NYHA）心功能分级：

Ⅰ级：心脏功能具有完全代偿能力，一般体力活动不受限制。

Ⅱ级：心脏代偿能力开始减退，一般体力活动轻度受限，休息时无症状，活动后出现心悸、气促等症状。

Ⅲ级：心脏代偿能力已减退，休息时无不适，轻微活动受限，日常工作出现心悸、气促、呼吸困难等症状，或既往有心力衰竭史。

Ⅳ级：心脏代偿能力已严重减退，一般体力活动严重受限，不能进行任何的活动，休息时有心悸、呼吸困难等症状。

（二）评估

1.终止妊娠的时机

妊娠合并心脏病妊娠风险Ⅰ～Ⅱ级且心功能Ⅰ级者可妊娠至足月，出现严重心脏并发症或心功能下降者应提前终止妊娠。妊娠风险Ⅲ级且心功能Ⅰ级者可以在妊娠34～35周终止妊娠，如病情稳定可至妊娠37周终止妊娠。妊娠合并心脏病妊娠风险Ⅳ级继续妊娠者，即使心功能Ⅰ级，也应提前在妊娠32～34周终止。妊娠合并心脏病妊娠风险Ⅴ级者属妊娠禁忌证，一旦诊断需要尽快终止妊娠。如果患者及家属在充分了解风险后劝阻无效，拒绝终止妊娠，需要转诊至综合诊治和抢救实力强的医院进行保健，综合母儿情况适时终止妊娠，预后也难以保证。

心脏病妊娠风险分级Ⅰ~Ⅱ级且心功能Ⅰ级者通常可在严密监护下经阴道分娩。结构异常性心脏病者应预防性使用抗生素。妊娠合并心脏病妊娠风险Ⅲ级以上且心功能Ⅱ级以上者，或者有产科剖宫产手术指征者，行剖宫产术终止妊娠。专科医生还应根据患者个体情况适度放宽剖宫产指征。

2.产前准备

一般情况按照常规管理，紧急状况应当立即启动区域急救机制跟踪管理。

（1）孕妇管理

随时评估心功能情况，询问有无胸闷、气促、乏力、咳嗽等症状，仔细行心肺听诊，检查有无水肿。辅助检查包括：心电图和24 h动态心电图、超声心动图；心肌酶学和肌钙蛋白、BNP（或pro-BNP）、血常规、血气分析、电解质、肝肾功能、凝血功能、D-二聚体等，复查频率根据疾病性质和变化情况而定。

（2）多学科管理

联合心脏内外科医师共同评估心脏病严重程度及心脏功能。在充分告知母儿风险后严密监测心功能，促胎肺成熟，为治疗性早产做准备。

（3）早期心衰的识别：妊娠合并心脏病孕妇出现以下症状和体征时应考虑心力衰竭：轻微活动后出现胸闷、心悸、气促、咳嗽；静息状态下心率≥110次/分，呼吸≥20次/分；夜间端坐呼吸或喜开窗呼吸新鲜空气；肺底出现少量湿啰音，咳嗽后不消失。

（4）抗凝药物的使用

终止妊娠前3~5日应停用华法林，更改为低分子肝素或普通肝素，调整国际标准化INR至1.0左右时分娩或剖宫产比较安全。孕妇停止抗凝后24 h内可进行引产或分娩，应尽可能缩短产妇无抗凝覆盖时间，抗凝药物的合理使用直接关系到致死性并发症的发生。使用阿司匹林，分娩前应停药4~7日以上。若孕妇病情危急，紧急分娩时未停用普通肝素或低分子肝素抗凝治疗者，如有出血倾向，应严密监测凝血功能，必要时可谨慎使用鱼精蛋白拮抗。口服华法林者可采用维生素K1拮抗。

（三）产时监控处理

1.一般处理

分娩过程中需持续心电和胎心监护，重点关注患者症状、体征，如有无胸闷、气促、乏力、咳嗽等症状，仔细行心肺的体格检查，检查有无水肿（表8.20）。应避免产程延长，阴道助产尽量缩短第二产程。

表8.20　妊娠合并心脏病终止妊娠核查表

是否定期产前检查	□否　□有
WHO妊娠合并心血管风险分级(2018)	□Ⅰ级　□Ⅱ级　□Ⅱ~Ⅲ级　□Ⅲ级　□Ⅳ级
纽约心脏病协会（NYHA）心功能分级	□Ⅰ级　□Ⅱ级　□Ⅲ级　□Ⅳ级
母儿情况	□无
	□胸闷/气促/呼吸困难/乏力/咳嗽/食欲不振/胸痛等
	□咯血/咳粉红色泡沫痰/端坐呼吸
	□心率增快≥110次/分
	□呼吸增快≥20次/分
	□心脏听诊：收缩期杂音/舒张期杂音/奔马律/心律失常等
	□双下肢/全身水肿
	□肺部听诊：双肺呼吸音减弱/双肺干湿啰音
	□血压下降，收缩压<90 mmHg
	□四肢湿冷
	□肝-颈静脉回流征阳性
	□胎儿窘迫
终止妊娠	□否　□是
分娩方式	□阴道分娩　□剖宫产

2.分娩镇痛

对于心脏情况允许阴道试产的产妇，早期实施分娩镇痛是有利的。如无禁忌，首选硬膜外镇痛方式，也可以选择蛛网膜下腔与硬膜外联合镇痛。分娩镇痛过程中应监测孕妇心电图、血压及血氧饱和度，维持血流动力学稳定，避免缺氧及心律失常。

3.产时用药禁忌

因糖皮质激素与心梗后左心室游离壁破裂密切相关，在分娩前发生心肌梗死的孕妇使用糖皮质激素应慎重。肥厚性梗阻性心肌病和瓣膜病变的孕妇分娩前后应慎用硫酸镁。主动脉瓣狭窄产妇的产后回心血流速度应严密监控，避免在产后立即使用缩宫素。治疗围产期心肌病时可预防性或治疗性抗凝并联用溴隐亭，促进左心室功能恢复。

4.急性心力衰竭的抢救

分娩时由于心脏负荷的加重极易发生以急性肺水肿为主要表现的急性左心衰。患者主要表现为：①呼吸困难，端坐呼吸，伴有窒息感、烦躁不安、大汗淋漓、面色青灰、口唇紫绀、呼吸频速、咳嗽并咳出白色或粉红色泡沫痰；心尖区可闻及舒张期奔马律、肺动脉瓣区第二心音亢进，两肺底部可闻及散在的湿性啰音，重症者两肺满布湿性啰音并伴有哮鸣音，常出现交替脉，收缩压降至 90 mmHg 以下，或原有高血压的患者收缩压降幅≥60 mmHg，且持续 30 min 以上；收缩压低于 70 mmHg 时，患者可出现神志恍惚、表情淡漠、反应迟钝，逐渐发展至意识模糊甚至昏迷。②组织低灌注状态，如皮肤湿冷、苍白和紫绀，出现紫色条纹；脉搏细弱，心动过速，心率≥110 次/分；尿量显著减少（<20 ml/h），甚至无尿；意识障碍，有烦躁不安、激动焦虑、恐惧和濒死感。血流动力学障碍：PCWP≥18 mmHg，心脏排血指数（CI）≤36.7 ml/（s·m²）（≤2.2 L/（min·m²））。③低氧血症和代谢性酸中毒。

孕产妇发生急性心衰时应多学科合作抢救（图8.41），立即呼叫医生、多学科相关科室及助产士协助；患者采取半卧位或坐位，双下肢下垂；高流量吸氧 6～8 L/min；开通双静脉通道，并限制静脉输液速度；持续心电监护，专人观察、记录孕产妇症状以及生命体征，如血压、呼吸、心率、脉率、体温、血氧饱和度、意识、双肺啰音、每小时尿量、24 h 出入量等；给予孕产妇心理安慰以及支持；根据孕产妇情况，给予强心、利尿、扩血管等治疗，减轻心脏负担；密切监测宫缩以及胎心、胎动情况；充分评估产程进展，不能经阴道分娩，立即行剖宫产；阴道分娩应阴道助产缩短第二产程；胎儿娩出后减少回心血量，立即腹部沙袋加压，避免导致心衰加重；第三产程注意预防产后出血；视产妇情况是否转重症医学科或心内科继续诊治；产后镇静、注意休息，暂停哺乳；72 h 内应严密监测产妇生命体征及出入量情况，避免因血流动力学改变而导致心衰加重。

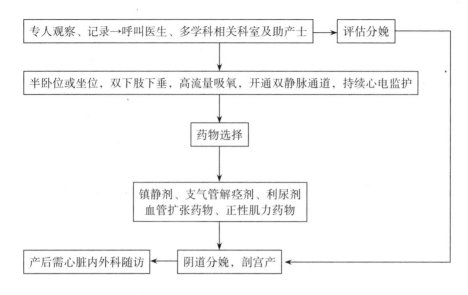

图8.42 急性心衰救治流程示意图

急性左心衰的药物选择：

①镇静剂：用哌替啶50~100 mg或地西泮10 mg肌内注射或静脉注射（>2 min）。应密切注意是否出现呼吸抑制等不良反应。

②支气管解痉剂：一般应用氨茶碱0.125 ~ 0.250 g以葡萄糖水稀释后静脉推注（10 min），4 ~ 6 h后可重复一次。注意不可用于伴心动过速或心律失常的患者。

③利尿剂：首选呋塞米，可重复使用，先静脉注射20 ~ 40 mg，观察尿量，根据尿量和症状的改善状况调整剂量。总剂量：最初6 h总量<80 mg，24 h总量<200 mg。严重低钾血症或酸中毒者不宜应用，且对利尿剂反应差；大剂量和较长时间应用时须注意水电解质平衡。

④血管扩张药物：硝酸甘油静脉滴注起始剂量5 ~ 10 μg/min，每5 ~ 10 min递增5 ~ 10 μg/min，最大剂量为100 ~ 200 μg/min；亦可舌下含服0.3 ~ 0.6 mg/次。硝普钠适用于严重心衰、原有后负荷增加以及伴心源性休克者。静脉滴注应<72 h，宜从小剂量10 μg/min开始，可酌情渐增至50 ~ 250 μg/min。硝普钠应根据血压调整合适的维持剂量，停药前应逐渐减量，并加用口服血管扩张剂避免反跳。注意：持续收缩压降低伴有肾功能不全的患者，禁用该类药物。

⑤正性肌力药物：适用于有外周低灌注的表现（血压较低）或水肿者，或对血管扩张药物及利尿剂不耐受或反应不佳者。

去甲肾上腺素：0.05 ~ 3.30 μg/（kg·min）静脉泵入。

·洋地黄类：西地兰C 0.2 ~ 0.4 mg缓慢静脉注射，2 ~ 4 h后可再用0.2 mg，伴快速心室率的房颤患者可酌情适当增加剂量。

· 多巴胺：250~500 μg/min 静脉滴注。此药个体差异较大，应从小剂量逐渐加量，短期应用。

· 多巴酚丁胺：100~250 μg/min 静脉滴注。注意监测血压，常见不良反应有心律失常、心动过速，偶尔可因加重心肌缺血而出现胸痛。

· 磷酸二酯酶抑制剂：米力农首剂 25~50 μg/kg 静脉注射（大于 10 min），0.25~0.50 μg/（kg·min）静脉滴注。氨力农首剂 0.5~0.75 mg/kg 静脉注射（大于 10 min），5~10 μg/（kg·min）静脉滴注。常见不良反应有低血压和心律失常。

（四）产后观察

1. 一般支持治疗

产后适当休息，减少运动，吸氧，镇静镇痛，缓解紧张、焦虑情绪。

2. 循环及容量管理

密切监测血压、心率、呼吸、血氧饱和度。必要时进行有创监测。对于肺循环、体循环充血及水肿明显者应严格限制液体入量和静脉输液速度。

3. 抗感染治疗

主要针对有感染性心内膜炎高危因素的产妇。结合我国指南建议结构异常性心脏病术后使用抗生素 5~10 日，最好结合细菌培养和抗生素药敏实验结果选用抗生素。

4. 哺乳

心脏病妊娠风险 I~II 级且心功能 I 级者可以哺乳。心功能 III~IV 级或严重心脏病患者即使心功能 I 级也不建议产后哺乳，应尽早回奶。

5. 避孕

目前可以获得的关于心脏病产妇避孕方法的文献较少，避孕方法应根据患者的具体情况、个人习惯以及每种方法的有效性和安全性而定。有血栓病史、紫绀和右向左分流、肺动脉高压、Fontan 循环、持续性心律失常、机械性心脏瓣膜和（或）显著心室功能不全的产妇应避免使用含雌激素的避孕措施。宫内节育器有导致细菌性心内膜炎的风险。皮下埋植剂对心脏病产妇可以安全使用。严重心脏病不宜再妊娠者建议输卵管结扎术。

6. 心脏病随访

产后需心脏内外科随访，必要时行相关治疗。

（李力 黄畅晓）

五、妊娠合并糖尿病

(一)概述

妊娠合并糖尿病分为孕前糖尿病(pregestational diabetes mellitus,PGDM)和妊娠期糖尿病(gestational diabetes mellitus,GDM)2种,其中GDM占90%以上。妊娠合并糖尿病会使母儿相关疾病风险显著增加,难产风险增加,子代远期肥胖、高血压、2型糖尿病风险显著增加。因此,应积极监控孕期血糖,加强产时监护,产后随访,保障母儿安全。

(二)评估

1.孕前咨询与保健

所有计划妊娠的糖尿病女性应由内分泌科医生、产科医生、营养师等多学科联合诊疗管理。建议孕前做一次全面体检,尽可能在孕前将糖化血红蛋白(glycohe-moglobin,HbAlc)控制在6.5%以下,血糖在正常水平。口服降糖药者,一旦妊娠改为胰岛素控制血糖。

2.GDM的诊断与监控

高危孕妇首次产检、普通孕妇在妊娠24~28周做75 g OGTT:空腹及服糖水后1 h、2 h静脉血糖值任何一项达到或超过5.1 mmol/L、10.0 mmol/L、8.5 mmol/L即诊断为GDM。孕期血糖控制目标:末梢血糖空腹3.3~5.3 mmol/L,餐后2 h末梢血糖浓度为4.4~6.7 mmol/L。

3.GDM终止妊娠的时机

(1)GDM经饮食和运动管理后,血糖控制良好,推荐在40~41周终止妊娠。

(2)GDM需要胰岛素治疗,治疗过程中血糖控制良好,推荐在39~40周终止妊娠。

(3)PGDM控制满意,且无其他母儿合并症,推荐在39~40周终止妊娠。

(4)对于血糖控制不佳的GDM,或孕前糖尿病伴血管病变、血糖控制不佳或有不良产史者,应根据个体情况决定终止妊娠的时机。

(5)临床上酮症酸中毒(Diabetes Ketoacidosis, DKA)时胎心监护多表现为变异减少或消失、加速消失或晚期减速表现,一般在DKA治疗后,随着母亲全身情况的好转,上述情况可以好转,故不主张出现上述情况就终止妊娠;因为这时终止妊娠可以加重母亲 DKA，应等到母亲 DKA 纠正后再依据胎儿情况再决定终止妊娠时机。

4.终止妊娠的方式

糖尿病不是剖宫产的指征，阴道分娩者应排除头盆不称，产程中应密切监测血糖、宫缩、胎心变化、产程进展，避免产程过长。

选择性剖宫产指征：糖尿病伴微血管病变及其他产科指征。妊娠期血糖控制不佳，胎儿偏大（尤其估计胎儿体重≥4 250 g）者或者既往有死胎、死产史者，应适当放宽剖宫产手术指征。

（三）产时监控与处理

1.一般处理

保持糖尿病饮食，监测血糖 1~2 h 一次，血糖维持在 4.4~6.7 mmol/L，根据血糖值调整胰岛素用量。加强胎儿监护，尽量全程电子胎心监护。

2.产程观察与处理

严密产程观察，适时排除头盆不称；阴道试产者，当产程进展异常时，可适当放宽剖宫产指征。分娩时注意肩难产的预判与发生，作好肩难产应急预案与培训，一旦发生，按肩难产救治方案处理。

3.产时血糖监控与胰岛素治疗

停用皮下注射胰岛素，改为静脉注射短效或超短效胰岛素，根据血糖值适时调整胰岛素输注速度（表8.21）。

表8.21 产程中胰岛素用量参考值

血糖 mmol/L(mg/dl)	胰岛素量(U/h)	静脉滴注液体(125 ml/h)
<5.6(<100)	0	5% 葡萄糖乳酸林格液
>5.6(>100)	1.0	5% 葡萄糖乳酸林格液
>7.8(>140)	1.5	生理盐水
>10.0(>180)	2.0	生理盐水
>12.2(>220)	2.5	生理盐水

4.产程中酮症酸中毒监测与急救

血糖≥16.6 mmol/L，尿酮体阳性，血 pH<7.4，CO_2CP<13.8 mmol/L，血酮体>5 mmol/L，电解质紊乱，即诊断酮症酸中毒，须紧急救治（图8.43）。

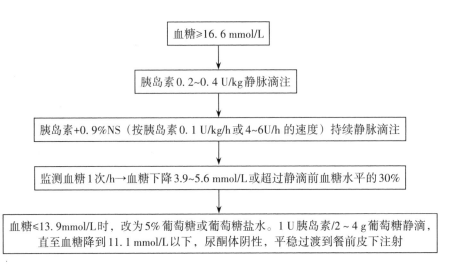

图8.43　妊娠期糖尿病酮症酸中毒急救流程

引自：妊娠合并糖尿病诊治指南，中华妇产科杂志，2014年

补液原则：先快后慢、先盐后糖，见尿补钾。开放两条静脉或中心静脉置管，首选等渗液体，如0.9%氯化钠和林格氏液。DKA的补液量一般为100 ml/kg，在治疗开始的2 h内要快速补充0.9%氯化钠溶液1 000 ml；然后减慢补液速度，一般为250 ml/h在治疗开始的24 h内应该补充失水量的75%，接下来24 h补充剩余的25%液体量。补液期间应进食，鼓励饮水，对于伴有妊娠期高血压等疾病的孕妇，应适当控制输液量及速度。注意出入量平衡。开始静脉胰岛素治疗且患者有尿后要及时补钾，维持血钾4~5 mmol/L，避免出现严重低血钾。

补碱：不推荐常规使用。当pH<7.1、CO_2结合力<10 mmol/L、HCO_3^-<10 mmol/L时可补碱，一般用5%$NaHCO_3$100 ml+灭菌注射用水400 ml，以200 ml/h静脉滴注。30 min后复查血pH、HCO_3^-和CO_2CP，必要时再次重复给药。当pH≥7.2或CO_2CP>15 mmol/L时停止补碱。补碱的同时更易发生低血钾，所以补碱时应注意血钾的变化。

（四）产后监护与处理

1.产妇

产后继续糖尿病饮食。产前用胰岛素者，产后胰岛素用量减少1/3 ~ 1/2，并根据血糖值调整用量。

建议所有GDM妇女产后6 ~ 12周进行75 g葡萄糖OGTT，测定空腹及服糖后2 h血糖水平，并按照2014年ADA的标准（表8.22），明确有无糖代谢异常及其种类。

表8.22 2014年ADA标准

分类	FPG(mmol/L)	服糖后2h血糖(mmol/L)	HbAlc(%)
正常	<5.6	<7.8	<5.7
糖耐量受损	<5.6	7.8~11.0	5.7~6.4
空腹血糖受损	5.6~6.9	<7.8	5.7~6.4
糖尿病	≥7.0	或≥11.1	≥6.5

达到上述三项异常中的任何一项即可诊断为糖代谢异常或糖尿病，转内分泌科继续治疗。

2.新生儿

按高危儿处理，注意保暖和吸氧。由新生儿科医生全面体检，常规查血常规、血钾、钙、镁、胆红素，重点防范新生儿低血糖，出生时即留脐血测血糖。出生后1h内母婴皮肤接触、早吸吮、早开奶，第1日喂养间隔时间不超过3h。首次有效喂养后30min~2h内监测血糖（正常值2.6~7mmol/L），随后每3~6h监测喂奶前血糖，连续3次BGL≥2.6mmol/L，出生24~48h内可适当减少血糖监测频次。血糖异常者转NICU或新生儿科监护治疗。

六、妊娠期肝内胆汁淤积症

（一）概述

妊娠期肝内胆汁淤积症（intrahepatic cholestasis of pregnancy，ICP）是妊娠中晚期特发性疾病，病因不明，发病有明显的地域和种族差异，我国长江流域及智利、瑞典等地区发病率明显高于其他地区。ICP患者伴发明显的脂肪痢时，脂溶性维生素K吸收减少，可导致产后出血。由于胆汁酸毒性作用，可发生胎儿窘迫、无征兆的突发胎死宫内，早产、新生儿呼吸窘迫综合征、新生儿颅内出血等，使围产儿发病率和死亡率显著增高。

（二）评估

1.诊断

（1）临床表现

孕晚期出现皮肤瘙痒，少数人有轻度黄疸症状。

（2）实验室检查

①血清胆汁酸测定：血清总胆汁酸（total bile acid，TBA）测定是诊断ICP最主要的实验室指标，也是监测病情及治疗效果的重要指标。空腹TBA≥10 μmol/L伴皮肤瘙痒是诊断ICP的主要依据。②肝功能测定：大多数患者转氨酶（AST、ALT）轻至中度增高，为正常水平的2～10倍。部分患者GGT水平也可升高，可伴血清胆红素水平升高，以DBil为主。分娩后肝功能多在4～6周恢复正常。③病毒学检查：诊断ICP须排除病毒感染，需检查肝炎病毒、EB病毒、巨细胞病毒等。④肝脏超声：排除肝脏及胆囊基础疾病。

（3）ICP分度

①轻度：TBA 10~40 μmol/L，以瘙痒为主症。②重度：TBA≥40 μmol/L；瘙痒严重伴其他高危因素，如多胎妊娠、妊娠期高血压疾病、复发性ICP、既往有因ICP的死胎史或新生儿窒息死亡史等。满足以上任何一条即为重度。

ICP诊断需排除其他肝胆疾病（如病毒性肝炎、胆石症、急性脂肪肝）、子痫前期及HELLP等引起的肝功能异常；还应与瘙痒性疾病（皮肤病、妊娠特异性皮炎、过敏反应等）相鉴别。

2.产前评估

（1）终止妊娠的时机

轻度ICP可在38～39周终止妊娠；重度ICP可在34~37周之间终止，但需结合患者的治疗效果、胎儿状况及是否有其他合并症等综合评估。

（2）终止妊娠的方式

①阴道分娩：轻度ICP，无产科和其他剖宫产指征，孕周≤40周者，可考虑阴道分娩。②剖宫产：重度ICP；既往有ICP病史，并有与之相关的死胎、死产及新生儿窒息或死亡病史；高度怀疑胎儿窘迫或存在其他阴道分娩禁忌证者，应行剖宫产终止妊娠。

（三）产时监控与处理

产程中有条件时建议连续电子胎心监护。密切观察产程进展，避免宫缩过强。产程中可人工破膜，及时发现羊水粪染。若产程进展异常，可疑头盆不称，及/或伴胎心监护异常，可疑胎儿窘迫等，应适当放宽剖宫产指征。

（四）产后观察与处理

产后24~48 h若皮肤瘙痒明显减轻或消失，即可停药。产后10日、4~6周复查肝功，仍然异常者转消化科就诊。

七、妊娠期急性脂肪肝

妊娠期急性脂肪肝（acute tatty liver of pregnancy, AFLP）是妊娠期最常见的导致急性肝功能衰竭的疾病，发病率约1/20 000~1/7000，多发生于妊娠晚期初产妇，以明显的消化道症状、肝功能损害和凝血功能障碍为主要特征，起病急、病情重，进展快，严重危及母儿安全。

（一）临床表现

1.症状

多发生于妊娠晚期，表现为持续的消化道症状，如恶心、呕吐、厌食，可伴有不同程度的疲倦、上腹痛、进行性黄疸等；病情继续进展可累及多器官系统，出现腹水、呼吸困难、头昏、意识障碍等症状；可发生胎儿窘迫，甚至胎死宫内。

2.辅助检查

（1）实验室检查

转氨酶轻到中度升高，碱性磷酸酶及胆红素明显升高，胆酶分离现象是AFLP的重要表现。同时可能出现低血糖，高血氨，并伴有肾功能异常，凝血时间延长，纤维蛋白原降低，血小板减少，白细胞显著升高等。

（2）影像学检查

超声可发现弥漫性肝实质回声增强，CT检查提示肝密度降低，脂肪变性。但部分早期患者影像学改变不明显，其主要意义在于排除其他肝脏疾病。

（3）肝穿刺活检

表现为弥漫性的肝细胞小泡样脂肪变性，炎症及坏死不明显。

（二）诊断

根据临床症状及实验室检查可做出AFLP的诊断，目前通用Swansea诊断标准（表8.23），但需要排除重症肝炎、药物性肝损伤等。肝穿刺活检是诊断AFLP的金标准，但为有创性操作，临床应用受限，不作为必须的诊断依据。

表8.23 AFLP的Swansea诊断标准

类别	诊断标准
临床症状	呕吐
	腹痛
	烦渴或多尿
	肝性脑病
生化指标	胆红素>14 μmol/L(0.8 mg/dl)
	血糖<4 mmol/L(72 mg/dl)
	尿酸>340 μmol/L(5.7 mg/dl)
	白细胞计数>11×10^9/L
	转氨酶>42 U/L
	血氨>47 μmol/L(27.5 mg/dl)
	血清肌酐>150 μmol/L(1.7 mg/dl)
	PT>14 s 或 APTT>34 s
超声检查	腹水或明亮肝
肝组织活检	微泡性脂肪变性

注：表中所有指标的异常以检测实验室所定标准进行界定，符合6个及以上的条目诊断为AFLP；AFLP表示妊娠期急性脂肪肝；PT表示凝血酶原时间；APTT表示部分凝血活酶时间。

（三）鉴别诊断

1.病毒性肝炎

血清病毒标志物为阳性，转氨酶水平更高。

2.HELLP综合征

有高血压等子宫痫前期表现，且无明显氮质血症表现。

3.妊娠期肝内胆汁淤积症

以皮肤瘙痒为主要表现，TBA明显升高，转氨酶轻度升高，胆红素升高不明显，无明显消化道症状及凝血功能障碍。

（四）处理

AFLP作为一种产科危急重症，对全身多个系统存在严重的损害，多指标的联合观察是有效评估AFLP孕妇预后的重要手段。TBIL升高、凝血功能严重异常、血清肌酐升高、血小板计数降低及发病时长与 AFLP 孕妇的预后密切相关。血乳酸的升高是严重肝衰竭孕妇死亡率的重要预测因子。推荐血清 TBIL、PTA 或 INR、纤维蛋白原、血小板计数、血清乳酸、血清肌酐水平及病程长短作为术前风险评估的指标，并对指标严重异常的孕妇作为极高危患者进行管理。

一旦确诊，须在改善凝血功能后尽快终止妊娠；同时加强支持治疗，维持内环境稳定。若发生严重的凝血功能障碍、多器官功能衰竭、肝性脑病等，预后不良，母儿死亡率高，因此应早期识别，及时诊断，若有怀疑，基层医疗机构应尽快将孕妇转诊到当地孕产妇救治中心进行抢治。

1.产科处理

首先应纠正凝血功能障碍，为围分娩期安全提供保障。尽快终止妊娠是抢救孕妇生命，改善围产儿预后的关键。阴道试产仅适用于病情较轻、已临产、无胎儿窘迫或已经胎死宫内且肝肾功、凝血功能损害较轻者。若估计短时间内无法经阴道分娩，或病情较重，无论孕龄多大，胎儿是否存活，均须在改善凝血功能后尽快剖宫产终止妊娠。

2.对症支持治疗

围分娩期须多学科协作，维持患者内环境稳定，以利平稳度过分娩期。纠正凝血功能异常，防止产时及产后出血；监测血糖情况，防止低血糖；保护肝肾功能，预防感染，合理使用肝肾毒性低的抗生素。

3.重症 AFLP 孕妇

应快速建立 MDT 共同评估孕妇的病情程度，制定诊疗方案，并把握人工肝治疗的指征。发现病情加重趋势应尽早启用人工肝治疗。对于重 AFLP 孕妇，及时合理地使用包括血浆置换、血液灌流在内的人工肝治疗手段，是有效改善临床结局的重要措施。

（五）预后

AFLP 是妊娠相关性疾病，妊娠不终止病情无法缓解。若抢救不及时、病情危重，预后不良。若能度过分娩期，产后完全恢复需要数周时间，一般不留后遗症。

治疗期间常规监测血常规、肝功能、肾功能、凝血功能。轻症者分娩后 3~4 日复查上述指标产后病情仍在进展或出现严重并发症的产妇建议按重症进行监测。重症者建议至多间隔 12~24 h 监测上述指标，若出现病情变化则随时调整监测频次。产后1 周后仍无恢复趋势的 AFLP 孕妇纳入预后不良的重点人群进行 MDT 共同评估，条件适合者可进行肝移植治疗。

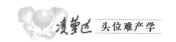

产后4~6周需复查血常规、肝肾功、血糖、凝血功能、腹部超声检查等。

（李真　程姮）

第七节　降低剖宫产率综合措施

剖宫产是解决难产及处理高危妊娠的有效手段，在一定程度上降低了孕产妇的死亡率。近二十年来，全球范围内剖宫产率日益增高。美国国家统计局数据显示，1996年至2009年间剖宫产率上升60%，2018年剖宫产率达到31.9%。2018年，美国有121万新生儿经剖宫产分娩。澳大利亚剖宫产率由1998年的21%上升至2007年的30.9%。英国的剖宫产率相对较低（2007—2008年为25%），但仍较1995—1996年增长了50%。欧洲其他国家的剖宫产率各不相同，挪威和荷兰仅15%，瑞典和芬兰约17%，意大利为37.8%。2010年，WHO发布的关于全球多国剖宫产率的调查研究显示，世界上剖宫产率最低的国家为尼日尔（9.8%），亚洲地区剖宫产率最低的国家为日本（18.6%），而中国已成为世界上剖宫产率最高的国家，剖宫产率高达47.6%。

剖宫产率可以体现一个医院的产科水平，是衡量产科质量的重要指标，医院要保持合理且适度的剖宫产率。当剖宫产率超过25%或者更高时，随着剖宫产率的逐渐升高，围产儿死亡率不降反增。2019年国家卫生健康委印发了《产科专业医疗质量控制指标》，其中第一项即为"剖宫产率/初产妇剖宫产率"，包括：

1. 剖宫产率

定义：单位时间内，剖宫产分娩产妇人数占同期分娩产妇（分娩孕周≥28周）总人数的比例。

计算公式：$剖宫产率 = \dfrac{剖宫产分娩产妇人数}{同期分娩产妇总人数} \times 100\%$

意义：反映妊娠干预情况，是产科质量重要过程指标。

2. 初产妇剖宫产率

定义：单位时间内，初产妇（定义：妊娠≥28周初次分娩的产妇，既往无28周及以上孕周分娩史）实施剖宫产手术人数占同期初产妇总人数的比例。

计算公式：$初产妇剖宫产率 = \dfrac{初产妇剖宫产人数}{同期初产妇总人数} \times 100\%$

意义：反映初产妇人群中剖宫产干预情况。

降低剖宫产率是一项系统工程，意义重大，需要采取综合干预措施，甚至需要全社会关注，尤其是"二孩"政策放开，瘢痕子宫患者所特有的瘢痕妊娠、凶险性前置胎盘、子宫破裂、产后出血、剖宫产术中副损伤等分娩风险将会大大增加，这将成为产科工作新的难点和重点。因此，控制初产妇剖宫产率成为产科工作的核心目标。采取综合干预措施可有效降低剖宫产率，尤其在控制社会因素剖宫产方面效果显著，充分体现了产科规范化管理的重要性。综合干预措施降低剖宫产主要经历了以下四个阶段：

第一阶段：工作重点是针对医护人员进行教育，妇产科达成共识，每位医生都要承担起避免施行不必要剖宫产的责任，主要措施包括：①取消了以往把剖宫产数量作为产科绩效的主要指标，从而避免潜在的经济利益驱使而施行不必要的剖宫产；②每日早交班时回顾分析每例剖宫产的指征，每月进行产科审计，在全科营造了关注剖宫产指征，反对无医学指征剖宫产的氛围；③严格按照国际指南制定剖宫产规范；④加强产时监测、评估及人文关怀，提升对头位难产的处理能力，对阴道分娩过程中可预料或不可预料的产房危机事件进行"情景演练"，逐步建立完善的分娩风险保障体系，大幅提升阴道分娩的安全性。此外，通过孕妇学校和公众媒体（报刊、电视、广播）向患者进行健康宣教，倡导自然分娩，使孕妇及其家属充分了解自然分娩的益处和剖宫产的相关风险。规范围产期产检与保健管理，建立系统而规范的孕期保健检查体系，每位孕妇孕期规范产检。对于转诊患者或未参加产前宣教的患者，入院后在分娩前就分娩方式进行评估、并详细告知不同分娩方式的利弊，以确保每位患者都能得到宣教。将无指征或其他风险因素的剖宫产归为"不必要的剖宫产"。若在详细宣教和告知后，仍坚持无医学指征剖宫产的患者须签署一份"无医学指征剖宫产同意书"，详细告知孕妇及其家庭成员剖宫产的相关风险和潜在并发症，并签署知情同意书，还需记录孕妇要求剖宫产的原因。通过宣教和告知，确保无医学指征要求剖宫产的孕妇有机会详细了解不同分娩方式的风险及利弊，从而重新审度她们的选择，在这样的情况下孕妇往往会改变剖宫产意愿而选择顺产。

第二阶段：因不同等级医院收治孕产妇危重程度及妊娠合并症发生率有所不同，不应使用同一剖宫产截断值衡量不同等级医院间的产科质量水平。因此，笔者所在团队在国内率先引进"风险校正剖宫产率"这一概念，以估算科室适宜的剖宫产率范围，同时通过比较风险校正初次剖宫产率与实际初次剖宫产率的关系，评估产科质量并进行大量回顾性研究及评审，并依据评审结果指导并持续改善产科质量，不断提升孕产妇安全水平。同时，建立严格的产科质量管理与控制体系，定期进行产科质量分析与持续改进，保障安全降低剖宫产率同时不增加母儿不良结局。

第三阶段：危重孕产妇救治中心承担着大量的危重孕产妇转诊会诊工作，高危妊娠孕妇集中，往往存在高危妊娠孕妇剖宫产率高的情况。科室针对高危妊娠孕妇精心制订个体化分娩方式和综合处理策略，为高危妊娠孕妇阴道分娩保驾护航，使得大量高危妊娠孕妇安然度过阴道分娩并获得良好的母婴结局。同时，进一步规范剖宫产的医学指征，特别是剖宫产"临界"危险因素，如高龄初产，脐带绕颈，珍贵儿（不良孕产史、不孕症、辅助生殖受孕、重复流产病史、失独母亲等），羊水过少，可疑巨大儿/大于胎龄儿，早产，胎儿宫内生长受限，瘢痕子宫，双羊膜囊双胎（A胎为头位），臀位，合并子宫肌瘤/卵巢巧克力囊肿，妊娠并发症（重度子痫前期、妊娠期糖尿病、心脏病术后心功能I~II级、血小板减少症、SLE稳定期、急性肝炎、肾炎、会阴静脉曲张、疝气、控制良好的哮喘及癫痫）等，以上"临界"剖宫产危险因素并非剖宫产指征，在产检过程中加强对母亲体重及胎儿体重管理，降低巨大儿发生率，产前、产时个体化评估，在良好的医疗监护条件下阴道分娩仍能获得良好的妊娠结局，降低"临界"剖宫产危险因素成为安全降低有高危因素的剖宫产率的重要环节。

第四阶段：在首次剖宫产率不断下降的同时，随"三孩"政策实施，针对瘢痕子宫再生育的严峻形势，逐步开展"剖宫产术后再次妊娠阴道分娩（VBAC）"。2013年7月至2016年6月昆明医科大学第一附属医院共实施剖宫产后阴道试产（TOLAC）614例，其中VBAC 507例；总TOLAC率为29.62%（614/2 073），VBAC率为82.6%（507/614），VBAC降低了同期总剖宫产率3.147%（507/16 112），且获得了良好的母儿结局。因此，开展VBAC不仅进一步可降低总剖宫产率，更降低了重复剖宫产带来的医疗资源耗费（缩短平均住院日、平均住院费用节约至少一半），降低重复剖宫产手术并发症甚至孕产妇死亡以及由此引致的医疗纠纷和赔偿，为实现最佳卫生经济学效益提供了科学依据。同时，借此契机逐渐规范标准化产房建设，产房配备产科医生、麻醉科医生、新生儿科医生全程陪护与处理产程，减少不必要的医疗干预，在保障母婴安全的前提下让孕妇充分试产。同时推广家属陪伴分娩，为产妇提供个性化护理，营造良好的分娩氛围及产房环境，使其迅速适应环境，有利于产妇试产成功。

（李航　马润玫）

参考文献

[1](美)阿图·葛文德.清单革命[M].王佳艺,主译.北京:北京联合出版公司,2017.

[2]包菊,赫英东,包艾荣,等.新产程标准下全产程分娩镇痛对母婴结局的影响[J].中华围产医学杂志,2019,22(02):106-112.

[3]蔡汉钟,凌萝达.伴行式产程图表的临床应用[J].中华妇产科杂志,1981,16(04):193.

[4]曹泽毅.中华妇产科学[M].北京:人民卫生出版社,2014.

[5]曹泽毅,乔杰.妇产科学(研究生教材第二版)[M].北京:人民卫生出版社,2014.

[6]陈炳南,乔宠.孕晚期系列超声预测不良妊娠结局[J].中国实用妇科与产科杂志,2020,36(05):419-423.

[7]陈敦金,杨慧霞.胎盘植入诊治指南(2015)[J].中华围产医学杂志,2015,18(07):481-485.

[8]陈鹏,刘兴会,吴琳.妊娠期肝内胆汁淤积症指南解读[J].实用妇产科杂志,2019,35(02):103-105.

[9]戴毅敏,李强,胡娅莉.对"FIGO胎盘植入疾病诊治指南(2018)"的解读[J].中华妇产科杂志,2019,54(06):429-432.

[10]邓娅莉,丁依玲.产时胎儿手术的适应证及禁忌证[J].实用妇产科杂志,2016,32(06):413-415.

[11]范建华,高艳多,何莎,等.胎盘早剥的产前超声诊断价值及妊娠结局分析[J].中国妇幼保健,2020,35(12):2177-2180.

[12]龚家顺,张艳翎,陈浩.利福昔明与乳果糖、拉克替醇治疗肝性脑病疗效和安全性的Meta分析[J].临床荟萃,2015,30(02):191-195.

[13]龚菁菁,周毓青,薛盛林,等.超声检查在不同类型胎盘早剥诊断中的价值[J].中国妇幼保健,2018,33(08):1852-1855.

[14]郭翠霞,孙丽娟,李菁华,等.子宫动静脉瘘致阴道大出血的超声图像分析[J].中华医学超声杂志(电子版),2020,17(06):503-508.

[15]李航,马润玫,屈在卿.剖宫产后阴道试产子宫破裂的危险因素及其早期识别[J].中华围产医学杂志,2015,18(09):705-708.

[16]李航,马润玫.剖宫产后阴道分娩子宫破裂早期识别与管理[J].中华产科急救电子杂志,2017,6(01):9-13.

[17]李欢,刘彩霞.产时胎儿手术的最新进展[J].实用妇产科杂志,2016,32(06):401-404.

[18]李可,朱大伟,陈建昆,等.子痫前期发病机制与临床治疗研究进展[J].解放军医学杂

志,2019,44(05):423-429.

[19]李丽,付强强.中国妊娠期高血压疾病患病率的Meta分析[J].中国妇幼保健,2019(14),3379-3381.

[20]李艳萍,王珊,李善玲,等.Swansea诊断标准在妊娠期急性脂肪肝诊断及病情评估中的价值[J].中华围产医学杂志,2014,17(08):559-562.

[21]林建华,张卫社,张军,等.妊娠合并心脏病的诊治专家共识(2016)[J].中华妇产科杂志,2016,51(06):401-409.

[22]凌萝达,顾美礼,等.头位难产[M].重庆:重庆出版社,1990.

[23]凌萝达.潜伏期延长是难产最早的信号[J].实用妇产科杂志,1986,2(03):67.

[24]罗艺洪,刘慧姝.双胎妊娠阴道分娩的管理[J].中华产科急救电子杂志,2018,7(03):162-165.

[25]马燕,陈丹青.早产药物治疗的循证评价[J].实用妇产科杂志,2019,35(07):489-491.

[26]潘云祥,马小燕,尚宁,等.三维超声对单绒毛膜单羊膜囊双胎脐带缠绕的诊断价值[J].实用医学杂志,2017,33(13):2126-2129.

[27]屈在卿,马润玫,肖虹,等.剖宫产术后再次妊娠阴道试产孕妇的妊娠结局分析[J].中华妇产科杂志,2016,51(10):748-753.

[28]孙路明,赵扬玉,段涛.双胎妊娠临床处理指南(第一部分)——双胎妊娠的孕期监护及处理[J].中国产前诊断杂志(电子版),2015,7(03):1-8.

[29]孙路明,赵扬玉,段涛,等.双胎妊娠临床处理指南(第二部分)——双胎妊娠并发症的诊治[J].中国产前诊断杂志(电子版),2015,7(04):57-64.

[30]王学军,谢玉海,张金宝,等.手术安全核查制度的解读[J].麻醉安全与质控,2017,1(1):41-44.

[31]肖明朝,漆洪波.WHO安全分娩核查表实施指南:提高医院母婴分娩安全质量(2018年12月中文版)[M].北京:人民卫生出版社,2018.

[32]谢幸,孔北华,段涛,等.妇产科学(供基础、临床、预防、口腔医学类专用)[M].第9版.北京:人民卫生出版社,2018.

[33]杨隽钧,向阳,万希润,等.子宫动静脉瘘致阴道大出血的临床分析[J].中华妇产科杂志,2004,39(12):797-800.

[34]余海燕,刘兴会.产时胎儿手术的母胎结局[J].实用妇产科杂志,2016,32(06):406-408.

[35]原鹏波,赵扬玉.双胎妊娠阴道分娩[J].中华产科急救电子杂志,2016,5(03):165-168.

[36]张丽娜,胡波,郑瑞强,等.基层医院重症患者休克的诊断与治疗目标流程[J].中华重症医学电子杂志,2017,3(04):280-285.

[37]张永清,赵苇,褚克昙,等.脐带绕颈多圈160例临床回顾性研究[J].中华医学杂志,2018,98(15):1166-1170.

[38]赵扬玉,陈练.WHO安全分娩核查表的实施及在安全分娩中的作用[J].中国实用妇科

与产科杂志,2019,35(09):996-998.

[39]赵扬玉,种轶文.超声检查对胎盘植入类型与凶险程度的预测作用[J].中华妇产科杂志,2018,53(08):573-576.

[40]赵莹,金小英,马凤侠,等.超声快速诊断妊娠子宫破裂七例[J].中华医学杂志,2017,97(37):2949-2951.

[41]郑媛媛,丁新.剖宫产后阴道试产中子宫破裂的早期识别[J].中华围产医学杂志,2016,19(09):677-680.

[42]中国妇幼保健协会双胎妊娠专业委员会.选择性胎儿宫内生长受限诊治及保健指南(2020)[J].中国实用妇科与产科杂志,2020,36(07):618-625.

[43]中国妇幼保健协会双胎妊娠专业委员会.双胎早产诊治及保健指南(2020年版)[J].中国实用妇科与产科杂志,2020,36(10):949-956.

[44]中国妇幼保健协会助产士分会,中国妇幼保健协会促进自然分娩专业委员会.正常分娩临床实践指南[J].中华妇产科杂志,2020,55(06):371-375.

[45]邹丽,杨慧霞.前置胎盘的诊断与处理指南(2020)[J].中华妇产科杂志,2020,55(01):3-8.

[46]中华医学会妇产科学分会产科学组,中华医学会围产医学分会妊娠合并糖尿病协作组,妊娠合并糖尿病诊治指南[J].中华妇产科杂志,2014,49(08):561-569.

[47]中华医学会妇产科学分会产科学组.胎膜早破的诊断与处理指南(2015)[J].中华妇产科杂志,2015,50(01):3-8.

[48]中华医学会妇产科学分会产科学组.新产程标准及处理的专家共识(2014)[J].中华妇产科杂志,2014,49(07):486.

[49]中华医学会妇产科学分会产科学组.早产临床诊断与治疗指南(2014)[J].中华围产医学杂志,2015,50(04):241-245.

[50]中华医学会妇产科学分会产科学组.剖宫产术后再次妊娠阴道分娩管理的专家共识(2016)[J].中华妇产科杂志,2016,51(08):561-564.

[51]中华医学会妇产科学分会产科学组.孕前和孕期保健指南(2018)[J].中华妇产科杂志,2018,53(01):7-13.

[52]中华医学会妇产科学分会产科学组.妊娠期急性脂肪肝临床管理指南.中华妇产科杂志,2022,57(01):13-24.

[53]中华医学会妇产科学分会妊娠期高血压疾病学组.妊娠期高血压疾病诊治指南(2020)[J].中华妇产科杂志,2020,55(04):227-238.

[54]中华医学会围产医学分会,中华医学会妇产科学分会产科学组.妊娠并发症和合并症终止妊娠时机的专家共识[J].中华妇产科杂志,2020,55(10):649-658.

[55]中华医学会围产医学分会.电子胎心监护应用专家共识[J].中华围产医学杂志,2015(07):486-490.

[56]中华医学会围产医学分会胎儿医学学组,中华医学会妇产科学分会产科学组.双胎妊娠临床处理指南(2020年更新)[J].中华围产医学杂志,2020,23(08):505-516.

［57］中华医学会围产医学分会胎儿医学学组,中华医学会妇产科学分会产科学组.胎儿生长受限专家共识(2019版)［J］.中华围产医学杂志,2019,22(60):361-380.

［58］中华医学会心血管病学分会心力衰竭学组,中国医师协会心力衰竭专业委员会,中华心血管病杂志编辑委员会.中国心力衰竭诊断和治疗指南2018［J］.中华心力衰竭和心肌病杂志,2018,2(04):196-225.

［59］朱天颖,马骏楠,于圣南,等.第三产程时限分布及其与产后出血的关系［J］.实用妇产科杂志,2021,37(04):297-301.

［60］Abdillahi HA,Hassan KA,Kiruja J,et al.A Mixed-Methods Study of Maternal Near Miss and Death after Emergency Cesarean Delivery at a Referral Hospital in Somaliland［J］.Int J Gynaecol Obstet,2017,138(1):119-124.

［61］ACOG Committee on Practice Bulletins.ACOG Practice Bulletin No.145:Antepartum Fetal Surveillance［J］.Obstet Gynecol,2014,124(1):182-192.

［62］ACOG Committee on Practice Bulletins-Obstetrics.ACOG Practice Bulletin Number 49,December 2003:Dystocia and Augmentation of Labor ［J］.Obstet Gynecol,2003,102(6):1445-54.

［63］Agarwal S,Agarwal A,Joon P,et al.Fetal Adrenal Gland Biometry and Cervical Elastography as Predictors of Preterm Birth:a Comparative Study［J］.Ultrasound,2018,26(1):54-62.

［64］Akmal S,Tsoi E,Nicolaides K H.Intrapartum Sonography To Determine Fetal Occipital Position:Interobserver Agreement［J］.Ultrasound Obstet Gynecol,2004,24(4):421-424.

［65］Allen VM,Baskett TF,O'Connell CM,et al.Maternal and Perinatal Outcomes with Increasing Duration of the Second Stage of Labor［J］.Obstetrics and Gynecology,2009,113(6):1248-1258.

［66］Althabe F,Belizán JM.Caesarean Section:the Paradox［J］.Lancet,2006,368(9546):1472-1473.

［67］American College of Obstetricians and Gynecologists.ACOG Committee Opinion No.764:Medically Indicated Late-Preterm and Early-Term Deliveries ［J］.Obstet Gynecol,2019,133(2):e151-155.

［68］American College of Obstetricians and Gynecologists.ACOG Practice Bulletin No.205:Vaginal Birth after Cesarean Delivery［J］.Obstet Gynecol,2019,133(2):e110-e127.

［69］American College of Obstetricians and Gynecologists.Committee Opinion No.689:Delivery of a Newborn with Meconium-Stained Amniotic Fluid［J］.Obstet Gynecol,2017,129(3):e33-e34.

［70］American College of Obstetricians and Gynecologists.Practice Bulletin No.116:Management of Intrapartum Fetal Heart Rate Tracings［J］.Obstet Gynecol,2010,116(5):1232-1240.

［71］American Diabetes Association.Management of Diabetes in Pregnancy:Standards of Medical Care in Diabetes-2020［J］.Diabetes Care,2020,43(Suppl 1):S182-S192.

［72］Ami O,Maran J C,Gabor P,et al.Three-Dimensional Magnetic Resonance Imaging of Fetal Head Molding and Brain Shape Changes during the Second Stage of Labor［J］.PLoS One,2019,14(5):e0215721.

［73］Bogner G,Wallner V,Fazelnia C,et al.Delivery of the Second Twin:Influence of Presentation on Neonatal Outcome, a Case Controlled Study[J].BMC Pregnancy Childbirth,2018,18(1):176.

[74]Buyuk G N,Oskovi-Kaplan Z A,Kahyaoglu S,et al.Echogenic Particles in the Amniotic Fluid of Term Low-Risk Pregnant Women:Does It Have a Clinical Significance?[J].J Obstet Gynaecol, 2021,41(7):1048-1052.

[75]Brady C W.Liver Disease in Pregnancy:What's New[J].Hepatol Commun,2020,4(2): 145-156.

[76]Caesarean Section:Evidence Update March 2013:a Summary of Selected New Evidence Relevant To Nice Clinical Guideline 132 "Caesarean Section" (2011)[M].London:National Institute for Health and Clinical Excellence (UK),2013.

[77]Cai Y Q,Liu W,Zhang H,et al.Laparoscopic Repair of Uterine Rupture Following Successful Second Vaginal Birth after Caesarean Delivery:a Case Report[J].World J Clin Cases,2020,8(13): 2855-2861.

[78]Carsten L,Anatolij T,Annette A,et al.European Resuscitation Council Guidelines 2021: Cardiac Arrest in Special Circumstances[J].Resuscitation,2021,161(11):152-219.

[79]Caughey A B,Cahill A G,Guise J M,et al.Safe Prevention of the Primary Cesarean Delivery [J].American Journal of Obstetrics and Gynecology,2014,210(3):179-193.

[80]Cheng Y W,Hopkins L M,Caughey A B.How Long Is Too Long:Does a Prolonged Second Stage of Labor in Nulliparous Women Affect Maternal and Neonatal Outcomes?[J].American Journal of Obstetrics and Gynecology,2004,191(3):933-938.

[81]Cheng Y W,Shaffer B L,Nicholson J M,et al.Second Stage of Labor and Epidural Use:A Larger Effect Than Previously Suggested[J].Obstetrics and Gynecology,2014,123(3):527-535.

[82]Chien P.The Perinatal Burden of Preterm Delivery and Twin Pregnancy[J].IntJ Obstet Gynaecol,2019,126(5):549-550.

[83]Cohen W R,Friedman E A.Guidelines for labor assessment:failure to progress?[J].Am J Obstet Gynecol,2020,222(4):342.e1-342.e4.

[84]Cohen W R,Friedman E A.Perils of the New Labor Management Guidelines[J].Am J Obstet Gynecol,2015,212(4):420-427.

[85]Committee on Practice Bulletins—Obstetrics,Society for Maternal–Fetal Medicine.Practice Bulletin No.169:Multifetal Gestations:Twin,Triplet,and Higher-Order Multifetal Pregnancies[J].Obstet Gynecol,2016,128(4):e131-146.

[86]Core J M,Carrubba A R,Paz-Fumagalli R.Rare Case of a Massive Uterine Arteriovenous Fistula[J].Am J Obstet Gynecol,2020,222(1):85-86.

[87]Cousins L M,Poeltler D M,Faron S,et al.Nonstress Testing at ≤ 32.0 Weeks' Gestation:a Randomized Trial Comparing Different Assessment Criteria[J].Am J Obstet Gynecol,2012,207(4): 311.e1-311.e7.

[88]Craig-Brangan K J,Day M P.Update:AHA Guidelines for CPR and Emergency Cardiovascular Care[J].Nursing,2020,50(6):58-61.

［89］Cunningham FG，Leveno KJ，Bloom SL，et al.Williams Obstetrics［M］.25th ed.New York：Mc-Graw-Hill Education，2018：933-938.

［90］De Lorenzo-Pinto A，Garcia-Sanchez R，Lorenzo-Salinas A.Lactulose Enemas in the Treatment of Hepatic Encephalopathy.Do We Help of Harm［J］.Rev Esp Enferm Dig，2017，109（10）：736-737.

［91］Devoe L D.Ecg Analysis：the Next Generation in Electronic Fetal Monitoring？［J］.Contemporary Ob Gyn，2006，51（2）：6.

［92］Dy J，DeMeester S，Lipworth H，et al.No.382-Trial of Labour after Caesarean［J］.J Obstet Gynaecol Can，2019，41（7）：992-1011.

［93］Eggebo T M，Hassan W A，Salvesen K A，et al.Sonographic Prediction of Vaginal Delivery in Prolonged Labor：a Two-Center Study［J］.Ultrasound Obstet Gynecol，2014，43（2）：195-201.

［94］Evans M I，Britt D W，Eden R D，et al.The Fetal Reserve Index Significantly Outperforms ACOG Category System in Predicting Cord Blood Base Excess and pH：a Methodological Failure of the Category System［J］.Reprod Sci，2019，26（6）：858-863.

［95］Fetal Growth Restriction：ACOG Practice Bulletin，Number 227［J］.Obstet Gynecol，2021，137（2）：e16-e28.

［96］Friedman E A，Kroll B H.Computer Analysis of Labor Progression［J］.J Obstet Gynecol British Commonwealth，1969，76（12）：1075-1079.

［97］Friedman EA.Labor in Multiparas：a Graphicostatistical Analysis［J］.Obstet Gynecol，1956，8（6）：691-703.

［98］Friedman E A.Primigravid Labor：a Graphicostastistical Analysis［J］.Obstet Gynecol，1955，6（6）：567-589.

［99］Friedman E A.The Graphic Analysis of Labor［J］.Am J Obstet Gynecol，1954，68（6）：1568-1575.

［100］Ghi T，Eggebo T，Lees C，et al.Isuog Practice Guidelines：Intrapartum Ultrasound［J］.Ultrasound Obstet Gynecol，2018，52（1）：128-139.

［101］Gimovsky A C，Berghella V.Randomized Controlled Trial of Prolonged Second Stage：Extending the Time Limit Vs Usual Guidelines［J］.American Journal of Obstetrics and Gynecology，2016，214（3）：361.e1-361.e3616.

［102］Grobman W A，Bailit J，Lai Y，et al.Association of the Duration of Active Pushing with Obstetric Outcomes［J］.Obstetrics and Gynecology，2016，127（4）：667-673.

［103］Hamilton E F，Warrick P A，Collins K，et al.Assessing First-Stage Labor Progression and Its Relationship to Complications［J］.Am J Obstet Gynecol，2016，214（3）：358.e1-358.e3588.

［104］Hoh J K，Cha K J，Park M，et al.Estimating Time to Full Uterine Cervical Dilation Using Genetic Algorithm［J］.Kaohsiung J Med Sci，2012，28（8）：423-428.

［105］Holmgren C，Scott J R，Porter T F，et al.Uterine Rupture with Attempted Vaginal Birth after Cesarean Delivery：Decision to Delivery Time and Neonatal Outcome［J］.Obstet Gynecol，2012，119

(4):725-731.

[106]Hussain F N,Al-Ibraheemi Z,Feldman K,et al.Incidentally Found Midtrimester Shortened Cervical Length:Practice Patterns among U.S. Maternal-Fetal Medicine Specialists[J].American Journal of Obstetrics and Gynecology,2020,222(1):S523-S524.

[107]Iliescu D G,Adam G,Tudorache S,et al.Quantification of Fetal Head Direction Using Transperineal Ultrasound:an Easier Approach[J].Ultrasound Obstet Gynecol,2012,40(5):607-608.

[108]Ioannis T,Apostolos M,Eleni-Markella C P,et al.Preterm Premature Rupture of Membranes:a Review of 3 National Guidelines[J].Obstet Gynecol Sur,2018,73(6):368-375.

[109]Iversen J K,Kahrs B H,Torkildsen E A,et al.Fetal Molding Examined with Transperineal Ultrasound and Associations with Position and Delivery Mode[J].Am J Obstet Gynecol,2020,223(6):909 e901-909 e908.

[110]Jastrow N,Demers S,Gauthier RJ,et al.Adverse Obstetric Outcomes in Women with Previous Cesarean for Dystocia in Second Stage of Labor[J].Am J Perinatol,2013,30(3):173-178.

[111]Kafali H,Derbent A,Keskin E,et al.Effect of Maternal Anxiety and Music on Fetal Movements and Fetal Heart Rate Patterns[J].J Matern Fetal Neonatal Med,2011,24(3):461-464.

[112]Kahrs B H,Usman S,Ghi T,et al.Sonographic Prediction of Outcome of Vacuum Deliveries:a Multicenter,Prospective Cohort Study[J].Am J Obstet Gynecol,2017,217(1):69 e61-69 e10.

[113]Kalache K D,Duckelmann A M,Michaelis S A,et al.Transperineal Ultrasound Imaging in Prolonged Second Stage of Labor with Occipitoanterior Presenting Fetuses:How Well Does the "Angle of Progression" Predict the Mode of Delivery?[J].Ultrasound Obstet Gynecol,2009,33(3):326-330.

[114]Kondoh E,Konishi M,Kariya Y,et al.Ultrasonographic Visualization of Bleeding Sites Can Help Control Postpartum Hemorrhage Using Intrauterine Balloon Tamponade[J].J Clin Ultrasound,2015,43(1):23-25.

[115]Kong C W,Chan L W,To W W.Neonatal Outcome and Mode of Delivery in the Presence of Nuchal Cord Loops:Implications on Patient Counselling and the Mode of Delivery[J].Arch Gynecol Obstet,2015,292(2):283-289.

[116]Kuba K,Bernstein P S.ACOG Practice Bulletin No.188:Prelabor Rupture of Membranes[J].Obstet Gynecol,2018,131(6):163-164.

[117]Laughon S K,Berghella V,Reddy U M,et al.Neonatal and Maternal Outcomes with Prolonged Second Stage of Labor[J].Obstetrics and Gynecology,2014,124(1):57-67.

[118]Lavender T,Hart A,Smyth RM.Effect of Partogram Use on Outcomes for Women in Spontaneous Labour at Term[J].Cochrane Database Syst Rev,2013,10(7):CD005461.

[119]Lees C C,Stampalija T,Baschat A,et al.ISUOG Practice Guidelines:Diagnosis and Management of Small-for-Gestational-Age Fetus and Fetal Growth Restriction[J].Ultrasound Obstet Gynecol,2020,56(2):298-312.

[120]Leparco S,Viot A,Benachi A,et al.Migration of Bakri Balloon through an Unsuspected Uterine Perforation during the Treatment of Secondary Postpartum Hemorrhage[J].Am J Obstet Gynecol,2013,208(6):e6-7.

[121]Liu J,Ghaziani T T,Wolf J L.Acute Fatty Liver Disease of Pregnancy:Updates in Pathogenesis,Diagnosis,and Management[J].Am J Gastroenterol,2017,112(6):838-846.

[122]Luisa A W,Jeff M S,Samantha S,et al.Risk Factors for Uterine Atony/Postpartum Hemorrhage Requiring Treatment after Vaginal Delivery[J].Am J Obstet Gynecol,2013,209(1):51.e1-51.e516.

[123]Macones G A,Hankins G D,Spong C Y,et al.The 2008 National Institute of Child Health and Human Development Workshop Report on Electronic Fetal Monitoring:Update on Definitions,Interpretation,and Research Guidelines[J].Obstet Gynecol,2008,112(3):661-666.

[124]Martin J A,Hamilton B E,Osterman M J K,et al.Births:Final Data for 2018.National Vital Statistics Reports :from the Centers for Disease Control and Prevention,National Center for Health Statistics,National Vital Statistics System[J],2019,68(13):1-47.

[125]Marx D M,Maji P,Kalita T,et al.Improving Adherence to Essential Birth Practices Using the Who Safe Childbirth Checklist with Peer Coaching:Experience From 60 Public Health Facilities in Uttar Pradesh,India[J].Glob Health Sci Pract,2017,5(2):217-231.

[126]Moussa H N,Rajapreyar I.ACOG Practice Bulletin No.212:Pregnancy and Heart Disease [J].Obstet Gynecol,2019,134(4):881-882.

[127]Nelson D B,McIntire D D,Leveno K J.Second-Stage Labor:Consensus Versus Science[J].Am J Obstet Gynecol,2020,222(2):144-149.

[128]Nkwabong E,Ndoumbe M J,Dohbit J S.Risk Factors for Nuchal Cord Entanglement at Delivery[J].Int J Gynaecol Obstet,2018,141(1):108-112.

[129]Oba T,Hasegawa J,Sekizawa A.Postpartum Ultrasound:Postpartum Assessment Using Ultrasonography[J].J Matern Fetal Neonatal Med,2017,30(14):1726-1729.

[130]Oladapo O T,Diaz V,Bonet M,et al.Cervical Dilatation Patterns of "Low-Risk" Women with Spontaneous Labour and Normal Perinatal Outcomes:a Systematic Review[J].BJOG,2018,125 (8):944-954.

[131]Pather S,Ford M,Reid R,et al.Postpartum Curettage:an Audit of 200 Cases[J].Aust N Z J Obstet Gynaecol,2005,45(5):368-371.

[132]Patrick J,Campbell K,Carmichael L,et al.Patterns of Gross Fetal Body Movements over 24-Hour Observation Intervals during the Last 10 Weeks of Pregnancy[J].Am J Obstet Gynecol,1982,142(4):363-371.

[133]Popowski T,Porcher R,Fort J,et al.Influence of Ultrasound Determination of Fetal Head Position on Mode of Delivery:a Pragmatic Randomized Trial[J].Ultrasound Obstet Gynecol,2015,46 (5):520-525.

[134]Raghuraman N,Cahill A G.Update on Fetal Monitoring:Overview of Approaches and Management of Category Ii Tracings[J].Obstet Gynecol Clin,2017,44(4):615-624.

[135]Rawat M,Nangia S,Chandrasekharan,P,et al.Approach to Infants Born through Meconium Stained Amniotic Fluid:Evolution Based on Evidence?[J].Am J Perinatol,2018,35(9):815-822.

[136]Robson S J,Laws P,Sullivan E A.Adverse Outcomes of Labour in Public and Private Hospi-

tals in Australia:a Population-Based Descriptive Study[J].Med J Aust,2009,190(9):474-477.

[137]Rocher G,Panel P,Rollin I,et al.Massive Hemoperitoneum due to Uterine Perforation by the Bakri Balloon,during the Treatment of Postpartum Hemorrhage[J].J Gynecol Obstet Hum Reprod, 2019,48(1):75-76.

[138]Roos-Hesselink J,Baris L,Johnson M,et al.Pregnancy Outcomes in Women with Cardio-vascular Disease:Evolving Trends over 10 Years in the ESC Registry of Pregnancy and Cardiac Disease(ROPAC)[J].Obstet Gynecol Sur,2020,75(5):279-280.

[139]Rouse D J,Weiner J,et al.Second-Stage Labor Duration in Nulliparous Women:Relationship to Maternal and Perinatal Outcomes[J].Am J Obstet Gynecol,2009,201(4):357.e1-357.e3577.

[140]Runmei M,Terence T L,Yonghu S,et al.Practice Audits to Reduce Caesareans in a Tertiary Referral Hospital in South-Western China[J].Bull World Health Organ,2012,90(7):488-494.

[141]Saab S,Suraweera D,Au J,et al.Probiotics Are Helpful in Hepatic Encephalopathy:a Meta-Analysis of Randomized Trials[J].Liver Int,2016,36(7):986-993.

[142]Sabol B,Denman M A,Guise J M.Vaginal Birth after Cesarean:An Effective Method to Reduce Cesarean[J].Clin Obstet Gynecol,2015,58(2):309-319.

[143]Sainz J A,Borrero C,Aquise A,et al.Utility of Intrapartum Transperineal Ultrasound to Predict Cases of Failure in Vacuum Extraction Attempt and Need of Cesarean Section to Complete Delivery[J].J Matern Fetal Neonatal Med,2016,29(8):1348-1352.

[144]Saunders N S,Paterson C M,Wadsworth J.Neonatal and Maternal Morbidity in Relation to the Length of the Second Stage of Labour[J].British J Obstet Gynecol,1992,99(5):381-385.

[145]Schreiber H,Daykan Y,Arbib N,et al.Adverse Pregnancy Outcomes and Multiple Nuchal Cord Loops[J].Arch Gynecol Obstet,2019,300(2):279-283.

[146]Shinar S,Shenhav M,Maslovitz S,et al.Distribution of Third-Stage Length and Risk Factors for Its Prolongation[J].Am J Perinatol,2016,33(10):1023-1028.

[147]Shinohara S,Amemiya A,Takizawa M.Fetal Biparietal Diameter as a Potential Risk Factor for Emergency Cesarean Section due to Labor Arrest[J].Tohoku J Exp Med,2020,250(3):161-166.

[148]Singh J,Sharma B C,Puri V,et al.Sleep Disturbances in Patients of Liver Cirrhosis with Minimal Hepatic Encephalopathy before and after Lactulose Therapy[J].Metab Brain Dis,2017,32(2):595-605.

[149]Skupski D W,Rosenberg C R,Eglinton G S.Intrapartum Fetal Stimulation Tests:a Meta-Analysis[J].Obstet Gynecol,2002,99(1):129-134.

[150]Smorgick N,Ayashi N,Levinsohn-Tavor O,et al.Postpartum Retained Products of Conception:Retrospective Analysis of the Association with Third Stage of Labor Placental Complications[J]. Eur J Obstet Gynecol Reprod Biol,2019,234:108-111.

[151]Soeda S,Kyozuka H,Kato A,et al.Establishing a Treatment Algorithm for Puerperal Genital Hematoma Based on the Clinical Findings[J].Tohoku J Exp Med,2019,249(2):135-142.

[152]Souka A P,Haritos T,Basayiannis K,et al.Intrapartum Ultrasound For the Examination of

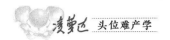

the Fetal Head Position in Normal and Obstructed Labor[J].J Matern Fetal Neonatal Med,2003,13(1):59-63.

[153]Spong C Y,Berghella V,Wenstrom K D,et al.Preventing the First Cesarean Delivery:Summary of a Joint Eunice Kennedy Shriver National Institute of Child Health and Human Development, Society for Maternal-Fetal Medicine,and American College of Obstetricians and Gynecologists Workshop[J].Obstet Gynecol,2012,120(5):1181-1193.

[154]Steven G,Gabbe.OBSTETRICS,Normal and Problem Pregnancies.[M].7th ed.Philadelphia:Elsevier,2017:315-328.

[155]Stine B,Rebecka D,Jun Z,et al.The Frequency of Intrapartum Caesarean Section Use with the WHO Partograph Versus Zhang's Guideline in the Labour Progression Study (Laps):a Multicentre,Cluster-Randomised Controlled Trial[J].The Lancet,2019,393(10169):340-348.

[156]Tahseen S,Griffiths M.Vaginal Birth after Two Caesarean Sections (VBAC-2)-a Systematic Review with Meta-Analysis of Success Rate and Adverse Outcomes of VBAC-2 Versus VBAC-1 and Repeat (Third) Caesarean Sections[J].BJOG,2010,117(1):5-19.

[157]Tran TT,Ahn J,Reau NS.ACG Clinical Guideline:Liver Disease and Pregnancy[J].Am J Gastroenterol,2016,111 (2):176-194.

[158]Troiano N H,Witcher P M.Maternal Mortality and Morbidity in the United States:Classification,Causes,Preventability,and Critical Care Obstetric Implications[J].J Perinatal & Neonatal Nursing,2018,32(3):222-231.

[159]Tseng J Y,Lin I C,Lin J H,et al.Optimal Approach for Management of Postpartum Vulva Hematoma:Report of Three Cases[J].Taiwan J Obstet Gynecol,2020,59(5):780-783.

[160]Tutschek B,Braun T,Chantraine F,et al.A Study of Progress of Labour Using Intrapartum Translabial Ultrasound,Assessing Head Station,Direction,and Angle of Descent[J].BJOG,2011,118(1):62-69.

[161]Tutschek B,Braun T,Chantraine F,et al.Quantification of Fetal Head Direction and Descent[J].Ultrasound Obstet Gynecol,2013,41(1):99-100.

[162]Unger T,Borghi C,Charchar F,et al.2020 International Society of Hypertension Global Hypertension Practice Guidelines[J].J Hypertens,2020,38(6):982-1004.

[163]Van Ast M,Goedhart M M,Luttmer R,et al.The Duration of the Third Stage in Relation to Postpartum Hemorrhage[J].Birth,2019,46(4):602-607.

[164]Vogel J P,Betrán A P,Vindevoghel N,et al.Use of the Robson Classification to Assess Caesarean Section Trends in 21 Countries:a Secondary Analysis of Two WHO Multicountry Surveys[J]. Lancet Glob Health,2015,3(5):e260-270.

[165]Wang S,Li S L,Cao Y X,et al.Noninvasive Swansea Criteria Are Valuable Alternatives for Diagnosing Acute Fatty Liver of Pregnancy in a Chinese Population[J].J Matern Fetal Neonatal Med, 2017,30(24):2951-2955.

[166]Ward C,Caughey A B.The Risk of Meconium Aspiration Syndrome (MAS) Increases with Gestational Age at Term[J].J Matern Fetal Neonatal Med,2020,31(3):1-6.

［167］WHO recommendations.Intrapartum Care for a Positive Childbirth Experience［M］.Geneva：World Health Organization,2018:35-38.

［168］Youssef A,Ghi T,Pilu G.How to Perform Ultrasound in Labor:Assessment of Fetal Occiput Position［J］.Ultrasound Obstet Gynecol,2013,41(4):476-478.

［169］Zeitlin J,Szamotulska K,Drewniak N,et al.Preterm Birth Time Trends in Europe:a Study of 19 Countries［J］.BJOG,2013,120(11):1356-1365.

［170］Zhang J,Landy H J,Branch D W,et al.Contemporary Patterns of Spontaneous Labor with Normal Neonatal Outcomes［J］.Obstet Gynecol,2010,116(6):1281-1287.

［171］Zhang J,Troendle J F,Yancey M K.Reassessing the Labor Curve in Nulliparous Women[J]. Am J Obstet Gynecol,2002,187(4):824-828.

［172］Zhu T,Li Q,Zhang W,et al.Screening Time and Schedule for Outpatients with Acute Fatty Liver of Pregnancy［J］.Zhong Nan Da Xue Xue Bao Yi Xue Ban,2015,40(7):748-753.

［173］Zipori Y,Grunwald O,Ginsberg Y,et al.The Impact of Extending the Second Stage of Labor to Prevent Primary Cesarean Delivery on Maternal and Neonatal Outcomes［J］.Am J Obstet Gynecol, 2019,220(2):191.e1-191.e7.

第九章

围分娩期相关并发症

【引言】

难产妇均应住院严密监护，及早发现异常并给予适当处理。加强产后2h内监护。孕产妇死亡约2/3发生在产后24h内，一些严重的产褥并发症，特别是产后出血亦发生在该期，尤其是产后2h内。有人将产后2h这一时段称为第四产程。

非正常分娩的新生儿统称难产儿。难产儿有其生理病理特点，常见窒息、产伤、新生儿缺氧缺血性脑病、先天畸形、早产和感染等疾病，且死亡率也高。因此医护助相关人员必须熟悉难产儿的特点，做好难产儿的护理，以利其健康成长。

——顾美礼

第一节　产前出血

产科突发急救事件时有发生，快速准确判断、团队高效配合协作是产科急救能否成功的关键。通常情况下产科需要急救的情况纷繁复杂，甚至会出现各种危及孕产妇生命的急危重症，要求医护人员在数分钟内进行有效处置，如若处理不当将严重危害母儿健康。采用标准化循证医学指南，结合临床实际处理产科急症，能显著减少母儿不良事件发生率；建立并逐步完善医疗清单（核查单）是减少母儿不良事件发生的一个简单有效的工具。产前出血是常见的产科急症，本节简述产房内发生的产前出血的紧急救治。产前出血是指孕妇在临产后至胎儿娩出前发生的出血。产前出血的主要原因有前置胎盘、胎盘早剥、前置血管破裂、胎盘边缘血窦破裂、子宫破裂，罕见原因有胎盘血管瘤、妊娠滋养细胞病变等；非产科因素引起的产前出血原因有生殖道感染、外阴阴道静脉曲张、生殖道肿瘤、生殖道外伤等。

一、前置胎盘、前置血管及子宫破裂

（一）前置胎盘

前置胎盘是产前出血的主要原因，常表现为无痛性阴道流血，亦可为宫缩时发生阴道流血。如果孕妇已完善系统性产检，孕期超声多已明确前置胎盘的诊断。任何时候面对孕妇因突发阴道流血急诊时，均应仔细询问病史、判读孕期所有检查结果；不能在毫无准备的情况下贸然行阴道检查，因为前置胎盘患者行阴道检查时可能发生难以控制的大量出血，甚至危及母儿生命；另外，孕妇前置胎盘禁行肛门指检。如果孕期前置胎盘诊断明确，孕妇因出血多而急诊时，应首先积极抢救患者，维持其有效的生命体征，必要时手术终止妊娠。

若孕妇未完善系统性产检，因阴道流血而急诊时，医生在不了解孕妇是否存在前置胎盘的情况下，需行急诊床旁B超检查；若阴道出血多，应及时建立有效的静脉通道，积极完善术前准备，必要时将患者送入手术室后，再行阴道检查。在检查时，注意外阴消毒后，轻柔地使用窥阴器窥开阴道，并缓慢推送至阴道中下段，轻柔地清理阴道积血及血凝块后，逐步推进窥阴器至宫颈全部暴露。整个检查过程中需避免窥阴器伤及阴道和宫颈组织。当排除阴道及宫颈原因出血后，若出血来自宫腔，应及时超声检查明确是否存在前置胎盘、确定是否需迅速手术终止妊娠。

（二）前置血管

附着于胎膜的血管横越过子宫颈内口，处于胎先露部前方，称为前置血管。前置血管破裂时阴道出血色鲜红、伴胎心监护异常。前置血管破裂后，可直接导致胎儿失血、胎儿严重贫血，甚至胎死宫内。当孕妇出现前置血管破裂时，应根据胎儿的具体情况再决定是否需行急诊剖宫产术终止妊娠以挽救胎儿生命。

（三）子宫破裂

孕妇因子宫破裂发生阴道出血时病情危急，常表现为孕妇烦躁、生命体征异常，自觉下腹剧烈、持续性疼痛，拒绝腹部按压，阴道出血为鲜红色，多伴有胎心异常、甚至胎心消失；孕妇出现休克症状可能与阴道流血不成比例。瘢痕子宫经阴道试产时可能发生不典型子宫破裂。一旦疑诊或确诊子宫破裂时需迅速实施急救，尽快手术治疗。

二、非产科因素引起的阴道出血

（一）阴道、宫颈或子宫赘生物出血

孕期可能发生阴道、宫颈或子宫颈赘生物破裂、脱落出血，出血常为鲜红色，大部分可自止，产前可能已经有相关疾病诊断或产前未被发现。在密切监护孕妇生命体征的前提下，出血时使用窥阴器轻柔地窥开阴道，多能发现病灶。在暴露清楚的情况下，必要时可手术切除赘生物（需送病理检查明确诊断），缝合止血。当宫颈出血为可疑癌变时建议妇科会诊，确定下一步诊治方案，如果直接行赘生物活检可能发生难以控制的严重出血。突发活动性出血时可先使用纱布行局部压迫止血，在准备充分的情况下（备血、建立静脉通道、呼叫急救团队人员），取出纱布再次检查，必要时行活检或手术治疗。

（二）软产道裂伤

可能为孕期性生活或外伤所致，此时出血多为鲜红色，一般无明显胎心异常。

使用窥阴器轻柔窥开阴道，多能发现。出血多时需要缝合止血，甚至需行剖宫产终止妊娠并行裂伤修补术。

（三）外阴阴道静脉曲张破裂

妊娠期血容量增多，血管壁承受压力增大，静脉瓣承受压力也增大，易致局部静脉曲张，但较少出现严重出血。笔者医院产科曾收治一例孕34+周，阴道大量出血急诊的孕妇，其双下肢和外阴阴道静脉曲张明显，阴道后壁近处女膜缘静脉曲张成球状，可见活动性出血。该患者曾因大量阴道流血外院急诊予以病灶局部压迫止血，因再次出血急诊就诊。经局部压迫、抗感染等综合治疗后未再出血。孕39+周自然临产，顺利经阴道分娩，产后42日复查，阴道静脉曲张消失。在接诊孕期阴道出血病例时，应详细问诊和全面查体，并根据不同的出血部位和出血情况，进行相应的处理。

三、胎盘早剥

胎盘早剥是指妊娠20周后，正常位置的胎盘在胎儿娩出前，完全或部分从子宫壁剥离。该疾病发生率约为1%。该病是孕中、晚期的严重并发症，起病急、进展快，若不及时处理，常导致不良母儿结局，甚至危及母儿生命。

胎盘早剥发病机制尚未完全阐明，目前认为主要与下列因素有关：①血管病变；②机械性因素；③宫腔内压力骤减；④其他：胎儿生长受限、非头先露、孕早期出血、宫腔感染、高龄、多产、孕妇有血栓形成倾向、低或高体重指数（BMI）、辅助生殖技术、吸烟、滥用毒品（可卡因和安非他命等）、某些代谢性疾病（如亚临床甲状腺功能减退）等。

胎盘早剥主要病理变化是底蜕膜出血，形成血肿，胎盘从附着处剥离。其病理类型分为三种：显性剥离、隐性剥离和混合性剥离（图9.1）。若血液积聚于胎盘与子宫壁之间，导致胎盘后血肿压力增加，血液可侵入子宫肌层，引起肌纤维分离、断裂甚至变性；当血液渗透至子宫浆膜层时，子宫表面呈现紫蓝色淤斑，称子宫胎盘卒中；有时血液还可能渗入阔韧带及输卵管系膜等。

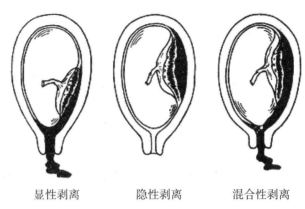

| 显性剥离 | 隐性剥离 | 混合性剥离 |

图9.1　胎盘早剥的类型

（一）诊断

胎盘早剥分度按照Page分级标准（表9.1）评估严重程度。

表9.1　胎盘早剥Page分级

分级	标准
0级	分娩后回顾性产后诊断
Ⅰ级	外出血,子宫软,无胎儿窘迫
Ⅱ级	胎儿窘迫或胎死宫内
Ⅲ级	孕妇出现休克症状,伴或不伴有弥散性血管内凝血

引自:《妇产科学》(第9版),人民卫生出版社,2018

（二）处理

绝大多数胎盘早剥发生在妊娠中晚期，即妊娠34周后，典型临床表现为阴道流血、腹痛、子宫强直性收缩、子宫压痛和胎心率改变。阴道流血多为陈旧性凝血块，常伴胎心率减慢或消失。但在临床观察中，可发现临床症状不典型的胎盘早剥，常表现为少量阴道流血或不规律腹痛，容易与先兆早产或先兆临产相混淆。不典型胎盘早剥为早期诊断和处理带来了一定的困难，容易造成误诊或漏诊，特别是当胎盘位于子宫后壁时，超声检查容易漏诊、误诊，因此诊断胎盘早剥时，需结合临床症状、体征，动态观察。

发生胎盘早剥时，孕产妇及新生儿预后与处理是否及时密切相关，时间越长，胎盘剥离面积越大，病情越重，母儿出现严重并发症的风险越高，故治疗原则为早期识别、积极处理休克、及时终止妊娠、控制弥散性血管内凝血（disseminated intravascular coagulation，DIC）、减少母儿并发症的发生。

当孕期产检不伴有前置胎盘、前置血管等情况时，孕妇出现异常阴道流血或血性羊水时，需高度疑诊胎盘早剥，应立即床旁查体、持续观察孕妇腹部子宫张力，同时行持续胎心监护、B超动态观察胎儿、胎盘相关指标。虽然急诊B超在确诊胎盘早剥和判断胎盘剥离程度时可能出现误判，但急诊B超能排查异常的胎盘位置以及未被发现的前置血管等。在出现紧急情况时，特别是胎心监护明显异常，且结合孕妇病史及体检特征而高度疑诊胎盘早剥时，无需等待超声检查结果，立即积极救治，以免耽误抢救时机。

1.纠正休克

（1）早期识别

低血容量休克诊断要点：早期识别、动态监测、积极救治。呼叫产科抢救团队，持续监测孕产妇各项生命体征、神志，建立静脉通路（建立1条中心静脉通路及2~3条外周静脉通路），保持气道通畅，持续低流量给氧；完善实验室检查：血常规、凝血功能、肝肾功能、血气分析等，交叉配血；同时留置导尿管并记录出入量。孕妇血气分析能迅速获得检查结果，指导紧急救治。

（2）补充血容量

在活动性出血未控制前及血液制品未到达前，先给予孕产妇小容量液体复苏。当血液制品到达后，及时输注血液制品，最好使用新鲜血、血浆和红细胞补充血容量，同时补充凝血因子；根据中心静脉压（中心静脉通路开放时）及实验室结果，动态监测后调整输注悬浮红细胞、同型血浆及晶体液的液体量及输注速度。扩容目标为血红蛋白维持在100 g/L左右，红细胞压积>0.30，尿量>30 ml/h。

2.终止妊娠

一旦诊断Ⅱ~Ⅲ级胎盘早剥，必须及时终止妊娠，避免母儿并发症增加及危及母儿生命。

（1）阴道分娩

若胎儿已死亡，抢救孕产妇是治疗的重点，在保障孕产妇生命安全的前提下，经全面评估并排除阴道分娩禁忌症后，可选阴道分娩。必要时实施人工破膜、宫腔减压，促进产程进展，缩小子宫容积等。

胎儿存活者，以显性出血为主，宫口已开大，一般情况较好，估计短时间内能结束分娩，人工破膜后可经阴道分娩。分娩过程中应密切观察孕产妇血压、心率、宫底高度、宫缩与出血等情况，对孕产妇全程行心电监护、胎心电子监护，并建立有效静脉通道，备足血制品。一旦发现异常情况，及时处理，必要时剖宫产终止妊娠。

（2）行剖宫产术

对于Ⅰ级胎盘早剥保守治疗失败者或孕32周以上、胎儿存活者，或胎盘早剥Ⅱ级及以上、短时间不能分娩者，建议尽快行剖宫产术。发生近足月的轻度胎盘早剥时，孕妇病情可能随时加重，应考虑终止妊娠，必要时行剖宫产术终止妊娠。孕妇病情较危重者，无论胎儿是否存活，均应尽快行剖宫产术终止妊娠。手术时取出胎儿、胎盘后，及时给予产妇促进宫缩药物加强宫缩，注意观察子宫收缩情况。当出现子宫胎盘卒中时，可予温热盐水纱垫热敷子宫，多数子宫收缩转佳。若经过积极处理后子宫收缩仍不佳者，可采用"八字缝合""补丁缝合"等方法进行压迫止血，或采用子宫动脉结扎、动脉栓塞等手段控制出血。若产妇发生难治性出血，在积极抗休克并纠正凝血功能的同时，需行子宫切除术。

3.并发症处理

（1）产后出血

胎儿、胎盘娩出后，应立即按摩子宫并予促宫缩药物，提早应用促宫缩药物，如：缩宫素、麦角新碱、米索前列醇、卡前列甲酯等。如为剖宫产术终止妊娠者，可酌情使用多种手术方法止血。若发生难治性出血（特别是出现凝血功能异常），在积极抗休克并改善凝血功能的同时，应尽快行子宫切除术。基层医院可能血源匮乏，在孕产妇发生严重产后出血时，常常不能及时输血，故应适时切除子宫，避免孕产妇发生严重的并发症、甚至死亡。

（2）凝血功能障碍

①补充凝血因子：及时、足量补充红细胞悬液、新鲜冰冻血浆、凝血因子和血小板。当实验室检查显示PT、APTT延长（大于正常值的1.5倍）者，或纤维蛋白原下降（低于1.5 g/L）且伴有活动性出血的DIC患者，推荐输注新鲜冰冻血浆和冷沉淀。若无新鲜血浆，可选用冰冻血浆。每袋冷沉淀由200 ml血浆制成，含Ⅷ因子80～100 U、纤维蛋白原250～300 mg。当孕产妇纤维蛋白原明显降低时可以输注纤维蛋白原，每4 g纤维蛋白原可提高外周血中的纤维蛋白原水平1 g/L。需注意，因胎盘早剥时较早发生凝血功能异常，故终止妊娠前后需重点关注孕产妇凝血功能有无异常、并进行动态监测；注意与一般产后出血发生DIC救治方法不同。

②抗凝治疗：根据产科DIC病因学特点，不主张并存胎盘早剥、大量出血和严

重感染时使用肝素类药物。但是，当出现DIC高凝期时，可酌情使用低分子肝素治疗。

③抗纤溶治疗：目前，关于抗纤溶药物应用意见尚不一致。对于由DIC导致的出血，通常不推荐使用抗纤溶治疗。但有明显高纤溶状态的患者，或有确切实验室结果证明DIC处于纤溶亢进阶段时可以应用。

（3）急性肾功能不全

急性失血导致血容量不足可能引起孕产妇肾功能损害。如患者尿量<30 ml/h，需及时补充血容量；如血容量已经补足但尿量仍<17 ml/h，需利尿治疗，可给予呋塞米10~20 mg静脉推注或静滴，必要时多次反复使用或持续泵入。产妇肾功能大多1~2日可恢复正常。但是，如果短期内尿量无明显增加，血清肌酐、尿素氮、血钾持续升高，提示肾功能不全，需行血液透析治疗。建议多学科会诊、联合诊治。

（三）预防

注意孕期规范产检，对有妊娠期高血压疾病等胎盘早剥高危因素的患者加强监护及治疗。孕期特别是孕中晚期加强宣教，孕妇应注意避免长时间卧床，养成良好的生活习惯；孕期预防感染、防止腹部外伤。进行羊水穿刺、外倒转等操作时，注意明确适应证及禁忌证，操作时注意避免发生胎盘早剥，操作后密切观察，及时处理。对羊水过多和多胎分娩时，注意避免宫内压力骤减发生胎盘早剥。行人工破膜时，严格掌握适应证，应在宫缩间隙期进行，同时缓慢放出羊水。

总之，产房随时可能出现危及母儿生命安全的紧急情况，医护人员需要在工作中仔细观察、规范操作，做到及时准确判断；建立产科急救团队，按照急救流程有条不紊地开展抢救工作（图9.2），同时应加用急救清单管理，避免急救时关键步骤延误或遗漏（表9.2）。对产前出血的患者，需迅速查明原因，结合出血量、孕妇生命体征、孕周、胎儿情况等多项因素综合判断，适时终止妊娠，从而降低母儿死亡率及并发症，改善母儿预后。

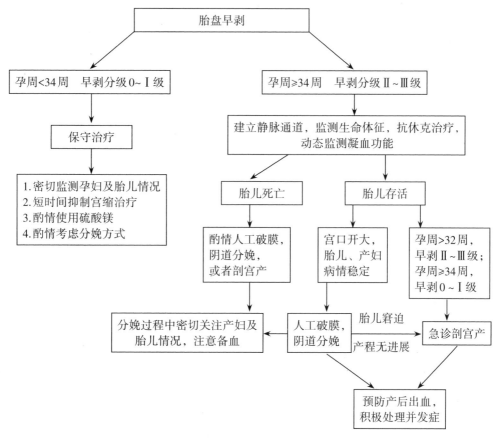

图9.2　胎盘早剥急救流程图

表9.2　胎盘早剥急救清单

实施步骤	实施明细
识别,寻求帮助	□高年资助产士　□高年资产科医师　□多学科团队合作
观察指标	□生命体征　□胎心音或胎心监护
初始抢救步骤	
呼救、告知	□产科急救团队、多学科合作　□告知孕妇病情 □准备手术,新生儿复苏准备
建立有效静脉通道	□16 G或18 G针头 □深静脉穿刺置管
留置导尿	□留置导尿管　□记每小时尿量
完善基础实验室检查	□血常规　□凝血功能　□TEG □肝肾功　□血型鉴定及交叉配血　□动脉血气分析
母儿监护	□孕妇持续心电监护　□评估意识 □孕妇保持气道通畅,持续低流量吸引 □胎儿持续胎心监护

续表

实施步骤	实施明细
产科处理	
Ⅱ～Ⅲ级胎盘早剥，及时终止妊娠	□阴道分娩 □急诊剖宫产术（多数选择）
剖宫产术中子宫胎盘卒中	□多种手术缝合、动脉结扎、栓塞等控制出血 □未实施预防性子宫切除术 □监测凝血功能
并发症处理	
产后出血（处理同其他产后出血）	□多种手术缝合、动脉结扎、栓塞等控制出血 □无禁忌时多种强力缩宫药物使用 □难治性出血时及时切除子宫
凝血功能障碍	□补充凝血因子 □动态监测凝血功能 □抗凝治疗（有指征时使用） □抗纤溶治疗（有指征时使用）
积极防治感染	抗生素

注：目前处理时间节点无统一定论，建议各个步骤尽快执行，尤其应特别关注凝血功能指标。

（刘鹤莺　常青）

第二节　软产道损伤

软产道是由会阴、阴道、子宫颈、子宫下段及盆底等软组织构成。软产道损伤是分娩，特别是难产常见的并发症。

一、会阴、阴道裂伤

分娩时，先露部下降，直接压迫盆底组织，肛提肌肌纤维伸长，向下向两侧扩展导致肌束分离，使会阴体变薄，阴道伸展，皱襞变平，因此当胎头通过时，极易引起会阴、阴道损伤。有文献报道指出，女性经阴道分娩时遭受不同程度的会阴裂伤的比例高达85%；在英美等国家，近1/3的会阴裂伤需要缝合。值得注意的是，会阴裂伤可导致产妇长期的躯体和精神问题。会阴裂伤发生率随着产次的增加而降低，在初产妇中为90.4%，而在经产妇中为68.6%。与会阴裂伤有关的高风险因素有孕产妇相关因素、胎儿相关因素及产时相关因素等。

（一）会阴裂伤分度

会阴裂伤除最浅表外，大多伴有阴道下段裂伤。按裂伤程度分为4度（图9.3）。

Ⅰ度裂伤仅有会阴皮肤、阴道入口黏膜撕裂，未达肌层，出血不多。

Ⅱ度裂伤达会阴体肌层，肛提肌及筋膜可有不同程度的裂伤，有时沿阴道后壁两侧沟往上延伸，致使阴道下段后壁呈舌状游离。严重时可达阴道穹窿部但未损伤肛门括约肌。

Ⅲ度裂伤有皮肤、黏膜、盆底肌肉及部分或全部肛门括约肌裂伤。Ⅲa度：外括约肌裂伤深度小于50%；Ⅲb度：外括约肌裂伤深度超过50%；Ⅲc度：内外括约肌同时受累。

Ⅳ度裂伤有会阴阴道裂伤累及阴道直肠隔及直肠前壁，扩展至直肠黏膜。

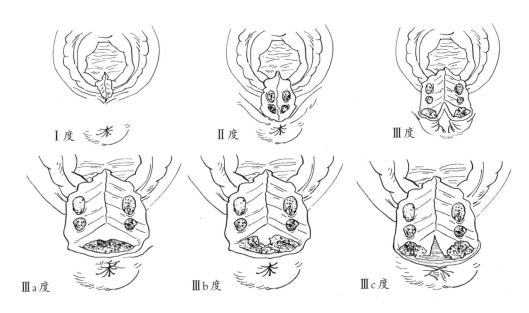

图9.3　会阴裂伤分度

（二）阴道裂伤分类

1.阴道上段裂伤

阴道上段裂伤可分为两类：一类是单有阴道上段裂伤不伴有宫颈、宫体裂伤者；

另一类是同时有宫颈、宫体裂伤者。

2.阴道中段裂伤

阴道中段裂伤不伴有会阴或宫颈裂伤者多为产钳助产引起。裂口纵行并累及深部组织，有活动性出血。

3.阴道下段前壁裂伤

阴道下段前壁裂伤常邻近尿道，出血比较活跃。

4.完全性阴道裂伤

完全性阴道裂伤为阴道全层破裂，包括覆盖的盆腔腹膜裂开。

5.不完全阴道裂伤

不完全阴道裂伤是阴道黏膜及肌层破裂而覆盖的盆腔腹膜保持完整。

（三）裂伤修补

大多数会阴裂伤都需要进行缝合。

1.修补原则

（1）行修补术时，予以患者适当麻醉能使其肌肉松弛，有利于手术操作。

（2）应有充分的照明，使修补部位能良好显露。

（3）逐层修复原有的解剖关系，缝合时解剖关系必须辨认清楚，结扎出血点。

（4）保证患者处于舒适的体位。

（5）操作技术务求正确、轻巧，切忌使用暴力。

2.阴道裂伤修补

阴道黏膜缝合时，用2-0可吸收缝线，第一针要超过裂口顶点0.5 cm，以保证彻底止血。特别要注意对会阴肌肉、筋膜的缝合，尽量恢复盆底解剖结构，以免引发后遗症，如膀胱、直肠膨出和子宫脱垂。阴道前壁接近尿道口的裂伤在缝合前应放置导尿管，使尿道口容易辨认。裂伤广泛有可能发生尿潴留者可继续留置导尿管，待术后评估后再取出。

3.会阴Ⅲ度、Ⅳ度裂伤修补

胎儿、胎盘娩出后，应按常规对产妇进行软产道检查，发现产妇会阴Ⅲ、Ⅳ度裂伤时需及时对其行裂伤修复术。

（1）直肠黏膜修补

用3-0可吸收线对撕裂的直肠前壁进行间断或连续缝合，在距离裂口顶端1 cm上，采取针距0.5 cm缝合直肠黏膜，注意缝合肠壁时不穿透黏膜层（图9.4）。需避免

"8"字缝合，因为"8"字缝合稳固过紧，或可造成黏膜缺血坏死。

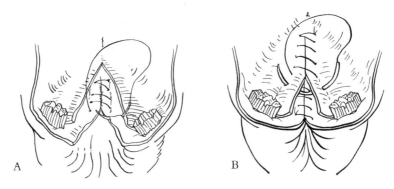

图9.4　直肠黏膜修补

A，从直肠黏膜裂口顶端上1 cm开始连续缝合，缝针勿穿过直肠黏膜层，间断或连续缝合针距0.5 cm

B，用可吸收线连续缝合加固第二层

（2）内层肛门括约肌修补

用2-0、3-0可吸收缝合线或3-0 PDS（聚二氧六环酮）可吸收缝合线对内层肛门括约肌进行单独间断缝合或褥式的端—端缝合，以改善后期肛门的自控能力，有效降低术后粪失禁的发生。

（3）外层肛门括约肌修补

外层肛门括约肌全层撕裂，可用3-0 PDS线或2-0可吸收线进行端—端缝合或重叠缝合。外层肛门括约肌部分撕裂（Ⅲa度、Ⅲb度），则应采用3-0 PDS线或2-0可吸收线进行端—端缝合（图9.5）。将断端分离并牵拉至中线，采用连续与间断相结合的缝合方法，将括约肌纤维和周围结缔组织包裹在一起可以增加强度。肛门括约肌重叠缝合是将两头的肛门括约肌断端牵拉至中线，进行部分重叠后缝合。因重叠缝合需有两个游离的断端，且在缝合过程中会有更大的张力，因此仅能用于对外层肛门括约肌全层撕裂的缝合。对于端—端缝合和重叠缝合术的对比，cochrane系统评价指出，两种术式对患者的会阴疼痛、性交困难、粪失禁及生活质量方面的影响，差异无统计学意义。但是，重叠缝合患者术后12个月内发生粪失禁的风险更低。缝合全部完成后，须再次会阴消毒，详细指肛检查直肠、肛门括约肌，如发现缝线穿透直肠黏膜必须立即拆除，以免发生直肠阴道瘘等严重并发症。落实肛门括约肌形态缝合后，基本恢复。

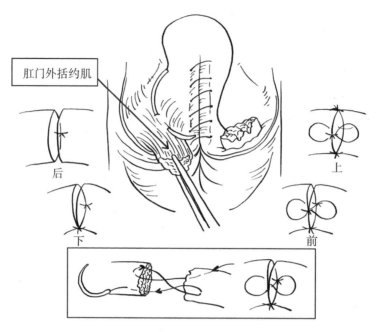

图9.5 肛门括约肌修补

端—端对合肛门外括约肌，辨别并找出断裂的肛门外括约肌及周围结缔组织。缝线穿过肛门外括约肌，用可吸收缝线分别在3点、6点、9点、12点方向间断缝合4~6针。第一针从后方进针以维持术野暴露，另一针从6点位置下方进针。通过像"8"字一样的缝合重新对合上括约肌。最后，缝合关闭括约肌周围的筋膜。

（四）修补术后管理

1.保持会阴伤口清洁，每日两次用碘伏或者新洁尔灭擦洗会阴，同时观察伤口是否有水肿、阴道壁血肿、硬结及感染征象并评估疼痛情况，鼓励产妇向健侧侧卧，减少恶露对伤口的污染。

2.术后应用使用广谱抗生素，以降低产后感染和伤口裂开的风险。

3.会阴Ⅲ度、Ⅳ度裂伤修补术后3日内应给予产妇无渣或少渣半流质饮食，用缓泻剂软化大便，严禁灌肠或留置肛管。

4.产妇应于产后6~12周门诊随访，当发现存在粪失禁症状时，应及时咨询妇科盆底疾病相关专家或肛肠外科医生。

全面医患沟通十分重要，医务人员需要让患者意识到，每位经阴道试产的产妇都存在发生会阴裂伤的风险。在第二产程中为预防或减少会阴裂伤可采用包括会阴按摩、热敷或冷敷、使用润滑保护剂等措施。在手术助产前，充分评估产妇的会阴条件，合适的会阴切开可以减少损伤。同时切口要适度，并应注意使阴道黏膜、黏膜下结缔组织、肌肉各层的切口保持一致，以免切口向上、向下或向旁侧撕裂。

二、宫颈裂伤

宫颈主要由结缔组织构成，含少量平滑肌纤维、血管及弹力纤维。宫颈裂伤是阴道分娩的常见并发症，若宫颈裂伤不超过 1 cm，无明显活动性出血，多可自然愈合，但建议缝合，避免以后宫颈外翻。裂口较深时（>1 cm），或伤及动脉分支，有活动性显性出血或不同程度的隐性出血，才称为宫颈裂伤。宫颈裂伤占软产道损伤病例的 47.6%，部位多发生于宫颈 3 点和 9 点位处，若不及时处理，可能发生产后出血、陈旧性宫颈裂伤，前者若不及时处理会造成产妇大出血，甚至危及产妇生命。

（一）宫颈裂伤原因

1.子宫收缩过强

子宫收缩过强时宫颈纤维组织及平滑肌未及时伸展以致裂伤，如急产。

2.催产药物应用不得当

不恰当地使用缩宫素，如浓度过高、滴速过快等导致宫缩过强，胎儿先露部娩出过快，宫颈纤维组织及平滑肌组织未及时伸展，导致宫颈裂伤。所以宫颈裂伤与使用缩宫素及第二产程明显缩短密切相关。

3.过早使用腹压屏气

在宫颈未开全时，如枕后位时产妇过早使用腹压屏气、医源性扩张上推宫颈，致宫颈裂伤或造成宫颈挤压，宫颈水肿严重者甚至发生宫颈缺血坏死、脱落。

4.手术助产

若宫口未开全或胎先露位置较高时行臀牵引术、胎头吸引术、产钳术等，易引起宫颈裂伤。

5.宫颈病变

慢性宫颈炎时，宫颈充血水肿、组织脆性增大；宫颈手术或物理治疗后瘢痕形成，可致宫颈坚韧、弹性差；此外，宫颈先天性发育不良、宫颈癌等，均会引起宫颈裂伤。

6.巨大儿

胎儿过大，经阴道分娩时，易引起宫颈裂伤。

7. 母体存在并发症、合并症

近年来随着宫颈环扎术使用增多，人们密切关注宫颈环扎术与产时宫颈裂伤之间的关系。有文献报道指出，宫颈环扎术不增加产时宫颈裂伤发生率；分娩前解除宫颈环扎术缝线与宫颈裂伤发生无显著相关性。

（二）宫颈裂伤处理

胎盘娩出后，应按规范仔细检查宫颈，用两把无齿卵圆钳钳夹宫颈向下牵拉，两钳交替钳夹宫颈，全程肉眼直视下从宫颈上唇12点处起顺时针检查一周。

宫颈裂伤处理方法为（图9.6）：用两把卵圆钳钳夹裂口两侧并向阴道口外牵拉，直至找到裂口顶端，用2-0可吸收线间断缝合，第一针应超过裂口顶端0.5 cm，使之能扎住回缩的血管。最后针应距宫颈外侧端0.5 cm，以免产后子宫回缩后发生宫口狭窄，并注意打结松紧适宜，避免影响伤口愈合。

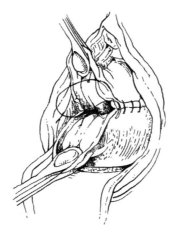

图9.6　宫颈裂伤缝合

术后注意事项：缝合宫颈裂伤后应动态观察，如无明显出血，表明手术成功。若宫颈裂伤缝合处有活动性出血或持续少量出血，则应找到出血部位再次缝扎止血。伴有阴道裂伤者应常规做宫腔探查，有时裂伤深至穹隆及动脉分支可有显性或隐性活动性出血；伴有子宫破裂者应立即剖腹探查。合并阔韧带血肿及内出血休克者，应急行剖腹探查术。术后应给予患者抗生素预防感染。失血多者应及时给予输血并补充血容量。

对于宫颈裂伤位置较深者，因裂伤顶端暴露困难，可在接近顶端裂伤处先缝合一针，用血管钳向阴道口方向牵拉该缝线，协助暴露裂伤顶端后再进行缝扎。这样操作也便于用手指触摸第一针缝线上方是否留有空隙，若发现有应补缝扎。

宫颈裂伤未及时得到诊断者，轻度或浅表裂伤多能自然愈合。重度深撕裂往往愈合不良，后遗颈管内膜外翻会引起白带增多。这种情况多在产后检查时发现，应予物理治疗。

（三）宫颈裂伤预防

1.做好产前宣教，指导产妇正确屏气、用腹压。

2.掌握缩宫素使用指征、适应证、禁忌证。加强产程观察。

3.严格掌握阴道助产手术适应证与禁忌证，掌握手术时机。

4.严格掌握阴道内或宫腔内操作适应证，注意动作规范，尽可能轻柔，避免暴力。

5.做好孕期管理，减少合并症、并发症发生。

6.加强育龄妇女性卫生健康知识宣传，建议常规宫颈检查及生殖道病变治疗，积极防治慢性宫颈炎及生殖道炎症。

7.分娩后应常规检查宫颈。

三、产道血肿

女性会阴及阴道壁有丰富的血管，血运丰富，皮肤或黏膜下组织疏松，血管一旦损伤或断裂而皮肤、黏膜保持完整时，血液会在疏松组织中迅速蔓延，积聚于局部区域引起会阴、阴道血肿。手术助产、娩出过快、会阴伤口缝合不佳和血管异常或凝血性疾病是血肿发生的主要原因。

（一）分类

根据其发生部位可分为：

1.会阴血肿

会阴血肿发生在阴唇、会阴或肛提肌及盆筋膜之下。主要症状为产后即时或数小时后会阴剧烈胀痛，伴随局部迅速出现肿大、触痛明显、表面呈紫色的肿块。血肿增大压迫直肠、尿道时可出现大便坠胀和尿路刺激症状。出血严重者可崩裂局部黏膜使血液外流，甚至引起休克。

2.阴道血肿

阴道血肿发生于阴道旁组织内，是阴道分娩中较常见的并发症，但可能导致严重后果。常见的阴道血肿是发生于阴道黏膜和肛提肌筋膜间的血肿，会向阴道内突出，也易向上蔓延。发生阴道血肿时，如不伴有会阴血肿，则在外阴部难以被发现，易被漏诊。

阴道血肿严重时，血肿向直肠周围发展或向上延伸至宫颈旁间隙。阴道下段血肿症状可与会阴血肿相似。发生于阴道中上段的血肿，小可无症状，大则向阴道突出，产生疼痛、大便坠胀、有尿意或排尿困难。出血多时亦可崩裂阴道黏膜而外流，或压迫黏膜引起局部坏死导致继发性出血。

阴道血肿常不易发现，待患者发展至症状明显时，医护人员肛指或阴道检查可触及境界不清、有弹力感或波动感、向阴道内突出的肿块，触痛明显，表面黏膜呈紫色。如果患者血管断裂发生在盆膈以上，可在阴道上段、直肠或膀胱阴道中隔侧方、子宫旁组织及阔韧带内形成血肿，且可沿腹膜后间隙向上延至肾周围甚至膈下。如出血量进一步增多，血肿可向腹腔内或阴道破裂，因此易造成误诊。因产妇疼痛症状不明显或产后疲乏感觉迟钝，或医院于产妇产后未严密、系统、规范观察，都可能导致产妇直至出现贫血或休克时才被他人观察到异常。产妇可能死于出血或继发感染。

临床上不能片面地只根据产妇会阴、阴道局部的体检结果做判断，需结合患者生命体征的变化、主诉、体格检查、生化指标、超声检查等高效的预测指标进行准确及时的诊断，避免产后严重并发症的发生。

（二）产道血肿的处理

1. 处理原则

（1）早发现，早处理。对产后主诉会阴部坠胀、便意紧迫，或出现贫血、休克症状者，应启动向高年资医护人员汇报、详细检查、迅速落实随后监护及处理方案的处置机制。

（2）血肿处理应根据其大小、发展情况而定。发展迅速者多系小动脉撕裂出血，在维持产妇有效的生命体征的前提下手术治疗；发展缓慢的小血肿可以保守治疗，但必须严密监测。

（3）作好补液、输血准备。

（4）彻底止血。应迅速找到出血点，结扎止血。根据止血彻底程度，决定是否放置引流条或引流管。如系伤口缝合欠妥引起，应拆开伤口重新止血缝合，特别要寻找伤口顶端回缩的血管，完善止血。如未能找到出血点，可在缝合后作血肿囊外或血肿腔内纱布填塞，压迫止血。

（5）预防感染。产道血肿容易并发感染，术后应给予产妇抗生素治疗。

2.血肿清除

（1）评估、判断阴道壁血肿部位、大小及侵犯范围。必要时使用阴道拉钩暴露伤口或行直肠指检帮助诊断血肿大小及侵犯范围。

（2）暴露出血点时要求有良好的照明和阴道暴露，必要时可在麻醉下采用电动负压吸引器吸出积血，然后纱垫压迫或缝合防止发生再出血。

（3）切开血肿，清除血块，探查血肿深度，找到出血点。穹窿部及前壁的血肿，其血管可能来自前方；中段后壁血肿，出血点往往在血肿内侧缘的阴道壁浅层。

（4）用 2-0 可吸收缝线在血肿顶端上方 0.5 cm 处缝合第一针以结扎回缩的血管。缝合时采取与血管走向垂直的方向能有效止血。按解剖层次缝合创口、止血，缝合不留死腔，缝合后详细指肛检查，避免直肠黏膜层穿透。

（5）产道损伤引起的阔韧带血肿需剖腹探查，缝扎修补损伤处。自发性血肿、患者生命体征平稳、无进行性增大者，可在严密观察下保守治疗；如血肿继续增大需手术止血。对出血活跃又不能找到出血点，止血无效者，可行患侧髂内动脉及子宫动脉结扎，或子宫颈动脉栓塞术。

（丁依玲　邓娅莉）

四、子宫破裂

本节重点讲述在妊娠期或分娩期发生子宫体部或子宫下段破裂，国外报道显示既往无剖宫产史的孕妇发生子宫破裂的概率为 0.003 8%，有剖宫产史的孕妇发生子宫破裂的概率为 0.21%。近年，国内报道的子宫破裂发生率为 0.3%，非瘢痕子宫的子宫破裂率为 0.008%。

根据子宫破裂程度，可分为完全破裂和不完全破裂。完全破裂是指子宫肌层及浆膜层全部破裂，宫腔与腹腔直接相通（图9.7）。不完全破裂是指子宫肌层部分或全层破裂，但浆膜层尚未破裂，宫腔与腹腔并未直接相通，胎儿及其附属物仍在宫腔内。根据子宫破裂的原因，又可分为无瘢痕子宫破裂和瘢痕子宫破裂。

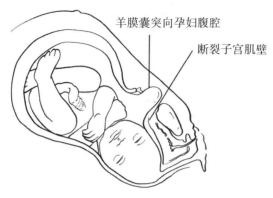

图9.7　子宫完全破裂

（一）子宫破裂原因

1.存在子宫手术史

如剖宫产或子宫切开、子宫穿孔后的子宫修补术、肌瘤摘除术、子宫纵隔切除术等。

2.产科手术损伤

如忽略性横位时强行内倒转术，宫口未开全时行臀牵引术和困难的产钳术，断头、穿颅、毁胎术时操作不当，困难的人工剥离胎盘术以及用暴力压腹助产均可引起子宫破裂。

3.先露部下降受阻

头盆不称、巨大儿、胎位异常、胎儿畸形等。

4.使用宫缩剂不当

孕期不规范静脉滴注缩宫素或肌肉注射缩宫素、麦角新碱，以及使用前列腺素阴道栓剂均可引起强烈宫缩导致子宫破裂。

5.子宫肌壁有病理改变

畸形子宫发育不良、过去有多次分娩和（或）多次刮宫史、子宫穿孔史、人工剥离胎盘史等肌层菲薄导致子宫破裂。近年宫腔镜下宫腔粘连手术或宫内膜其他手术明显增多，易发生不典型子宫破裂，极易误诊，发生严重母儿并发症。

（二）子宫破裂临床表现

由于子宫破裂的原因不尽相同，子宫破裂发生的时间、位置、范围、出血量以及胎儿胎盘的情况也不同，因此临床表现各异。

1.无瘢痕子宫破裂

（1）先兆子宫破裂

少数发生在妊娠晚期未临产时，绝大多数发生于临产后。常见于产程长、胎先露下降受阻的病例。孕妇宫缩强而频或呈痉挛性，烦躁不安，下腹胀痛难忍，有排尿困难、血尿及少量阴道流血。腹部检查时见子宫上下段之间出现病理缩复环，子宫呈葫芦形，下段膨隆，压痛明显，并随时间进展缩复环逐渐上升，胎动频繁，胎心或快或慢或不规则，出现程度不同的宫内窘迫。病理性缩复环应与生理性缩复环区别开（图9.8）。

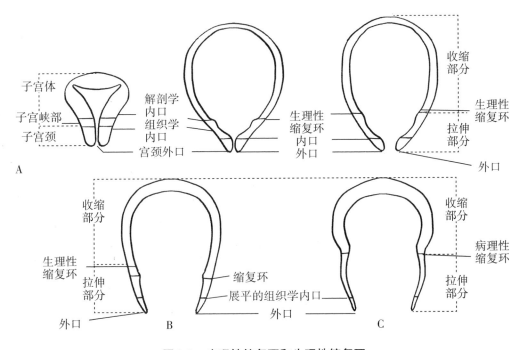

图9.8 病理性缩复环和生理性缩复环

（2）不完全性子宫破裂

当先露部下降受阻、宫缩过强，子宫体部肌层因不断收缩、缩复而变厚，下段肌层则被过度拉长伸展而变薄，最终发生破裂。裂口多发生于子宫下段，纵行或斜纵行，位于前壁右侧者居多，亦可延及宫体部和宫颈、阴道，甚至撕裂膀胱。若裂口在阔韧带两叶之间，则形成阔韧带内血肿。子宫不完全破裂时，妊娠产物多稽留在宫腔或阔韧带内。子宫不完全破裂，症状表现较轻，在子宫裂口处触痛明显。

（3）完全性子宫破裂

子宫完全破裂后，宫腔内容物全部排入腹腔。在破裂发生的瞬间，孕产妇会突然感到下腹撕裂样剧烈疼痛,子宫收缩随即消失,腹痛暂时缓解。阴道流血或多或少,但产妇很快会出现休克,旋即胎动停止,胎心消失。全腹可出现压痛、反跳痛及腹肌紧张,并可叩及移动性浊音,在腹壁下可扪及胎体(孕产妇肥胖、腹壁脂肪厚可能体征不明显),子宫缩小位于胎儿侧方,胎心消失。胎先露深入盆腔者,则仅有部分胎体排出至腹腔。如已经确诊子宫破裂,不必再行阴道检查;阴道检查发现阴道有鲜血流出,宫颈口较前缩小,先露部上升,疑诊子宫破裂慎用徒手经阴道进入子宫腔探查,否则可能导致出血加重,甚至危及孕产妇生命。对疑有子宫破裂者应迅速行剖腹探查术。

2. 瘢痕子宫破裂

(1)子宫下段剖宫产瘢痕破裂:子宫下段剖宫产瘢痕破裂多为不完全性破裂,出血较少,往往无典型症状和体征,有时会出现局部压痛,多在剖宫产过程中发现,少数在阴道分娩后检查时发现。偶有瘢痕破裂严重,累及子宫动脉及分支者,可引起腹腔内大出血,造成失血性休克。当发生瘢痕子宫破裂时,胎心监护可见早期减速、变异减速,之后出现晚期减速,这些改变是临床医生早期发现孕产妇子宫破裂的依据。

(2)子宫体部瘢痕破裂:子宫体部瘢痕破裂,多为完全性破裂,破口较小时症状常不明显,可有瘢痕局部疼痛或压痛,子宫敏感性高,少量阴道流血。裂口进一步扩大时,患者出血多,疼痛加剧,子宫浆膜层裂开,胎儿被排出宫腔外。子宫体部瘢痕破裂无先兆子宫破裂的过程,因此有时在孕产妇发生休克时才被明确诊断。

(三)子宫破裂的处理及预测

1. 处理

(1)孕产妇子宫先兆破裂时应迅速启动紧急救治(图9.9):建立多条有效静脉通道,密切监测患者生命体征,积极完善术前准备,予以宫缩抑制剂抑制宫缩,并采用剖宫产术尽快结束分娩。

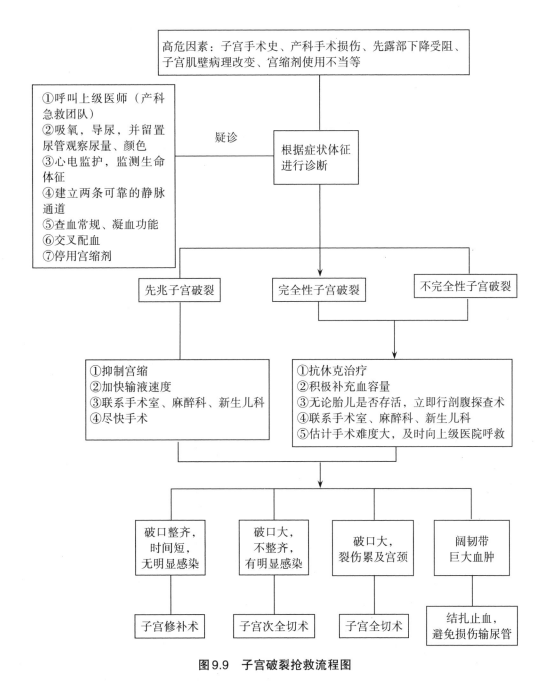

图9.9　子宫破裂抢救流程图

（2）对子宫已破裂者应积极抢救，无论胎儿是否存活均应尽快手术治疗，最主要的是控制低血容量休克。即时处理包括：

①至少建立两条静脉通道并快速补充液体。

②合血、输血。

③手术方式应根据患者的一般情况、子宫破裂程度和部位、破裂后时间的长短、

有无感染、当地医疗条件及社会经济交通条件等情况而定。手术中应注意以下情况：

a.进腹后应进行全面检查，探明子宫及宫旁的破裂出血处，特别需仔细检查膀胱、输尿管、宫颈和阴道，如有裂伤应同时修补，必要时请相关科室医生会诊，协助手术。

b.子宫破裂口特别是下段裂口，若边缘整齐、破裂时间较短又无感染迹象，建议行修补术，保留患者生育功能、减少对盆腔、盆底功能的影响。子宫破口大，边缘不整齐或有明显感染迹象，建议行次全子宫切除术。子宫裂口向下延伸，累及宫颈者，应行全子宫切除术。纵形侧边裂口易损伤子宫动脉及其分支者，注意止血彻底。

c.前次剖宫产瘢痕裂开，产妇已有活婴者，亦可将裂口边缘修齐后缝合同时结扎输卵管。

d.如果子宫破裂伤及血管，形成血肿，蔓延至阔韧带内，建议打开阔韧带，清除血肿，找到并游离子宫动脉及其上行支，再向下推开输尿管及膀胱，结扎止血，以避免损伤输尿管和膀胱。如清创止血缝合困难，可作同侧或双侧髂内动脉结扎以控制出血。

e.根据止血和感染情况决定是否放置引流。

f.术后应用足量、足疗程广谱抗生素控制感染，或根据药敏结果选择抗生素。

近年来TOLAC比例增加，子宫破裂发生率也有所增加。有临床研究指出，TO-LAC的成功率为60%~77%。

2.相关风险预测

瘢痕子宫再妊娠子宫破裂风险与下列因素有关：①与前次剖宫产的伤口位置有关，子宫下段横切口、下段纵切口、子宫体部纵切口再妊娠，子宫破裂的风险依次增加；②与前次剖宫产采用的缝合方式有关，子宫切口单层缝合破裂风险高于双层缝合，术中切口延裂，可导致切口愈合不良；③与剖宫产的次数有关，≥2次剖宫产再次妊娠时子宫破裂的风险较1次剖宫产显著增加；④与两次妊娠间隔的时间长短有关，前次剖宫产再次阴道分娩妊娠间隔≥2年，子宫破裂发生率较妊娠间隔≤12个月显著降低；⑤与前次剖宫产的孕周也有关，未足月剖宫产再妊娠子宫破裂的风险较足月剖宫产高；⑥瘢痕子宫再妊娠子宫破裂的风险引产组大于自然发动组；⑦潜在增加子宫破裂风险的因素还有过期妊娠、年龄>40岁、肥胖、产前Bishop评分低、巨大儿、超声检查子宫下段肌层厚度减小或厚薄不一；⑧复杂子宫瘢痕（如多发性子宫肌瘤剥除术，子宫畸形整形者）、有严重创伤子宫手术史（如全层子宫肌瘤剥除术）、有子宫破裂史均是子宫破裂的高风险因素。

因此，应认真评估剖宫产后或瘢痕子宫孕妇阴道试产的条件、母体健康状态等以决定孕妇能否进行TOLAC或VBAC；同时应加强对孕产妇孕期及产时的管理（表9.3）。

孕产妇发生子宫破裂时，死亡率高达15.9%，围产儿死亡率为60.6%。预后与母儿是否得到及时抢救和处理有关。出血和感染是主要致死原因。

表9.3 子宫破裂安全核查表

1.孕妇入院时/产程中(填"是"者继续填写第2项:对孕产妇及胎儿的监测)			
患者基本信息： 姓名　　　年龄　　　孕周		孕□　产□　单胎□　多胎□	
有无子宫手术史	否□是□	子宫下段剖宫产史	否□ 是□
		子宫体部剖宫产史	否□ 是□
		子宫穿孔后修补史	否□ 是□
		开腹子宫肌瘤剥除史	否□ 是□
		腹腔镜下子宫肌瘤剥除史	否□ 是□
		子宫纵隔切除史	否□ 是□
		宫角切除术	否□ 是□
		前次手术伴感染、切口愈合不良	否□ 是□
有无先露部下降受阻	否□是□	骨盆狭窄	否□ 是□
		头盆不称	否□ 是□
		巨大儿	否□ 是□
		胎位异常	否□ 是□
		胎儿畸形	否□ 是□
		软产道梗阻	否□ 是□
有无子宫肌壁改变	否□是□	子宫畸形	否□ 是□
		子宫发育不良	否□ 是□
		多次分娩或刮宫史	否□ 是□
		子宫穿孔史	否□ 是□
		人工剥离胎盘史	否□ 是□
有无分娩时手术损伤	否□是□	毁胎术	否□ 是□
		困难的人工剥离胎盘	否□ 是□
		臀牵引后出头强行牵拉	否□ 是□
有无宫缩剂使用不当	否□是□	孕妇对药物敏感致宫缩过强	否□ 是□
2.对孕产妇及胎儿的监测			
产妇： 下腹剧痛难忍 烦躁不安 排尿困难、血尿	 否□是□ 否□是□ 否□是□	心率、呼吸加快 子宫强直收缩 病理性缩复环 胎体扪诊欠清	否□是□ 否□是□ 否□是□ 否□是□

续表

产妇：		子宫体有压痛	否□是□
突感下腹撕裂样剧痛	否□是□	宫缩骤然停止	否□是□
腹痛稍缓解后出现持续性全腹痛	否□是□	全腹压痛、反跳痛	否□是□
阴道流出鲜血	否□是□	休克	否□是□
		腹壁下可清楚扪及胎体	否□是□
		胎先露升高，宫颈口缩小	否□是□
胎儿：			
胎动异常	否□是□	胎心率异常	否□是□
胎动停止	否□是□	胎心消失	否□是□
3.处理			
抑制宫缩	否□是□	子宫修补术	否□是□
抢救休克	否□是□	子宫次全切除术	否□是□
尽快手术	否□是□	子宫全切术	否□是□

（四）子宫破裂预防

子宫破裂大多数可以避免，预防应从以下方面着手：

1.加强社会宣教，减少人工流产率，提高宫腔操作技术，尽量减轻对子宫的损伤。

2.积极降低首次剖宫产率，严格掌握剖宫产指征。应密切注意VBAC适用指征，加强围分娩期的监护。有子宫下段剖宫产的产妇阴道试产一般不超过11~12h，顺利分娩产后不建议常规方式检查宫腔。

3.有子宫破裂高危因素的孕妇，应增加产检的次数，必要时可提前入院。

4.严格掌握宫缩剂的应用指征，使用时应派专人监看，避免发生过强宫缩。产程中及时发现难产并及时处理。

5.正确掌握产科手术助产的适应证和操作规程，术后应仔细检查软产道。

（丁依玲　邓娅莉　赖微斯）

五、子宫内翻

子宫内翻是指子宫底部向宫腔内陷入，甚至自宫颈口翻出达阴道口外，临床少见，发病率为1/20 000~1/10 000，发生在第三产程者约占72%，产后24h内占14%，产后2~3日约占10%，发生在产后3日以上者极少见。处理不及时，产妇可因休克、出血致死亡，多在发病3~4h内死亡，病死率为15%~43%。

（一）分类

1.根据发生时间

分为急性产后子宫内翻（产后24 h内）、亚急性产后子宫内翻（产后24 h～4周）和慢性子宫内翻（产后4周后或非妊娠相关）。

2.根据子宫内翻程度

Ⅰ度：宫底逆行未超过子宫颈口。

Ⅱ度：宫底逆行超过子宫颈口，但未达阴道口。

Ⅲ度：宫底逆行超过阴道口，脱出阴道口外。

Ⅰ度多由超声检查发现，Ⅱ度及以上经临床检查和／或超声检查诊断（图9.10）。

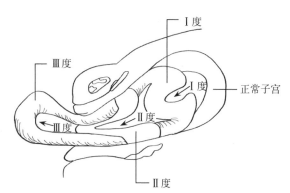

图9.10　子宫内翻程度

（二）病因

1.胎盘附着于宫底，有子宫壁松弛和宫颈扩张，是子宫内翻的先决条件。

2.第三产程处理不当：如第三产程子宫未收缩，胎盘未剥离，或胎盘粘连、植入，助产人员按压宫底和牵拉脐带以娩出胎盘。

3.增加腹压及牵拉脐带的共同作用，如急产或站立分娩、胎儿坠地等。

4.脐带过短或缠绕、胎儿在娩出过程中脐带牵拉造成子宫内翻。

5.胎盘粘连植入或（和）子宫收缩乏力时，按压宫底胎盘娩出。

6.腹内压骤升，用力咳嗽、喷嚏或第二产程用力屏气，造成子宫内翻。

7.先天性子宫发育不良，自发性子宫内翻。

（三）识别及处理

1.快速识别

迅速启动紧急救治可明显改善产妇结局及预后。

（1）剧烈疼痛：胎儿娩出后，胎盘娩出或未娩出，产妇自感剧烈疼痛难忍；疼痛原因为宫颈嵌顿扩张诱发内脏神经疼痛或卵巢及邻近组织等由于子宫内翻嵌顿所致；严重时，产妇可发生疼痛性休克，危及生命。

（2）产后出血：反复发生阴道流血，量可能较多。但胎盘重度粘连时，出血少或无出血，休克症状与出血量不成正比；休克因严重疼痛所致。

（3）腹部检查：腹部触诊扪及宫底凹陷或触不到宫底；宫底凹陷为子宫内翻特异性表现，但需与子宫收缩乏力相鉴别。若患者肥胖、腹壁脂肪厚，或查体不配合，可能腹部体征不典型。

（4）阴道检查：阴道触摸到包块或外阴可见包块脱出。

2.急救并呼救

助产人员原地呼救；立即呼救产科医生、麻醉医生、专科护士等产科急救团队实施抢救，告知患者突发的异常情况，以取得患者的最大配合。立即停止使用促宫缩药物，同时启动以下急救：抗休克、镇痛治疗，快速经阴道徒手复位子宫或外科干预（图9.11）。

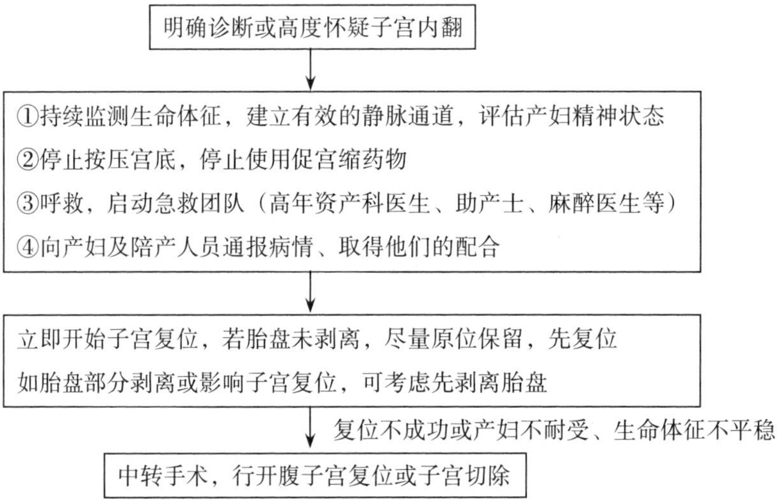

明确诊断或高度怀疑子宫内翻

①持续监测生命体征，建立有效的静脉通道，评估产妇精神状态
②停止按压宫底，停止使用促宫缩药物
③呼救，启动急救团队（高年资产科医生、助产士、麻醉医生等）
④向产妇及陪产人员通报病情、取得他们的配合

立即开始子宫复位，若胎盘未剥离，尽量原位保留，先复位
如胎盘部分剥离或影响子宫复位，可考虑先剥离胎盘

复位不成功或产妇不耐受、生命体征不平稳

中转手术，行开腹子宫复位或子宫切除

图9.11 子宫内翻抢救流程图

3.抗休克、镇痛治疗

持续心电监护监测患者生命体征（血压、心率、呼吸、氧饱和度），观察神志变化；吸氧，建立2条以上快速有效的静脉通道，实施液体容量复苏，必要时使用血管活性药物维持血压；迅速使用麻醉药物（在麻醉科医生指导下）或强镇痛药物（哌替啶静滴或缓慢静脉推注）；减轻患者因疼痛导致的生命体征异常，减少疼痛性休克发生率，以便于患者配合医务人员迅速实施子宫复位。留置尿管并记录每小时尿量；动态评估产妇神志、精神状态；实施血气分析、血常规、生化、凝血功能等检查并做动态评估，及时指导并调整抢救方案；交叉合血、备血，必要时输血或血液制品。向患者及家属做病情知情告知及抢救告知。

4.快速经阴道徒手复位子宫

内翻的子宫嵌顿在宫颈或子宫下段数分钟后，因静脉血管较动脉血管粗且管壁薄，静脉血流先受阻、动脉血供继续，引起子宫迅速充血、水肿、肌肉紧张；因此，一旦诊断或疑诊子宫内翻即应迅速停用所有促宫缩药物、加用镇痛药物，同时经阴道徒手复位子宫，越早、越快实施还纳术效果越好；必要时使用宫缩抑制剂。如果胎盘仍黏附于宫底、随子宫一同翻出，暂不行人工剥离胎盘，先迅速使子宫复位，以赢得抢救时间；如果胎盘仅为部分黏附或（和）伴创面大量出血或（和）胎盘妨碍子宫复位，可先行胎盘剥离后，迅速行子宫复位。应在麻醉下（松弛且无痛）为患者实施子宫复位，否则难以成功。

子宫复位应由现场经验最丰富的医护人员实施，避免反复操作加重患者病情。具体做法是：戴消毒手套后，将内翻的宫体握在掌心，用手指轻柔扩张宫颈的紧缩部分，手掌托住宫底，沿骨盆轴方向与手指配合缓慢将子宫复位；注意力量不宜过大以免子宫穿孔，另一只手置于耻骨联合上予以协助。复位的顺序是最后脱出的子宫肌壁边缘最先复位（如图9.12示，操作者手指接触的子宫肌壁折叠部分先缓慢复位），最先脱出的子宫肌壁最后复位（如图9.12示，宫底部位即最先脱出的部位）。复位成功后，在子宫形态基本恢复正常的宫腔内握拳支持3~5 min，同时加强宫缩（使用缩宫素），直至宫底轮廓清楚，子宫收缩好后再将手取出。复位成功后可留置宫腔球囊或填塞宫腔纱条以维持宫腔正常形态，注意应按时取出。后续3~5日需严密监测患者病情，注意每日评估宫底有无凹陷情况，积极予以患者促宫缩、抗感染等治疗。

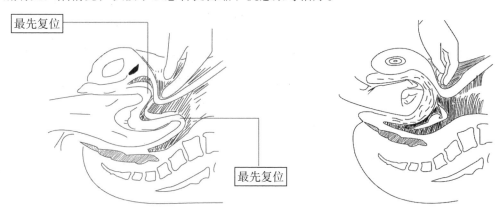

图9.12 经阴道徒手复位子宫，复位成功后宫内握拳支持宫腔形态

5.外科干预

若徒手复位不能立即成功，或患者不耐受、不合作，生命体征不平稳，应迅速中转开腹行子宫复位（表9.4）。建议由手术麻醉科高年资医护人员协作，全麻下实施手术。手术方式包括经腹试用组织钳牵拉子宫肌壁行复位术，如果失败则尽可能选择子宫前壁下段横切口（避免再次妊娠子宫发生破裂），用手或器械在宫腔内行子宫肌壁复位、缝合子宫下段切口。如果子宫内翻时间过长，子宫坏死或感染明显；各种复位方法均失败；子宫复位成功，但出现危及产妇生命的出血；胎盘严重粘连或植入、剥离困难，可考虑行部分或全子宫切除。

表9.4 子宫内翻急救清单（供参考）

医护人员立即执行内容	具体操作事项
快速识别，同时寻求帮助	□高年资助产士　　□高年资产科医师　　□麻醉医师
观察指标	□意识 □动态监测生命体征
初始抢救步骤（疑诊、确诊即迅速实施）	
□呼救	□产科急救团队　　□麻醉医师
□建立有效静脉通道	2个以上（至少16 G或18 G针头）
□停止按压宫底，停止使用促宫缩药物	
□向产妇及陪产人员解释病情，以取得配合	
抗休克	
□吸氧	面罩吸氧（4~6 L/min）
□留置导尿管	记录每小时尿量
□液体复苏：晶体液为基础	首选乳酸钠林格液
□血管活性药物	去甲肾上腺素
迅速镇痛	
□镇痛药物	哌替啶静滴或缓慢静脉推注
□麻醉医师指导	全麻或其他
经阴道徒手复位子宫成功	
□使用促宫缩剂	缩宫素20单位　　静脉滴注
□宫腔填塞防止产后出血	□球囊　□纱布
□积极防治感染	抗生素
子宫复位失败迅速转移至手术室	
□开腹子宫复位或子宫切除	
□抗休克	□液体复苏　　□血管活性药物　　□输注血制品
□防治产后出血	
□积极防治感染	抗生素
复位后	
□复位后24~48 h取出宫腔填塞物	

（四）鉴别诊断

子宫内翻应与子宫黏膜下肌瘤及产后子宫脱垂相鉴别；如果无法快速鉴别，疑诊子宫内翻也必须迅速启动以产科医护人员为主导的多学科团队（妇科、麻醉手术室、输血科、检验科等）开展紧急救治。

1.子宫黏膜下肌瘤

系子宫肌瘤向子宫黏膜面生长、突出于子宫腔，如黏膜下肌瘤蒂长，胎盘娩出后子宫收缩可将肌瘤排出宫颈，或悬于阴道、阴道口外。分娩后黏膜下肌瘤经阴道脱出极罕见，患者无剧烈疼痛及休克表现。产后腹部检查可触及子宫底平脐或脐下、宫底无凹陷，阴道检查宫口较松，手指进入宫颈管可触到瘤体或瘤蒂。

2.子宫脱垂

患者一般情况良好，无持续性腹痛等不适，阴道检查可见包块下方有子宫颈口，向下屏气时子宫脱垂更加明显。患者孕期或孕前一般有子宫脱垂病史。

（五）预防

正确、规范处理第三产程是预防子宫内翻的关键。关注子宫内翻高危因素：孕产妇合并胎盘粘连或植入，产妇瘦弱或多产、急产或站立位分娩等。积极处理第三产程，提倡"控制性脐带牵拉"，避免脐带牵拉过度导致子宫内翻。应仔细观察胎盘剥离征象，胎盘未剥离前勿用力按压宫底及过度牵拉脐带。另外，产后应避免腹腔压力过度增高，避免分娩后宫腔压力骤减，产后及时应用宫缩剂促进子宫收缩等。

（严小丽　常青）

第三节　阴道分娩产后出血

产后出血是分娩期的严重并发症，是目前我国孕产妇死亡的首要原因。阴道分娩产后出血[①]是指胎儿经阴道娩出后24 h内，产妇失血量达到或超过500 ml。严重产后出血是指胎儿娩出后24 h内，产妇出血量达到或超过1 000 ml。难治性产后出血是

---

① 本节主要讲述阴道分娩产后出血,剖宫产相关的产后出血请参看其他相关专业书籍。

指经使用促宫缩药物、持续性子宫按摩或按压等保守措施均无法止血，需要外科手术、介入治疗甚至切除子宫的严重产后出血。产后出血发生时间包括胎儿娩出至胎盘娩出前（第三产程）、胎盘娩出至产后2 h以及产后2 h至产后24 h三个时期，且多发生在前两个时期。诊断产后出血的关键在于对产妇失血量的正确测量和评估，预防产后出血除加强孕期规范化管理以外，关键在于对第三产程积极干预和加强产后管理。

胎儿娩出后，子宫收缩进一步加强，子宫容积明显缩小，胎盘与子宫壁发生错位剥离，使胎盘完全剥离并娩出。正常情况下，止血机制主要有以下两种：①子宫平滑肌收缩和缩复作用：子宫平滑肌细胞交错形成网状排列，收缩时能有效压迫肌层内血管，制止血管出血。分娩时，产妇体内的内源性缩宫素和前列腺素的释放，使肌细胞内游离钙离子浓度增加，可激活肌浆球蛋白轻链激酶，引起子宫平滑肌收缩。当产后宫腔容积突然缩小时，肌纤维收缩加强使血管更加迂回曲折，血流阻滞，有利于止血和血栓形成。②胎盘剥离面血窦血栓形成：产妇血液呈高凝状态，纤维蛋白溶酶活性降低，同时前列腺素加强血管收缩，并加速血小板黏附和聚集在胎盘剥离面损伤血管的内皮胶原纤维上形成血栓，纤维蛋白沉积在血栓上形成更大的血凝块，可有效堵塞胎盘剥离面暴露的血管断端。因此，干扰上述生理止血过程的各种因素均能引起产后出血。

一、病因

（一）子宫收缩乏力

子宫收缩乏力是产后出血最常见原因，任何影响子宫平滑肌正常收缩和缩复功能的因素，都可引起子宫收缩乏力性产后出血。首先，引起子宫收缩乏力的全身因素有产程延长、产妇过度疲劳、精神过度紧张、临产后使用过多镇静药物、麻醉药物或子宫收缩抑制剂以及子宫原发性宫缩乏力等。其次，引起子宫收缩乏力的局部因素有巨大儿、多胎妊娠、羊水过多所致的子宫过度膨大、滞产、急产以及使用缩宫素或前列腺素制剂等方式催产，多产及高龄产妇伴有子宫肌纤维退行变性，子宫肌壁水肿如严重贫血、低蛋白、妊娠期高血压疾病，子宫肌层渗血如胎盘卒中，子宫异常如子宫肌瘤、子宫发育不良、子宫畸形。产妇在产程过程中应持续评估，及时发现危险因素并积极采取防治措施，预防产后出血。

（二）胎盘因素

影响胎盘正常剥离和娩出的因素有：①第三产程处理不当，过早按压子宫、牵拉脐带，致使胎盘不完全剥离；②子宫收缩乏力；③膀胱充盈，压迫子宫下段，胎盘滞留宫腔；④胎盘粘连或植入；⑤出现子宫收缩环，使胎盘滞留于收缩环以上的宫腔内。如胎盘完全不剥离，并不会发生产后出血。如胎盘部分剥离或已完全剥离但滞留于宫腔内，影响子宫正常收缩和缩复，胎盘剥离面血窦不能压迫关闭，则导致产后出血。部分胎盘、副胎盘或胎盘小叶残留均可引起产后出血。胎盘、胎膜残留、蜕膜残留、胎盘植入也是晚期产后出血的原因。既往有子宫肌瘤挖除术、宫腔粘连松解术或多次人工流产、清宫术等宫腔操作史者发生胎盘因素引起的产后出血风险会增加。

（三）软产道裂伤

任何可能导致会阴、阴道、子宫颈、子宫下段裂伤和子宫破裂的医源性或非医源性因素都可以引起产后出血。子宫收缩力过强，产程进展过快，胎儿过大，助产方式不当以及胎儿强行通过尚未开全的宫颈均可造成会阴、阴道和/或宫颈裂伤。会阴、阴道严重裂伤可上延至穹窿和阴道旁间隙，宫颈严重裂伤可上延至阴道穹窿，甚至达子宫下段，引起大量出血。

产道血肿多系手术损伤引起，如产钳助产、臀位助产、会阴切开或软产道裂伤缝合不确切，特别是切口顶端断裂血管回缩，未能可靠缝扎所致。亦可系急产、巨大儿、妊娠期高血压、会阴阴道静脉曲张、第二产程延长或凝血功能障碍导致胎儿娩出过程中损伤血管所致。阔韧带血肿则多因子宫下段侧壁不完全破裂、宫颈或阴道穹窿深度撕裂或阔韧带内血管发生撕裂引起。

（四）凝血功能障碍

凝血功能障碍的原因包括妊娠合并血液系统疾病、妊娠合并肝病、产科并发症引起的DIC。引起产科DIC的疾病有羊水栓塞、重型胎盘早剥、死胎滞留宫内2周以上、重度子痫前期、绒毛膜羊膜炎及休克晚期。

（五）综合因素

综合因素是指产后出血有两项以上因素。所有产妇都可能发生产后出血，导致产后出血的四大原因可以合并存在，也可以互为因果。例如宫缩乏力导致胎盘残留，引起产后出血，产后出血量多或发展为难治性产后出血时诱发DIC，DIC进而加重产后出血。

二、临床表现及诊断

（一）临床表现

阴道分娩产后出血的主要临床表现为产后24 h内阴道流血超过500 ml，也可出现继发失血性休克表现。阴道分娩产后出血一般为显性出血，血自阴道流出。对医生而言，产妇大量而急速出血容易被发现并引起重视，因此早期诊断不难；缓慢的持续少量出血、血肿则易被忽视，以致出血持续较长时间甚至达数小时之久，待产妇出现头晕、烦躁、面色苍白、脉搏细数等临床表现才被发现，而这时产妇已大量失血，甚至迅速进入休克状态，错失抢救时机。也有少数情况，血液积留于子宫腔或仅有少量经阴道流出，宫底随宫腔内积血增多逐渐升高，当按压子宫底部或增加腹压时，即有大量血液或血块涌出。产后宫腔积血有时可达1 000 ml以上。阴道分娩过程中，当出血发生在较深部位时，例如巨大阴道或盆腔血肿，子宫破裂的腹腔内出血时则可能无阴道流血表现或少量阴道流血，而仅表现为休克症状，这类产后出血往往难以在早期发现。

产后出血是一个临床事件或临床过程，其诊断建立在对出血量的准确评估和积极寻找出血原因的基础上。由于孕期血容量的增加使得产妇对失血的耐受性提高，失血性休克的临床表现往往不典型。若延误诊断或治疗，病情则会进一步发展，从失血到失代偿性休克往往无明显征兆。此外，失血速度也是反映病情轻重的重要标志，重症标志包括：①失血速度>150 ml/min；②3 h内出血量超过血容量的50%；③24 h内出血量超过全身血容量等。因此对产后出血的诊断要做到及时、准确，诊断延误导致治疗延误常可能危及产妇生命。

（二）诊断

1.估计出血量

由于产后出血量常常被低估，因此报道的产后出血发生率比实际要低。产后出血量≥500 ml的实际发生率达11%~17%，产后出血量≥1 000 ml的实际发生率达3%~

5%，因此，产后出血诊断的关键在于正确测量和估计失血量，低估出血量将错失抢救最佳时机。估计产后出血量的方法包括目测法，容积法，称重法，面积法，监测生命体征，休克指数，测定血红蛋白及红细胞比容的变化等，在临床的实际应用中应联合应用多种方法综合评估。

（1）目测法

这是产科医师最常用和最直观的估计产后出血量的方法，准确率低，极易导致低估出血量。目测法估计的产后出血发生率可能比实际产后出血发生率低30%~50%。

（2）容积法

胎头娩出后，常规于产妇臀下放置接血盘、弯盘或接血袋，再用量杯测量收集到的包括第三产程在内的所有失血量。

（3）称重法

这是较为客观的测量产后出血的方法。即收集整个分娩过程中所使用过的纱布和产褥垫进行称重，然后减去其初始重量，重量（g）的差值除以血液的比重1.05，所得即为产后出血量。

（4）容积法联合称重法

临床实践中最常见、最客观的产后出血评估方法。将接血盘中的出血量以容积法计算，将整个分娩过程中所使用过的纱布和敷料以称重法计算，然后将两者进行求和以估算总出血量。

（5）面积法

根据分娩过程中浸湿纱布、敷料的面积来计算出血量。如17 cm×18 cm单层纱布浸湿后含血量为10 ml，16 cm×17 cm双层纱布浸湿后含血量为10 ml，11 cm×12 cm四层纱布浸湿后含血量为10 ml。使用该方法估算出血量需事先预测核实。

（6）休克指数法

休克指数SI=心率/收缩压（mmHg），是提示血流动力学不稳定和低血容量的一个指标，根据休克指数可以粗略估算出血量（表9.5）。

表9.5　休克指数评估出血量

休克指数（SI）	估计出血量（ml）	占血容量的比例（%）
< 0.9	< 500	< 20
1.0	1 000	20
1.5	1 500	30
2.0	≥ 2 500	≥ 50

（7）根据临床表现评估出血量（表9.6）：通过监测血压、心率、呼吸、毛细血管再充盈（皮肤黏膜颜色）、精神状态等估测出血量。

表9.6　根据临床表现评估出血量

失血量(ml)	心率 (次/分)	呼吸 (次/分)	收缩压 (mmHg)	毛细血管 再充盈	中枢神经 系统	尿量 (ml/h)
<1 000	正常	14~20	正常	正常	正常	>30
1 000~2 000	>100	21~30	正常	延迟	不安	20~30
2 001~3 000	>120	31~40	下降	延迟	烦躁	<20
>3 000	>140	>40	显著下降	缺少	嗜睡	0

注：脉搏增快是评估患者出血量的一项早期指标，患者随后会出现血压下降、面色苍白、出汗、头晕、恶心、口渴、四肢冰冷等症状。在临床监护时，应特别注意某些孕产妇已发生严重产后出血（出血量已达1 000 ml），但早期生命体征可能仍全部正常，此时需积极处理，动态观察。

（8）根据检验结果评估出血量

血红蛋白每下降10 g/L，失血量约为400~500 ml；红细胞比容（HCT）每下降3%，失血量约500 ml。产妇因孕期血容量生理性增多，在产后出血早期，血液浓缩度高，因此血红蛋白和HCT值常不能准确反映实际出血量，医护人员需动态检测患者的血红蛋白浓度以评估出血量。

2.寻找出血原因

对阴道分娩产后出血除从出血量进行诊断外，还应对病因作出明确诊断，才能针对病因作出及时和正确的处理，争取宝贵的抢救时机。

（1）宫缩乏力

产妇在胎儿、胎盘娩出后发生的急性出血首先要考虑由子宫收缩乏力所致。若产妇产前存在产后出血高危因素或在分娩过程中已出现宫缩乏力情况，更应警惕产后出血的发生。胎盘娩出后，应常规触诊子宫底检查子宫大小和张力，了解子宫收缩情况。具体方法是单手或双手置于子宫底部，触诊子宫前壁，如果子宫体积大、质地柔软，轮廓不清，伴有阴道阵发性出血增多，可基本诊断为子宫收缩乏力。由于足月妊娠时胎盘部位血流量可达600 ml/min，故宫缩乏力引起的出血，往往量多而急速，产妇容易在短时间内发生失血性休克。子宫收缩乏力往往可与其他引起产后出血的原因同时存在。因此，胎儿娩出后，医护人员应随时观察子宫收缩情况，做到早预警、早识别、早行动。

（2）胎盘因素

胎盘因素包括胎盘娩出困难和胎盘胎膜残留。前者包括胎盘嵌顿、胎盘部分剥离、胎盘粘连、胎盘植入等，后者则可能由副胎盘、胎盘小叶残留等原因导致。胎盘不全剥离或剥离后滞留于宫腔引起的出血多在胎儿娩出后、胎盘娩出前发生，可伴有子宫收缩乏力或有子宫收缩和宫底升高。胎盘娩出失败，徒手剥离胎盘时，发现胎盘较牢固地附着在子宫壁时方能诊断胎盘粘连。若发现胎盘与子宫壁分界不清，难以分离则为胎盘植入。胎盘娩出后应仔细检查胎盘胎膜完整性，若发现胎盘胎膜不完整或胎盘胎儿面有残留的血管断端，则应考虑胎盘胎膜组织残留，需进一步徒手行经阴道宫腔检查。胎盘小叶、副胎盘或胎膜残留均可引起产后出血，发生出血的时间往往较晚，可发生于产后 2 h 以后，也可以发生在产后 24 h 以后。

（3）软产道裂伤

软产道裂伤包括会阴阴道裂伤、宫颈裂伤、软产道血肿、子宫内翻和子宫破裂。软产道裂伤导致的出血在胎儿娩出后随即发生，血色鲜红，持续不断。尤其是在急产、器械助产、臀位助产及有剖宫产史的阴道分娩之后发生的阴道流血，应首先考虑产道裂伤可能。胎儿或胎盘娩出后应仔细检查产妇阴道、宫颈，尤其是阴道穹隆有无损伤及损伤的程度，必要时可在麻醉镇痛下检查并及时处理。如果阴道流血量虽不多，但产妇有严重失血症状和体征，需排除血肿和腹腔内出血，仔细检查子宫收缩情况并详细查体。

产道小血肿往往无明显的临床症状，仅在检查时发现。随着血肿增大，症状会逐渐表现为会阴部剧烈胀痛及肛门坠胀。检查可发现会阴部隆起，触痛明显，表面呈紫色。阴道血肿须依靠阴道检查或指肛检查作出诊断，有时肿块会向阴道内突出，界限不清，有波动感，触痛明显。当血肿张力过大时，阴道黏膜裂开，血液外流。阔韧带血肿的主要症状为下腹疼痛，巨大的阔韧带血肿患者外出血不多，但会出现烦躁不安、血压下降等休克症状。超声检查有助于作出诊断。子宫破裂导致的腹腔内出血则表现为阴道流血量不多，但患者出现呼吸急促、面色苍白、血压下降等休克症状，甚至逐渐出现腹部膨隆。超声检查可发现腹腔内大量游离液体，腹腔穿刺可协助诊断。

（4）凝血功能障碍

妊娠合并血液系统疾病，如再生障碍性贫血、血友病、先天性遗传性假血友病、免疫性血小板减少性紫癜等在非孕期即已诊断。妊娠并发症如胎盘早剥、死胎、子痫前期，或妊娠合并症如急性脂肪肝或重症肝炎等可导致凝血功能障碍。

凝血功能障碍引起的出血发生时间可在胎盘娩出前，亦可在胎盘娩出后。如果产妇持续阴道流血，且血液不凝、止血困难，同时合并穿刺点渗血或全身其他不同部位的出血，如皮下、黏膜、伤口、牙龈、胃肠道出血或血尿，在排除子宫收缩乏力、胎盘因素及软产道损伤引起的出血后，应考虑凝血功能障碍或DIC，应立即检查凝血功能，如凝血酶原时间（PT）、活化部分凝血活酶时间（APTT）、血浆凝血酶时间（TT）、纤维蛋白原（FIB）、血小板计数和血栓弹力图（TEG）等。

三、预防

产后出血是我国孕产妇死亡的主要原因之一，每一位孕产妇都有发生产后出血的可能，预防应从孕期保健甚至孕前开始。分娩期的处理尤其是第三产程的积极干预是预防产后出血的关键，产后2~4 h是产后出血的高峰时间，所以医护人员在产前、产时和产后三个时期均应做好产后出血的风险管理。同时针对产后出血，必须制订好各种相应的预案，对各种病情变化和演化有不同的处理策略，并组织产科医生和助产人员进行模拟实训，才可以保证急救的快速、高效和成功。

（一）产前风险管理

孕期尤其是孕晚期应评估孕妇是否存在产后出血的高危因素：如双胎或多胎、巨大儿、羊水过多、高龄、多产史、既往产后出血史、子宫肌瘤或子宫畸形等。孕期定期检测血常规，对于孕期有贫血的孕妇，诊断缺铁性贫血者，建议口服补铁，尽早纠正贫血；对于确诊的地中海贫血者，孕中晚期可检测铁蛋白，明确是否合并缺铁性贫血。合并血液系统疾病或导致凝血功能异常的合并症或并发症者，常规产检的同时应定期专科就诊，优化或稳定出生前凝血功能。对既往有剖宫产史或多次子宫、宫腔操作术史的孕妇，孕中晚期应明确胎盘位置及有无胎盘粘连、植入，必要时选择剖宫产终止妊娠。如孕期评估孕妇为产后出血高风险者，尤其是稀有血型孕妇，当孕周达37周，无重要器官如心、肺、肝、肾等器质性病变，且血红蛋白正常可酌情按要求自体备血，住院后完善知情同意后由输血科采集自体血200 ml，由血库保存，以备分娩必要时使用。

（二）产时风险管理

孕妇进入第二产程后，应及时评估其是否存在产后出血的高危因素，如多产妇、高龄孕妇、急产、产程过长、孕妇疲惫，待产过程中过多使用麻醉药、镇痛药或宫缩抑制剂，待产过程中持续使用缩宫素、妊娠期高血压疾病、产时绒毛膜羊膜炎、阴道机械助产等。如孕妇存在上述高危因素，医护人员应在产妇第二产程末及第三产程中及早针对产后出血的4个原因进行筛查，时刻警惕产后出血的发生，做到早发现、早诊断、早治疗。

（三）产后风险管理

1.预防性使用缩宫素

缩宫素是预防产后出血的一线推荐药物。头位胎儿胎肩娩出后、胎位异常胎儿全身娩出后、多胎妊娠最后一个胎儿娩出后应立即给予产妇缩宫素促进宫缩，同时评估子宫收缩情况，如存在产后出血高危因素且子宫收缩差，可同时使用二线促宫缩药物，如马来酸麦角新碱、卡前列素氨丁三醇等，并在产后预防性缓慢输注缩宫素维持促子宫收缩效果。

2.延迟钳夹脐带和控制性牵拉脐带

研究证据显示，胎儿娩出后1~3 min钳夹脐带对胎儿更有利，应常规推荐。仅在怀疑胎儿窒息而需要及时娩出并抢救的情况下才考虑娩出后立即钳夹并切断脐带。控制性牵拉脐带以协助胎盘娩出并非预防产后出血的必要手段，仅在接生者熟练牵拉方法且认为确有必要时选择性使用。

3.预防性子宫按摩

对产妇预防性使用宫缩剂后，不推荐常规进行预防性子宫按摩以预防产后出血，但是，接生者应在胎儿断脐后常规触摸产妇宫底，以了解子宫收缩情况。

4.产后观察

产后2~4 h是发生产后出血的高风险期。产妇产后应在产房常规观察2 h，已发生产后出血者则根据病情酌情延长观察时间。观察期间每30 min监护一次产妇生命体征，鼓励并协助产妇排空膀胱，已发生产后出血者建议常规留置导尿并记尿量，甚至记录每小时尿量。如有高危因素者则每15 min监测一次，包括子宫收缩情况、血压、心率及阴道流血量。如出现心率增快，低血流量性休克与估计的失血量不成比例或产妇有里急后重感，应立即行阴道或直肠检查以确定是否存在软产道血肿以及血肿部位和范围；即使产后2 h观察期间病情稳定者，在转回普通病房前也应常规行阴道或直肠检查以再次排除阴道血肿。

四、处理与预后

（一）处理

产后出血的处理要做到提前预测，及时发现，一旦出血量超过警戒线（400 ml）就需要启动应急机制。严密观察产妇病情变化和实验室指标的改变，排查明确并积极处理产后出血的病因。产后出血的发展是一个渐进、连续、不断变化的过程，产后出血的原因会随着病情的进展而复杂化，因此在产后出血的救治过程中除了寻找出血的原因并处理外，还需要动态监测、评估病情变化和实验室检查结果，以调整治理方案和评估治疗方案。出血量的不同，治疗、监测的重点有所差异。

1.一般处理

（1）呼救

呼叫产科急救团队，包括高年资助产士、产科高年资护士、二三线产科医师等，必要时启动多学科急救团队（麻醉科、血液科、输血科、检验科、重症监护室及血管介入专科等）参与急救。

（2）基础急救

观察患者子宫收缩及阴道出血量，同时心电监护仪持续监测生命体征；建立有效的静脉双通道（14～18 G留置针），必要时深静脉穿刺置管，以积极补液、输血及给药；保持气道通畅，必要时给氧；留置尿管，记录尿量，必要时记录每小时尿量；完善基础的实验室检查，如血常规、凝血功能、肝肾功能、血气分析；完成血型鉴定及交叉配血，做好输血准备，血源紧张地区更应提早准备。

2.动态监测评估病情

胎儿娩出后的30 min内，每5～10 min监测孕产妇血压、心率、呼吸、体温、神志等生命体征，观察皮肤黏膜颜色，测量并记录宫底高度和子宫收缩强度，同时迅速筛查病因并启动针对病因的综合救治。每30～60 min采血进行1次实验室检查，以指导血液制品的补充。对于接受大量输血的患者，应监测血液中钙和钾的浓度，并迅速处理异常情况。

如果患者出血情况得到有效控制，生命体征平稳后则接下来的半小时每15 min监测一次，然后每30 min监测一次，持续2 h。此后4～6 h仍需继续密切监测患者病情变化，持续静脉输液，必要时输血；维持有效宫缩，观察阴道流血及每小时尿量，根据辅助检查检验结果确定是否需要给予患者成分输血以及输注凝血因子等措施以纠正凝血功能障碍及电解质紊乱。如果患者继续出血，出血量达到500～1 500 ml，即达到二级处理线：抗休克治疗的同时，积极寻找产后出血的病因并处理。当出血量超过 1 500 ml，病情进入危重线，应立即启动多学科团队协助抢救，行止血复苏的同时，加强呼吸和容量管理，给予患者早期输血，必要时行子宫动脉栓塞或子宫切除术。（图 9.13）

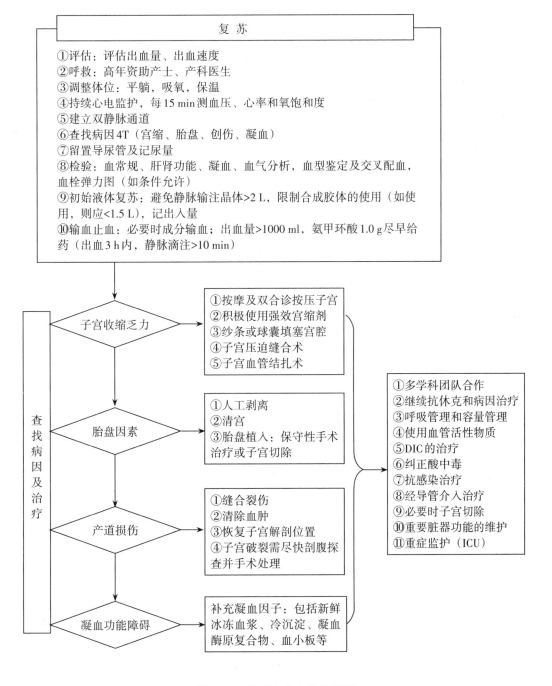

图 9.13　产后出血急救流程图

3.针对产后出血原因的处理

（1）子宫收缩乏力

子宫收缩乏力是产后出血最常见的原因，处置的首选方法是子宫按摩和应用促宫缩药物。正常情况下，头位胎儿胎肩娩出后、胎位异常胎儿全身娩出后、多胎妊娠最后一个胎儿娩出后立即给予产妇缩宫素10 U肌注或静脉滴注，实现预防性促进宫缩的目的。如宫缩好，子宫底平脐或脐下，质硬成球形，可继续观察。如果子宫底高，子宫大而质软、轮廓不清，阴道流血增多，则予缩宫素10 U肌注，同时予缩宫素10~20 U静脉滴注促进宫缩，并迅速启动子宫收缩乏力多项处理措施。目前建议针对产后出血高危人群，胎儿娩出后如无用药禁忌证，应尽早开始预防子宫收缩乏力综合处理，包括尽早使用强有效的子宫收缩剂，以有效降低产后出血发生。

1）压迫止血法：可采用经腹按摩或经腹经阴道联合按压，按摩时间以子宫恢复正常收缩并能保持收缩状态为止，应配合使用宫缩剂。

①子宫按摩或压迫法：排空膀胱后，可采用经腹按摩或经腹经阴道联合按摩（图9.14），按压时间以子宫恢复正常收缩并在子宫按摩停止后子宫能保持收缩状态为止，同时应用多种宫缩剂促进子宫收缩。经腹按摩子宫手法为：左手位于宫底并向下按压，右手于耻骨联合上方按压下腹正中部位，将子宫上推。经腹经阴道联合按摩子宫手法为：一手置于宫底部，拇指在前壁，其余4指在后壁，自腹壁均匀有节律地按压子宫后壁及宫底，使子宫前屈；另一手握拳置于阴道前穹窿，顶住子宫前壁，双手紧压子宫并按摩。

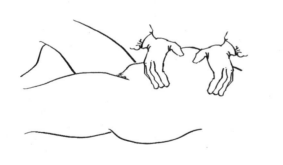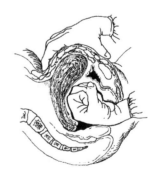

图9.14 按摩子宫

②主动脉压迫法（图9.15）：多用于严重产后出血，无论何种原因导致的严重产后出血，该法均为一种挽救患者生命的干预措施。主动脉压迫的同时应积极寻找原因并针对病因进行治疗。

具体操作方法：操作者俯身站在产妇右侧，将左拳放在产妇脐部上方和左侧［一般患者的腹主动脉略近腹中线（脐）的左侧］，当感觉到指关节抵住主动脉时，利用自身体重及左手压力压迫产妇主动脉（操作者能感觉到产妇腹主动脉搏动），如果压迫有效，则股动脉搏动消失或变得微弱。

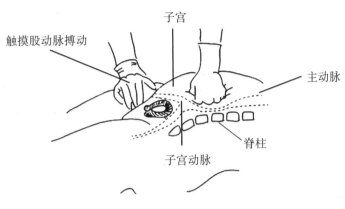

图9.15 主动脉压迫法

2）迅速使用多种促宫缩剂：

①缩宫素：缩宫素为预防和治疗产后出血的一线药物，主要对子宫体平滑肌起作用。缩宫素肌内注射后3~5 min起效，作用持续30~60 min；静脉滴注立即起效，半衰期为1~6 min，需要持续静滴维持效果。缩宫素静脉给药优于肌内注射，因为前者效果更好、用量可能更精确且起效更快，但未建立静脉通路者也可使用肌内注射。方法为缩宫素10 U加入0.9%氯化钠注射液100~250 ml中静滴，然后以30 U加入500 ml乳酸钠林格液或生理盐水中静脉滴注，根据患者子宫收缩情况调整滴速。缩宫素应用相对安全，但大剂量使用可导致高血压、水中毒和心血管系统副作用。快速静脉注射未稀释的缩宫素可导致低血压、心动过速、心律失常和心肌缺血，故为用药禁忌。由于缩宫素有受体饱和现象，因此24 h总量不应大于60 U。

卡贝缩宫素为合成的8肽结构长效缩宫素受体激动剂，同样主要对子宫体肌肉起作用。使用方法为卡贝缩宫素100 μg加入0.9%氯化钠注射液100 ml中静脉滴注，半衰期为40~50 min，2 min起效，持续1~2 h。对于已控制的产后出血，仍可予卡贝缩宫素静脉滴注。

②马来酸麦角新碱：为预防和治疗产后出血的加强宫缩药物，能引起全子宫（子宫体和子宫下段）协调而强有力的收缩。使用方法为马来酸麦角新碱0.2 mg肌肉注射或子宫肌层注射，肌注2~3 min后起效，持续作用3 h；或马来酸麦角新碱0.2 mg

用0.9%氯化钠注射液稀释至5 ml，静脉注射，静注后立即见效，作用持续45 min。2~4 h可再次给药，24 h最大使用剂量为1 g。冠心病、严重肝肾功能异常应慎用马来酸麦角新碱。使用马来酸麦角新碱后有升高血压的风险，高血压产妇应酌情考虑使用。

③卡前列素氨丁三醇：为预防和治疗产后出血的二线药物，是前列腺素F2α的衍生物（15-甲基PGF2α），能引起全子宫（子宫体和子宫下段）协调、强有力的收缩。用法为卡前列素氨丁三醇250 μg深部肌内注射或子宫肌层注射，3 min起作用，30 min达作用高峰，可维持2 h。必要时15~90 min可重复使用，24 h总量不超过2 mg。常见不良反应有暂时性呕吐、腹泻等。高血压患者慎用，哮喘、心脏病和青光眼患者禁用。

④米索前列醇：在没有以上促宫缩药物的情况下也可作为治疗子宫收缩乏力性产后出血的一线药物，为前列腺素E1的衍生物，可引起全子宫有力收缩。米索前列醇可以口服、舌下含服、颊黏膜给药或经直肠给药。产后阴道给药因子宫出血会干扰药物吸收，所以一般不经阴道给药。口服、舌下含服和颊黏膜给药可在数分钟内快速起效，快于经直肠给药。推荐使用米索前列醇200~600 μg，2~3 h达峰值，可维持6~8 h。米索前列醇副作用较大，以恶心、呕吐、体温升高、寒战和腹泻较为常见；高血压，活动性心、肝、肾疾病及肾上腺皮质功能不全者慎用，青光眼、哮喘及过敏体质者禁用。

⑤其他：治疗产后出血的宫缩剂还包括卡前列甲酯栓，经直肠或阴道给药，偶有呕吐、腹泻等一过性胃肠道反应或面部潮红，一般持续时间短。

3）止血药：如果宫缩剂止血欠佳，或者出血可能与创伤相关，出血量超过1 000 ml，必须考虑使用止血药物，包括氨甲环酸1 g静脉滴注或静脉注射（1日用量为0.75~2 g），及时静脉使用钙剂。

4）宫腔填塞：如果子宫按摩或按压联合强效宫缩剂都无法控制产后出血，可联合宫腔填塞的方法止血。宫腔填塞包括纱条填塞和宫腔水囊压迫两种。

①宫腔纱条填塞：产后由助手固定宫底，术者在无菌操作下用手或卵圆钳将宫腔纱条填塞于子宫腔。方法为自宫底依次由内向外、由上而下填紧宫腔与子宫下段，不能留有空隙（图9.16）。一般在产后1 h内采用该方式止血，24 h后取出纱条。对宫腔纱条填塞刺激子宫收缩起到压迫止血作用虽有不同观点，但如能掌握填塞时机与技术，宫腔纱条填塞仍不失为良好的应急措施，特别是在基层医院无法及时输血和手术时。剖宫产时亦可应用。由于行剖宫产后，医生是在直视宫腔下操作，效果更

好，观察半小时后如无流血即可关腹。该操作要点在于：a.及时填塞，一般在失血500~600 ml时即可进行，若产妇已大量失血，发生严重休克时进行，阴道填塞纱条不但不能起到止血的作用，反而会加重失血和休克。b.纱条填塞必须要填紧宫腔，不能留有空隙，如填塞不紧，特别是宫底部有空隙时，反而易导致宫腔积血甚至加重子宫收缩乏力，贻误抢救时机。c.严格无菌操作，术后应用抗生素预防感染。d.24~48 h取出纱条，取出前应静脉滴注宫缩剂。

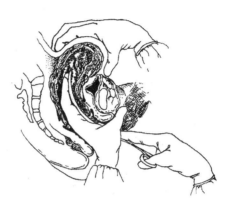

图9.16 宫腔纱条填塞法

②宫腔球囊压迫：通过宫腔球囊的压力作用，压迫子宫出血创面渗血的静脉，从而达到止血目的，对于动脉或严重活动性出血不应采用球囊压迫来止血。一般注射生理盐水250~300 ml，最多不超过500 ml。宫颈口松弛产妇，可行宫颈缝扎，减少因宫口松弛导致水囊滑脱。

宫腔填塞术后应密切观察阴道出血量、子宫底高度、生命体征变化等，动态监测血常规、凝血功能，彩超检查明确有无宫腔积血，排除持续性隐匿性出血。水囊或纱条放置时间应根据临床出血情况决定，12 h可取出，一般不超过48 h，注意预防感染。自制水囊（无菌手套或多个FOLI尿管）应注意无菌要求（图9.17），自制宫腔球囊或宫腔填塞纱条因无法实施宫腔有效引流，容易导致宫腔积血，安置后需更为严密地观察。如宫腔填塞止血效果不佳，患者生命体征平稳，可考虑行子宫动脉栓塞（uterine artery embolization，UAE）。

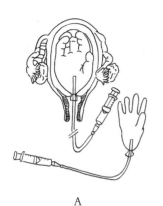
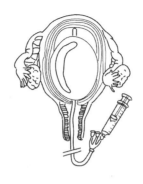
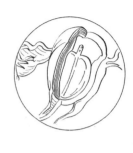

A	B	C
宫腔内自制水囊 （手套）填塞	宫腔内自制水囊 （FOLI尿管）填塞	一次性宫腔压 迫止血球囊

图9.17　宫腔水囊压迫填塞法

5）经阴道宫颈缝合：主要用于经阴道分娩产妇。若产后子宫下段收缩差，促宫缩治疗效果不佳，检查发现出血发生在宫颈管内，排除子宫体收缩乏力和软产道裂伤，可经阴道行宫颈间断缝合术。方法：阴道拉钩充分暴露宫颈，卵圆钳钳夹宫颈前后唇，用2-0可吸收线在宫颈与阴道穹窿交界处下方宫颈前唇进针，紧靠宫颈黏膜但不穿过黏膜在宫颈浆膜面出针，行宫颈间断缝合术，用手指在宫颈管内作引导，即可将宫颈缝合一周，缩小宫颈管，又经阴道部分缝扎子宫动脉下行支，通过减少子宫供血从而减少产后出血（图9.18）。

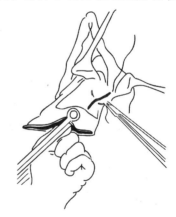

图9.18　宫颈缝合

注：经阴道宫颈缝扎，子宫动脉下行支缝扎。

6）经导管动脉栓塞（transcatheter arterial embolization，TAE）：经保守治疗无效的难治性产后出血者（包括子宫收缩乏力、产道裂伤和胎盘因素等），可考虑TAE，但该技术要求条件高，只适用于有条件的医院，基层医院难以实施。产妇生命体征不平稳、不宜搬动，合并有其他脏器出血的DIC，严重的心、肝、肾和凝血功能障碍，对造影剂过敏者为TAE禁忌证。

7）手术治疗：在上述处理效果不佳时，为抢救产妇生命，应及时开腹手术。包括子宫压迫缝合术、子宫环形捆绑术、B-Lynch缝合术及盆腔血管结扎术，必要时甚至行子宫切除术。对产后出血治疗效果不好者应积极术前准备，及时救治。

（2）胎盘因素

胎儿娩出后，尽量等待胎盘自然娩出。但不主张过度等待，若胎儿娩出15 min后胎盘仍无剥离征象，应开始排查有无胎盘滞留、胎盘粘连、胎盘植入，明确是否需要经阴道徒手探查宫腔、人工剥离胎盘。

1）胎盘滞留伴出血：对胎盘未娩出、无活动性出血者，先检查膀胱是否排空，如膀胱充盈者，可予一次性导尿排空膀胱，再轻轻牵拉脐带，若胎盘仍未排出，则考虑排查。如胎盘未娩出伴活动性出血且生命体征平稳者可立即行人工剥离胎盘术（图9.19），并同时加用强效宫缩剂。对于阴道分娩者人工剥离胎盘前可使用镇静或镇痛剂，手法要正确、轻柔，勿强行撕拉，以防胎盘残留、子宫损伤甚至子宫内翻的发生。

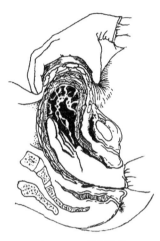

图9.19　手取胎盘

2）胎盘胎膜残留：对胎盘、胎膜残留者应徒手清理宫腔，动作轻柔，避免损伤子宫，操作注意遵循无菌原则。如残留胎盘较小、分散，难以用手剥取或宫颈口已闭不能容术者的手进入宫腔时，可用大号刮匙（18～20 mm）顺序搔刮宫壁。术时应用强宫缩剂，并须注意用力适当，避免损伤子宫。

3）胎盘植入：如手取胎盘时感觉胎盘子宫分界不清或部分剥离后粘连紧密无法继续剥离者，应考虑胎盘植入可能。胎盘植入时切忌强行剥离或牵拉脐带试图协助娩出，否则将导致子宫穿孔、致命的出血或子宫内翻。

一旦明确胎盘植入，应立即建立静脉通道，由有经验的助产士和/或医生尝试性地人工剥离胎盘（有条件可在超声引导下进行），尽量清除部分剥离或能够剥离的胎盘组织。当发现胎盘植入较深而无法剥离时，若阴道流血少，应加强宫缩，在子宫复旧过程中，动态观察胎盘能否自动坏死剥离，需严密观察阴道流血量和动态监测血HCG变化情况；若剥离过程中伴大量活动性阴道流血，应尽快清除已剥离的胎盘组织，停止操作，同时加强子宫收缩，上述方法无效则行宫腔球囊压迫止血或TAE。如果保守治疗方法无效，则应考虑及时行（介入治疗或）子宫切除术。切忌在宫腔内粗鲁地撕扯胎盘，否则将增加出血、子宫穿孔、子宫内翻的风险，甚至导致子宫破裂或致命的出血。

（3）软产道裂伤

产后应充分暴露手术视野，在良好照明下，查明损伤部位，注意有无多处损伤（图9.20）。缝合时要找到裂口顶端，第一针应在裂口顶端上方0.5~1.0 cm处，以免断裂的血管回缩导致继发血肿。宫颈裂伤时多用间断或"8"字缝合，最后一针应距子宫颈外侧端0.5 cm，以免引起宫颈外口狭窄。宫颈环形或半月形坏死脱落引起出血时，可切去坏死组织瓣，将残端的内外缘缝合。若裂口已延及子宫下段甚至发生子宫破裂，则根据裂口位置、大小及产妇对生育的要求，选择修补术或子宫切除手术。会阴、阴道裂伤的缝

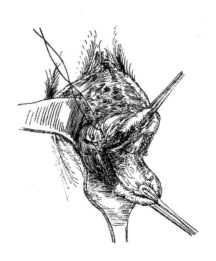

图9.20　检查宫颈裂伤

合应缝至底部，避免留下死腔，同时避免缝线穿过直肠，才能达到有效止血。如缝合方向与血管走行方向垂直，止血效果更好。缝合时尽量恢复解剖结构，并常规应用抗生素预防感染。术后可用阴道碘伏纱布填塞压迫，24~48 h取出。

根据产道血肿大小和发展情况决定处理方式。迅速增大的血肿多系小动脉撕裂出血，应予切开，找到断裂的血管，结扎止血后，缝合关闭血肿腔，根据止血是否彻底决定是否放置引流。如找不到出血点，则予纱布填塞压迫止血。小血肿或在产后数日才发现的血肿多系小静脉撕裂出血，可用保守治疗。阔韧带血肿的处理应根据病因而定。自发性血肿可保守治疗，但有继发感染和再度出血的可能。损伤性血肿多需探查，切开血肿结扎止血或行子宫切除。对有明显活动性出血且止血困难者，亦可先作双侧髂内动脉或子宫动脉结扎。也有用纱条填塞压迫止血，一端置于腹壁外，24~48 h后取出。

（4）凝血功能异常

纤维蛋白原比其他凝血因子更早降至极低水平，是持续性大失血更敏感的指标。一旦确诊凝血功能障碍，尤其是DIC，应迅速实施综合处理，补充相应的凝血因子，动态监测凝血功能，及时调整治疗方法。

①监测血小板计数：产后出血尚未控制时，若血小板计数低于（50~75）×10^9/L或血小板计数降低伴有不可控制的广泛渗血时，需考虑输注血小板，维持血小板计数在$50×10^9$/L以上。

②输注新鲜冰冻血浆：新鲜冰冻血浆是新鲜抗凝全血在6~8 h内分离血浆并快速

冷冻，几乎保存了血液中所有的凝血因子、血浆蛋白、纤维蛋白原。应用剂量为 10~15 ml/kg。

③输注冷沉淀：如纤维蛋白原水平低于1.5 g/L，可以输注冷沉淀。冷沉淀常用剂量为0.10~0.15 U/kg。

④输注纤维蛋白原：输入纤维蛋白原1 g可提升血液中纤维蛋白原0.25 g/L，1次可输入纤维蛋白原4~6 g。

总之，补充凝血因子的主要目标是维持凝血酶原时间（prothrombin time，PT）和活化凝血酶原时间（activated prothrombin time，APTT）均小于1.5倍平均值，并维持纤维蛋白原（fibrinogen，Fib）>1.5 g/L。

4.产后出血的输血治疗

产后出血的输血治疗首选成分输血，尤其在严重产后出血抢救中尤为重要。输血既可以补充血容量，又可以增加血液的携氧能力和补充丢失的凝血因子。但是要严格掌握输血指征，既要做到输血及时、合理，又要减少不必要的输血，避免引起相关不良后果。

（1）红细胞悬液

产后出血何时输注红细胞尚无统一指征，可根据产妇出血量、临床表现，如休克相关的生命体征变化、继续出血风险、止血情况和血红蛋白水平等综合判断。一般情况下，血红蛋白水平>100 g/L可不考虑输注红细胞，血红蛋白水平<70 g/L应考虑输血，血红蛋白水平<60 g/L几乎都需要输血，如果出血较为凶险且出血尚未完全控制或继续出血风险较大，可适当放宽输血指征。每输注两个单位红细胞悬液可使血红蛋白水平提高约10 g/L，应尽量维持血红蛋白水平>80 g/L。

（2）凝血因子

补充凝血因子的方法同上述，包括输注新鲜冰冻血浆、血小板、冷沉淀、纤维蛋白原等。另外，在药物和手术治疗都无法有效止血且出血量较大，并存在凝血功能障碍的情况下，有条件的医院还可考虑使用重组活化Ⅶ因子（rFⅦa）作为辅助治疗的方法，但由于临床研究证据不足，不常规推荐。使用剂量为90 μg/kg，可在15~30 min内重复给药。

（3）产科大量输血

强调在大量输注红细胞的同时，早期积极地输注血浆、血小板、凝血因子等可纠正凝血功能异常（无需等待凝血功能检查结果）。其目的在于避免因输入过多液体扩容导致的血液中凝血因子及血小板浓度减低而发生"稀释性凝血功能障碍"，甚至

DIC。目前产科大量输血在处理严重产后出血中的作用越来越受到重视，但目前并无统一的产科大量输血方案（massive transfusion protocl，MTP）。按照国内外常用推荐方案，建议红细胞：血浆：血小板以 1：1：1 的比例，如 10 U 红细胞悬液+1 000 ml 新鲜冰冻血浆+1 U 机采血小板输注。如果条件允许，还可以考虑输注纤维蛋白原，应用 rFⅦa 等。同时应每 15～30 min 评估 1 次失血量，每 30～60 min 采血进行 1 次实验室检查，以指导血液制品的补充。

在快速大量输血的情况下，应监测血清中钙离子和钾离子浓度，并迅速处理电解质异常。最常见的电解质异常是低钙血症和高钾血症。如果这两种电解质严重紊乱，均可导致心搏骤停或明显心脏功能抑制，从而影响复苏效果。在大量输血期间，每 15～30 min 测定血钙离子浓度 1 次；在停止输血后接下来的 6 h，每小时测定 1 次，因为患者可能出现反弹性高钙血症和低钾血症。Ca^{2+} 浓度<1 mmol/L 可损害凝血功能，并使患者存在发生心搏骤停的风险。紧急补充可通过经中心静脉通路输注 1 g 葡萄糖酸钙（持续 2～5 min）来实现。快速输注多个单位浓缩 RBC 可能导致高钾血症，尤其是存放时间较长的血制品。对接受大量输血的患者应连续检测评估是否存在高钾血症。需紧急降低血钾浓度时，常用方案是给予胰岛素和葡萄糖：10% 的葡萄糖注射液 500 ml+10～20 U 胰岛素，60 min 缓慢滴注。

（二）预后

产后出血是产科临床主要问题之一，是导致孕产妇死亡的首要原因。严重产后出血导致出血性休克是引起死亡的主要原因，产妇死亡率平均约为 2%，且其在世界范围内有很大差异，具体取决于妊娠妇女的总体健康状况和当地医疗资源。难治性产后出血产妇输血和子宫切除的概率大大升高，其导致的并发症，如产后重度贫血、血栓栓塞、多器官功能障碍、严重的感染、宫腔粘连（Asherman综合征）以及垂体前叶功能减退（Sheehan's综合征）等发病率也明显增高。

（阎萍　王丹）

第四节　产房急救

正常分娩可能突发严重并发症，如：羊水栓塞、过敏性休克、孕产妇心跳骤停、新生儿窒息等。多数情况下产时并发症是逐渐发展形成的，如：产后出血所致低血容量休克，感染引起脓毒症、感染性休克，高血压引起子痫、抽搐、颅内出血等。妊娠合并内外科疾病或妊娠并发症，部分患者无法承受阴道分娩，多选择剖宫产终止妊娠。本节产房急救只针对经评估可以阴道试产的孕产妇，在围分娩期突发急症。通常这部分患者较年轻且身体状况良好，有一定代偿能力，经积极有效处理，预后优于其他危重患者。但这也是产科医护人员最容易忽视、易发生医疗诉讼的原因。针对围分娩期孕产妇，根据其病史、体征、辅助检查，对其实行分层管理极为重要。

对妊娠期间合并症、并发症孕妇经评估后可以阴道试产的，需制订分娩计划，密切监护，高度警惕病情恶化症状及体征。此外医护人员对产科急症需及时识别、快速采取行动，同时启动多学科团队迅速施救。

产房急救多见于产时和产后出血、高血压、感染或心肺并发症，患者均需要重症监护，具体处置内容已在相关章节阐述（表9.7）。产后出血在产房急救中占首位，本节由重症监护室高年资医生撰写，围绕产科最常见的低血容量休克早期预警、处理做重点介绍。医护人员掌握围分娩期急救，迅速、准确实施救治能保障母儿安全，有效降低孕产妇、新生儿致死致残率。

表9.7　本书涉及的产房急救相关疾病索引

疾病名称	相关章节
产后出血	第九章第三节
失血性休克、感染性休克、过敏性休克	第九章第四节
脓毒症	第九章第五节
肩难产	第十三章第四节
胎盘早剥	第九章第一节
子宫内翻	第九章第二节
羊水栓塞	第九章第四节
脐带脱垂	第十三章第五节
妊娠合并心血管疾病	第八章第六节
子宫破裂	第九章第二节

一、急危重症早期预警及处理

（一）概述

急危重症患者的起始处理是分秒必争的临床过程，早期发现、积极干预能明显改善患者预后，在疾病治疗过程中早期识别重症不可忽视。临床中病情急性严重变化表现有的显而易见，如心脏停止、呼吸骤停、大出血等。有的则表现隐匿，不易被识别，但仔细评估、严密观察，同样可以做到及早识别及处理。普通住院患者病情变化往往并非毫无征兆，多数情况下在病情变化前数小时即已存在生理指标变化。如休克早期的呼吸、心率、尿量变化。孕产妇在妊娠、分娩、产后可能发生各种产科并发症及急危重症情况，且病情进展快，正常向异常转换在顷刻之间，需尽早识别并及早采取干预措施。早期识别孕产妇的危重征象，是危重孕产妇管理的重要环节，对改善孕产妇不良结局至关重要，目前已受到WHO与研究者的高度关注。

（二）急危重症早期预警表现

WHO定义危重孕产妇（maternal near miss，MNM）为在妊娠期、分娩和产后42日内，出现危及生命的产科并发症、合并症，或经过及时、有效的医学干预最终幸存的患者。某些危重症如产后出血、感染、妊娠期高血压疾病等已经成为孕产妇死亡的主要原因。无论是何种并发症、合并症，危及生命都是临床医生需要迅速识别及处理的。急危重症的早期预警需结合病史、体格检查和实验室检查进行综合判断。

1.体温

体温升高>39 ℃提示可能存在感染、应激等因素。发热前伴有寒战，往往提示存在细菌或毒素吸收入血。高热伴器官功能损害，要考虑脓毒症；而体温<36 ℃需考虑休克、低代谢等情况。正常情况下，外周皮肤温度与中心温度差（直肠）小于2 ℃，差值增大提示休克低灌注。因此需动态观察患者，有条件者建议检查肛温、膀胱温、血温等中心温度。

2.心率

心率是反应循环功能的敏感指标，心率增快为机体在疾病状态下最早出现的代偿反应。心率加快最常见于：低血压、低血容量、心衰、缺氧、疼痛、高热、甲亢、心脏节律失常。由于妊娠晚期孕妇静息状态下（休息时）基础心率每分钟增加10～15次（正常情况下晚孕期心率小于110次/分），故心率持续大于140次/分以上，应排除低血容量等相关因素。心率慢的原因多为两种：一是休克已纠正，病情趋于稳定；二是病情进一步进展，患者衰竭，此时死亡率极高。

3. 呼吸异常

呼吸频率增快（>24次/分），提示机体已启动呼吸代偿机制，患者往往处于休克、呼吸衰竭、严重感染的早期。呼吸频率进行性加快是病情变化的表现。呼吸频率加快是脓毒症的早期筛查重要指标之一。呼吸频率异常减慢（<10次/分）常见于代谢性疾病、中枢病变、严重呼吸抑制等，呼吸减慢为叹息样呼吸是呼吸心跳停止的信号。除呼吸频率外，呼吸节律变化往往反映呼吸中枢受损、疾病严重。呼吸异常还可以表现为呼吸幅度、呼吸音、胸腹呼吸运动等异常变化。急性变化可能是病情加重或出现新的病情变化的诊断标准。

4. 血压

通常情况下，收缩压<90 mmHg考虑血容量不足或心排血量低，如低血容量性休克、心源性休克等；舒张压<60 mmHg考虑外周阻力低或外周血管扩张，如严重感染；脉压差小于20 mmHg见于休克早期、心包大量积液、重度心力衰竭等；脉压差大于60 mmHg要警惕甲状腺机能亢进、严重贫血、风湿性心脏病。收缩压下降至<90 mmHg或较基础血压下降大于40 mmHg或脉压减少<20 mmHg时，是休克进入失代偿期的表现。但单纯用血压评估休克等病情变化存在弊端。如休克早期机体代偿导致血压升高，以及机体组织灌注压要求，低血压并不反映休克失代偿期。另外由于妊娠期孕妇的特殊生理情况：如妊娠早中期血压偏低，24～26周开始血压轻度升高；妊娠期间收缩压变化不大，舒张压受外周血管扩张、血液稀释及胎盘形成动静脉短路而轻度降低，脉压差增大。故血压变化需综合四肢湿冷、心率加快、脉压缩小、少尿、神志改变等临床表现变化及组织灌注指标（如血乳酸变化等）进行分析。

5. 神志

患者烦躁、紧张不安往往是休克、缺氧等的前兆。若休克、缺氧进一步发展，将出现神志模糊或嗜睡，甚至昏迷。意识状态的显著恶化提示代偿机制耗竭或严重的神经系统疾病。神志变化原因除休克早期外，还可能为严重感染，电解质、酸碱平衡紊乱，急性脑血管病，肝性脑病，尿毒症，垂体危象，酒精戒断、胰性脑病等。如评估意识障碍，应关注及记录Glasgow评分（GCS评分，表9.8）。烦躁不安是常见的精神症状，呻吟则是病痛超过其耐受能力的表现，提示患者病情严重，必须详细检查生命体征，确定无缺氧、心衰、休克、急腹症等原因，方可使用镇静镇痛药物。严重出血患者，可表现为烦躁、呻吟，同时有冷汗，脉细弱、尿少、血压低等失血性休克表现。如患者突然变为安静无声，可为极度衰弱，无力呻吟，是临终表现。

表9.8　格拉斯哥（GCS）评分表

睁眼反射	自动睁眼	□4分
	呼唤睁眼	□3分
	刺痛睁眼	□2分
	无反应	□1分
语言反应	正确回答	□5分
	回答错误	□4分
	语无伦次	□3分
	含混发音	□2分
	无反应	□1分
运动反应	可按指令运动	□6分
	能确定疼痛部位	□5分
	对疼痛刺激有肢体退缩反应	□4分
	对疼痛刺激肢体屈曲	□3分
	对疼痛刺激肢体过伸	□2分
	对疼痛刺激无反应	□1分
总分		

注：GCS评分是从患者的睁眼、语言、运动三项反应情况给予计分，14～12分为轻度昏迷，11～9分为中度昏迷，8～4分为重度昏迷，且预后极差，3分以下罕有生存。

6.尿量

每小时尿量变化是反映组织灌注的良好指标之一。少尿：24 h尿量少于400 ml，或尿量少于30 ml/h，见于休克、发热、肝肾功能衰竭等；无尿：24 h尿量少于100 ml或12 h无尿者，见于严重休克、急性肾衰竭；多尿：24 h尿量超过2 500 ml，常见于尿崩症、糖尿病高渗状态等。关注尿量的同时，尿液颜色、尿渗透压的变化也有助于临床对病情变化的评估及预警。

7.皮肤黏膜

皮肤苍白、四肢湿冷提示发生休克，在低血容量性休克早期血压等生命体征基本正常的代偿期即可出现，因此是观察患者病情的较敏感指标。皮肤和口唇甲床紫绀提示缺氧；皮肤黏膜黄染可能为肝细胞性、溶血性或者阻塞性黄疸所致。皮肤出血倾向要考虑血小板减少或凝血机制障碍。若皮肤黏膜广泛出血说明凝血机能障碍，提示发生了DIC。毛细血管再充盈时间对于评估循环功能障碍有极大帮助。

8. 实验室检查

血常规检查严重异常包括：①严重贫血易引起急性左心衰竭；②粒细胞减少（$< 0.2 \times 10^9/L$）或缺乏（$< 0.05 \times 10^9/L$）易发生感染；③血小板$< 20 \times 10^9/L$，易发生严重出血，如消化道出血，甚至致命的颅内出血。

血气分析对于评估呼吸、循环、酸碱平衡及电解质等内环境状态具有极大意义，应及早检查、动态观察（表9.9）。乳酸（Lac）：动脉血乳酸水平是反映微循环缺血缺氧的敏感指标。血乳酸>2.0 mmol/L，往往提示休克、缺氧早期；动脉血乳酸>4.0 mmol/L提示需积极救治；动脉血乳酸> 8.0 mmol/L提示死亡率极高。动脉血乳酸动态变化及乳酸清除率增加对于评估病情具有决定意义。

表9.9　血气分析解读

血气指标及正常值		变化值	临床意义
pH	7.35 ~ 7.45	<7.35	存在酸中毒
		>7.45	存在碱中毒
PaO₂	80 ~ 100 mmHg	<60 mmHg	低氧血症、呼吸衰竭
PCO₂	35 ~ 45 mmHg	>50 mmHg	通气不足,呼吸性酸中毒
		<35 mmHg	通气过度,呼吸性碱中毒
HCO₃⁻	−22 ~ 2 mmol/L	<22 mmol/L	代谢性酸中毒
		>27 mmol/L	代谢性碱中毒
乳酸（Lac）	<2 mmol/L	>2 mmol/L	存在组织低灌注、缺氧;休克早期
K⁺	3.5 ~ 5.5 mmol/L	>5.5 mmol/L	常见于急性肾衰竭、溶血、酸中毒
		<3.5 mmol/L	常见于禁食、腹泻、长期使用利尿药
Na⁺	136 ~ 146 mmol/L	>146 mmol/L	常见于钠摄入过多、水摄入过少、尿少
		<136 mmol/L	常见于钠摄入过少、腹泻、抗利尿激素分泌失调综合征
Ca²⁺	1.12~1.23 mmol/L	>1.23 mmol/L	常见于晚期恶性肿瘤、甲状旁腺功能亢进
		<1.12 mmol/L	常见于甲状旁腺功能减退、肾衰竭、急性胰腺炎、大量输血

注：血气分析里的钙是离子钙，与血液电解质中总钙不同，故正常值不同；另外离子钙下降明显与大量输入含枸橼酸的血液制品有关。

通过检查PT、APTT等凝血功能指标判断患者处于低凝还是高凝状态，Fib、D-二聚体等可以评估是否存在纤溶亢进。TEG用于凝血全貌检查筛查及评估。

9. 重症相关评分

重症患者评分系统可以给临床提供量化、综合指标，除用于早期诊断外，还可以用于评估疾病严重程度、指导治疗等。常用的有EWS早期预警评分、MEWS早期预警评分、简化急性生理参数评分（SAPS Ⅱ）、急性生理与慢性健康评分（APACHE

Ⅱ）、多器官功能障碍评分（MODS）、序贯器官功能衰竭评分（SOFA）等。

（三）急危重症早期处理

急危重症的早期处理与传统的医学诊治模式不同。对于有生命危险的急危重症者，必须先"开枪"、再"瞄准"，即判断，但暂不诊断；先"救人"，然后再"治病"，对症，但暂不对因。维持生命体征稳定是早期处理及抢救原则。紧急情况下按照万用"ABCD"急救流程进行急救。A.判断+气道：快速判断，确定患者昏迷后开放气道；B.呼吸：给氧+人工呼吸；C.循环：心脏+血管+血液；D.评估：抢救过程中床旁持续监测生命体征。

1.对急危重症的快速反应及初步处理原则

（1）保持患者平静，医务人员的思考要有逻辑，关注患者的需要；保持时刻有人关注患者，并专人负责、连续观察、完整记录，以免造成混乱。

（2）呼救或联系相应多学科协助抢救，准备相应抢救设备。

（3）评估呼吸情况：如患者昏迷需评估呼吸道是否通畅、呼吸及循环情况；如已出现氧饱和度下降，增加吸氧流量，必要时采用人工气囊或气管插管、机械通气辅助呼吸；目标：防止缺氧（$PO_2>60$ mmHg）、减少氧耗，同时避免$PCO_2>60$ mmHg。

（4）评估循环情况：如怀疑休克，排查导致休克的原因及完善相关检查，并严密动态观察患者意识、心率、呼吸频率，动脉血气分析动态监测Lac等。建议导尿并监测记录每小时尿量；如已出现休克，立即开始液体复苏、缩血管活性药物等抗休克治疗，同时尽可能明确休克原因。严密观察患者病情变化。

2.危重产妇转诊原则及转诊时机

（1）转诊原则

①就近寻求可获得救治的助产机构；②危重急症争取转诊一步到位，避免在转诊中的延误；③凡是高危妊娠应在二级以上助产机构分娩；④有严重内外科合并症的孕产妇直接转诊到有能力处理的综合性医院；⑤做好出诊、接诊记录。

（2）转诊时机

①转诊是为了保证母婴安全，因此不要延误，要为上级医院成功抢救患者创造条件；②转诊的最好时机应是在识别高危时，不应等患者病情危重再转；③产科急症应做初步急救处理，并预判在转诊途中患者不会发生意外时方可转诊，如患者病情危急无法转诊应组织就地抢救同时请上级医院会诊指导；④转诊过程中，医护人员陪同并给予转诊前、转诊途中的有效监护及处理。

3.对危重出血休克患者转诊前的处理

（1）平卧位，保暖、吸氧、避免剧烈震动，观察生命体征。

（2）保持气道、静脉通道通畅，必须维持有效生命体征的，酌情应用宫缩剂、抗生素。

（3）局部压迫止血，观察子宫收缩及外出血情况。

（4）转诊一次到位。建立完善的急救流程和组织培训，精湛的急救技能和及时有效的转诊是降低孕产妇围生期死亡率、保证母婴安全的最重要措施!

二、低血容量休克早期预警及处理

低血容量性休克的基本机制是循环血容量的丢失，是各种原因引起的血容量丢失导致有效血容量减少、组织灌注不足、细胞代谢紊乱和功能受损的病理生理过程。产科围分娩期最常见的并发症为失血导致的低血容量性休克。产后出血目前仍是我国孕产妇死亡的首位原因，全球每年估计有 100 000 名孕产妇因产后出血而死亡，占孕产妇死亡总数的 27.1%。通常情况下，机体在失血量超过血容量的 20%～25% 时即可出现休克，超过 35%～40% 即可发生致命损害。由于妊娠期孕产妇血容量增加 40%～45%，对血容量丢失的耐受程度高于非妊娠状态。故妊娠期当患者出现急性、大量失血时，失血超过血容量的 30% 时会出现休克失代偿表现。低血容性休克的最终结局始终与组织灌注相关，因此，提高其救治成功率的关键是尽早去除休克病因的同时，尽快恢复有效的组织灌注，以改善组织细胞氧供，重建氧供需平衡和恢复正常细胞功能。

（一）病理生理变化

休克病理生理变化复杂，是一个渐进、连续、无法分割的过程。临床上必须对孕产妇动态观察、严密监测、及时诊治。

失血性休克引起低血容量触发机体各系统器官产生一系列病理生理反应。当失血量超过血容量 15%～20% 时，机体通过交感神经——肾上腺轴兴奋、儿茶酚胺类激素释放增加，选择性地收缩皮肤、肌肉及内脏血管，保证心、脑等重要器官的血流；患者多四肢冰凉、出冷汗，主诉寒冷，体温不升。机体通过收缩动脉提升血压，收缩静脉系统、促进组织间液回流及促进肾小管的钠水重吸收等以增加体液及回心血量；增加心肌收缩力、加快心率以增加心输出量等。机体通过这一系列的代偿反应以保证循环功能稳定。此时患者可表现出心率加快、脉压差减小、呼吸频率加快、尿少等循环系统加强代偿的症状。因此，产科临床一旦疑诊患者产后出血，除监测其生命体征、意识外，需监测每小时尿量并记录。血压下降在休克病程中表现相对迟钝和不敏感，甚至患者在休克早期会出现血压升高的症状。若以血压下降作为判定休克的标准，必然贻误对休克时组织灌注状态不良的早期认识和救治。低血容量进一步增加，失血量超过血容量20%时，机体的代偿机制不足以维持心排出量和血压稳定，患者的临床情况迅速恶化。由于血容量进一步减少，回心血量及心输出量明显降低，组织灌注量进一步下降，无氧代谢强而使乳酸积聚会引发机体代谢性酸中毒，甚至造成器官缺血，细胞内代谢进一步恶化。此时急诊检查行动脉血气分析，提示血乳酸值>2.0，提示患者已出现严重失代偿，已进入死亡三角"低体温、酸中毒、凝血病"。若低血容量状态进一步恶化或未及时纠正，患者心、脑受到损伤，会发生心肌损害、昏迷、呼吸衰竭，甚至趋向死亡的恶性循环。在未用任何血管活性药物的情况下，一旦患者的收缩压下降，则表明其血容量丢失至少达到30%~40%，并且代偿失败。超过50%的血容量丢失可以使患者陷入濒死状态。因孕晚期孕妇体内血浆增加多于红细胞增加，血液相对稀释，孕产妇可耐受出血1 000 ml，生命体征可完全正常；但如失血未及时得到有效处理，失血量超过血容量的30%，机体则会进入休克失代偿。此时患者病情迅速加重，甚至死亡。这也是产后出血死亡率一直居高不下的原因，医护人员低估失血量，盲目等待、观察，误判、延误诊治，导致最后虽然每一种措施都采取了，但均为时已晚。

患者失血时血小板快速凝聚导致某些血管活性物质释放而使血管阻塞，使局部微循环的灌注进一步减损，又使血小板和某些凝血因子减少；缺血缺氧、再灌注损伤等又导致凝血功能紊乱及发展为弥漫性血管内凝血（DIC）。与普通患者相比，孕产妇在妊娠期血液处于高凝状态，凝血因子、纤维蛋白原水平均明显升高（比非孕妇女高50%，妊娠末期凝血因子、纤维蛋白原浓度可达4.5 g/L），这一生理变化是预防产妇发生产后出血的重要机制。但同样在低血容量性休克时，若休克持续未纠正则产妇更加容易并发弥漫性血管内凝血。产后出血出现休克未及时诊治，出现DIC，是严重并发症之一，并非都归咎于羊水栓塞所致。

低血容量性休克时氧输送与氧消耗失衡导致组织细胞缺氧，糖有氧氧化受阻，无氧酵解增强，乳酸生成显著增多并在组织蓄积（乳酸性酸中毒），会加重组织细胞不可逆性损伤。临床上通过动态血气分析有助于医护人员及时诊断与处理。降低氧消耗，给予氧疗（面罩给氧，必要时呼吸机支持），增加血氧分压，提高氧输送是休克治疗的有效方式之一。

（二）低血容量性休克早期诊断

低血容量性休克的早期诊断、早期处理对患者预后效果至关重要。延迟对低血容量性休克的诊断将导致患者由代偿性可逆状态发展为不可逆的多器官衰竭甚至死亡。典型的低血容量性休克诊断并不困难，临床难点是如何对低血容量性休克进行早期预判和诊断。目前临床上更多地是依据患者病史、临床表现及相关检查进行早期判断。

（1）仔细询问出血病史，准确估计出血量，尤其注意可能诱发出血的因素。阴道分娩时臀下放置接血盘+垫单+敷料等多种方法可对出血进行准确计量。低血容量性休克发生及严重程度，取决于机体循环血量丢失的量及速度。准确估计出血量对诊断低血容量性休克尤为重要。一般情况下，足月孕妇的血容量约为5 000 ml，快速失血超过1 500 ml时（血容量的30%）时，即可发生休克。需要注意的是：妊娠期高血压、孕产妇合并贫血或其他慢性疾病时对失血的耐受性降低，较早出现休克症状；并发DIC时，休克出现早，休克程度与出血量不一定成比例且难以纠正。

（2）精神兴奋和烦躁不安是休克前兆，常最早出现，是疾病加重的独立危险因素。产后出血早期（机体代偿期）时，孕产妇可能表现为兴奋或烦躁，甚至萎靡。此时患者可能会表现出皮温下降、皮肤苍白、皮下静脉塌陷、毛细血管充盈延缓等症状。若患者皮肤和口唇、甲床紫绀则提示机体已出现严重缺氧；皮肤黏膜广泛出血则说明休克严重、已并发DIC，患者危在旦夕，随时可能死亡。

（3）低血压仍然是目前广大临床医生衡量休克的基本临床指标之一。但随着临床对休克本质的认识逐渐深入，血压作为休克诊断指标的弊端已被认知。休克初期患者因代偿性血管收缩，血压可能仍维持或接近正常，甚至可能出现代偿性增高。但此时组织器官的血液灌注量已明显减少。美国外科协会发现：患者失血量超过30%～45%时，才会出现血压下降表现。尤其是收缩压下降至小于90 mmHg或较基础血压下降大于40 mmHg或脉压减少<20 mmHg时，休克已经进入失代偿期。但对于基础血压偏低的孕产妇，其收缩压下降至小于90 mmHg时，也不能一概而论认为其已进入休克状态，需结合其他指标进一步明确。

心率加快是低血容量性休克早期诊断指标之一。休克早期由于交感神经和肾上腺髓质兴奋，分泌大量的儿茶酚胺，使心率增快、心输出量增加，从而达到机体代偿休克的作用。通常情况下，患者血容量丢失超过10%～15%，即可出现心率加快

（>100次/分）。需要注意的是妊娠晚期孕妇在静息状态下（休息时）基础心率每分钟增加10~15次（一般小于110次/分）。发生失血性休克时，患者脉率越快，越说明出血严重及出血未及时纠正。但心率加快不是判断出血量多少的最可靠指标。如年轻孕产妇可以通过血管收缩来代偿中等量的失血，因此仅表现为轻度心率加快。综合脉压差缩小和心率增快，尤其是体位变化时血压及心率变化对低血容量性休克的早期诊断有更重要的意义，因此应多次测定并连续动态观察患者血压与脉率的变化。

（4）呼吸功能变化在近年来对休克等危重患者的早期识别中逐渐得到重视。呼吸急促是病情变化的前兆，是休克时组织缺氧的代偿性表现，是病情加重的独立危险因素。患者发生失血性休克时，呼吸频率加快与出血量、休克程度有关。有研究发现，失血量超过15%，患者即可出现呼吸频率明显加快，频率>20次/分。

（5）尿量是循环变化的"哨兵"。尿量多少是反映器官灌注量良好与否的指标。当尿量<0.5 ml/（kg·h）时（30 ml/h），提示患者失血量大，可能已经发生了低血容量性休克。患者产后出血疑似休克或已经发生休克时，连续监测其每小时尿量具有重要的诊断及治疗监测价值，临床上需高度重视。另外观察尿量时需注意是否已使用利尿剂等药物，记录每小时尿量时需注明。

（6）超声检查具有及时、准确、无损等特点，近年来在低血容量性休克的诊断、监测等方面具有极大价值。针对经阴道分娩产后出血产妇应尽早、连续床旁超声监测，对识别出血部位、评价失血量、指导治疗及评价止血效果等具有极大意义。CT、MRI检查在评估出血方面优于超声检查，因条件限制，患者急救期间非必须不宜搬动，在低血容量性休克时不作为首选。

（7）动态观察红细胞计数、血红蛋白（Hb）及血细胞比容（HCT）的数值变化，可了解血液有无浓缩或稀释，对低血容量性休克诊断和判断、是否存在继续失血有参考价值。有研究表明，HCT在4 h内下降10%提示有活动性出血。但在低血容量性休克早期，因血液浓缩，可能会出现血红蛋白及红细胞比容假性升高的情况。由于血液检测无法迅速出结果，因此在早期诊断、治疗及抢救患者时，该项仅供参考。

（8）监测凝血功能进行性恶化是诊断失血性休克及休克可能并发DIC的重要佐证。凝血五项检查提示PT、APTT、TT延长、Fib下降；动态监测对判断患者是否存在凝血功能障碍有参考价值。有条件的单位可行血栓弹力图（TEG），可快速了解Fib和凝血因子功能，以利早期诊断和纠正DIC。

（9）动脉血气分析对评估低血容量休克十分重要。该项监测可快速识别休克导致的机体内酸碱紊乱、低氧血症、组织低灌注等症状，在低血容量休克的诊断和救治中尤为重要（表9.10）。

表9.10　动脉血气分析结果解读

血气分析结果	结果解读
氧分压（PaO_2）<60 mmHg 氧饱和度 SaO_2<90%	提示存在低氧血症、机体缺氧
酸碱度（pH）<7.35 碳酸氢根（HCO_3^-）降低 或剩余碱或碱剩余（BE）正值增大	提示组织灌注不足，存在代谢性酸中毒
酸碱度（pH）>7.45 二氧化碳分压（$PaCO_2$）<35 mmHg	提示呼吸频率加快，存在过度通气状态
动脉血乳酸（Lac）>2.0 mmol/L	提示组织缺氧、低灌注

血气分析中动脉乳酸（Lac）浓度是反映组织缺氧的高度敏感的指标之一，动脉血Lac增高常较其他休克征象先出现。对于失血性休克的患者，Lac初始水平及高乳酸持续时间与器官功能障碍的程度及死亡率相关。动脉血Lac>2 mmol/L做为乳酸升高的临界值，若动脉血Lac持续升高至>4 mmol/L，则患者病死率高达80%。动态的动脉血Lac以及乳酸清除率监测对休克的早期诊断、判定组织缺氧情况、指导液体复苏及预后评估具有重要意义。

动脉血碱剩余不但可反映全身组织的酸中毒情况，还能准确反映患者休克的严重程度和复苏的效果。碱剩余降低明显与低血压、凝血时间延长等相关。失血性休克中，BE<-15 mmol/L，死亡率达到25%。碱剩余不仅与休克时血流动力学和组织灌注的变化密切相关，还可反映低血容量性休克时出血量的多少。碱剩余与出血量呈正相关。碱剩余值增大说明出血量增多，休克的严重程度重，是一种简单而敏感的测定方法。

血气分析还可反映患者体内电解质水平，尤其是低血容量性休克患者接受大量输血治疗时，大量库存血的输入可导致患者体内血钾异常和酸碱紊乱，血气分析可早期识别异常并及时治疗。血气分析同时还可监测血糖，患者若严重低血糖且持续时间长，可引起不可逆转的脑损伤。实践显示低血容量性休克孕产妇合并顽固性低血糖预后差。

（三）低血容量性休克处理

原则：针对出血原因迅速止血，补充血容量，维持有效生命体征，纠正低血容量性休克，防治感染。处理方法包括迅速、动态评估产妇意识、生命体征，监测患者氧合状况、皮肤颜色及温度。持续监测子宫收缩状况、阴道流血量及性状（颜色、是否有血凝块、持续少量血、红色血液或间断暗红血等）并完整记录。及时告知孕产妇及家属目前的病情、治疗效果并完善相关知情同意书的签署。

1. 一般处理

寻找低血容量原因同时实施急救。迅速启动MTD团队会诊（高年资临床经验丰富的产科医生、助产士、护理人员，ICU、麻醉科、检验科、输血科医生等）。交叉配血、建立多条静脉通道（18G或更大号留置针），积极补充血容量，保持气道通畅，持续吸氧，面罩吸氧浓度可达10~12 L/min，必要时气管插管。持续监测生命体征、准确记录出血量，留置尿管、记录每小时尿量，进行基础实验室检查（动脉血气分析、血常规、凝血、肝肾功能、电解质等）。

（1）稳定患者情绪，减少患者痛苦和外界不良的精神刺激。当患者出现烦躁不安时，在抗休克治疗及严密监测下可使用地西泮以减少耗氧量。

（2）低血容量性休克患者宜取平卧位、头部和下肢略抬高的"休克体位"，以增加回心血量。

（3）及时进行氧疗。氧疗目标是保持氧饱和度>90%及氧分压PaO_2>60 mmHg。首选鼻导管吸氧1~3 L/min，如吸氧流量需≥5 L/min或过度通气时建议使用面罩吸氧；保持呼吸道通畅，若休克严重、昏迷、气道不畅或吸氧后低氧血症仍难以纠正，尽快行气管插管、机械通气辅助呼吸。

（4）休克伴体温低下者应注意保暖，伴体温过高者（>39 ℃）应予降温，冷敷或乙醇擦浴减少耗氧量，目标体温降至38 ℃以下即可。药物降温要慎用，防止因出汗过多加重休克。

（5）持续心电、血压、氧饱和度监测，动态评估意识状态；留置尿管记录每小时尿量；完善血常规、凝血、交叉配血、血气分析等相关检查。

（6）休克期血压不稳定时，因应激、胃肠道缺血不建议进食，后期血压有所稳定时给予流质饮食。

（7）若病情危重，应请重症医学科等进行多学科抢救或评估生命体征，在保障患者安全的前提下及时转诊。

2. 病因治疗

尽快止血或纠正引起容量丢失的病因是治疗低血容量性休克的关键措施。紧急情况下，应在快速输血、输液的同时，寻找原因、积极处理，必要时进行手术止血，决不能犹豫不决，失去抢救时机。

3.液体复苏

补充有效血容量是低血容量性休克刻不容缓的治疗措施。应尽可能根据容量丢失种类选择性补充液体，如选择晶体溶液（如生理盐水和等张平衡盐溶液）和胶体溶液（如白蛋白和人工胶体）。由于5%葡萄糖溶液在血管内停留时间短，很快分布到细胞内间隙，因此不推荐用于液体复苏治疗。白蛋白作为天然胶体，是构成正常血浆中维持容量与胶体渗透压的主要成分，因此在容量复苏过程中常用于液体复苏。但白蛋白价格高，有传播血源性疾病的潜在风险。注意大量输注生理盐水可引起高氯性代谢性酸中毒、大量输注乳酸林格液后可能导致血乳酸水平升高。其他临床应用的人工胶体因理化性质及生理学特性不同，用于液体复苏时，其对肾功能、凝血的影响以及可能存在过敏反应等临床安全性问题需引起高度关注。

复苏液体的输注：①在紧急容量复苏时必须迅速建立有效的静脉通路。中心静脉导管可以快速输液、监测血压，为首选，但紧急情况下，多根外周静脉通路在急救中同样可以达到复苏目的。中心静脉导管放置应在不影响容量复苏的前提下进行。②液体复苏量及目标：以往曾提出"失多少、补多少"，强调补充丢失的血容量，但实际中发现失血患者除了丢失的血容量外，血管扩张导致血管容积增加，致使实际补液量会远远超过估计的失液量。在失血性休克中使用晶体液的经典策略是"三比一"规则（每失 1 ml 补 3 ml 晶体液）。但补液过多会增加心肺负担，使组织水肿加重等。目前对低血容量性休克复苏液体量更强调个体化。简单液体复苏目标评估是通过补液后患者神志改善、心率下降、血压升高、尿量增加、皮肤黏膜恢复色泽及温度等，参考血常规红细胞压积、尿比重等实验室检查，必要时结合中心静脉压、肺动脉嵌压等血流动力学指标进行有效性判断。

利用补液后中心静脉压变化评价容量负荷（补液试验），在液体复苏中有一定的价值。中心静脉压正常值为 $6 \sim 12 \, cmH_2O$。低血容量性休克血流动力学状态不稳定患者应该积极使用补液试验。补液试验是指在 $5 \sim 10 \, min$ 内静脉快速输入等渗盐水约 250 ml 后，若患者血压仍低、中心静脉压不变或降低，则提示血容量不足及补液速度不足，需继续补液及加快补液速度；若血压仍低、中心静脉压上升 $3 \sim 5 \, cmH_2O$，则提示补液速度过快或心功能不全。如有条件进行肺动脉楔形压测定（正常值不应超过 12 mmHg），则有助于判断血容量补充情况。但因中心静脉压和/或肺动脉楔形压作为压力指标在指导液体复苏方面具有一定的局限性，近年来床旁超声对于评价及指导液体复苏有重要意义，其无创、直接、连续、开展方便等特点，在患者补液后，可监测心输出量增加程度（≥10%）、下腔静脉宽度（正常2 cm）减小程度及塌陷率增大程度（自主呼吸时，吸气时大于50%；机械通气时吸气时大于18%）等。提示液体复苏治疗有效，可以继续补液治疗，但需严密动态观察。

随着临床对休克本质的认识逐渐深入，如何恢复组织灌注才是休克治疗的关键。组织代谢指标（动脉血Lac）恢复才是液体复苏能否改善组织氧供的最终目标，因此临床上建议行动态动脉血气分析评估。动脉血Lac的水平、持续时间与低血容量性休克患者的预后密切相关。血乳酸清除率比单纯的血乳酸值能更好地反映患者的预后。以乳酸清除率正常化作为液体复苏终点优于其他评价指标。以血乳酸浓度正常（≤2 mmol/L）为标准，复苏后6 h动脉血乳酸清除率≥10%或第一个24 h血乳酸浓度恢复正常（≤2 mmol/L）是复苏后组织灌注改善的标志。每搏量（SV）、心排量（CO）、氧输送（DO$_2$）、氧消耗（VO$_2$）、胃黏膜CO$_2$张力（PgCO$_2$）、混合静脉血氧饱和度（SvO$_2$）等监测指标在休克复苏监测中也具有一定程度的临床意义，但尚需要进一步循证医学证据的支持。

4.输血治疗

发生失血性休克时，血液丢失量大，输血及输注血制品在低血容量性休克中应用广泛。但输血可能带来一些不良反应甚至严重并发症。在补充血液、容量的同时，应考虑到凝血因子的补充。近年来血栓弹力图（TEG）在产后出血的预测、评估和管理方面表现出了极大的临床价值。通过动态监测凝血到纤溶过程的有关参数，能够综合判断凝血过程中血浆成分（凝血因子、纤维蛋白）和细胞组分（PLT、RBC）与凝血的关系（图9.21，表9.11）。

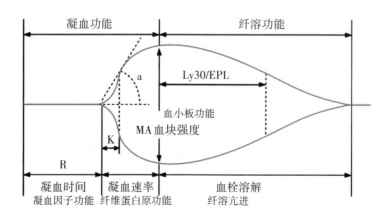

图9.21 血栓弹力图示意图

表9.11　血栓弹力图结果解读

普通检测项目		正常值范围	数值	临床意义
凝血因子功能	R	5～10 min	R<4 min	高凝血因子活性
			11 min<R<14 min	较低凝血因子活性
			R>14 min	极低凝血因子活性
纤维蛋白原功能	K	1～3 min	K>3 min 或 Angle<53°	低纤维蛋白原水平
	Angle	53°～72°	K<1 min 或 Angle>72°	高纤维蛋白原水平
血小板聚集功能	MA	50～70 mm	46 mm<MA<50 mm	低血小板功能
			41 mm<MA<45 mm	较低血小板功能
			MA<40 mm	极低血小板功能
			MA>70 mm	血小板功能亢进
			R<4 min 且 MA>70 mm	高凝血因子活性且血小板功能亢进
凝血综合指数	CI	−3.0～+3.0	计算值,提示整体凝血状态,不作重点参考	
纤溶指数	LY30	0～7.5%	LY30≥7.5%,CI<1.0	原发性纤溶亢进
			LY30≥7.5%,CI>3.0	继发性纤溶亢进
	EPL	0～15%	LY30≤7.5%,CI>3.0	血栓前状态

（1）浓缩红细胞

为保证组织的氧供，患者体内血红蛋白降至70 g/L时应考虑输血。对于有活动性出血的患者即使血红蛋白大于70 g/L，必要时也需输血治疗，使血红蛋白保持在较高水平才更为合理。无活动性出血的患者每输注2个单位（400 ml）的红细胞，其血红蛋白升高约10 g/L，血细胞比容升高约3%，需动态检查评估疗效。

（2）血小板

血小板计数<50×10^9/L，或确定血小板功能低下，可考虑输注。对大量输血后并发凝血异常的患者联合输注血小板和冷沉淀可显著改善止血效果。

（3）新鲜冰冻血浆

新鲜冰冻血浆含有纤维蛋白原与其他凝血因子，输注新鲜冰冻血浆可以补充凝血因子的不足。失血性休克患者在输注红细胞的同时，若凝血因子低下应注意使用新鲜冰冻血浆。

（4）冷沉淀及纤维蛋白原

冷沉淀含凝血因子Ⅴ、Ⅷ、Ⅻ、纤维蛋白原等。血清纤维蛋白原水平已确定为与严重PPH独立相关的止血因子。有报道称，分娩前低水平的纤维蛋白原是发生严重出血的重要危险因素。当母体血清纤维蛋白原低于 2 g/L 时，预测大量PPH的阳性预测值为100%。对仍存在活动性出血及存在凝血异常的患者，及时输注冷沉淀及外源性补充纤维蛋白原（维持纤维蛋白原大于 2 g/L）可提高血液循环中相应凝血因子及纤维蛋白原等凝血物质的含量，缩短凝血时间、纠正凝血异常。通常输入 1 g 纤维蛋白原浓缩物可提高血纤维蛋白原水平 0.25 g/L。但因孕妇妊娠期存在纤维蛋白原增高等高凝状态的生理特点，产科术后48 h或活动性出血已控制时，维持较高目标值的纤维蛋白原阈值可能存在发生血栓的风险，尤其可能导致肺栓塞的发生，故产后出血早期（24 h）过后为患者输注纤维蛋白原应慎重，建议综合TEG等凝血功能指标综合判断。

5.血管收缩药的应用

研究证实低血容量性休克的患者在使用血管收缩药时有进一步加重器官灌注不足和缺氧的风险。临床仅对充分液体复苏后仍存在低血压或者输液还未开始的严重低血压患者，才考虑应用血管收缩药，如多巴胺、去甲肾上腺素和肾上腺素（表9.12）。因为血管收缩药具有作用效果强、代谢快、不易控制，且对外周血管刺激性大等特点，因此建议使用血管收缩药时应尽可能经中心静脉微量推注泵"滴定式"量化给药。建议在有条件的情况下应进行有创动脉压监测。

表9.12　失血性休克常用血管活性药物

血管收缩药	作用机制	主要适应证	注意事项	配制及使用方法
去甲肾上腺素	兴奋 β_1 - 受体，α - 受体	各种休克，感染性休克首选	注意及时补充血容量；尽可能经中心静脉输入；避免直接静推；需使用葡萄糖溶解	体重(kg)×0.03等于去甲肾上腺素总量的毫克数，稀释至50 ml后用微量注射泵进行推注，每小时输注 1 ml 则去甲肾上腺素的用量为 0.01 μg/(kg·min)。一般先从 0.01 μg/(kg·min)开始输注，可逐渐增加至 0.2～0.5 μg/(kg·min)
多巴胺	兴奋 β_1 - 受体，α 受体，多巴胺受体	用于各种休克	心率加快明显、心律失常发生率高	多巴胺的总剂量为体重(kg)×3，稀释至50 ml用微量推注泵给药，根据血压目标调整 1～20 μg/(kg·min)
肾上腺素	α 和 β 受体激动剂	心搏骤停、过敏性休克首选，顽固性严重低血压	高血压、冠心病、心力衰竭、肺源性心脏病者忌用	使用时从小剂量开始，先从 0.01 μg/(kg·min)开始输注，可逐渐增加至 0.2～0.5 μg/(kg·min)

6.酸中毒的处理

在低血容量性休克时，代谢性酸中毒严重程度与休克严重程度及休克持续时间相关。快速发生的代谢性酸中毒可能引起严重的低血压、心律失常和死亡；且酸中毒时血管活性药物的疗效明显降低。因血液过度碱化使氧解离曲线左移，不利于组织供氧，故不建议常规使用碳酸氢钠短暂改善休克时的酸中毒。代谢性酸中毒的处理应着眼于病因处理、容量复苏等干预治疗，在组织灌注恢复过程中酸中毒状态可逐步纠正。但在休克严重或复苏效果较差时，血气分析提示 pH≤7.20 的患者应在监测下输入碱性溶液，常用5%碳酸氢钠溶液。补碱量（mmol）可根据（正常 CO_2 结合力–测定 CO_2 结合力）×体重（kg）×0.2 或=（正常 BE 值–测定 BE 值）×体重（kg）×0.2 计算；5%碳酸氢钠溶液 100 ml 的含碱量为 60 mmol。通常先给予患者一半剂量，后根据复查结果再确定输入量。

7.体温控制

严重低血容量性休克常伴有顽固性低体温。失血性休克合并低体温提示病情危重。低体温（<35 ℃）影响血小板功能、降低凝血因子活性、影响纤维蛋白的形成。低体温增加严重出血的危险性，是患者出血和病死率增加的独立危险因素。保持患者体温 35 ℃以上是止血治疗阈值。顽固性低体温需重症医学科进行综合管理。

建立管理流程、实施清单式管理，能有效避免紧急处理危急重症患者时慌乱及重要关键步骤遗漏。

（四）未控制出血的失血性休克限制性液体复苏

未控制出血的失血性休克是低血容量性休克的一种特殊类型，常见于严重创伤、消化道出血、产科大出血等。对于失血性休克，传统观念和临床处理是尽早、尽快进行液体复苏，恢复有效血容量，使血压恢复正常水平，以保证脏器和组织灌注。近年来发现失血性休克未控制出血时早期积极复苏可引起稀释性凝血功能障碍；血压升高后，血管内已形成的凝血块脱落，造成再出血；血液过度稀释，血红蛋白降低，减少组织氧供；并发症和病死率增加。因此临床上提出了限制性液体复苏（延迟复苏），即在活动性出血控制前应给予小容量液体复苏，在短期允许的低血压范围内维持重要脏器的灌注和氧供，并尽快止血，出血控制后再进行积极液体复苏，避免早期积极复苏带来的副作用。动物试验表明，限制性液体复苏可降低死亡率、减少再出血量及并发症。但目前临床上对限制性液体复苏控制目标多少为宜，缺乏相应标准。若以血压为目标，未控制出血的失血性休克患者的血压应维持在"允许性低血压"。由于缺乏血压水平与机体可耐受时间的关系方面的深入研究，学界至今尚没有明确的结论。目前一些研究认为，维持收缩压在 80~90 mmHg 或平均动脉压

（MAP）在 60 ~ 65 mmHg 比较恰当。对于有合并颅脑损伤、老年及有高血压病史的患者应尽量避免限制性液体复苏。产后大出血者极易合并脑垂体前叶功能减退的希恩综合征，目前失血量或低血压耐受程度与希恩综合征的关系尚不明确，但目前发现大出血、低血压时间过长是希恩综合征发生的高危因素。故患者一旦发生失血性休克或低血容量休克应及时处理（表9.13），及时补充血容量、减少出血及缩短低血压时间是预防希恩综合征的重要措施。

表9.13 低血容量休克急救清单

识别,寻求帮助	□高年资助产士 □高年资产科医师 □多学科团队合作
观察指标	□生命体征 □意识 □累积失血量
初始抢救步骤	
□呼救:产科急救团队、多学科合作	产科、ICU、麻醉科、检验科、输血科、手术室等
□建立2个以上的有效静脉通道	至少16G或18G针头,必要时深静脉穿刺置管
□保持气道通畅,鼻导管或面罩吸氧(3 ~ 12 L/min),必要时气管插管	氧饱和度>90% 及氧分压 PaO_2>60 mmHg
□留置导尿并记每小时尿量	
□记录出血量	
□完善基础的实验室检查:血常规、凝血功能、TEG、肝肾功、血气分析、血型鉴定及交叉配血	血气分析,动态实时
□稳定患者情绪	知情告知,取得患者配合
□每5 ~ 15 min监测一次生命体征、神志	连续监测生命体征,动态格拉斯哥(GCS)评分
□每30 ~ 60 min复查检验指标	根据结果及时调整治疗方案
用药	
□液体复苏:晶体液为基础	首选乳酸钠林格液
□血管活性药物	去甲肾上腺素、多巴胺、肾上腺素
□输血治疗	浓缩红细胞、血浆、血小板、冷沉淀、纤维蛋白原,必要时凝血因子
□纠正酸中毒	5%碳酸氢钠溶液
□抗感染治疗	抗生素
病因治疗	
□促宫缩治疗	一线及二线促宫缩药物(注意药物禁忌证)
□胎盘因素	再次检查胎盘、胎膜是否完整,必要时床旁B超

续表

□软产道损伤	再次检查软产道
□凝血功能障碍	TEG、凝血五项动态评估，临床观察出血是否不凝固
处理	
□休克体位	平卧位，头部和下肢略抬高
□保暖	加温毯等
□必要时子宫动脉栓塞	介入科及时会诊
□必要时子宫切除	妇科高年资会诊，必要时泌尿科、普外科会诊

（张永辉 尹昌林）

三、羊水栓塞早期识别与急救

《妇产科学》第9版中对羊水栓塞（amniotic fluid embolism，AFE）的定义是：由于羊水进入母体血循环而引起的肺动脉高压、低氧血症、循环衰竭、弥散性血管内凝血（DIC）以及多器官功能衰竭等一系列病理生理变化过程。AFE以罕见、起病急骤、病情凶险、难以预料、病死率高为临床特点，常导致母儿残疾甚至死亡等严重不良结局。

羊水栓塞罕见且散发，目前对其诊断主要依靠临床表现，在全球范围内羊水栓塞发病率和死亡率差异很大，根据目前报道，羊水栓塞发病率约为（1.9～7.7）/10万，死亡率为19%~86%。近年来，由于医疗技术水平发展、多学科协助救治水平提高，羊水栓塞所致死亡率大幅度下降，但仍与母婴死亡率和严重并发症率密切相关，是目前产科最严重的分娩期并发症。如何早期识别羊水栓塞、及时展开救治是妇产科医护人员面临的重点难题之一，直接关系到母婴安全。

（一）病因及危险因素

羊水栓塞确切发病机制不明。急产、孕产妇高龄、剖宫产和器械助产、前置胎盘、胎盘早剥、多次分娩史（≥5活产或死产）、宫颈撕裂伤、胎儿窘迫、子痫、药物引产、子宫破裂等因素均与AFE有关，但均不是直接因果关系，只能提示AFE可能与这些因素有关。

（二）病理生理学

通常认为羊膜腔内压力过高、胎膜破裂、宫颈或宫体损伤处有开放静脉或血窦是导致羊水栓塞发生的基本条件。羊水成分进入母体血循环后一方面引起机械性阻塞，另一方面引发母体对胎儿抗原和羊水成分的过敏样反应。因此羊水栓塞又称为妊娠过敏反应综合征。当胎儿异体抗原激活敏感的母体炎症介质时，引起补体系统激活、血小板激活、肥大细胞脱颗粒等一系列类过敏样反应，组胺、五羟色胺、缓激肽等细胞因子、多种免疫递质释放，发生炎症、免疫等瀑布样级联反应，导致类似全身炎症反应综合征，引起母体肺血管阻塞、痉挛，迅速出现肺动脉高压、急性肺源性心脏病、低氧血症、呼吸循环衰竭、心搏骤停、严重出血、DIC、多器官功能衰竭等一系列症状。

（三）临床表现

AFE 常起病急骤，其症状和体征最常发生于临产和分娩时，或在产后即刻出现。《羊水栓塞临床诊断与处理专家共识（2018）》中提到：70% 发生在分娩时，11% 发生在阴道分娩后，19% 发生在剖宫产时。罕见情况下，晚至剖宫产或阴道分娩后48 h、早期或中期妊娠流产后、羊膜腔穿刺术后或腹部/子宫创伤后均可发生 AFE。AFE 具体临床表现因累及器官与系统不同而呈现多样性和复杂性，主要临床表现是突然暴发性出现心源性休克、低血压、低氧血症、呼吸衰竭、DIC、昏迷或抽搐，症状体征可以在不同阶段分别出现或同时出现。患者也可能出现严重程度较低的 AFE 表现（即部分性 AFE），常见突然出现较轻微的呼吸困难和低血压。

1.前驱症状

AFE 孕产妇30% ~ 40%会出现非特异性前驱症状，预警信号主要表现为胸痛、呼吸困难，畏寒、头昏、惊恐、指尖针刺样感觉，恶心呕吐、焦虑、烦躁不安、易激惹等精神症状及濒死感等。临床上发现患者无明显诱因而出现以上前驱症状时应高度警惕、密切观察，同时维持有效生命体征。AFE 如在胎儿娩出前发生，胎心电子监护常显示胎心异常，如胎心基线变异消失、胎心减速等，严重胎儿心动过缓有时为 AFE 首发症状。

2.呼吸功能衰竭

严重低氧血症是呼吸衰竭最常见的临床表现，是 AFE 常见早期表现。孕产妇出现突发呼吸困难和（或）口唇发绀、血氧饱和度下降、肺底部较早出现湿啰音等。

气管插管后患者呼气末二氧化碳分压测不出，经常通过指氧饱和度监测发现，临床表现可能为意识模糊、激惹、嗜睡、呼吸困难、呼吸过速、心动过速、发绀，以上是AFE早期预警信号。

3.循环功能衰竭

孕产妇出现心动过速、低血压休克、抽搐、意识丧失或昏迷，心电图或心脏超声提示右心负荷增加等。心源性休克导致患者低血压是AFE的突出特征，AFE患者约85%死于心源性休克。

4.凝血功能障碍

DIC发生机制不确定，可能为多因素触发凝血功能障碍。83%以上AFE可发生DIC，可为AFE首发表现，也可晚至数小时后出现。表现为胎儿娩出后母体无原因、即刻大量产后出血、且为不凝血，以及全身皮肤黏膜出血、血尿、消化道出血、手术切口及静脉穿刺点出血等。

5.急性肾功能衰竭等多器官功能损害

AFE孕产妇全身脏器均可受损，除心、肺功能衰竭及凝血功能障碍外，肾脏和中枢神经系统是最常受损部位，存活的AFE孕产妇可出现肾功能衰竭和中枢神经系统功能受损等。

（四）诊断与鉴别诊断

临床研究及动物实验证据显示，在母体血循环中发现羊水有形成分已经不作为羊水栓塞的诊断依据。因此，诊断AFE本质上是一种基于临床表现的排除法，依据系列临床表现，而不是单独症状和体征下诊断。目前尚无国际统一的羊水栓塞诊断标准和有效实验室诊断依据，结合国内外AFE诊断标准，建议诊断标准如下：

1.典型AFE

典型AFE以下5条全部符合：

（1）急性发生的低血压或心跳骤停。

（2）急性低血氧：呼吸困难、紫绀或呼吸停止。

（3）凝血障碍：有血管内凝血因子消耗或纤溶增加的实验室证据，或临床上表现为严重出血，但无其他原因可以解释。

（4）上述症状发生在妊娠期或是产后短时间内（多数发生在产后30 min内）。

（5）对出现的症状和体征不能用其他疾病来解释。

2. 非典型 AFE

有些患者临床症状不"典型"。英国产科监视系统具体规范了其诊断标准。当患者出现其他原因不能解释的急性孕产妇心肺功能衰竭，伴以下一种或几种情况：低血压、心律失常、呼吸短促、抽搐、急性胎儿窘迫、心脏骤停、凝血功能障碍、孕产妇出血、前驱症状（乏力、烦躁、针刺感），可考虑为 AFE，不包括产后出血、无早期凝血功能障碍证据者；或其他原因心肺功能衰竭者。严重产后出血患者经常并发凝血病，甚至孕产妇死亡，不能归因为羊水栓塞所致。

AFE 是临床诊断，孕产妇符合 AFE 临床特点，即诊断 AFE，无需实验室检查支持，母体血中找到胎儿或羊水成分不是诊断 AFE 的必备依据。同样，患者无 AFE 临床特点，仅依据实验室检查不能诊断 AFE。孕产妇尸体解剖从肺动脉导管远端端口采集的血液样本中，有时可发现羊水有形物质（鳞状细胞、滋养细胞、黏蛋白、毳毛）可支持 AFE 诊断，但这不是诊断 AFE 的必要依据。

分娩前后突发低氧血症，经规范供氧不能改善，或突发呼吸心跳骤停、原因不明的严重宫缩乏力且对促宫缩药物无反应、产后出血不多但临床表现与出血量不相符合并且不能用其他原因解释，如：很早出现血压下降和/或 DIC，出血不凝或先凝后不凝；患者神志异常，实验室检查提示纤维蛋白原和血小板消耗。临床上有这些症状、体征或（和）实验室检查依据时，均应考虑 AFE 诊断，在积极救治的同时立即进行凝血功能检查，同时排除其他引起呼吸循环衰竭的疾病，包括肺栓塞、空气栓塞，心肌梗死、心律失常、围产期心肌病、主动脉夹层破裂、脑血管意外、药物性过敏反应、输血反应、麻醉并发症（全身麻醉或高位硬膜外阻滞）、子宫破裂、胎盘早剥、子痫、脓毒症等。

（五）急救

临床上一旦怀疑患者出现 AFE，立即按 AFE 抢救流程展开急救（图 9.22、表 9.14）。

单靠妇产科医护人员难以组织全程有效的 AFE 救治，在迅速开展急救的同时尽早启动多学科参与抢救，如麻醉科、呼吸科、心内科、重症监护、输血科、检验科及新生儿科等学科密切协作，及时有效的多学科合作对孕产妇抢救成功及改善其预后至关重要。

AFE 治疗主要采取初级和高级生命支持，针对凝血功能障碍及早处理，规范液体管理，胎儿快速娩出，抗过敏和保护器官功能，高质量心肺复苏（CPR）和纠正 DIC 等。

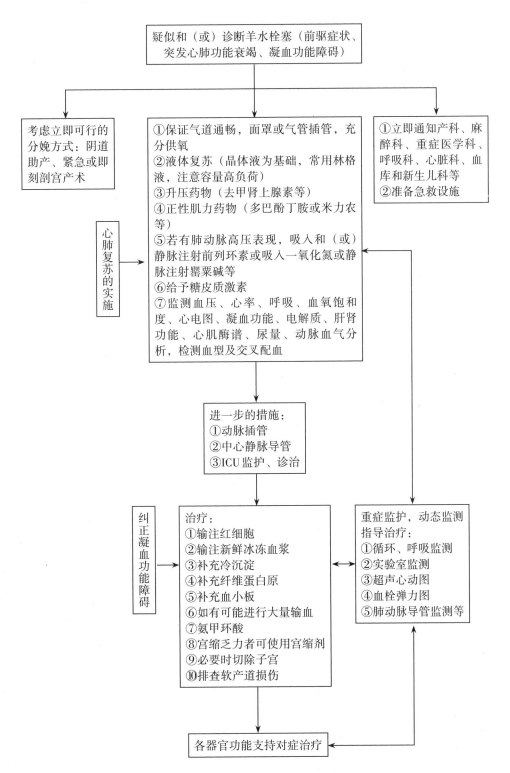

图9.22　羊水栓塞急救流程图

引自：羊水栓塞临床诊断与处理专家共识（2018），中华妇产科杂志

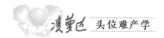

表9.14 羊水栓塞急救清单

急救步骤	具体操作事项
识别,寻求帮助	□高年资助产士 □高年资产科医师 □多学科团队合作
观察指标	□生命体征 □意识 □胎心音或胎心监护
初始抢救步骤	
□呼救	呼叫产科急救团队、多学科合作,准备复苏
□建立2个以上的有效静脉通道	至少16 G或18 G针头,必要时深静脉穿刺置管
□留置导尿	记每小时尿量
□完善基础的实验室检查	必查项目:动脉血气分析、血常规、凝血功能、肝肾功能、血型鉴定及交叉配血 备查项目:TEG(有条件的医院)
□病情监测	□每5~15 min监测一次生命体征,必要时监测CVP □每30~60 min复查检验指标:动脉血气分析、血常规、凝血功能,TEG备查
呼吸支持治疗	
□保持气道通畅,供氧	□面罩吸氧(5~10L/min),必要时气管插管 保持氧饱和度>90%、氧分压PaO$_2$>60 mmHg
循环支撑	
□液体复苏	晶体液为基础,首选乳酸钠林格液
□血管活性药物	去甲肾上腺首选 多巴酚丁胺、磷酸二酯酶抑制剂两种药物备选
□正性肌力药物	首选多巴酚丁胺或磷酸二酯酶抑制剂
□解除肺动脉高压	前列环素、西地那非、一氧化氮及内皮素受体拮抗剂备选
□必要时心脏生命支持	标准基础心脏生命支持(BCLS)和高级心脏生命支持
□糖皮质激素	氢化可的松500~1 000 mg/d,静滴
□新的循环支持策略	体外循环、体外膜肺氧合(ECMO)和主动脉内球囊反搏
处理凝血功能障碍	
□补充红细胞和凝血因子	浓缩红细胞、新鲜冰冻血浆、冷沉淀、纤维蛋白原 凝血因子等
□注氨甲环酸	1.0 g静滴/次,每日用量1~2 g
产科处理	
□产前AFE	阴道助产或紧急剖宫产术及时终止妊娠
□产后AFE	促进子宫收缩;必要时切除子宫,但不实施预防性子宫切除术
器官功能支持与保护	
□呼吸、循环功能支持	氧疗,液体复苏

续表

急救步骤	具体操作事项
□神经系统保护	亚低温治疗
□积极防治感染	抗生素
□胃肠功能的维护	抑酸、保护胃黏膜
□微循环的监测与改善	动脉血气分析

注：参考目前现有羊水栓塞指南制作，仅供参考。

1.呼救及基础急救

（1）呼救

临床上一旦怀疑患者出现AFE，立即准备复苏；呼叫产科急救团队，包括临床经验丰富的高年资产科医生、助产士、护理人员，同时立即启动全院多学科团队参加急救。

（2）基础急救

持续心电监护监测患者生命体征、留置尿管、记录每小时尿量、准确记录出入量；开放2个以上大静脉通路（至少16 G针头），必要时深静脉穿刺置管，保证复苏液体和抢救药物能迅速输入；完善必须的实验室检查，如血常规、凝血功能、肝肾功能、电解质、动脉血气分析、血型鉴定及交叉配血，做好输血准备，其中动脉血气能在数分钟内提供结果，可指导床旁急救，有条件的医院应行动态检查血栓弹力图指导患者凝血异常的救治。

2.呼吸支持治疗

立即给患者建立通畅的气道，尽早实施正压面罩给氧，氧流量为5～10 L/min、维持血氧饱和度应≥90%，动脉血氧分压（arterial oxygen tension，PaO_2）≥65 mmHg，以保障母儿重要器官氧供给。尽早保持良好的通气状况是抢救成功的关键之一，包括面罩给氧、无创面罩或气管插管辅助呼吸等。无创给氧纠正缺氧无效时应尽快启动气管插管等措施。

3.循环支持治疗

根据血流动力学状态，在AFE初始治疗中及时使用血管活性药物和正性肌力药物，以保证心输出量和血压稳定，应避免过度输液。

（1）液体复苏

以晶体液为基础，因大量生理盐水复苏时易引起高氯性酸中毒，所以液体复苏首选乳酸钠林格液，保持收缩压≥90 mmHg。在循环支持治疗时一定要注意限制液体入量，否则极易导致心力衰竭、肺水肿，而肺水肿是治疗后期发生严重感染、脓毒症诱因之一。

（2）使用去甲肾上腺素和正性肌力药物等维持血流动力学稳定

AFE初始阶段主要表现为右心衰竭，心脏超声检查可提供有价值信息。针对低血压尤其是顽固性低血压，应尽快使用升压药物：去甲肾上腺素或血管加压素等药物维持血压，如：去甲肾上腺素 0.05 ~ 3.30 μg/（kg·min），静脉泵入。多巴酚丁胺、磷酸二酯酶抑制剂（米力农）兼具强心和扩张肺动脉的作用，是治疗的首选药物，使用多巴酚丁胺 2.5 ~ 5.0 μg/（kg·min），静脉泵入；磷酸二酯酶抑制剂（米力农）0.25 ~ 0.75 μg/（kg·min），静脉泵入。

（3）解除肺动脉高压

使用前列环素、西地那非、一氧化氮及内皮素受体拮抗剂等特异性舒张肺血管平滑肌药物。前列环素即依前列醇 10 ~ 50 ng/（kg·min），吸入；或伊洛前列素 10 ~ 20 μg/次，吸入，6 ~ 9 次/日；或曲前列尼尔 1 ~ 2 ng/（kg·min）起始剂量，静脉泵入，逐步增加至达到效果；西地那非 20 mg/次，口服，3 次/日，或通过鼻饲和（或）胃管给药；一氧化氮 5 ~ 40 ppm，吸入。也可给予罂粟碱、阿托品、氨茶碱、酚妥拉明等药物（表9.15）。

表9.15 羊水栓塞急救药物配制

药物	剂量及用法	配制方法
去甲肾上腺素	0.05 ~ 3.30 μg/（kg·min），静脉泵入	肾上腺素用量(mg)=体重(kg)×0.03，稀释为50 ml后用微量注射泵进行推注，每小时输注1 ml则肾上腺素用量为0.01 μg/（kg·min）。
多巴酚丁胺	2.5 ~ 5.0 μg/（kg·min），静脉泵入	多巴酚丁胺用量(mg)=体重(kg)×0.03，稀释为50 ml后用微量注射泵进行推注，每小时输注1 ml则多巴酚丁胺的用量为1 μg/（kg·min）。
氢化可的松	500 ~ 1 000 mg/d，静脉滴注	氢化可的松 500 ~ 1 000 mg 加入 5% 葡萄糖注射液 500 ml静滴

（4）心肺复苏

当孕产妇出现AFE相关心脏骤停时，即刻进行标准的基础心脏生命支持（BCLS）和高级心脏生命支持（ACLS）等高质量心肺复苏。心脏骤停复苏初期无需明确AFE诊断，此时最关键的是紧急行动，即高质量心肺复苏。对未分娩的孕妇，应左倾30° 平卧位或由助手推动子宫左旋防止负重子宫压迫下腔静脉。

（5）应用糖皮质激素

糖皮质激素抗过敏治疗用于AFE患者能否改善母儿预后并无循证医学证据。基于临床实践经验，尽早使用大剂量糖皮质激素，可作为有益尝试。氢化可的松 500～1 000 mg/d，静脉滴注；或甲泼尼龙 80～160 mg/d，静脉滴注；或地塞米松 20 mg 静脉推注，然后再予 20 mg 静脉滴注。

（6）新循环支持策略

AFE 发生后，对血管活性药物无效的顽固性休克孕产妇，进行有创性血流动力学支持可能有益。目前多个救治成功的病例报道，体外循环、主动脉内球囊反搏和体外膜肺氧合（ECMO）可用于重度左心衰竭伴低氧血症患者经以上综合急救无效者。因此，初步复苏干预无反应的情况下，可考虑上述有创性支持方法。

4. 液体复苏管理

AFE 患者对液体需求变化是一个动态过程，需要对容量状态、液体平衡和液体需求进行综合、动态评估。AFE 液体管理分为几个阶段：

（1）肺动脉高压、右心衰竭阶段

在积极解除肺动脉高压的同时必须兼顾右心衰的血流动力学稳定，包括缓解前负荷、增强心肌收缩力、降低右室后负荷并维持全身组织灌注压。心衰导致心输出量降低，有效循环血量减少，肾脏与神经内分泌系统激活，中心静脉压（central venous pressure，CVP）和心室充盈压增高，组织间隙液体潴留，出现呼吸困难、肺水肿等。此时容量超负荷和淤血可以导致多器官功能异常。因此，避免过量液体输入在急性右心衰阶段至关重要。主要目标为通过减少充血和降低右心室（RV）负荷来减轻左心房压力。酌情应用利尿剂，必要时透析。

（2）循环支持阶段（液体复苏）

AFE 液体复苏主要集中在抢救阶段和优化治疗阶段。需要液体疗法优化心脏功能、维持组织灌注、缓解器官功能障碍并达到复苏终点。对容量状态、液体平衡和液体需求进行综合和针对性评估、及时调整诊治方案。

（3）DIC 出血阶段（液体管理）

DIC 常导致母体发生严重产后出血，此时出血常表现为不可控性，往往导致患者进展为失血性休克，需规范输血管理及纠正凝血功能障碍。

5. 处理凝血功能障碍

凝血功能障碍在 AFE 并发心血管系统异常后出现，可为首发症状，因此在起病早期即应开始凝血状态评估。AFE 引发的产后出血、DIC 往往较严重，应积极处理，快速补充红细胞和凝血因子（新鲜冰冻血浆、冷沉淀、纤维蛋白原、血小板等）至关重要，尤其需要注意补充纤维蛋白原。同时进行抗纤溶治疗，如静脉输注氨甲环酸 0.5～1.0 g 等。有条件者可使用床旁血栓弹力图（TEG）指导血液成分输注。

AFE 常伴有宫缩乏力，需积极治疗，必要时使用宫缩剂，如缩宫素、麦角新碱和前列腺素等。经阴道分娩者要注意检查是否存在子宫颈、阴道等产道裂伤。若出血凶猛难控制，在维持孕产妇有效生命体征的同时，应果断、快速地切除子宫。

临床上对肝素治疗 AFE 并发 DIC 争议很大。这是因为 AFE 进展迅速，难以及时发现 DIC 高凝阶段，使用肝素治疗弊大于利，因此不常规推荐肝素治疗，除非有早期高凝状态依据。

6.产科处理

若 AFE 发生在胎儿娩出前，抢救孕妇的同时应及时终止妊娠，评估病情后行阴道助产或急诊剖宫产术。当孕产妇发生心脏骤停，胎儿已达妊娠 24 周以上有条件存活，立即给予孕产妇心肺复苏同时准备紧急剖宫产术；如孕产妇心肺复苏 4 min 后仍无自主心率，可以考虑行紧急剖宫产术，可能挽救胎儿生命。当 AFE 孕产妇发生心脏骤停时，在围死亡期做出剖宫产术决定困难；须根据抢救现场具体情况决策，无统一处理标准。

子宫切除不是治疗 AFE 必要措施，不建议实施预防性子宫切除术。若产后出血难以控制，危及产妇生命，则必须果断、快速地切除子宫。

7.迅速、全面、动态监测

全面监测应贯穿于患者抢救全过程，包括血压、心率、呼吸、神志、尿量、凝血功能、电解质、肝肾功能、血氧饱和度、心电图、动脉血气分析、CVP、心输出量等。经食管超声心动图、肺动脉导管，可作为监测其血流动力学的有效手段。

8.器官功能的支持与保护

AFE 急救成功后患者多发生急性肾功能衰竭、急性呼吸窘迫综合征、缺血缺氧性脑损伤等多器官功能衰竭及重症脓毒症等。心肺复苏后应给予患者呼吸、循环等对症支持治疗，维持孕产妇生命体征和内环境稳定，包括神经系统保护、亚低温治疗、稳定血流动力学及足够血氧饱和度、血糖水平控制、血液透析等，积极防治感染、胃肠功能维护、微循环监测与改善、免疫调节与抗氧化治疗等。

（六）预后

AFE 导致母体死亡率范围为 10%～90%，但最近来自大型非特定人群数据显示，AFE 总体死亡率接近 20%。幸存者结局欠佳，85% 患者存在脑缺氧导致的严重神经系统损伤。AFE 是母体死亡的主要原因之一，据报道在发达国家，AFE 导致的母体死亡占母体总死亡的10%。新生儿死亡率为20%~60%，只有50%的存活新生儿神经功能完好。

（阎萍 常青）

第五节 围分娩期感染

围分娩期感染是指母体感染的病毒、细菌、原虫或螺旋体等病原微生物通过各种途径所致的胎儿或新生儿感染。我国围分娩期通常指妊娠28周至产后1周，全球孕产妇围分娩期感染发生率约为0.1%~18.1%。围分娩期感染的病原体多样，感染时机不同，病情轻重不一，轻者可以无明显损害，重者可引起流产、早产、先天畸形、生长受限、智力低下、死胎或远期慢性感染等。因此，围分娩期感染的诊治和预防应得到充分的重视。

对于妊娠合并传染性疾病的患者，根据国家卫生管理部门发布的《孕产妇妊娠风险评估与管理工作规范》，其妊娠风险分级为紫色，此分类中包括病毒性肝炎、梅毒、HIV感染及艾滋病、结核病、重症感染性肺炎、特殊病毒感染（H1N7、寨卡病毒、新型冠状病毒等）。

一、围分娩期感染预防与诊治

产程中感染可分为内源性感染和外源性感染。内源性感染是由生殖道的条件致病菌引起的感染，外源性感染是由外界的病原体进入产道所引起。内源性感染比外源性感染更重要，因为生殖道的病原体可能通过胎盘、胎膜、羊水间接感染胎儿，导致不良妊娠结局。

（一）感染的高危因素

1.一般因素

孕产妇自身存在的状况，如营养不良、糖尿病、肥胖、严重贫血、孕期卫生不良、细菌性阴道病等，均与围分娩期感染的风险增加有关。

2.与分娩有关的因素

（1）胎膜早破

胎膜早破是常见的分娩并发症之一，除感染等其他原因外，往往因胎位异常引起。可能存在胎先露未衔接，提示胎先露可能在骨盆入口处受阻。胎膜早破容易并发羊膜腔感染和产褥感染。

（2）产前出血

据报道，产前出血的发生率约为6%～10%，前置胎盘、胎盘早剥、子宫破裂及宫颈因素等均可增加产前出血的发生率，并导致产后出血、子宫切除、产妇死亡率、产褥感染率和贫血发生率增加。

（3）产程延长

第二产程延长与产褥感染增加有关。第二产程是分娩过程中最重要也是最危险的一个环节，胎位异常、宫缩乏力、脐带异常、产道异常都会导致第二产程延长，并增加感染的风险。

（4）分娩期的操作

多次阴道检查、宫腔探查、产钳等经阴道助产的手术、剖宫产等均可使产程中感染的发病机会增加。与阴道分娩相比，剖宫产使产后感染的风险增加了5～20倍。

3.病原体感染

（1）细菌感染

1）需氧菌：

①链球菌：包括A族、B族及D族链球菌，其中以B族溶血性链球菌的致病性最强，可产生多种外毒素和溶组织酶，溶解组织内多种蛋白，使细菌侵袭、致病、毒力和播散能力增强，引起严重的感染。

②杆菌：大肠埃希菌、克雷伯菌属、变形杆菌是产程中感染常见的杆菌，也是脓毒症和感染性休克最常见的病原菌。

③葡萄球菌：主要的致病菌为金黄色葡萄球菌和表皮葡萄球菌。

2）厌氧菌：

①革兰阳性球菌：以消化链球菌和消化球菌最为常见。

②杆菌属：常见的厌氧性杆菌有脆弱类杆菌、产黑色素类杆菌等。

③梭状芽胞杆菌：是专性厌氧菌，其中以产气荚膜梭菌的毒性最强，寄生于肠道及阴道。

3）B族溶血性链球菌（group B streptococcus, GBS）：GBS是一种革兰阳性球菌，

又名无乳链球菌，常定植于下生殖道及胃肠道、直肠，属于条件致病菌。据报道，约10%~30%的孕妇伴有GBS感染，若不加以干预，其中50%在分娩过程中会传递给新生儿。GBS的生殖道定植和母婴传播是导致孕产妇产褥期感染和新生儿感染/死亡的重要原因之一，这可能是由于孕妇缺乏特异性抗体所致。

4）梅毒：是由苍白密螺旋体引起的一种慢性全身性传染病，可造成多器官损害。梅毒螺旋体可以通过胎盘感染胎儿，可引起流产、早产、死胎、死产、低出生体重儿和先天梅毒。

（2）病毒感染

①乙型肝炎病毒（hepatitis B virus, HBV）：母婴传播是我国慢性HBV感染的主要原因，预防HBV母婴传播是控制慢性乙肝的关键。乙型肝炎病毒感染的主要诊断依据是乙型肝炎表面抗原（HBsAg）阳性。目前，我国育龄期妇女HBsAg的总体阳性率为5%~6%。

②人免疫缺陷病毒（human immunodeficiency virus, HIV）：获得性免疫缺陷综合征（艾滋病）是由HIV感染引起的。其潜伏期可由6个月到5年或10年以上，此时期患者仅表现为血HIV病原学阳性。HIV可增加不良妊娠结局的发生，如流产、早产、死产、低出生体重儿和新生儿HIV感染等。妊娠也可影响HIV感染的病程，加速HIV感染者发展为艾滋病。

③冠状病毒（Coronavirus）：新型冠状病毒肺炎（Coronavirus disease 2019, COVID-19）是由新型冠状病毒（SARS-CoV-2）感染所引发的疾病。冠状病毒是一大类病毒的总称，因其表面有类似王冠的突起而被命名，能够感染人类的冠状病毒共有6种，其中有2种分别是SARS（严重急性呼吸综合征）冠状病毒和MERS（中东呼吸综合征）冠状病毒，能够引起严重的呼吸系统疾病。其他4种比较常见，但致病性较低，常造成普通感冒，症状较轻。

（二）产程中感染的一般临床表现

1.发热

发热是最常见的临床表现。由大肠杆菌、李斯特菌导致的感染会使患者出现高热、寒战的临床表现。如发生弥漫性腹膜炎时，全身中毒症状明显，也可出现高热。

2.疼痛

分娩时会阴部损伤导致的感染表现为患者会阴部疼痛，坐位困难，可有低热。若炎症弥漫至全腹，可出现下腹部明显压痛、反跳痛。

3.阴道分泌物异常

表现为恶露不净有异味。若为子宫内膜炎，子宫内膜充血、坏死，阴道内可有大量脓性分泌物且有臭味。

4.胎心改变

孕妇发热明显及宫内感染可导致胎儿宫内窘迫，多表现为胎心过速（≥160次/分）或过缓（≤110次/分）。

（三）产程中感染的治疗

1.产程中感染的一般处理

（1）支持治疗

适当给予孕产妇补液，维持体内水、电解质平衡，补充维生素。病情严重或贫血者，可多次少量输新鲜血或血浆，以增强抵抗力。

（2）抗生素

对有明确病原体来源的孕产妇，建议采用针对性的敏感抗生素。如果产程中孕产妇出现发热，且无法明确病原体，应积极完善病原体的筛查，但同时建议产程中医护人员根据经验使用广谱高效抗生素，然后根据细菌培养和药敏试验结果，调整抗生素种类和剂量，保持有效的血药浓度。

（3）胎儿监测

无感染临床表现的孕产妇进入产程后，第一产程潜伏期每30～60 min听诊胎心率1次，活跃期每30 min听诊1次。第二产程每10 min听诊1次。每次听诊至少1 min，如果听诊期间胎心率未一直在正常范围内，则应延长听诊时间，至少应覆盖3次宫缩。应在子宫收缩时进行听诊，在宫缩后继续听诊至少30 s。

如果孕产妇出现但不限于以下感染迹象，推荐持续电子胎心监护：孕产妇心率30 min内出现2次超过120次/分；1 h内孕产妇体温2次超过37.5 ℃；怀疑绒毛膜羊膜炎或败血症；孕产妇主诉腹痛不同于正常宫缩痛；羊水有明显的胎粪污染；产程中阴道有鲜血流出；宫缩间期血压升高，收缩压≥140 mmHg或舒张压≥90 mmHg；宫缩持续≥60 s或宫缩过频（>5次/10 min）。对于存在胎儿生长受限情况的孕产妇，产程中推荐持续电子胎心监护。

（4）产程管理

严格无菌操作是控制产程中感染的关键，应当认真执行产房、接产人员、接产用具的消毒隔离。助产人员更应严格遵守无菌操作，规范阴道检查：潜伏期每4 h进行1次阴道检查，活跃期每2h进行1次阴道检查。对于产程进展顺利者，不推荐产程中常规行人工破膜术。一旦胎膜破裂，建议立即听诊胎心，观察羊水颜色、性状和流出量，必要时行阴道检查，同时记录。

单纯的潜伏期延长不作为剖宫产术的指征。但对于存在围分娩期感染高危因素或迹象的孕产妇，产程的延长仍增加了感染加重的风险。因此，产程观察中，应该加强产程管理，维持有效的宫缩，及时发现阻碍产程进展的不利因素。若发现活跃期有延长趋势，应进行全面评估和处理，如宫缩欠佳，应予以加强宫缩处理，明确为活跃期停滞者行剖宫产术分娩。如果第二产程初产妇超过3h，经产妇超过2h，需要采取干预措施尽快娩出胎儿；若宫口开全1h，胎头下降不理想，应给予干预措施，而不是盲目等待。

分娩结束后，认真检查胎盘、胎膜，及时处理胎盘和（或）胎膜残留以及软产道损伤。如发生残留，在有效抗感染的同时，行宫内感染组织钳夹术，待感染彻底控制、体温正常后，再彻底清宫。

2.GBS感染的规范治疗

针对B族溶血性链球菌（GBS）感染，应进行预防性治疗。产程中针对GBS感染予抗生素预防性应用的指征包括：①产前GBS筛查阳性；②妊娠期GBS菌尿；③既往有GBS感染新生儿分娩史；④GBS定植状态未知且合并以下任一情况：早产，胎膜早破>18h，体温≥38℃，产程中核酸扩增试验（NAAT）提示GBS阳性，既往妊娠期GBS阳性。其中，与既往妊娠期GBS筛查阴性孕妇相比，有GBS定植史的患者再次妊娠复发GBS定植的风险增高。因此，在本次妊娠GBS定植状态未知时，应根据孕妇GBS定植史提供产时抗生素预防性应用的指征。

静脉滴注青霉素G是一线选择，该法能够使药物快速通过胎盘到达胎儿血液循环中，能有效预防新生儿早发型B族链球菌病，而口服或肌注抗生素以及抗菌药物阴道冲洗等方式均不能获得理想效果。此外，亦可选择静脉滴注氨苄青霉素、头孢唑林、克林霉素及万古霉素。如考虑已发生宫内感染，则应更换为更加广谱的抗生素（如头孢唑林）。头孢唑林与青霉素具有相似的药代动力学，是青霉素低过敏风险妇女产时抗生素预防的首选替代品（图9.23）。

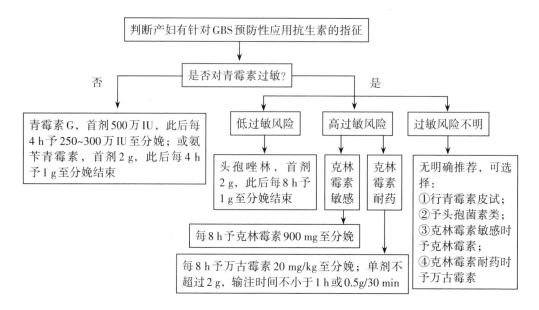

图9.23 针对产时孕妇GBS感染预防性抗生素用药方案（供参考）

引自：预防围产期B族链球菌病（中国）专家共识，中华围产医学杂志，2021年

3.乙型肝炎病毒感染的分娩期管理

所有孕妇产前需要筛查乙肝血清学指标：HBsAg阳性表示有HBV感染，有传染性；HBeAg阳性，是病毒复制活跃、病毒载量高的标志，传染性强；抗HBs阳性，表示孕产妇有免疫力。确诊感染后纳入孕产妇分类管理之紫色标识。

慢性HBV感染者妊娠后，必须监测HBV DNA并定期复查肝功能，尤其在妊娠早期和晚期。HBV DNA≥$2×10^5$ IU/ml的孕妇，建议妊娠28~32周期间开始服用抗病毒药物以阻断母婴传播，首选不易产生耐药的替诺福韦酯。首次检测肝功能正常者，无肝炎症状时，每2~3个月复查1次。如丙氨酸转氨酶（alanine aminotransferase, ALT）水平升高但不超过正常值2倍（<100 U/L）、无症状、无胆红素升高者，无需治疗，但需休息，间隔1~2周复查；如ALT水平升高超过正常值2倍（≥100 U/L），但无胆红素升高、无症状者，无需治疗，但需休息，间隔3~5日复查；如ALT水平升高超过正常值2倍（≥100 U/L），且有肝炎症状或胆红素升高，需请感染科或肝病科医师会诊，必要时住院治疗。

4.性传播疾病的分娩期管理

常见的妊娠期性传播疾病（sexually transmitted diseases, STDs）包括淋病、梅毒、尖锐湿疣、生殖器疱疹、沙眼衣原体感染、支原体感染和艾滋病等。

（1）妊娠合并梅毒

对所有孕妇在妊娠后首次产前检查时均应进行梅毒血清学筛查，且最好在妊娠3个月内进行首次检查。孕妇一旦确诊梅毒感染，应及早进行规范治疗，首选注射青霉素。螺旋体感染的治疗可导致吉海反应，该反应主要发生在原发性或继发性疾病治疗的最初24h内，可能会造成胎儿窘迫，须注意鉴别。妊娠合并梅毒不是剖宫产的指征，分娩方式应根据产科情况决定。

（2）妊娠合并艾滋病

妊娠后首次产前检查时应进行HIV感染筛查。艾滋病患者和HIV抗体阳性者均不宜妊娠，一旦妊娠也应终止。坚持妊娠者应注意防范HIV的垂直传播。妊娠期应用抗逆转录病毒治疗和一般支持对症处理。接产时须做好防护，减少职业暴露的风险。对有阴道分娩条件、孕期充分抗病毒治疗、其本人有阴道分娩要求者，可阴道试产。分娩前使用阴道消毒液或抗病毒溶液进行产道清洗。阴道分娩产妇避免会阴侧切、人工破膜、产钳或胎吸等损伤性操作，尽量缩短产程与胎膜早破时间，否则予以剖宫产。

5.新型冠状病毒肺炎孕产妇的分娩期管理

新型冠状病毒肺炎孕产妇应启动多学科救治，管理流程应当清晰有效（图9.24）。确诊感染后纳入孕产妇分类管理之紫色标识。多学科会诊要求产科、麻醉科、新生儿科、感染科、院感科、医务科等多科室参与。根据病情讨论确定终止妊娠时间、分娩方式、麻醉方式、可能发生的紧急情况及处理方法等内容。新型冠状病毒肺炎确诊孕产妇诊疗决策原则是：结合孕周、新型冠状病毒肺炎病情类型、有无急诊产科状况等综合情况，进行个性化评估。

（1）早孕和中孕期孕妇，应以积极治疗新型冠状病毒肺炎为主，暂时不考虑终止妊娠。

（2）孕32~34周前的孕妇，轻型或普通型症状者可适时延长孕周，但要严密观察胎儿的宫内情况，超声检查评估胎儿情况，及时发现羊水过少和胎儿生长受限、胎儿窘迫，必要时及时终止妊娠。

（3）孕32~34周后，如孕妇病情严重，分娩可能有利于孕妇健康；如病情经过治疗未见好转，可考虑终止妊娠。

（4）如为重型或危重型新型冠状病毒肺炎，为了保障孕产妇的安全，不论孕周多少均需考虑提前终止妊娠。

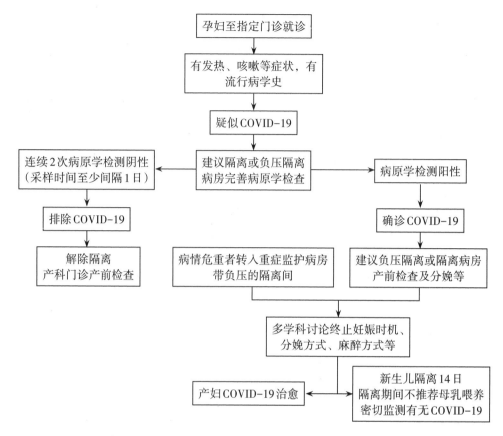

图9.24 新型冠状病毒肺炎孕产妇处理流程

二、绒毛膜羊膜炎及羊膜腔感染综合征诊治

绒毛膜羊膜炎是指病原体侵入羊膜腔后感染羊水、胎膜、胎盘、子宫而引起的炎症。据文献报道，绒毛膜羊膜炎的全球发生率约为0.6%～19.7%。国内研究发现，其发生率在20～36周早产儿中为18.7%，在足月儿中为5.2%。羊膜腔感染可导致新生儿急症，包括新生儿肺炎、脑膜炎、败血症和死亡。羊膜腔感染还可引起孕产妇多种并发症，包括子宫收缩乏力的产后出血、子宫内膜炎、腹膜炎、败血症、成人呼吸窘迫综合征，甚至死亡。羊膜腔感染的识别并及时采取治疗措施能有效降低产妇和新生儿的发病率和死亡率。

（一）诊断标准

羊膜腔感染可通过羊水培养或革兰氏染色或两者结合及生化分析客观确诊。但对于大多数围分娩期的妇女，诊断主要采用临床标准。

急性临床绒毛膜羊膜炎的主要表现为孕妇体温升高（体温≥37.8 ℃）、脉搏增快（≥100次/分）、胎心率增快（≥160次/分）、宫底有压痛、阴道分泌物异味、外周血白细胞计数升高（≥15×10⁹/L或核左移）。孕妇体温升高的同时伴有上述2个或以上的症状或体征可以诊断为临床绒毛膜羊膜炎，单纯一项指标异常应进行相应的鉴别诊断，并密切观察和监测。

（二）综合治疗

1.一般治疗

给予易于消化和富于营养、维生素的饮食，注意补充水分，维持电解质平衡。

2.抗生素的使用

当怀疑或确诊羊膜腔感染时，均建议产时使用抗生素（表9.16）。随机临床试验表明，羊膜腔感染的产时抗生素治疗可降低新生儿脓毒症、肺炎和败血症的发生率。产时抗生素也被证明可以减少产妇发热的发病率和住院时间。在孤立性母体发热时也应考虑使用抗生素，除非确定并记录了羊膜腔感染以外的其他来源。

最好能根据细菌培养结果和药敏试验选择抗生素。但治疗往往需在得到细菌培养结果之前开始，因此多数时间是根据经验选用药物。广谱青霉素（哌拉西林、替卡西林、美洛西林）、头孢菌素（头孢孟多酯、头孢西林、头孢哌酮、头孢噻肟、头孢唑肟、头孢替坦、头孢他啶）、大环内酯类的抗菌谱广、临床疗效高，均可选用。抗菌治疗使用时间应基于产后子宫内膜炎的危险因素。数据表明，阴道分娩的妇女患子宫内膜炎的可能性较小，而且产后不需要使用抗生素。而剖宫产分娩的妇女，建议在分娩后至少增加一剂抗生素。如果产后存在脓毒症或持续发热等其他母体危险因素，应延长抗生素的疗程。

表9.16　羊膜腔感染的抗生素治疗方案推荐

	推荐抗生素	剂量	备注
主要方案	氨苄西林	每6 h静脉注射2 g	剖宫产后：在已选择的方案上添加额外剂量。克林霉素900 mg静脉注射或甲硝唑500 mg静脉注射，至少增加一次。阴道分娩后：无需额外剂量；但如果要添加，克林霉素不适用。
	推荐抗生素（轻度青霉素过敏）	剂量	
	头孢唑林	每8 h静脉注射2 g	
	推荐抗生素（严重青霉素过敏）	剂量	
	克林霉素	每8 h静脉注射900 mg	
	万古霉素	每12 h静脉注射1 g	

续表

	推荐抗生素	剂量	备注
替代方案	氨苄西林-舒巴坦	每6 h静脉注射3 g	剖宫产后：在已选择的方案上添加额外剂量。不需要额外添加克林霉素。阴道分娩后：无需额外剂量；但如果要添加，克林霉素不适用。如果该患者有B族链球菌定植，且对克林霉素或红霉素耐药，则应使用万古霉素（除非克林霉素诱导的耐药性检测为阴性），或者该患者有B族链球菌定植且对抗生素不敏感。
	哌拉西林-他唑巴坦	每6 h静脉注射3.375 g 或每8 h静脉注射4.5 g	
	头孢替坦	每12 h静脉注射2 g	
	头孢西丁	每8 h静脉注射2 g	
	厄他培南	每24 h静脉注射1 g	

除抗生素外，患者还应服用退热药。高热者可进行物理降温，或应用解热药物，ACOG推荐使用对乙酰氨基酚退热。

3.产程管理

产程中需动态监测孕产妇体温、宫缩情况、母/胎心率、阴道流液的性状，定期复查血常规、胎心监护等，确定有无胎儿窘迫等并发症。

单凭羊膜腔感染并不是立即分娩的指征，在大多数情况下，分娩方式应以标准产科指征为基础。产程延长、产道暴露时间延长及机体免疫力降低，增加了逆行性感染的概率，从而导致羊膜腔感染率增加。诊断绒毛膜羊膜炎者应尽快终止妊娠，不能短时间内阴道分娩者应考虑行剖宫产终止妊娠。

4.新生儿的治疗

羊膜腔感染的孕妇分娩的新生儿应视为高危儿处理。分娩时应做好新生儿复苏的准备，对所有疑似或确诊羊膜腔感染的新生儿进行耳拭子培养及必要的实验室检查和经验性抗生素治疗。

三、脓毒症

脓毒症是由感染引起的全身炎症反应综合征。脓毒症起始于感染，经过细胞因子风暴、毛细血管内皮损伤、毛细血管渗漏、微血栓形成和组织灌注下降，最终导致器官功能损伤。妊娠期脓毒症是一种危及孕妇生命的疾病，世界卫生组织（WHO）新共识将其定义为在妊娠、分娩、产后或流产时感染而引起的器官功能障碍症候群。妊娠期脓毒症的发病可能是隐匿性的，患者可能在脓毒性休克、多器官功能障碍或死亡迅速恶化之前表现良好。

（一）评估

对脓毒症的早期预警，各国都发布了面向产科的预警与识别方法。2017年澳大利亚和新西兰产科医学会指南提出了产科改良SOFA评分（sequential organ failure assessment，序贯器官衰竭评分）及产科改良快速SOFA评分（见表9.17和表9.18）。如果患者SOFA评分≥2分，应怀疑脓毒症，积极干预并尽快进行产科改良SOFA评分明确诊断。

表9.17 产科改良SOFA评分

参数	0分	1分	2分
氧合指数	>400	300~400	<300
血小板（×10⁹/L）	>150	100~150	<100
胆红素（μmol/L）	<20	20~32	>32
平均动脉压（mmHg）	≥70	<70	需要升压药
精神状态	清醒	对声音有反应	对疼痛有反应
血肌酐（μmol/L）	<90	90~120	>120

表9.18 产科改良快速SOFA评分

参数	0分	1分
呼吸频率	<25	≥25
收缩压（mmHg）	≥90	<90
精神状态	正常	不正常

2019年美国CMQCC指南制定了产科脓毒症评估与处置工具包，提出"二步法"：第一步，基于改良的SIRS标准，筛查可疑重症感染者，包括4项指标：体温>38 ℃或<36 ℃、呼吸频率>20次/分、心率>90次/分、白细胞计数>12×10⁹/L或<4×10⁹/L，其中任何2项阳性，应开始予以患者抗生素治疗，静脉输液1~2 L，并加强监测，转向确认性评估。第二步，经改良的SOFA标准识别脓毒症。包括7项指标：氧合指数、凝血功能、胆红素值、血压、肌酐值或尿量、精神意识、血乳酸值，其中任何一项阳性即可确认。若上述指标全阴性，仍为高风险，需再评估；若仅分娩时乳酸值高，须密切监测，补液后重复乳酸检测；若在30 ml/kg液体负荷后持续性平均动脉压（mean arterial pressure，MAP）<65 mmHg，即为感染性休克。产科感染性休克早期评估表见表9.19。

表 9.19　产科感染性休克早期评估表

高危因素	□妊娠
	□剖宫产术后
	□阴道助产严重裂伤
	□胎膜早破
	□死胎 3 日以上
	□反复阴道检查、肛门指诊 5 次以上
	□绒毛膜羊膜炎
母体状况	□急性意识障碍，皮肤(湿冷、花斑、紫绀)
	□体温>38 ℃或<36 ℃
	□收缩压<90 mmHg 或原基础值下降 40 mmHg
	□积极液体复苏(20~40 ml/kg)，血压不升或需用血管活性药
	□心率>90 次/分；呼吸>20 次/分
	□脏器低灌注，尿量<30 ml/h
	□WBC>12×10⁹/L 或<4×10⁹/L，或幼稚杆状核粒细胞>0.10
	□微循环障碍、血管舒张功能障碍，凝血功能异常
	□PCT 含量≥0.5 μp/L 且从最大值下降幅度<80%
	□CRP≥20 mg/L 或入院后每日变异≥30%
	□白介素-6(IL-6)>250 pg/ml
	□Lac 浓度>1.5 mmol/L
	□血培养可能有致病微生物生长
处理	启动多学科会诊或转诊

（二）综合治疗

1.液体复苏

建议"黄金 1 小时"内液体复苏。及时液体补充能保障组织灌注，防止高凝状态与血栓形式。初始液体复苏时首选晶体液与胶体液。脓毒症产妇应尽早给予 1~2 L 晶体液，然后以动态的前荷测量为依据进行液体治疗。治疗过程中应连续监测血乳酸值。在进行初始复苏的最初 6 h 内，下述复苏目标可以作为规范化治疗的一部分：①中心静脉压 8~12 mmHg；②MAP≥65 mmHg；③尿量≥0.5 ml/（kg·h）；④上腔静脉血氧饱和度或混合静脉血氧饱和度≥70% 或 65%。

对无组织灌注不足，且无心肌缺血、重度低氧血症或急性出血的患者，可在血红蛋白< 70 g/L 时输注红细胞，使血红蛋白维持在 70~90 g/L。

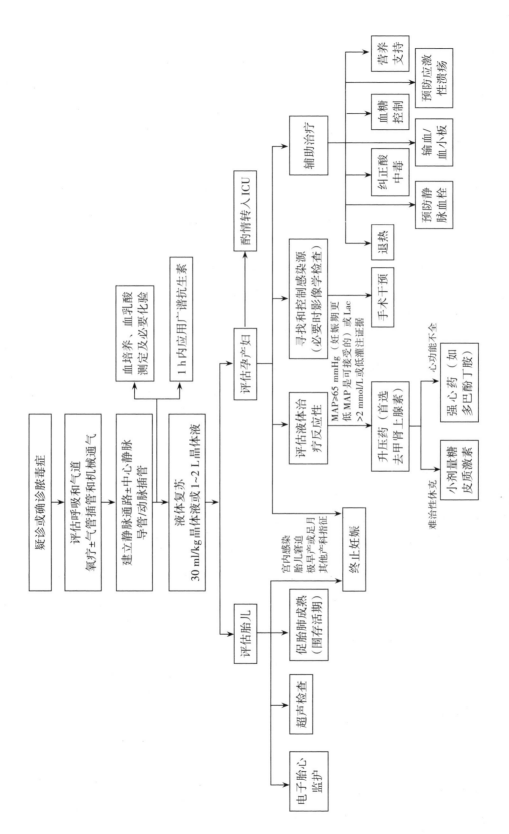

图 9.25　妊娠期脓毒症的初期治疗流程图

2.血管活性药物

脓毒性休克患者去甲肾上腺素和多巴胺均能通过收缩血管而升高MAP，与多巴胺相比，去甲肾上腺素对心率和每搏输出量的影响较小，却能更有效地改善脓毒性休克患者的低血压状态。若液体复苏后仍持续性低血压或低灌注，运用去甲肾上腺素升后，维持MAP>65 mm/Hg；针对心肌功能障碍可运用强心药多巴酚丁胺。

3.抗菌药物治疗

一旦确诊严重脓毒症或脓毒性休克，应在1 h内开始有效的静脉抗菌药物治疗。对脓毒性休克患者而言，尽早静脉应用抗菌药物至关重要。每延迟1 h应用抗菌药物都将增加患者病死率，无论是否伴有休克，严重脓毒症患者均应尽早应用抗菌药物。初始经验性抗感染治疗方案应采用覆盖所有可能致病菌（细菌和/或真菌）且能进入疑似感染源组织内并达到有效浓度的单药或多药联合治疗。一旦有明确病原学依据，应考虑降阶梯治疗策略。脓毒症患者的抗菌药物的疗程至少为7~10日。

4.终止妊娠

早期发现、迅速识别感染源和靶向治疗可改善妊娠严重脓毒症和脓毒性休克的结局。在妊娠合并严重脓毒症或脓毒性休克的情况下进行分娩时，必须充分考虑胎龄、孕产妇状况和胎儿状况。分娩前应该首先稳定孕产妇的状况，这样可以使胎儿的状况也同样得到改善。

5.生命支持治疗

对发生急性呼吸窘迫综合征（ARDS）患者进行机械通气，并程序化镇静。心率较快的脓毒性休克患者可考虑使用短效β受体阻滞剂。在无禁忌证的情况下，推荐对严重脓毒症患者应用肝素进行深静脉血栓的预防。严重脓毒症/脓毒性休克复苏后血流动力学稳定者尽早开始营养支持（48 h内），首选肠内营养。

四、产褥感染

产褥感染是分娩及产褥期生殖道受到病原体的侵袭引起的局部或全身感染，发病率约6%。产褥感染可导致产褥病率，即分娩24 h以后的10日内，每日测量体温4次，每次间隔4 h，有2次体温达到或超过38 ℃。

（一）高危因素

1.患者方面

年龄偏高或偏低、肥胖、糖尿病或高血压、免疫紊乱、贫血。

2.产科方面

剖宫产、早产或过期产、胎膜早破、产程延长、阴道检查次数大于5次、胎粪污染、有创性产前诊断、使用胎儿镜、阴道手术助产、人工剥离胎盘、妊娠物滞留、使用导尿管、产后出血等。

（二）诊断

根据病史、体格检查、辅助检查和病原学检查确定诊断。需与急性上呼吸道感染、急性肾盂肾炎、急性乳腺炎等疾病相鉴别。

1.病史

出现产后发热时，应详细询问分娩过程。产褥早期发热的最常见原因是脱水，但在2～3日低热后突然出现高热，应考虑感染可能。

2.体格检查

应仔细检查腹部、盆腔及会阴伤口，注意伤口愈合情况、恶露情况、子宫的大小及有无压痛、附件部位有无包块等。

3.辅助检查

可通过超声、CT或磁共振等检查对感染形成的炎性包块进行定位和定性诊断。

4.病原学检查

通过宫腔分泌物、脓肿穿刺物、后穹窿穿刺物作细菌培养和药敏试验，必要时作血培养和厌氧菌培养。

（三）治疗原则

1.支持疗法

加强营养，补充维生素，纠正贫血与电解质紊乱，增强免疫力。

2.胎盘、胎膜残留处理

清除宫腔残留物，脓肿物切开引流，去除病原组织。

3.应用抗生素

应注意需氧菌与厌氧菌以及耐药菌株的问题。感染严重者，首选广谱高效抗生素等综合治疗。必要时可短期加用肾上腺糖皮质激素，提高机体应激能力。

4.抗凝治疗

感染是产后VDT高危因素，可给予低分子肝素预防VTE，必要时静脉输注尿激酶、链激酶等溶栓药物。

5.手术治疗

经积极治疗无效，炎症继续扩散，引起感染性休克时应积极抢救，必要时及时切除子宫以清除感染源。

（四）预防

加强孕期卫生宣传，保持外阴清洁，妊娠晚期避免盆浴及性交，加强营养，增强体质。治疗急性外阴阴道炎及宫颈炎等合并症，避免胎膜早破、滞产、产道损伤与产后出血。消毒产妇用物，严格无菌操作，正确掌握剖宫产指征。产后严密观察，对可能发生产褥感染和产褥发热者，应用抗生素预防。

（冯玲　余俊　周璇）

第六节　阴道分娩后母体变化及处理

产褥期是指从胎盘娩出至产妇全身器官（除乳腺外）恢复至正常未孕状态所需的一段时期，一般为产后6周。这段时期是母婴康复的关键时期，需要科学系统的健康管理。充分了解产褥期母体和新生儿特点及变化，确保母儿安全、产妇康复和新生儿成长，减少产褥期母儿并发症、提高母乳喂养率，对提高产褥期妇女生活质量具有重要作用。本节重点介绍经阴道分娩后一周内的一般监护及处理。

产后2 h内易发生严重并发症，特别是产后出血、心力衰竭、产后高血压、子痫等，严重危害产妇健康、甚至引起产妇死亡，因此，医护人员应对经阴道分娩产妇进行产后2 h产房内的规范、严格观察。产妇应注意保暖，调整至舒适体位，同时在其臀下放置接血盘（或符合统计阴道出血量要求的护理垫）；定时监测产妇生命体征、意识及情绪变化，注意子宫硬度、宫底高度变化、膀胱是否充盈等；规范统计阴道出血量，注意产妇主诉，是否有肛门坠胀、持续性腹痛，发热、畏寒、寒战等；发现问题及时诊断及处理，有关产褥期处理请参阅本书其他章节，现重点描述产妇分娩后近期出现的生理变化及临床表现。

一、生殖系统变化及临床表现

（一）子宫

胎儿及其附属物娩出后、子宫体迅速缩小。子宫逐渐恢复至未孕前状态的全过程，称为子宫复旧，约需6周。

1.子宫复旧

子宫复旧是指肌浆中蛋白质分解排出，细胞质减少致肌细胞缩小。随着子宫体肌纤维不断缩复，子宫体积及重量均发生变化。胎盘娩出后，宫底平脐，以后每日下降 $1\sim2\,cm$；子宫缩小至约妊娠5个月时大小，约重1 kg，于产后6周恢复至妊娠前大小，约重 $50\sim70\,g$。

2.产后宫缩痛

产后子宫收缩，子宫肌肉相对缺氧而出现疼痛称为产后宫缩痛，多见于经产妇，且疼痛明显较初产妇重。哺乳时反射性分泌缩宫素会使疼痛加重，但有利于子宫复旧，预防产后出血。

3.子宫内膜再生

（1）子宫内膜修复

胎盘组织娩出后，子宫内膜基底层逐渐再生、修复，产后第3周，除胎盘附着部位外，宫腔表面均由新生内膜覆盖，产后42日左右子宫内膜全部修复。

（2）恶露

产后坏死脱落的组织、血液和宫腔渗出物等经阴道排出，称为恶露。最先为血性恶露，色鲜红，量多，含较多血液和坏死蜕膜组织，持续数天。随后出血逐渐减少，色淡红，浆液增加，转为浆液性恶露，持续10日左右。若子宫复旧好（坚持母乳喂养、适当活动），恶露转为白色浆液，持续3周左右。子宫复旧不全或宫腔内残留部分胎盘、胎膜或合并感染时，恶露增多，血性恶露持续时间延长并有异味，应及时就医。

4.宫颈变化

产后子宫下段肌纤维缩复，逐渐恢复为非孕时的子宫峡部长度。胎盘娩出后宫颈外口呈环状如袖口，产后 $2\sim3$ 日可容2指，产后1周左右宫颈内口关闭，宫颈管复原。产后4周宫颈恢复至非孕时形态。分娩时宫颈外口常发生轻度裂伤，使初产妇宫颈外口由产前圆形（未产型），变为产后"一"字形横裂（经产型）（图9.26）。

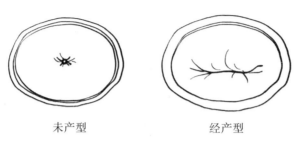

未产型 经产型

图9.26 宫颈外口

（二）外阴、阴道及盆底组织

1.外阴

产后外阴轻度水肿，2～5日后自行消退。会阴部轻度裂伤或会阴切口在产后3～5日愈合。处女膜撕裂形成残缺不全的痕迹，称为处女膜痕。

2.阴道

分娩后阴道腔扩大、阴道壁松弛、肌张力减低、黏膜皱襞消失。约在产后3周张力恢复，黏膜皱襞重现，但均不能达到妊娠前状态。因此建议产妇于产后42日后到医院复查，并针对性进行康复锻炼及治疗。

3.盆底组织

产后盆底肌肉和筋膜失去张力并有部分肌纤维断裂，在产褥期逐渐恢复至接近未孕状态，产后康复锻炼能促进恢复。难产引起肌肉、筋膜严重断裂，易造成盆底松弛，如果产褥期过早参加体力劳动或腹压增高（剧烈咳嗽、便秘等），可导致阴道壁膨出和子宫脱垂。产后42日需到医院进行盆底肌力评估，根据评估结果予以盆底治疗。

二、乳房和泌乳

妊娠期孕妇体内雌激素、孕激素、胎盘生乳素升高，乳腺发育、乳腺体积增大、乳晕加深，为泌乳做好准备。当胎盘剥离娩出后，产妇体内激素发生变化，乳汁分泌开始。新生儿吸吮乳头，刺激激素分泌，增加乳汁分泌。在这期间需关注乳房胀痛及硬结形成，并及时处理。

三、其他系统变化

（一）体温

正常产妇在产后 24 h 内体温稍有升高，可能与产程延长致过度疲劳有关，一般不超过 38 ℃。产后 3~4 日因乳房血管、淋巴管充盈，乳房胀大，体温升高可达 37.8~39 ℃，称为泌乳热，一般持续 4~16 h 后恢复正常，需密切观察，必要时对症处理，同时排除其他原因、尤其是感染引起的发热。

（二）脉搏

产后产妇脉搏在 60~100 次/分，均为正常，如有异常，应密切观察，必要时对症处理，同时排除其他原因。

（三）呼吸

产妇产后呼吸深慢，一般为 14~16 次/分，这是因产后腹压降低，膈肌下降，由妊娠期胸式呼吸变为胸腹式呼吸所致。

（四）血压

产褥期产妇血压维持在正常水平，如妊娠期高血压疾病患者，需根据医生建议治疗，密切监护，控制血压。

（五）血液循环系统

胎盘剥离后，子宫胎盘血液循环终止且子宫缩复，大量血液从子宫涌入产妇体循环，加之妊娠期潴留的组织间液回吸收，产后 72 h 内，产妇循环血量增加 15%~25%，应注意预防心衰发生。循环血量于产后 2~3 周恢复至未孕状态。产褥早期血液仍处于高凝状态，临床中需防止静脉血栓的形成。

（六）消化系统

因妊娠期胃肠蠕动及肌张力减弱，胃液中盐酸分泌量减少，产妇产后 1~2 周消化系统功能方逐渐恢复。产后 1~2 日内产妇常感口渴，喜进流食或半流食。产妇在产褥期活动减少，肠蠕动减弱，加之腹肌及盆底肌松弛，容易便秘，建议摄入粗纤维食物，必要时可用药物治疗。

（七）泌尿系统

因妊娠期体内潴留水分及子宫内大量血液回到体循环、肾血流量增加，产妇在产后2～5日内尿量明显增多。在分娩过程中因膀胱肌张力降低，对膀胱内压敏感性降低，或因难产麻醉、会阴伤口疼痛等因素使产妇容易膀胱过度充盈发生尿潴留，乃至伴发尿路感染。如有异常，需及时诊治。

（八）内分泌系统

产后胎盘激素水平急速下降，雌激素、孕激素在产后1周时已降至未孕时水平。垂体泌乳素（PRL）下降与是否哺乳有关，在哺乳时（新生儿吮吸）升高，哺乳者泌乳素水平高于非孕妇女。不哺乳产妇在产后6～10周恢复月经，哺乳产妇在月经来潮前即可恢复排卵，需严格避孕。

本节重点讲述产后7日内的产后监护，产妇分娩后因产褥期生理变化、产后相关疾病易出现情绪波动、产后抑郁等，尤其是产后3～10日。严重产后抑郁可能出现自残、自杀、伤害新生儿等极端行为，严重时危及母儿生命。积极筛查高危产妇，尽早开始心理护理，其中丈夫、家庭对产妇的支持和关怀极为重要。抑郁严重者，需及时心理科、神经内科诊治。

（李红雨　常青）

第七节　难产儿产房监护

一、难产儿特点

非正常分娩的新生儿可统称为难产儿。难产儿有其生理病理特点，患病率高，死亡率高，常见有窒息、产伤、新生儿缺氧缺血性脑病、先天畸形、早产和感染等疾病。因此医护人员必须熟悉难产儿的特点，做好难产儿的观察、护理，相关疾病的诊治，以利其健康成长。由于难产原因不一，分娩过程各异，故难产新生儿的特点不完全一样，本书主要介绍多见的头位难产儿。

（一）难产儿生理特点

1.呼吸

用超声检查仪观察，胎儿早在13周时即有微弱而无效的呼吸，但呼吸单位到胎龄28周才发育比较完善。胎儿出生前呼吸处于抑制状态，出生时由于本体感受器受到血中二氧化碳（CO_2）浓度、pH值变化的刺激和冷空气对皮肤等刺激，使呼吸中枢兴奋，一般出生后很快会建立呼吸。胎儿肺泡中含有少量液体，因肺泡壁气液界面存在表面张力，第一次吸气所需胸腔负压达3.92 kPa（29.4 mmH_2O）以上，以后正常呼吸维持需有足够的肺表面活性物质存在。新生儿主要是腹式呼吸，快而表浅，每分钟40～60次。呼吸节律可以不规则，有时出现短时间（3 s以内）呼吸暂停现象。难产儿常于临产前后发生宫内窘迫，因血中CO_2浓度和pH值变化，胎儿过早地建立呼吸，引起宫内吸入羊水、发生宫内窘迫，延续为新生儿窒息，发生严重并发症，甚至造成死产。

2.循环

新生儿出生后血液循环发生如下重要动力学变化，与解剖学变化互为因果：①脐血管结扎，中断了胎盘血液交换；②肺膨胀与通气使肺循环阻力降低；③卵圆孔功能性关闭，此为肺血管阻力降低后右心压力降低、左心压力增高之故。此时，血液仍经过动脉导管自左向右分流，起着提高周围血氧分压的作用。有的新生儿最初数天会听到心脏杂音，可能与动脉导管暂时开放有关。新生儿心率较快，约120～160次/分，有时可出现一过性心率波动，血压在50/30 mmHg至80/50 mmHg范围。新生儿血压易受啼哭、进食等因素影响。新生儿血流分布多集中于躯干和内脏而四肢少，故肝、脾常可触及，四肢易发冷，末梢可出现青紫。脑组织血流分布亦不平衡，在足月儿大脑旁矢状区和早产儿脑室周围白质部位为脑血流分布最少的部位，当新生儿全身低血压时，容易造成这些部位的缺血性损伤。难产儿往往由于产程延长，导致不同程度的低氧，影响正常循环，心率增快或减慢，但节律正常。由于难产儿周围循环差，轻者皮肤呈青紫色，重者皮肤苍白，四肢厥冷，甚至衰竭死亡。

3.消化

胎儿第12周就有吞咽运动，出生时吞咽功能已完善。整个消化道尤其下消化道，运动较快，出生时咽下的空气3～4 h内到达直肠。新生儿消化道面积相对较大，肌层薄，能适应大量流质食物。由于新生儿咽—食管括约肌在食物下咽时不关闭，食管又无蠕动，故易发生溢乳。

新生儿唾液分泌少，常呈中性甚至酸性反应，胃酸于出生后暂时性显著增高，第1日后逐渐下降，至第8日游离酸为零，然后逐渐回升。新生儿消化道能分泌足够的消化酶，唯有胰淀粉酶要到生后4个月才达成人水平。

新生儿绝大多数在生后12 h内排出黑绿色胎粪，这是胎儿的肠道分泌物、胆汁、咽下羊水中的胎毛、胎脂及脱落的皮肤上皮细胞在肠腔内混合形成的。若24 h内不见有胎粪排出，应详细检查有无消化道畸形，如无肛等。若孕期发现孕妇羊水过多，应考虑消化道畸形，如食道闭锁等。

4.泌尿

新生儿出生时已具有与成人数量相同的肾单位，但组织学上还不成熟，肾小球滤过面积不足，肾小管短而发育不良，其容积更不足，浓缩功能也差。胎儿肾已能排泄大量稀释尿，出生时膀胱内有尿液，故生后不久即排尿，极个别在24 h后排尿。生后1~2日内尿量少，以后逐日增加，每日有10~20次之多，尿清、色微黄。有时偶见红尿（尿布染有红色），是由于尿酸盐引起，一般持续数日自行消失。难产儿伴低氧、循环不良时，尿量减少，甚至无尿。

5.血液

新生儿血容量多少取决于脐带结扎的迟早。有资料表明，生后立即断脐者，血容量为80 ml/kg，若延迟5 min断脐，血容量可增到120 ml/kg。周围血象也随断脐早晚而有差别，迟断脐者红细胞计数及血红蛋白均较高。窒息缺氧的难产儿常有红细胞增多现象，甚至引起高黏稠血症。白细胞计数第1日平均为18×10^9/L，第3日明显下降，第5日接近婴儿值。白细胞分类，生后第1日中性粒细胞平均为77%，淋巴细胞21%，单核细胞1%，嗜酸细胞1%。以后中性粒细胞下降，淋巴及单核细胞上升，前两者百分数的曲线约在第6日左右发生第1次交叉。新生儿生后2周内，周围血可见有中幼粒细胞。

6.神经系统

新生儿脑体积相对较大，平均脑重350 g，占出生体重的10%~12%（成人脑重仅占其体重的2%~3%），但脑沟回尚未完全形成。大脑皮层及纹状体发育不成熟，相对苍白球系统较成熟，故可见新生儿不自主运动及手足徐动等表现。出生后即有吞咽、觅食、拥抱、握持、躯颈等反射，膝反射活跃。巴氏征及克氏征可呈阳性，腹壁反射和提睾反射较弱或不稳定。

新生儿味觉发育良好；嗅觉稍弱；眼对光有反应，能目视人脸，但缺乏共济运动且视觉不清；听觉也有一定音响反应；触觉及温觉灵敏，但痛觉较迟钝。新生儿神经系统以抑制状态占优势，每日睡眠时间在20 h以上。当难产儿出现重度高危状态时，神经反射及各种新生儿行为可出现异常，如感觉不灵敏、睡眠—觉醒周期紊乱甚至昏迷、惊厥等。

7.体温调节

初生新生儿体温调节中枢尚未发育完善，皮肤体表面积相对较大，容易散热；皮下脂肪薄，保温力差；且外界室温又低于母体温度，因此出生后体温急剧下降，甚至 1 h 内可降 2.5 ℃，这就是所谓新生儿生理性体温下降。以后在正常护理下，体温逐渐回升，约在 4 ~ 12 h 内稳定在 36 ~ 37.2 ℃。若保暖不好，易致体温不升。在夏季室温过高时，可因过度蒸发、入水量不足而体温骤升，发生一过性脱水热。难产儿常因母体产程延长而消耗增加、生后进食不足等原因，更易出现体温波动，应严密随访体温的变化。

8.免疫和酶系统

新生儿通过胎盘可从母体获得 IgG，故在出生后 5 ~ 6 个月内对某些传染病如麻疹、猩红热、白喉等有被动免疫保护作用。但新生儿血中 IgM 含量低，又无合成免疫球蛋白的能力；缺乏非特异补体、调理因子和备解素等，故新生儿易发生革兰阴性菌和真菌感染，感染也易扩散成败血症。大多数难产新生儿由于产程延长，上行性感染危险增加，以大肠杆菌感染为多见。

新生儿肝内葡萄糖醛酰转移酶不足，早产儿尤甚，影响胆红素正常代谢，使新生儿对多种药物的解毒有障碍，新生儿若按一般剂量给氯霉素，可引起"灰婴综合征"的严重表现。新生儿乙酰脂酶不足，使其代谢磺胺药能力降低，故磺胺药在早期新生儿中应慎用。

（二）难产儿病史评估

对于可能发生难产的胎儿，在产前需要进行相关因素的充分评估，包括孕妇情况、产程中因素及胎儿情况，有利于做好分娩前的预判及相关准备措施，减少可能发生的不良结局。

1.母体因素

初产年龄>35 岁或<16 岁、妊娠期高血压疾病、严重肺部疾病、哮喘、心脏病、原发性高血压、肾脏病、癫痫、糖尿病、甲状腺疾病、贫血、同种血型免疫、前置胎盘、胎盘早剥、低血压、胎膜早破、死胎、死产，或既往新生儿死亡史等。

2.产程中因素

胎位异常，助产分娩（产钳、吸引器、内倒转术等），硬膜外麻醉，产程延长，宫缩异常，缩宫素应用，急产，使用吗啡类镇痛剂或硫酸镁等。

3.胎儿因素

脐带异常（脐带过短、脱垂、缠绕），头盆不称，早产，过期产，双胎，多胎，胎心异常，胎动异常，羊水量异常，羊水胎粪污染，宫内生长受限，胎儿过大，胎儿酸中毒，胎儿贫血等。

（三）难产儿体格检查

1.出生体重

大多在正常范围 2 500～4 000 g，也可见<2 500 g 的低出生体重儿或体重>4 000 g 的巨大儿。

2.头面部

头相对比较大。难产儿常因胎头受压而引起各种头形异常，如头颅皮下水肿的先锋头、不同部位的头颅血肿或颅骨骨缝过度重叠的小头异形等。面先露的头位难产儿可伴有不同程度的面廓变形、脸面肿胀或伴有青紫和出血点、眼睑或口唇水肿等。一般耳廓软骨发育良好，轮廓清楚，对于使用产钳助产分娩出的难产儿，有时在耳周头面部见产钳压影，多不需治疗便会自行消失。当难产儿发生头颅血肿时，可引起黄疸消退延迟，可发生反复感染、出血及头皮脓肿。

3.皮肤

全身皮肤覆有一层胎脂，很少胎毛，仅在肩部及骶尾部可有少许残留胎毛。难产儿刚出生时手足皮肤大都呈轻至中度青紫，以后逐渐消退，青紫重者需积极救治。

4.肢体

大多活动正常，需要特别注意难产儿有无产伤所致的相关损害，主要包括臂丛神经损伤及不同部位的骨折，常见有颅骨骨折（图9.27）、锁骨骨折（图9.28）、肱骨骨折（图9.29）、股骨骨折（图9.30）等。患儿常出现肢体活动异常，双侧肢体活动不对称，原始反射尤其是拥抱反射减弱或消失，局部有肿胀、压痛及骨摩擦感等。

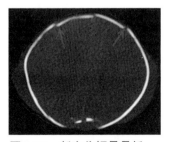

图9.27 新生儿颅骨骨折

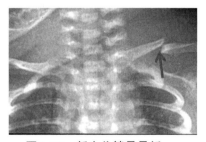

图9.28 新生儿锁骨骨折

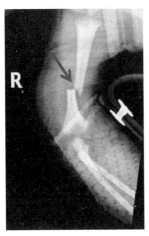

图9.29 新生儿肱骨骨折

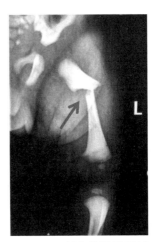

图9.30 新生儿股骨骨折

5.全身体检

胎儿畸形是头位难产的原因之一，故在全身体检时，必须注意有无胎儿畸形。无脑儿、联体双胎等，多不易漏诊；但疑有脑积水时，可查到前囟增大、骨缝增宽等体征，需进一步辅助检查，明确诊断。外生殖器检查：男婴阴囊有大量皱褶，常伴轻度鞘膜积液，睾丸已下降至阴囊，约有10%的男婴睾丸未降或在腹股沟处；女婴大多数大阴唇完全遮蔽小阴唇，处女膜可稍突出，受孕妇体内激素影响可有少量阴道分泌物，甚至血性分泌物，几日后自行消失，需保持女婴外阴清洁。

6.神经系统检查

难产新生儿可能有宫内窒息现象，因不同程度的缺氧，可出现一些神经系统异常体征，患儿于生后12或24 h内出现异常神经症状。如易激惹或抑制、嗜睡或浅昏迷，肌张力增高或低下，神经反射不灵敏或消失，尤其是拥抱反射、交叉伸腿反射、躯颈反射等；屈肌张力降低、反应迟钝等。

（四）难产儿处理

1.一般处理

并非所有的难产儿都需要紧急处理，但需要密切监护。监护内容包括密切观察患儿的一般情况，如外貌、面色、神志、反应、呼吸、心率、体温、血压、皮肤颜色、黄疸情况，有无血肿、全身有无出血点、四肢活动情况及原始反射等。如果难产儿生命体征平稳，精神反应好、吃奶正常、四肢活动正常，原始反射正常，可与母亲同住，采取常规护理措施。密切监测患儿胆红素水平变化，目前多采用经皮测定胆红素水平，简单方便且无创。有条件者在难产儿出生后24～48 h内，常规监测新生儿1~2次血糖。

2.转入新生儿科或NICU指征

当难产儿存在如下特点时，在生后需尽早转入新生儿科或NICU，采取积极诊疗措施。

（1）早产儿、低体重儿、巨大儿、过期产儿。

（2）胎儿宫内窘迫持续时间较长或新生儿窒息复苏后需要监护者，1 min Apgar ≤7分。

（3）高危妊娠或分娩过程中有并发症的新生儿。

（4）妊娠合并糖尿病或妊娠期糖尿病母亲的新生儿。

（5）需要进行呼吸管理的新生儿，如：各种原因引起的急、慢性呼吸衰竭，呼吸窘迫综合征、频繁呼吸暂停或紫绀，需要氧疗及辅助呼吸者。

（6）溶血病患儿或其他原因所致胆红素水平较高者，高胆红素血症。

（7）反复惊厥发作者。

（8）严重畸形儿。

（9）由畸形或者其他原因导致需要静脉营养者。

（10）新生儿感染，母体羊水Ⅲ°污染。

（11）缺氧缺血性脑病、颅内出血者，新生儿抽搐、新生儿喷射性呕吐。

（12）脱水、酸中毒及电解质紊乱者，疾病所致生命体征不稳的新生儿。

（13）其他高危儿、珍贵儿。

（14）新生儿自然出血症、消化道出血。

（李禄全　史源）

二、难产儿阴道分娩产房即时护理

（一）难产儿分娩前做好急救物品准备

难产新生儿常有窒息发生，因此在其出生前医护人员必须做好抢救准备，如准备氧气、气管导管、复苏气囊、新生儿辐射台、吸痰管、新生儿喉镜等物品，同时应有新生儿科医师、麻醉科医师、产科医师在产房陪产，共同参与抢救，并及时与产妇及家属沟通。

（二）即时护理

1.保持呼吸道通畅

在胎头娩出、后肩娩出前，助产人员应迅速清除新生儿口咽、鼻中羊水、黏液。胎儿娩出后，头部宜略低于躯干，待黏液清除后，再置平卧位。必要时用吸耳球或吸痰管（8 F或10 F）吸出呼吸道黏液及羊水，置新生儿头轻度仰伸位（鼻吸气位）（图9.31），先口咽后鼻。过度用力吸引可能导致喉痉挛和迷走神经性心动过缓，使自主呼吸出现延迟。应限制吸管的深度和吸引时间（10 s），吸引器的负压范围为80 mmHg～100 mmHg，不超过100 mmHg（13.3 kPa）；当确认呼吸道通畅而新生儿仍未啼哭时，可用手拍打或手指轻弹新生儿的足底或摩擦其背部2次以诱发自主呼吸，如这些努力无效表明新生儿处于继发性呼吸暂停，需要正压人工呼吸。新生儿大声啼哭后即可处理脐带。

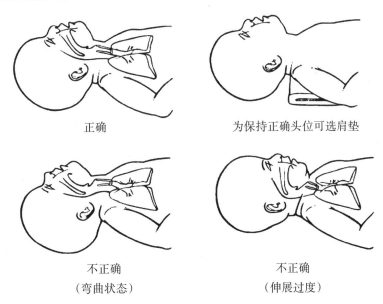

正确　　　　　　　为保持正确头位可选肩垫

不正确　　　　　　　不正确

（弯曲状态）　　　　（伸展过度）

图9.31　吸引的体位

引自：中国新生儿复苏指南（2021年修订），中华围产医学杂志

2.给氧

大多难产儿出生后有青紫或呼吸困难，呼吸不规律，应给予氧气吸入。氧气以缓解症状为度，待症状消失，面色红润半小时即可停用。难产儿不必常规吸氧，但应在出生前备好氧源及复苏气囊（有条件者可使用T组合复苏器）。如果新生儿心率>

100次/分，有呼吸困难或持续发绀，在清理呼吸道，监测脉搏、血氧饱和度下常压给氧；新生儿呼吸暂停或喘息样呼吸、心率<100次/分，应在脉搏、血氧饱和度监测下正压通气。

3.预防新生儿体温丢失

新生儿体温在出生后第一分钟内会降低3~4.5℃。初生新生儿体温明显下降，将影响代谢与血液循环，提供最佳热环境对新生儿成功完成由宫内到宫外生活的过渡非常重要，应贯穿于新生儿出生后一切处理过程。WHO推荐产房、手术室的室温应控制在不低于25℃，建议设置室温为25~28℃。提前预热辐射台：对于足月儿，辐射台温度设置为32~34℃或保持腹部体表温度36.5℃；对于早产儿，则根据其中心温度设置。

①新生儿出生后应快速擦干全身，最小化水分蒸发所致热损失，并迅速拿掉湿毛巾且用干燥预热的毛巾将新生儿包裹住。

②用消毒预热的毯子遮盖婴儿，或给婴儿包裹或者穿上柔软的衣服可以减少婴儿散热，因为相当大部分的热量可持续通过对流、传导、辐射丢失，尤其是通过新生儿皮肤暴露在空气中而丢失。

③新生儿头部保暖尤为重要，因新生儿头部表面积大，散热量多，寒冷季节可戴绒布帽。

④ 对体重<1 500 g、孕周<32周的极低出生体重儿，可将初生早产婴头部以下躯体和四肢放在灭菌的塑料袋内或盖以塑料薄膜，置于辐射保暖台上，但注意避免高温，因会引发呼吸抑制。保暖的同时开始清理呼吸道和建立呼吸。

4.断脐

在新生儿出生最初几分钟里，脐带是新生儿的生命线。距母体胎盘约8~10 cm处用两把血管钳钳夹脐带，两钳相隔2~3 cm，在其中间剪断，未确认钳夹无误则不能断脐，否则易致新生儿过度失血，甚至危及生命。WHO的意见是：因对新生儿有利，脐带不应早于第三产程需运用脐带牵引力之前结扎，建议正常情况下在新生儿出生至少60 s后或待脐带血管搏动停止后（出生后1~3 min），更换手套，在距脐带根部2~5 cm的位置一次断脐并结扎脐带（避免二次断脐），注意无菌操作。如果新生儿窒息需要复苏则应出生后立即结扎脐带。

由于社会、文化、地区因素等存在差异，国内外脐带的护理和出生时残端的处理也各不相同。常用的处理方法为：

①气门芯结扎法：气门芯下缘套在紧贴脐轮皮肤处或在距脐根0.5~1 cm处夹上

套有气门芯的血管钳，气门芯套扎脐带，在距气门芯1 cm处剪断脐带后用0.5%碘伏消毒脐带断端，松开血管钳，用脐带卷包扎，此法有脐带脱落早和感染发生率低的效果，但气门芯法需两次修剪才能全部剪除脐带组织，因此有出血情况，缝合止血时会造成新生儿痛苦，增加感染机会，增加新生儿家属的心理负担。总体来说，国内现较大比例使用气门芯法、脐带夹两种方法。

②脐带夹结扎法：新生儿出生断脐后，在距新生儿脐轮2 cm处用脐带夹，然后在距脐带夹外约0.5 cm处修正脐带，挤净脐带断端残留血液，残端用0.5%碘伏消毒后用无菌敷料包扎。一次性脐带夹是采用医用高分子材料制成，因而结扎血管性能好，可以有效阻断血运，使脐带基质干枯快，脐带组织脱落快。但此法仍存在缺陷，如出血多，脐带脱落时间延长，价格较高，脐带夹坠压新生儿脐周皮肤易引起破损等。

③棉线结扎法：用75%乙醇消毒脐带根部及其周围，在距脐根0.5 cm处用无菌粗线结扎第一道，再在结扎线外1~1.5 cm处结扎第二道，在第二道结扎线外0.5 cm处剪断脐带，挤出残余血液，用0.5%碘伏消毒后，以无菌纱布覆盖，再用脐带布包扎。需要注意的是必须扎紧脐带防止出血，同时要避免用力过猛造成脐带断裂。由于棉线打结断脐法属于手法打结，松紧不易掌握，特别是对于水肿的脐带，结扎时，结扎过紧会引起脐带断裂，过松又易引起出血；在脐带组织干燥缩小的过程当中，棉线结扎变松，甚至脱落，失去了结扎的作用，因此目前临床极少使用。

5.新生儿Apgar评分及血气分析

判断新生儿窒息及严重程度有多种方法，Apgar评分对于新生儿窒息的特异性及敏感性不高、未突出呼吸抑制的重要性，因此临床不再单纯以Apgar评分法来判断新生儿窒息及严重程度，所以目前临床普遍采用Apgar评分法+血气分析相结合来进行评估。

新生儿出生后评估1 min、5 min、10 min的心率、呼吸、肌张力、喉反射及皮肤颜色。8~10分属正常；4~7分为轻度窒息，又称青紫窒息，需清理呼吸道、建立人工呼吸、吸氧、用药等措施才能恢复；0~3分为重度窒息，又称苍白窒息，缺氧严重需紧急抢救，在喉镜直视下行气管内插管并给氧。1 min评分是出生当时的情况，反映新生儿在宫内的情况；5 min及以后评分是反映复苏效果，与预后关系密切。新生儿Apgar评分以呼吸为基础，皮肤颜色最灵敏，心率是最终消失的指标。临床恶化顺序为皮肤颜色→呼吸→肌张力→反射→心率。复苏有效顺序为心率→反射→皮肤颜色→呼吸→肌张力。肌张力恢复越快，预后越好。

难产儿出生后采集胎盘端脐带血，查脐带动脉血pH值。脐带血气分析反映的是胎儿出生时的酸碱代谢状态，因此妊娠分娩过程中凡影响母儿血液循环和气体交换的因素都可导致脐血血气分析结果变化。2013年中国医师协会新生儿专业委员会结合2010年的大样本多中心研究，在权衡敏感度和特异度的基础上，暂定将pH值<7.15作为诊断新生儿窒息的脐动脉血气指标。

中华医学会围产医学分会新生儿复苏学组将新生儿窒息的诊断细化为：轻度窒息为Apgar评分1 min≤7分，或5 min≤7分，伴脐动脉血pH值<7.2；重度窒息为Apgar评分1 min≤3分，或5 min≤5分，伴脐动脉血pH值<7.0。

6.新生儿安全管理——身份识别

脐带处理后，助产人员用左手托住新生儿头及背部，用右手夹持双足将新生儿托起，让产妇观其性别和一般情况。而后，将新生儿放置在备好的处理台上交助手处理。先擦干净新生儿足底，使用印泥将新生儿足印及产妇拇指印于新生儿出生记录单上。建议系上手足双腕带（以防滑脱）。用记号笔或电子打印胸卡、腕带。胸牌及腕带的内容包括母亲姓名、床号、住院号、婴儿性别、出生日期等，如是多胞胎，可以甲乙丙或大小等区分，腕带松紧合适，太紧会阻碍新生儿手足血液循环或磨破皮肤，太松易脱落丢失。新生儿出生后由产妇确认新生儿性别，如遇产妇意识不清可由产妇直系监护人确认，两名助产士共同查对后再为其佩戴双腕带、胸牌。遇院内或者外院转运时，需由助产士、产妇或者家属、病区医护人员三方共同进行新生儿身份及性别核查，并签署新生儿转科及转院告知书，病历存档。

7.检查有无严重畸形和产伤

从体表观察有无畸形，如脑积水、脊柱裂、脊柱畸形或肿物，如脑膜膨出、脊膜膨出、骶尾畸胎瘤等，唇腭裂、腹部异常膨隆（腹水或肿物），四肢畸形，外生殖器畸形、肛门闭锁，皮肤有无异常的色素沉着、丘疹、溃疡、破损或水肿等。如发现有畸形应及时向产妇和家属交代，并做好书面记录同病历一起存档。

产伤包括皮肤损伤，主要是先露部位的淤血斑、破损、出血或血肿，骨骼损伤如锁骨、肱骨、股骨和颅骨的骨折，锁骨骨折时一侧拥抱反射消失，肱骨和股骨骨折表现哭闹、局部肿胀和运动障碍。肌肉或神经损伤如胸锁乳突肌血肿、面神经麻痹或臂丛神经麻痹等，臂丛神经损伤可见患侧上肢瘫痪、肘关节伸直、前臂旋前、指腕关节屈曲。如发现有产伤应及时告知产妇及家属，书面记录存档，及时诊治。

8.乙肝疫苗、乙肝免疫球蛋白应用

（1）足月新生儿的免疫预防

孕妇HBsAg阴性时，其新生儿按"0、1、6个月"方案接种3针疫苗即可，不必

使用 HBIG。孕妇 HBsAg 阳性时，无论 HBeAg 是阳性还是阴性，其新生儿务必在出生后 12 h 内肌内注射 HBIG（越快越好，最好在数分钟内）。同时在不同部位接种第一针乙型肝炎疫苗，可显著提高阻断母婴传播的效果。

（2）足月新生儿出生状况不佳时的免疫预防

新生儿身体状况不佳，需要抢救时，如果孕妇 HBsAg 阴性，暂缓接种疫苗，待病情恢复且稳定 1 周后再开始按照"0、1、6 个月"方案接种。如果孕妇 HBsAg 阳性，暂缓接种疫苗，但新生儿务必在出生后 12 h 内（越早越好）肌内注射 HBIG。乙肝疫苗待病情恢复且稳定 1 周后再开始接种。

（3）早产儿的免疫预防

孕妇 HBsAg 阴性时，早产儿生命体征稳定，出生体重≥2 000 g 时，按"0、1、6 个月"方案接种。早产儿生命体征不稳定，先处理相关疾病，待病情稳定 1 周再按上述方案接种。若早产儿体重<2 000 g，待体重>2 000 g 后接种第一针（早产儿出院前未达到 2 000 g，在出院前接种第一针），间隔 1 个月接种第二针，间隔 5 个月接种第三针。如果孕妇 HBsAg 阳性，早产儿无论身体情况如何，在 12 h 内（越快越好，最好在数分钟内）必须肌内注射 HBIG。

9.维生素 K$_1$

新生儿应常规给予维生素 K$_1$ 预防出血，足月儿生后应肌注 1 次维生素 K$_1$ 1 mg，体重<1 500 g 的早产儿用 0.5 mg，早产儿连用 3 日，预防出血性疾病。研究结果显示，在婴儿出生后单次剂量（1 mg）肌肉注射对预防新生儿出血性疾病是有效的。不管是预防性肌肉注射还是口服 1 mg 的维生素 K$_1$ 都会使婴儿在出生后的 1～7 日生化指数处于高凝状态。

（李红雨　常青）

三、难产儿转运要求及注意事项

难产儿转运是危重新生儿救治中心的重要工作内容之一，目的是安全地将难产儿转运到新生儿救治中心，在新生儿重症监护病房进行救治，充分发挥优质卫生资源作用。

（一）需转运难产儿指征

（1）早产儿、低体重儿、巨大儿、过期产儿。

（2）胎儿宫内窘迫持续时间较长或新生儿窒息复苏后需要监护者，1 min Apgar ≤7分。

（3）高危妊娠或分娩过程中有并发症的新生儿。

（4）妊娠合并糖尿病或妊娠期糖尿病母亲的部分新生儿。

（5）需要进行呼吸管理的新生儿，如：各种原因引起的急、慢性呼吸衰竭，呼吸窘迫综合征、频繁呼吸暂停或紫绀，需要氧疗及辅助呼吸者。

（6）溶血病患儿或其他原因所致胆红素水平较高者、高胆红素血症。

（7）反复惊厥发作者。

（8）发育异常新生儿需紧急救治。

（9）新生儿发育异常或者其他原因导致需要静脉营养者。

（10）新生儿感染，母体羊水Ⅲ°污染。

（11）缺氧缺血性脑病、颅内出血者，新生儿抽搐、喷射性呕吐。

（12）脱水、酸中毒及电解质紊乱者，疾病所致生命体征不稳新生儿。

（13）其他高危儿、珍贵儿。

（14）新生儿自然出血症、消化道出血等。

（二）转运体系

1. 人员组成

难产儿转运队伍由新生儿科医生、护士和司机组成，转运医生和护士必须掌握以下技术：①掌握新生儿复苏技术；②能识别潜在的呼吸衰竭，掌握气管插管和T-组合复苏技术；③熟练掌握转运呼吸机使用与管理；④能迅速建立周围静脉通道；⑤能识别早期休克征象，掌握纠酸、扩容等技术；⑥能正确处理气漏、窒息、发绀、惊厥、低血糖、发热、冻伤、呕吐、腹泻、脱水、心律失常等常见问题；⑦能熟练掌握儿科急救用药的剂量和方法；⑧掌握转运所需监护、治疗仪器应用。

2. 转运设备及药物

转运基本设备应配置在专用急救转运车上（表9.20）。转运服务台最少应设两条专线电话和1部移动电话，24 h值班接收转运信息。转运医护人员分别配置移动电话，保证信息联络通畅。可建立并使用互联网和物联网的转诊平台。

表9.20 危重新生儿转运推荐的转运设备和药物基本配置

基本设备	便携设备	药物配置
转运暖箱	喉镜及各型号镜片	5%、10%葡萄糖注射液
转运呼吸机	各型号气管导管	生理盐水注射液
心电监护仪	吸痰管和胃管	盐酸肾上腺素
脉搏氧监护仪	吸氧管	5%碳酸氢钠
微量血糖仪	复苏囊及各型号面罩	硫酸阿托品
氧气罐	输液器	多巴胺
负压吸引器	静脉注射针	利多卡因
便携氧气瓶	胸腔闭式引流材料	呋塞米
输液泵	备用电池	苯巴比妥钠注射液
T-组合复苏器	听诊器	肝素钠
急救箱	固定胶带	无菌注射用水
空氧混合仪	体温计	皮肤消毒制剂
	无菌手套	
	吸氧头罩或面罩	
	喉罩	

（三）知情同意

转运前应充分评估转运风险，原则上应创造条件积极转运。转运前应将患儿病情、转运必要性、潜在风险、转运和治疗费用告知家属，获取患儿父母知情同意和合作，并在知情同意书上签字。家属有决定是否转运及向何处转运的权利。紧急情况下，为抢救患儿的生命，在法定监护人或被授权人无法及时签字的情况下，可由医疗机构法人或者授权的负责人签字或电话获得法定监护人同意并录音。

（四）转运前准备

1.转出医疗机构准备工作

符合转运指征者，由转出医疗机构主管医生向拟转入新生儿中心提出转运请求，并负责完成以下工作：①保持与拟转入新生儿中心联系畅通；②填写新生儿转运单；③告知家长转运的必要性，在转运途中患儿可能发生的危险，指导家长签署转运同意书；④指导家长做经费准备；⑤再次通知拟转入新生儿中心，正式启动转运程序；⑥在转运队伍到达之前，对患儿进行初步复苏和急救，稳定病情。

2.转运人员准备工作

（1）转运医护人员应尽快熟悉患儿产前、产时情况及诊治过程，评估目前整体状况。

（2）如需要、应积极进行转运前急救，目前常用STABLE方案指导危新生儿转运。S（Sugar，血糖）：注意维持血糖稳定。T（Temperature，体温）：保持体温稳定，在做各项操作及抢救时都应注意保暖。A（Airway，气道）：保证呼吸道通畅，清除患儿呼吸道内的分泌物，视病情需要给氧，必要时行气管插管维持有效通气。B（Blood pressure，血压）：维持血压稳定，监测患儿血压、心率及血氧饱和度，血压偏低时使用生理盐水扩容，也可应用多巴胺及多巴酚丁胺维持血压。L（Labwork，实验室检查）：注意监测患儿血气指标，根据结果进行纠酸和补液，确保水、电解质及酸碱平衡。E（Emotional support，情感支持）：与家属或监护人进行密切沟通，进行情绪安抚，告知转运的可能风险及相关注意事项。

（五）转运途中处理

应确保患儿的生命安全，重点应注意以下问题：①将患儿置于转运暖箱中保暖，注意锁定暖箱的箱轮，以减少途中颠簸引起气管导管脱管、颅内出血等。在充分保暖情况下，也可以由转运护士将患儿抱在怀中。②注意体位，防止颈部过伸或过曲，保持呼吸道通畅，防止呕吐和误吸。③连接监护仪，加强对体温、呼吸、脉搏、经皮血氧饱和度、血压、肤色、输液情况的观察。④如需机械通气，推荐使用T-组合复苏器或转运呼吸机，注意防止脱管和气胸等并发症。⑤控制惊厥、纠正酸中毒、低血糖等，维持途中患儿内环境稳定。⑥途中如果出现病情变化，应积极组织抢救，如有必要应及时按交通规则妥善行驶车辆。同时通知NICU值班人员做好各方面的抢救与会诊准备并完善转运记录单。

（六）转运到达后处理

患儿到达后，应由绿色通道直接入住NICU，NICU值班人员需按照先稳定患儿病情，再办理住院手续的程序进行。转运人员与NICU值班人员应全面交接患儿情况。转运人员详细检查已使用过的转运设备，补充必要的急救用品，完毕后将转运设备放回转运处，以备下一次使用。

（贺雨　史源）

参考文献

[1]陈自励,刘敬,封志纯.新生儿窒息诊断和分度标准建议[J].中国当代儿科杂志,2013, 15(01):1.

[2]蔡莉娜,吴树彪,朱宝菊,等.产前出血原因及其对妊娠结局的影响[J].中国实用医刊, 2017,44(16):46-50.

[3]常青,刘兴会,严小丽,等.助产理论与实践[M].第3版.郑州:河南科学技术出版社, 2020

[4]常青,阎萍,董晓静.助产技能与产科急救[M].郑州:河南科学技术出版社,2020.

[5]陈敦金,贺芳.产前出血母儿器官功能保护策略[J].中国实用妇科与产科杂志,2011,27 (06):467-469.

[6]段然,漆洪波.WHO"产时管理改进分娩体验(2018)"第一产程相关推荐的解读[J].中国 实用妇科与产科杂志,2019,35(04):431-434.

[7]樊尚荣,张甜甜.妊娠合并梅毒的处理[J].中华围产医学杂志,2015,18(11):808-811.

[8]国家卫生健康委妇幼健康司,中国疾病预防控制中心妇幼保健中心.孕产妇新型冠状病 毒肺炎防控问答[M].北京:人民卫生出版社,2020.

[9]韩欢,应豪.脐血气分析在产科临床中的应用[J].中华围产医学杂志,2018,21(02): 112-117.

[10]古航,杨慧霞,王谢桐.羊水栓塞临床诊断与处理专家共识(2018)[J].中华妇产科杂志, 2018,53(12):831-835.

[11]贾小燕,漆洪波.WHO"产时管理改进分娩体验"关于第二、三产程的推荐建议[J].中国 实用妇科与产科杂志,2019,35(05):547-550.

[12]孔祥永,封志纯,李秋平.新生儿转运工作指南(2017版)[J].中华实用儿科临床杂志, 2017,32(20):1543-1546.

[13]K.K.JAMES,杨慧霞,段涛.高危妊娠[M].第3版.北京:人民卫生出版社,2008.

[14]李光耀,薛明强,王静威,等.广西地区新生儿臂丛神经损伤的流行病学研究[J].中华手 外科杂志,2019(04):283-286.

[15]林建华,张建平,贺晶,等.低分子肝素在产科中的应用[J].现代妇产科进展,2007(06): 401-409.

[16]刘兴会,何镭.产后出血的预防和处理[J].中国实用妇科与产科杂志,2020,36(02): 123-126.

[17]刘兴会,杨慧霞.产后出血预防和处理措施评价[J].中华围产医学杂志,2013,16(08): 449-451.

[18]刘喆,杨慧霞,辛虹,等.全国多中心子宫破裂现状调查及结局分析[J].中华妇产科杂

志,2019,54(06):363-368.

[19]刘兴会.产后出血预防与处理指南(2014)[J].中华妇产科杂志,2014,49(09):641-646.

[20]Paul L.Marino.Marino ICU诊疗学[M].第4版.孙运波主译.北京:中国科学技术出版社,2018:98-107.

[21]邵肖梅,叶鸿瑁,丘小汕.实用新生儿学[M].第5版.北京:人民卫生出版社,2019.

[22]时春艳,丁秀萍,杨慧霞,等.羊水栓塞的早期识别和团队流程化抢救[J].中华妇产科杂志,2016,51(05):397-400.

[23]田策,姜岳,杨芳,等.产妇产褥期健康管理期望与感知的现状分析[J].中华护理杂志,2020,55(12):1796-1801.

[24]田宁,范玲.胎盘早剥的诊断和处理策略[J].中国实用妇科与产科杂志,2016,32(12):1167-1171.

[25]王超,赵扬玉.规范临床用药,改善母婴结局:美国《预防新生儿早发型B族链球菌病:ACOG委员会共识》解读[J].协和医学杂志,2020,11(04):402-407.

[26]余艳红,王志坚,曾抗.妊娠合并性传播疾病的诊断与治疗[J].中华妇产科杂志,2001(12):59-61.

[27]吴昊,徐先明.产房内危重症的处理[J].中国实用妇科与产科杂志,2019,35(09):989-993.

[28]谢幸,孔北华,段涛,等.妇产科学[M].第9版.北京:人民卫生出版社,2018.

[29]熊英,陈锰,刘兴会.2015年美国妇产科医师学会"产后出血孕产妇安全管理共识"解读[J].中华围产医学杂志,2016,19(04):247-251.

[30]杨毅,孙纽云,邱海波.院内重症患者早期预警体系的构建[J].中华内科杂志,2012(08):590-592.

[31]杨孜.原发子宫收缩乏力产后出血预防行动的基点和预警[J].中国实用妇科与产科杂志,2020,36(08):679-684.

[32]虞人杰,王俊怡,刘淑芳.新生儿窒息多器官损害的临床诊断标准[J].中华围产医学杂志,2016,19(04):241-242.

[33]虞人杰,叶鸿瑁,朱建幸,等.新生儿窒息诊断的专家共识[J].中华围产医学杂志,2016,19(01):3-6.

[34]叶鸿瑁.国际新生儿复苏教程更新及中国实施意见[J].中华围产医学杂志,2018,21(02):73-80.

[35]杨慧霞,贺晶,马润玫,等.胎盘早剥的临床诊断与处理规范[J].中华妇产科杂志,2012(12):957-958.

[36]支佳.生物反馈电刺激联合阴道康复期锻炼在产后康复训练中的应用效果分析[J].中国妇幼保健,2020,35(06):1153-1155.

[37]中国妇幼保健协会助产士分会,中国妇幼保健协会促进自然分娩专业委员会.正常分娩临床实践指南[J].中华围产医学杂志,2020,23(06):371-375.

[38]中国新生儿复苏项目专家组.中国新生儿复苏指南(2016年北京修订)[J].中华围产医学杂志,2016,19(07):481-486.

[39]中国医疗保健国际交流促进会急诊医学分会,中华医学会急诊医学分会,中国医师协会急诊医师分会,等.中国脓毒症早期预防与阻断急诊专家共识[J].中华急诊医学杂志,2020,29(07):885-895.

[40]中华医学会妇产科学分会产科学组,中华医学会围产医学分会.乙型肝炎病毒母婴传播预防临床指南(2020)[J].中华围产医学杂志,2020,23(05):289-298.

[41]中华医学会妇产科学分会产科学组,中华医学会围产医学分会.正常分娩指南[J].中华围产医学杂志.2020,23(06):361-370.

[42]中华医学会重症医学分会.中国严重脓毒症、脓毒性休克治疗指南(2014)[J].中华内科杂志,2015,54(06):557-581.

[43]中华医学会围产医学分会,中华医学会妇产科学分会产科学组.中国新生儿早期基本保健技术专家共识(2020)[J].中华围产医学杂志,2020,23(07):433-440.

[44]周乙华,胡娅莉.重视围产感染的合理诊治和预防[J].中华围产医学杂志,2015,18(11):801-804.

[45]周乙华,杨慧霞,胡娅莉,等.乙型肝炎病毒母婴传播预防临床指南(2020)[J].临床肝胆病杂志,2020,36(07):1474-1481.

[46]朱洁,张玉泉.妊娠期凝血功能及血栓弹力图指标变化的研究进展[J].中国妇幼保健,2017,32(01):200-204.

[47]Aasheim V,Nilsen A B V,Reinar L M,et al.Perineal Techniques during the Second Stage of Labour for Reducing Perineal Trauma[J].Cochrane Database Syst Rev,2017,6(6):CD006672.

[48]Abenhaim H A,Azoulay L,Kramer MS,et al.Incidence and Risk Factors of Amniotic Fluid Embolisms:a Population-Based Study on 3 Million Births in the United States[J].Am J Obstet Gynecol,2008,199(1):49.e1-8.

[49]ACOG.National Partnership for Maternal Safety:Consensus Bundle on Obstetric Hemorrhage[J].Obstet Gynecol,2015,126(1):155-162.

[50]ACOG.Postpartum Hemorrhage[J].Obstet Gynecol,2017,130(4):e168-e186.

[51]American Academy of Pediatrics,American College of Emergency Physicians,American College of Surgeons Committee on Trauma,et al.Equipment for Ground Ambulances[J].Prehosp Emerg Care,2014,18(1):92-97.

[52]Ananth C V,Oyelese Y,Yeo L,et al.Placental Abruption in the United States,1979 through 2001:Temporal Trends and Potential Determinants[J].Am J Obstet Gynecol,2005,192(1):191-198.

[53]A,P,Visscher,et al.Fecal Incontinence,Sexual Complaints,and Anorectal Function after Third-Degree Obstetric Anal Sphincter Injury(OASI):5-Year Follow-Up[J].International Urogynecology Journal & Pelvic Floor Dysfunction,2014,25(5):607-613.

[54]Barton J R,Sibai B M.Severe Sepsis and Septic Shock in Pregnancy[J].Obstet Gynecol,2012,120(3):689-706.

[55]Bellini S.Postresuscitation Care and Pretransport Stabilization of Newborns Using the Principles of Stable Transport[J].Nurs Womens Health,2015,19(6):533-536.

[56]Bonet M,Nogueira P V,Rijken MJ,et al.Towards a Consensus Definition of Maternal Sepsis:Results of a Systematic Review and Expert Consultation[J].Reprod Health,2017,14(1):67.

[57]Clark SL.Amniotic Fluid Embolism[J].Obstet Gynecol,2014,123(2 Pt 1):337-348.

[58]Committee on Infectious Diseases,Committee on Fetus and Newborn,Baker CJ,et al.Policy Statement-Recommendations for the Prevention of Perinatal Group B Streptococcal (GBS)Disease[J].Pediatrics,2011,128(3):611-616.

[59]Committee Opinion No.712:Intrapartum Management of Intraamniotic Infection [J].Obstet Gynecol,2017,130(2):e95-e101.

[60]Fernando Ruwan J,Sultan Abdul H,Kettle Christine,et al.Methods of Repair for Obstetric Anal Sphincter Injury[J].Cochrane Database Syst Rev,2013,8 (12):CD002866.

[61]FIGO Safe Motherhood and Newborn Health (SMNH)Committee.Prevention and Treatment of Postpartum Hemorrhage in Low-Resource Settings [J].Int J Gynaecol Obstet, 2012, 117 (2):108-118.

[62]Fitzpatrick KE, Tuffnell D, Kurinczuk JJ, et al.Incidence, Risk Factors, Management and Outcomes of Amniotic-Fluid Embolism:a Population-Based Cohort and Nested Case-Control Study [J].BJOG,2016,123(1):100-109.

[63]Gilmore DA, Wakim J, Secrest J, et al.Anaphylactoid Syndrome of Pregnancy:a Review of the Literature with Latest Management and Outcome Data[J].AANA J,2003,71(2):120-126.

[64]Habe š D,Střecha M,Kalousek I, et al.Uterine Rupture during Pregnancy[J].Ceska Gynekol,2019,84(5):345-350.

[65]Heideken J V,Thiblin I,Högberg U.The Epidemiology of Infant Shaft Fractures of Femur or Humerus by Incidence,Birth,Accidents,and Other Causes[J].BMC Musculoskeletal Disorders,2020,21(1):840.

[66]Kalkwarf,Kyle J,Bryan A C.Resuscitation for Hypovolemic Shock[J].The Surgical Clinics of North America,2017,97 (6):1307-1321.

[67]Knight M,Tuffnell D,Brocklehurst P,et al.Incidence and Risk Factors for Amniotic-Fluid Embolism[J].Obstet Gynecol,2010,115(5):910-917.

[68]Mahony R,Behan M,Daly L,et al.Internal Anal Sphincter Defect Influences Continence Outcome Following Obstric Anal Sphincter Injury [J].Am J Obstet Gynecol,2007,196(3):217,e1-5.

[69]Manuel M, Jakob S, Anne-Sophie DB, et al.Patient Blood Management in Obstetrics:Prevention and Treatment of Postpartum Haemorrhage.A NATA Consensus Statement[J].Blood Transfus,2019,17(2):112-136.

[70]Masselli G,BrunelliR,D I Tol M,et al.Mrimaging in the Evaluation of Placental Abruption:Correlation with Sonographic Findings[J].Radiology,2011,259(1):222-230.

[71]Organization W H.WHO Recommendations for Prevention and Treatment of Maternal Peri-

partum Infections: Highlights and Key Messages from the World Health Organizations 2015 Global Recommendations[J].Geneva Switzerland WHO,2015.

[72]Roos AM,Thakar R,sultan AH,et al.Outcome of Primary Repair of Obstetric Anal Sphincter Injuries (OASIS): Does the Gade of Tear Matter [J].Ultrasound Obstet Gynecol, 2010, 36 (3): 368-374.

[73]Seravalli V,Potti S,Berghella V.Risk of Intrapartum Cervical Lacerations in Women with Cerclage[J].J Matern Fetal Neonatal Med,2013,26(3):294-298.

[74]Strehlow M C.Early Identification of Shock in Critically Ill Patients [J].Emerg Med Clin North Am,2010,28(1):57-66,vii.

[75]Suresh Mithun R,Chung Kevin K,Schiller Alicia M et al.Unmasking the Hypovolemic Shock Continuum:the Compensatory Reserve[J].J Intensive Care Med,2019,34(9):696-706.

[76]Wilkes J, Korgenski K, Varner M, et al.Intrapartum Cervical Laceration and Subsequent Pregnancy Outcomes[J].American Journal of Perinatology Reports,2016,6(3):e318-23.

[77] Woodd S L, Montoya A, Barreix M,et al.Incidence of Maternal Peripartum Infection:a Systematic Review and Meta-Analysis[J].PLoS Medicine,2019,16(12):e1002984.

[78]Youssef A, Margarito E, Cappelli A,et al.Two and Three Dimensional Transperineal Ultrasound as Complementary Tool in Management of Vaginal Hematoma[J].Ultrasound in Obstetrics & Gynecology,2019,53(2):272-273.

第十章

胎婴儿相关并发症

【引言】

　　预防胎儿窘迫是当今产科工作者作好胎儿监护和正确处理分娩面临的重要课题。

——凌萝达

第一节 胎儿窘迫

胎儿窘迫（fetal distress）是胎儿在子宫内急性或慢性缺氧的综合症状。据文献报道，缺氧会影响胎儿神经系统发育，胎儿窘迫如得不到及时纠正，不但会引起脑损伤，延续到出生后还会造成新生儿窒息，是导致围产儿死亡和儿童伤残的主要原因。由于围产期脑损伤，存活早产儿有10%会发展为脑瘫，25%～50%有认知、行为和注意力等方面的缺陷，脑损伤亦可造成足月儿运动和神经运动发育缺陷。因此，胎儿窘迫是非常值得产科工作者重视的问题。

一、胎儿窘迫定义及病理生理

（一）定义

胎儿窘迫是指胎儿在子宫内，由于各种原因引起的缺氧、酸中毒导致的危及健康和生命的综合症状，发生率为2.7%～38.5%。胎儿窘迫根据其原因及出现时期可分为急性和慢性两大类（表10.1）。慢性胎儿窘迫在临产后常表现为急性胎儿窘迫。

表10.1 胎儿窘迫分类

分类	出现时期	常见原因
急性胎儿窘迫	分娩期	脐带异常、前置胎盘、胎盘早剥、宫缩过强、产程延长及休克引起
慢性胎儿窘迫	妊娠晚期	由妊娠合并症、并发症引起的胎盘功能不全所致，存在胎儿发育及营养障碍

（二）病理生理

任何影响孕产妇呼吸和血液循环、胎盘灌注、气体交换以及胎儿循环正常功能的疾病和并发症都会影响胎儿血氧供应，引起胎儿动脉血中氧气浓度降低，最终导致组织中氧气含量降低。胎儿对宫内缺氧有一定的代偿能力，可通过代偿机制维持组织足够的氧供应，不致影响其在子宫内的生长发育，但缺氧严重会使胎儿失去代偿能力。短期缺氧常引起短暂呼吸性酸中毒，缺氧持续则会发展为混合性酸中毒，造成胎儿损害（图10.1）。

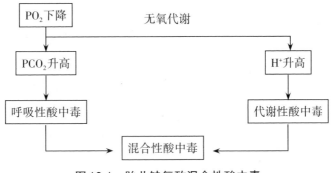

图10.1 胎儿缺氧致混合性酸中毒

二、胎儿窘迫病因

胎儿氧供来自母体血液，通过子宫胎盘循环，经绒毛上皮进行气体交换，再经胎儿循环运送至各脏器及组织。其中任一环节发生障碍，均可引起胎儿宫内缺氧。

（一）慢性胎儿窘迫

慢性胎儿窘迫主要发生于妊娠晚期，多因妊娠合并症、并发症引起胎盘功能不全所致，同时还可能存在胎儿发育及营养障碍。

1.母体因素

常见于母体血液含氧量不足，如妊娠合并心脏病伴心力衰竭、妊娠合并严重贫血、妊娠合并肺部疾病等。

2.羊水因素

羊水过少是胎儿危险的重要信号。妊娠期慢性缺氧使子宫胎盘灌注下降，导致胎儿生长受限，肾血流减少引起羊水减少。羊水过少时，宫缩时脐带受压的机会增加，导致胎儿宫内缺氧加重。

3.胎盘因素

胎盘功能低下时，绒毛交换面积减少，子宫胎盘供血不足，胎盘血流灌注量下降，从而发生胎儿宫内缺氧。常见因素包括妊娠期高血压疾病、慢性肾炎、过期妊娠及糖尿病等。

4.胎儿因素

胎儿自身因素异常，如严重心血管疾病、呼吸系统疾病、胎儿畸形、宫内感染、母儿血型不合、颅内出血等，致胎儿运输及利用氧的能力下降。

（二）急性胎儿窘迫

急性胎儿窘迫多发生于分娩期，由母胎间血氧运输及交换障碍或脐带血液循环障碍所致。

1.产程异常

第二产程延长是胎儿窘迫的重要原因。长时间的宫缩使胎盘血运阻断，血流灌注减少，或由于孕产妇在产程中使用过量镇静剂或麻醉剂抑制呼吸，影响血氧的运输，造成胎儿宫内缺氧。

2.慢性胎儿窘迫持续至分娩期急性加重

慢性胎儿窘迫在临产后往往表现为急性胎儿窘迫。常见于自然或缩宫素引起的子宫收缩过强、过频或不协调宫缩影响胎盘循环，或母体严重血液循环障碍致胎盘灌注急剧减少，从而加重胎儿宫内缺氧。

3.脐带因素

脐带因素包括脐带缠绕、脐带脱垂、脐带真结、脐带扭转、脐带过长或过短致脐带血运受阻等。脐带因素所致胎儿缺氧常表现为临产时，因胎儿下降而使脐血管受压，在宫缩较强时尤为明显。

4.胎头受压

由于宫缩对胎头的挤压及胎头下降时盆底阻力等多重作用，脑血流量减少，致胎儿缺氧。

三、胎儿窘迫临床表现

1.胎心率异常

产时胎心率异常是急性胎儿窘迫的重要征象。正常胎心率为 110～160 bpm，心音强而有规律。缺氧初期，胎动频繁导致胎心率增快，而缺氧后期胎动减少、胎心率减弱。应在产时定期进行胎心听诊，胎心听诊应在一次宫缩之后，持续 60 s。胎心率异常可通过电子胎心监护表现。

2.胎心监护异常

通过无应激试验（NST）和缩宫素激惹试验（OCT）可了解宫内胎儿安危状况及储备能力。产时电子胎心监护（EFM）的结果采用三级判读系统。Ⅰ类为正常 EFM 图形，对于胎儿正常血氧状态的预测价值极高，不需特殊干预；Ⅲ类为异常 EFM 图形，对于预测胎儿正在或即将出现窒息、胎死宫内，有很高的预测价值，因此一旦出现，需要立即分娩。而在这上述两种情况之间的图形被定义为Ⅱ类，是可疑的EFM图形。对于这一类图形需要后期进一步的评估、监测、必要的临床干预以及再评估，直至转为Ⅰ类EFM图形。

3.羊水过少

出现胎儿窘迫时，可表现为羊水过少。超声诊断标准：妊娠晚期超声提示羊水最大垂直深度（AFV）≤2 cm为羊水过少，≤1 cm为严重过少；羊水指数（AFI）≤5 cm为羊水过少。

4.胎儿多普勒超声血流监测异常

常用的指标包括脐动脉和胎儿大脑中动脉的S/D比值、RI值（阻力指数）、PI指数（搏动指数）、脐静脉和静脉导管的血流波形等。较公认的判断胎儿血流异常的标准如下：①脐动脉血流指数大于各孕周的第95百分位数或超过平均值2个标准差，预示胎儿缺氧；②脐动脉的舒张末期血流频谱消失或倒置，预示胎儿缺氧严重；③胎儿大脑中动脉的S/D比值降低，提示血流在胎儿体内重新分布，预示胎儿缺氧；④出现脐静脉或静脉导管搏动、静脉导管血流a波反向均预示胎儿处于濒死状态。

5.生物物理评分

生物物理评分（BPP）是综合电子胎心监护及超声检查所示的某些生理活动，以判断胎儿有无急、慢性缺氧的一种产前监护方法。BPP包括NST、胎动、胎儿呼吸运动、胎儿肌张力、羊水量这5项，计分方法为：如果存在则该项记为2分，不存在则记为0分。评分≤4分提示胎儿缺氧，5~7分为可疑胎儿缺氧，8~10分为正常。

四、胎儿窘迫治疗

（一）急性胎儿窘迫

1.一般处理

（1）改变体位

左侧卧位，可减少因子宫对腹主动脉、下腔静脉和盆腔血管的压迫而引起的正常血容量低血压综合征，从而增加子宫胎盘灌注量。

（2）吸氧

应用面罩吸氧，对纠正急性胎儿窘迫的缺氧症状、降低新生儿窒息率有良好的效果。

2.病因处理

当出现胎心率持续异常、电子胎心监护高度提示胎儿窘迫，情况危急，应根据病因采取果断措施。

（1）抑制子宫收缩

子宫收缩异常是胎儿缺氧或酸中毒最常见的原因，若为不协调子宫收缩过强，或因缩宫素使用不当引起强直性子宫收缩，应减少或停止缩宫素输注，或使用硝苯地平片、β-肾上腺素能激动剂（沙丁胺醇、特布他林、盐酸利托君），阿托西班等药物抑制宫缩，以恢复绒毛间隙及脐血管血流量，改善胎儿氧供。

（2）母体疾病的处理

积极寻找病因，治疗可能导致胎儿缺氧的妊娠合并症及并发症。

3.尽快结束分娩

（1）阴道助产

若宫口开全，骨盆各径线正常，胎头双顶径已达坐骨棘平面以下，无阴道助产禁忌证应尽快行阴道助产术结束分娩。

（2）剖宫产

宫口未开全，脐带脱垂、子宫破裂或胎盘早剥，应尽快以剖宫产结束分娩。

（二）慢性胎儿窘迫

1.一般处理

出现胎儿缺氧的征兆时，应全面检查以评估母儿状况，侧卧位，低流量吸氧，加强胎儿监护，注意胎动变化。

2.期待治疗

孕周小，估计胎儿娩出后存活可能性小，应尽量保守治疗延长胎龄，同时给予糖皮质激素促进胎儿肺泡表面活性物质的合成，预防呼吸窘迫综合征发生，争取胎肺成熟后终止妊娠。

3.终止妊娠

妊娠接近足月或胎儿已成熟，或估计胎儿能存活，胎心监护持续异常无法恢复并高度提示胎儿窘迫、BPP评分≤4分，应考虑立即终止妊娠。

（冯玲　余俊　周璇）

第二节 新生儿窒息

新生儿窒息是指由于产前、产时或产后各种病因使新生儿出生后不能建立正常呼吸，引起缺氧并导致全身多脏器损害，是围产期新生儿死亡和致残的主要原因之一。

一、病因

凡可导致胎儿、新生儿血氧浓度降低的任何因素均可引起窒息，可出现在妊娠期，但绝大多数出现在产程开始后，如果缺氧严重且发生较早，胎儿可死于宫内；如果缺氧发生在产程中或产后，则为产时窒息或娩出后的新生儿窒息。

窒息病因主要包括母体因素、产程中因素及胎儿因素三方面。相对于足月儿，早产儿因为存在如下情况，更容易发生窒息及并发症：

①肺部缺乏肺表面活性物质导致呼吸困难；②脑发育不成熟，易发生呼吸暂停；③肌肉张力低，易出现自主呼吸困难；④皮肤薄，体表面积大，皮下脂肪少，散失热量多；⑤脑血管脆弱，缺氧易导致出血；⑥不成熟的组织易受过度氧暴露的损害；⑦血容量少，易受失血致低血容量的影响；⑧免疫功能差，易受感染。

二、病理生理

1.呼吸暂停概念

无论胎儿或新生儿发生窒息，都要经历如下演变过程（图10.2）。

（1）原发性呼吸暂停

胎儿或新生儿缺氧时，先有呼吸运动加快，若缺氧继续，则呼吸运动停止，心率减慢，此为原发性呼吸暂停。此时若及时给氧及必要的刺激，多能诱发自主呼吸。

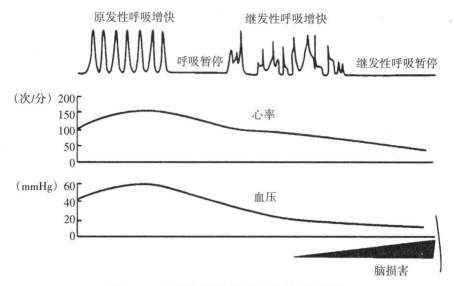

图10.2　原发性呼吸暂停和继发性呼吸暂停

（2）继发性呼吸暂停

如窒息持续存在，婴儿出现深度喘息样呼吸，心率继续下降，同时血压开始下降，呼吸越来越弱，最后在一次深呼吸后进入继发性呼吸暂停。在此阶段，心率、血压及血氧饱和度均持续下降，新生儿对外界刺激无反应，此时必须给予正压人工呼吸。

2.出生前后肺和肺循环改变

胎儿期由于氧供来自胎盘，胎儿只有很少部分血液流经胎肺。胎肺不含气体，肺泡内为液体填充，肺小动脉关闭，血液由肺动脉经动脉导管流至主动脉，动脉导管开放。

出生时空气进入肺泡，呼吸建立，肺泡张开。随第一次呼吸的建立，肺小动脉开放，肺循环阻力下降，同时新生儿心率在10～25 s内迅速增加到120～150次/分，这使得流经肺的血液量明显增加，原先经动脉导管流至主动脉的血，先流至肺内，动脉导管关闭。

3.新生儿窒息时缺氧及肺灌注减少

新生儿出生未建立正常的呼吸，肺泡不扩张，肺液排不出，不能进行气体交换，造成缺氧。窒息时血氧饱和度下降、酸中毒，使新生儿肺内小动脉仍保持收缩状态，动脉导管继续开放，血液不经肺而进入主动脉，即使肺泡开放，氧气也不能进入血液，更使缺氧加重。

窒息造成的低氧血症引起多脏器损害，尤其是呼吸中枢供氧不足加重呼吸抑制，故正压人工呼吸改善全身缺氧，尤其是改善呼吸中枢缺氧是窒息复苏的关键措施。

三、临床表现

（一）宫内表现

新生儿窒息往往是胎儿窒息的延续。胎儿窒息时，最初胎动增强，后逐渐减弱至消失。心率先增快，可超过160次/分，以后逐渐减慢，可低至100次/分，有时不规则，最后心脏停止跳动。胎儿严重窒息时可排出胎粪，羊水呈黄绿色。由于低氧血症和高碳酸血症使呼吸中枢兴奋性增高，出现深吸气样运动，可吸入羊水或胎粪污染的羊水。

（二）轻度窒息

皮肤青紫，呼吸浅，间歇有或无，心音有力，心率可增快，但常减慢，脐血管充盈而有搏动，肌张力正常或增强，反射（对刺激的反应）存在。

（三）重度窒息

可出现皮肤苍白，四肢凉，呼吸微弱或无，心音弱，心率慢或不规则，脐血管萎陷无搏动，肌张力很低或消失，肢体松弛。

（四）Apgar评分

Apgar评分由5项体征组成，包括肤色、心率、呼吸、肌张力及对刺激的反应。每项体征授予分值0、1或2分。然后将5项分值相加，即为Apgar评分的分值。满分10分，总分≥8分为基本正常。复苏措施是改变Apgar评分的要素，因此在评分时应用的复苏措施也应该同时记录。建议在产房填写的表格如表10.2所示。

表10.2 Apgar评分

体征	0分	1分	2分	1 min	5 min	10 min	15 min	20 min
肤色	青紫或苍白	四肢青紫	全身红润					
心率	无	<100次/分	>100次/分					
呼吸	无	微弱,不规则	良好,哭					
肌张力	松软	有些弯曲	动作灵活					
对刺激反应	无反应	反应及哭声弱	哭声响,反应灵敏					
总分								

续表

备注	复苏					
	分钟	1 min	5 min	10 min	15 min	20 min
	给氧					
	PPV/NCPAP					
	气管插管					
	胸外按压					
	肾上腺素					

注：PPV，正压通气；NCPAP，鼻塞持续气道正压。

四、诊断

（一）关于新生儿窒息诊断变迁

1.Apgar评分应用

Apgar评分作为评估新生儿出生时生命状况和复苏效果的方法，是一种简捷实用的初筛指标。但是，近20余年人们对Apgar评分的诊断价值不断提出质疑：①Apgar评分虽可识别新生儿有无抑制，但不能区别抑制的病因；②低Apgar评分并不等同于窒息，低评分的原因可能不仅仅是宫内缺氧；③早产儿由于肌张力弱和对刺激反应差，其Apgar评分可低于正常；④评分没有突出呼吸抑制的重要性，5个评分项目的重要性不同，但分值相同；⑤1 min Apgar评分与患儿远期预后无明显相关性，5 min低评分与预后相关性更强；⑥主要不足之处在于敏感度高而特异度低，常导致窒息诊断扩大化。国内单中心和多中心前瞻性大样本研究均显示低Apgar评分与窒息的符合率仅为50%。单用Apgar评分诊断窒息可导致误诊，故国内外都已摒弃单用Apgar评分诊断窒息。

2.关于脐动脉血气的评价

国际上普遍在低Apgar评分的基础上加上脐动脉血气指标，作为诊断新生儿窒息的依据。脐动脉血气检测结果正常可以排除产程中窒息及其与脑瘫的关联，避免误诊和不必要的法律纠纷。但是单独使用脐动脉血气指标亦有其局限性。国内大样本研究发现，除非伴有低Apgar评分，单纯脐动脉血pH<7.00的新生儿中约87%并无病征，如与Apgar评分结合则可弥补其不足。

3.国内外对新生儿窒息诊断标准的探讨

美国妇产科学会和美国儿科学会提出的新生儿窒息诊断标准包括：①脐动脉血pH<7.00；②Apgar评分 0 ~ 3 分持续 5 min 以上；③出生后短时内出现缺氧缺血性脑病；④多脏器损伤。4条缺一不可。Adock等和Phelan等分别发现确诊缺氧缺血性脑病的患儿有 19% 和 36% 达不到上述标准的第②条和第④条。Korst等和加拿大妇产科学会分别发现用其诊断缺氧缺血性脑病漏诊率高达 79% 和 88%，而且将窒息和其并发症的诊断混为一谈也有欠妥当。上述标准失之过严，用以诊断窒息必导致漏诊，故不可照搬。

在国内，为提出符合我国国情且确实可行的新生儿窒息诊断标准，2015年中华医学会围产医学分会新生儿复苏学组组织相关专家讨论，提出了"新生儿窒息诊断的专家共识"。在有关Apgar评分的应用上，共识提到Apgar评分尽管有不少问题和缺陷，但仍为新生儿出生时最简捷实用的初筛评估方法，但要注意如下问题：①单纯用Apgar评分诊断新生儿窒息，有一定局限性，不能将Apgar评分作为诊断窒息的唯一标准。②Apgar评分可作为评价窒息严重程度和复苏效果的部分手段，但不能完全指导复苏、决定何时应开始复苏及对复苏过程提供决策。复苏程序要按照新生儿复苏指南流程图的要求进行。在关于脐动脉血气分析上，共识提出新生儿出生后疑诊窒息，应常规做脐动脉血pH检测，Apgar评分要结合脐动脉血pH的结果作出窒息的诊断。单纯Apgar评分低但pH正常，不诊断新生儿窒息，可诊断"低Apgar评分"。在无条件做脐动脉血气分析的医院，仅Apgar评分异常，也可称之为"低Apgar评分"。关于脐动脉血气诊断窒息的标准值，国内外研究较多。2008年3月至2009年9月，我国新生儿脐动脉血气指标研究协作组组织5省6家医院进行脐动脉血气指标诊断新生儿窒息的多中心临床研究，结论认为：新生儿窒息的脐动脉血pH临床校正值分布范围为 7.00 ~ 7.20，碱剩余分布范围为 –18 ~ –10 mmol/L，诊断新生儿窒息的血气指标可在上述范围内灵活掌握；pH<7.15诊断新生儿窒息的敏感度、特异度分别为 96.1% 和 69.9%，而 pH<7.0 为 49.1% 和 99.9%。碱剩余<–12 mmol/L诊断的敏感度和特异度分别为 91.4% 和 74.8%，而碱剩余<–16 mmol/L分别为 54.0% 和 89.6%，选择pH<7.0及碱剩余<–16 mmol/L作为窒息诊断的标准值最好。专家共识中提到国际新生儿窒息诊断标准对目前我国来说过于严格，如严格按照此标准，会造成部分漏诊，故结合目前国情，我国尚不能推广国际新生儿窒息诊断标准。

（二）我国新生儿窒息的诊断方案

中华医学会围产医学分会新生儿复苏学组组织相关专家讨论，提出关于结合Apgar评分及脐动脉血气pH诊断新生儿窒息的具体方案如下：

1.二级或以上有条件的医院建议胎儿娩出后应即刻行脐动脉血气分析，采用Apgar评分结合血气分析结果做出窒息诊断。

（1）轻度窒息：Apgar评分1 min或5 min≤7分，伴脐动脉血pH<7.2。

（2）重度窒息：Apgar评分1 min≤3分或5 min≤5分，伴脐动脉血pH<7.0。

2.未取得脐动脉血气分析结果的，Apgar评分异常，可称之为"低Apgar评分"。考虑到目前国内外的疾病诊断编码的现状，对于"低Apgar评分"的病例，将Apgar评分<3分列入严重新生儿窒息的诊断；将Apgar评分<7分列入轻或中度新生儿窒息的诊断。

3.应重视围产期缺氧病史，尤其强调宫内窘迫及胎心率异常，在有条件的医院常规定时做胎心监护，呈现不同程度胎心减慢，可变减速、晚期减速、胎心变异消失等，可作为新生儿窒息的辅助诊断标准。

（三）新生儿窒息需完善辅助检查

对发生新生儿窒息的患儿，需完善相关的辅助检查，包括血常规、血培养、电解质、血气分析、胸片、头颅超声等，以辅助判断新生儿窒息的发生原因。新生儿窒息的发生不完全由产科因素所导致，可能与患儿本身的疾病密切相关。通过辅助检查最大可能地分析患儿潜在的窒息原因，有利于有针对性地开展治疗。

五、处理

新生儿窒息是新生儿死亡、伤残的重要原因。正确规范的复苏对降低新生儿窒息死亡率、伤残率非常重要。参与分娩的医务人员需不断更新、规范技术培训，提高新生儿复苏的水平。

（一）Apgar评分与复苏关系

Apgar评分和复苏指南中的复苏指征反映的都是患儿的抑制表现。复苏指征只用于指导复苏，有复苏指征者必须复苏，但需复苏者不一定都是"低Apgar评分"者，更不能将复苏指征误认为是诊断新生儿窒息的标准。反之，"低 Apgar 评分"也不是作为复苏的指征，如果等到胎儿出生后 1 min Apgar 评分后再决定是否需要复苏，已延误处理。同样的，"低 Apgar 评分"可以由窒息之外的其他因素导致，并不一定需要复苏抢救，因此建议再综合评估。

（二）新生儿复苏项目

对所有达到复苏指征的新生儿，需要按照美国最新版新生儿复苏教程和《中国新生儿复苏指南及临床实施教程》施行积极、高质量的新生儿复苏抢救。

1.复苏准备

（1）人员

每次分娩时至少有 1 名熟练掌握新生儿复苏技术的医护人员在场，其职责是照料新生儿。高危孕产妇分娩时需要组成有儿科医师参加的复苏团队。多胎妊娠孕妇分娩时，每名新生儿都应有专人负责。

（2）物品

新生儿复苏设备和药品应准备齐全，单独存放，并保证相关设备功能良好。

2.复苏基本程序

"评估—决策—措施"的程序在整个复苏中不断重复（图10.3）。评估主要基于以下体征：呼吸、心率、脉搏、血氧饱和度。通过评估新生儿的这几个体征中的每一项来确定每一步骤是否有效。其中，心率对决定进入下一步骤最重要。

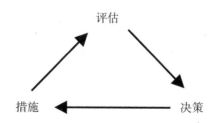

图10.3　新生儿复苏的基本程序

引自：中国新生儿复苏指南（2021年修订），中华围产医学杂志

3.复苏步骤（图10.4）

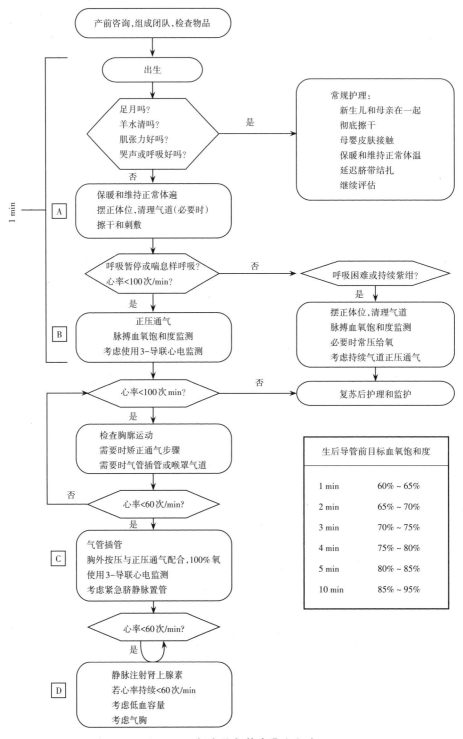

图10.4 新生儿复苏步骤和程序

引自：中国新生儿复苏指南（2021年修订），中华围产医学杂志

（1）快速评估

生后立即评估4项指标：①足月吗？②羊水清吗？③有哭声或呼吸吗？④肌张力好吗？如果新生儿在此4项均为"是"，可进行常规护理。如有1项为"否"，则立即进行初步复苏。

（2）初步复苏

保暖：产房设置温度在25~28 ℃，提前预热辐射台（足月儿分娩预热至32~34 ℃，早产儿根据中性温度设置）。用预热毛巾包裹新生儿放在辐射保暖台上，注意头部擦干和保暖。小于32周的早产儿可将其头部以下躯干和四肢放至清洁的塑料袋内，或盖以塑料薄膜置于辐射保暖台上，摆好体位再继续其他操作。

体位：置新生儿为头轻度仰伸位（鼻吸气位，图10.5）。

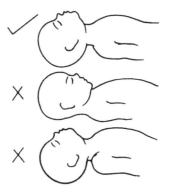

图10.5　新生儿鼻吸气位

吸引：必要时用吸引球或吸引管清理呼吸道，先口咽后鼻腔（图10.6）。限制吸引时间<10 s，吸引器负压不超过100 mmHg。

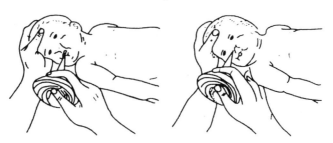

图10.6　吸引应先口腔，后鼻腔

羊水胎粪污染时的处理（图10.7）：羊水胎粪污染时，首先评估新生儿有无活力。有活力的定义为规则呼吸或哭声响亮、肌张力好及心率>100次/分。以上3项中有一项不好者为无活力。新生儿有活力时，继续完成初步复苏。当新生儿无活力时，应在20 s内完成气管插管及用胎粪吸引管吸引胎粪。

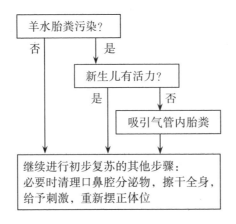

图10.7　羊水胎粪污染新生儿复苏流程图

擦干和刺激：快速彻底擦干头部、躯干和四肢，拿掉毛巾。如新生儿仍无呼吸，用手轻拍或手指弹患儿足底或摩擦背部2次以诱发自主呼吸（图10.8、图10.9）。

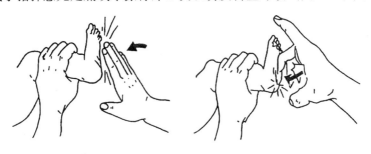

图10.8　拍打及弹足底

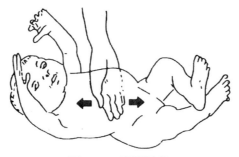

图10.9　摩擦后背

（3）正压通气

指征：①呼吸暂停或喘息样呼吸；②心率<100次/分。

气囊面罩正压通气（图10.10）：①压力：通气压力需要20～25 cmH$_2$O，国内多使用自动充气式气囊，使用前应检测减压阀。②频率：40～60次/分。③用氧：正压通气需要在脉搏血氧饱和度仪的监测指导下进行。足月儿从空气复苏开始，早产儿先给予21%～40%浓度的氧，用空氧混合仪根据血氧饱和度调整给氧浓度，使氧饱和度达到目标值。④ 评估心率：可触摸新生儿的脐带搏动或用听诊器听诊新生儿心跳，计数6 s，乘10即得出每分钟心率的快速估计值。也可以用脉搏血氧饱和度仪或3导心电图测量心率。⑤ 判断有效通气：有效的正压通气表现为胸廓起伏良好，心率迅速增快。⑥ 矫正通气步骤：包括检查面罩和面部之间是否密闭，再次通畅气道（可调整头位为鼻吸气位、清除分泌物、使新生儿的口张开）及增加气道压力。矫正通气后如心率<100次/分，可进行气管插管或使用喉罩气道。⑦ 评估及处理：经30 s有效正压通气后，如有自主呼吸且心率≥100次/分，可逐步减少并停止正压通气，根据脉搏血氧饱和度值决定是否常压给氧；如心率<60次/分，应气管插管正压通气并开始胸外按压。

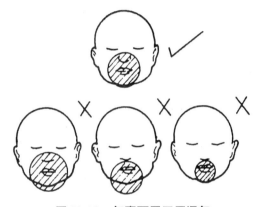

图10.10　气囊面罩正压通气

T-组合复苏器（T-Piece复苏器）：T-组合复苏器是一种由气流控制、有压力限制的机械装置，能提供恒定的吸气峰压及呼气末正压。使用时需接上压缩气源，预先设定吸气峰压20～25 cmH$_2$O、呼气末正压 5 cmH$_2$O、最大气道压（安全压）40 cmH$_2$O。操作者用拇指或食指关闭或打开T形管的开口，控制呼吸频率及吸气时间，使气体直接进入新生儿气道。

喉镜下经口气管插管：①指征：需要气管内吸引清除胎粪时；气囊面罩正压通气无效或要延长时；胸外按压时；经气管注入药物时；需气管内给予肺表面活性物质；特殊复苏情况，如先天性膈疝或超低出生体重儿。②插管准备：选择喉镜（足月儿选择1号喉镜镜片，早产儿为0号）；根据体重选择合适的气管导管（表10.3）；确定气管插管深度（表10.4），也可按出生体重+6计算。③插管操作：由操作熟练的医护人员在20 s内完成气管插管术。④ 插管成功的判断：胸廓起伏对称；听诊双肺呼吸音一致，尤其是腋下，且胃部无呼吸音；无胃部扩张。呼气时导管内有雾气；

心率、血氧饱和度和新生儿反应好转。

表10.3　不同气管导管内径适用的新生儿出生体重和胎龄

导管内径(mm)	新生儿出生体重(g)	胎龄(周)
2.5	< 1 000	< 28
3.0	≥ 1 000 ~ ≤ 2 000	≥ 28 ~ ≤ 34
3.5	> 2 000 ~ ≤ 3 000	> 34 ~ ≤ 38
3.5 ~ 4.0	> 3 000	> 38

表10.4　不同出生体重新生儿气管导管插入深度

出生体重(g)[a]	插入深度(cm)[b]
1 000	6 ~ 7
2 000	7 ~ 8
3 000	8 ~ 9
4 000	9 ~ 10

注：a.新生儿出生体重<750 g，气管导管仅需插入6 cm；b.插入深度为上唇至气管导管管端的距离。

（4）胸外按压

指征：有效正压通气30 s后心率<60次/分。在正压通气的同时须进行胸外按压。

要求：此时应气管插管正压通气配合胸外按压，以使通气更有效。胸外按压时给氧浓度增加至100%。

方法：胸外按压的位置为胸骨下1/3（两乳头连线中点下方），避开剑突。按压深度约为胸廓前后径的1/3。按压的方法有拇指法和双指法（图10.11）。

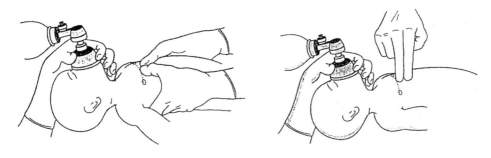

图10.11　拇指法和双指法胸外心脏按压

胸外按压和正压通气的配合：胸外按压和正压通气的比例应为3∶1，即90次/分按压和30次/分呼吸，达到每分钟约120个动作。45~60 s后重新评估心率，如心率仍<60次/分，除继续胸外按压外，考虑使用肾上腺素。

（5）药物

肾上腺素：①指征：45~60 s的正压通气和胸外按压后，心率持续<60次/分。②剂量：新生儿复苏应使用1∶10 000的肾上腺素。静脉用量0.1~0.3 ml/kg；气管内用量0.5~1 ml/kg。必要时3~5 min重复1次。③给药途径：首选脐静脉给药，也可经气管内快速注入，若需重复给药，则应选择静脉途径。

扩容剂：①指征：有低血容量、怀疑失血或休克的新生儿在对其他复苏措施无反应时。②扩容剂：推荐生理盐水。③方法：首次剂量为10 ml/kg，经脐静脉或外周静脉5~10 min缓慢推入。必要时可重复扩容1次。

4.复苏后监护和护理

复苏后的新生儿可能有多器官损害的危险，应继续监护，包括：①体温管理；②生命体征监测；③早期发现并发症。继续监测维持内环境稳定，包括血氧饱和度、心率、血压、红细胞压积、血糖、血气分析及血电解质等。一旦完成复苏，为避免血糖异常，应定期监测血糖，低血糖者静脉给予葡萄糖。如合并中、重度缺氧缺血性脑病，有条件的医疗单位可给予亚低温治疗。

5.早产儿复苏需注意的问题

（1）体温管理

（2）正压通气时控制压力

正压通气需要恒定的吸气峰压及呼气末正压，推荐使用T-组合复苏器进行正压通气。

（3）避免肺泡萎陷

产房内尽早使用持续气道正压通气。

（4）维持血流动力学稳定

心肺复苏时要特别注意保温、避免使用高渗药物、注意操作轻柔、维持颅压稳定。

（5）缺氧后器官功能监测

警惕坏死性小肠结肠炎的发生，应密切观察，延迟或微量喂养。

（6）减少氧损伤

复苏时低浓度氧开始，以血氧饱和度目标值指导氧浓度的调节。

六、预后

传统的 Apgar 评分和脐动脉血 pH 值、乳酸水平对窒息新生儿的远期预后预测能力均较差。5 min 低 Apgar 评分预测远期不良结果的敏感度和特异度分别为 12% 和 19%，脐动脉血低 pH 为 21% 和 8%，高乳酸为 12% 和 5%。研究显示，常规脑电图和振幅整合脑电图在生后 3～6 h 就对新生儿远期结局有较好的预测能力。初始背景异常的脑电图较快地出现睡眠觉醒周期和恢复正常背景也往往预示良好的临床结局；如果脑电图异常持续至生后 48 h，预后较差的可能性就比较大。

窒息新生儿的预后往往与新生儿的孕周、出生体重、窒息的严重程度、复苏效果及有无其他合并症等都有密切关系。通常，在新生儿早期有下述表现的，新生儿留有后遗症的可能性极大：①新生儿出生后表现出严重的抑制状态，如 10 min 以上才有微弱的哭声或不哭，肢体松软、不动、皮肤苍白、肢端发凉等持续较长时间；②神经系统症状出现早（12 h 内发生），频繁惊厥，有脑干症状，生后 1 周左右症状仍未完全消失；③脑电图检查显示多灶异常放电，广泛低电压，爆发抑制等现象；④病程 7～10 日后，脑水肿期已过，但影像学检查仍显示异常。

正确、规范的新生儿复苏是降低新生儿窒息死亡率、减少窒息后并发症，改善预后的重要手段。要在我国实施正确、规范化的复苏，关键在于对参与新生儿复苏的医务人员进行培训。自 2003 年 7 月，我国建立新生儿复苏项目，在全国范围内开展了大规模的新生儿复苏培训工作，明显降低了我国新生儿窒息的死亡率和致残率。

（王建辉　史源）

第三节　胎粪吸入综合征

胎粪吸入综合征（meconium aspiration syndrome，MAS）是由于胎儿在宫内排出胎粪污染羊水（meconium-stained amniotic fluid，MSAF），宫内或产时吸入 MSAF 而出现新生儿呼吸困难，严重者可影响心、脑、肾等各个器官。MAS 多发生于过期产儿及足月儿。在 20 世纪 90 年代，MASF 在活产儿的发生率约为 7%～22%；2000—2007 年，在法国 132 884 名胎龄 37～43 周的新生儿 MASF 的发生率为 8%，MAS 的发生率为

0.2%，其中需要呼吸支持的重度 MAS 占 0.067%。MAS 是胎儿宫内窘迫、新生儿窒息常见的并发症。

一、病因及发病原理

（一）胎粪排出

MSAF 发生率随胎龄增加而增加。小于 37 周的新生儿 MSAF 发生风险<2%，而小于 34 周的早产儿极少发生 MSAF。目前认为胎粪排出的机制为：①胎粪排出受胃肠道激素及肠道神经系统控制，肠肽水平随着胎儿成熟而增高，胎粪排出反映了胃肠道已成熟。②分娩过程中胎头或脐带受压，可刺激肠道副交感神经引起胎儿排便，正常成熟胎儿可有少量胎粪排出。③可能是宫内缺氧的表现：任何原因引起的胎儿缺氧均可引起潜水反射①，使心脑血管扩张以保证生命器官供氧，而其他血管收缩。此时，肠系膜血管收缩导致肠蠕动增加及肛门括约肌松弛而排出胎粪。

（二）胎粪吸入

正常胎儿有浅快呼吸运动，其频率及深度仅使约 1 ml 液体沿气管支气管树移动，即使偶尔叹息或喘息也不会将羊膜腔内容物吸入肺内。如果无宫内窘迫，即使发生 MSAF，正常的宫内呼吸也不会导致胎粪吸入或仅位于上呼吸道。但如果进一步缺氧则使胎儿呼吸运动首先变为不规则运动，然后引起强有力的喘息、将胎粪吸入气管内，胎儿娩出后连续有效呼吸则将胎粪越吸越深而至小气道或肺泡。

（三）胎粪吸入后的病理生理

胎儿娩出后，未清除的胎粪随呼吸运动到达终末细支气管与肺泡，黏稠的胎粪易造成阻塞性肺气肿，甚至肺不张，当其在下呼吸道内形成活瓣性阻塞时，气体只进不出，肺泡内压力越来越高，加之新生儿肺泡孔数目较少，不易传至相邻肺泡，因此，肺泡更易破裂而形成间质性肺气肿或气胸。胎儿严重急性缺氧、酸中毒可使肺血管痉挛；过期产儿宫内慢性缺氧可使肺动脉平滑肌增厚，二者均可造成肺动脉高压。当其超过主动脉压力时会导致血液从肺动脉通过动脉导管流向主动脉；肺动

---

①潜水反射又名游泳反射，是新生儿无条件反射的一种。把新生儿俯卧在水里，他就会用四肢做出协调很好的类似游泳的动作。

脉高压使右室、右房压力相继增高，当右房压力超过左房时，右房血通过卵圆孔流向左房。上述动脉导管及卵圆孔开放的右向左分流形成"持续胎儿循环"，引起严重低氧血症。

胎粪内的胎毛、胎脂、皮肤脱落的角化上皮细胞、肠道脱落的上皮、黏液、肠酶、胰酶、胆汁等可引起强烈的化学刺激，造成充血、水肿等炎性反应。

MAS的病理生理变化还与肺表面活性物质（pulmonary surfactant，PS）的合成抑制和功能障碍有关，其可能机制包括：胎粪中的溶蛋白酶、游离脂肪酸、磷脂、胆盐等可使PS灭活；窒息时使肺泡上皮细胞的重吸收受损，使肺液潴留，影响肺泡的气体交换，肺的低灌注状态损害肺泡Ⅱ型上皮细胞，使PS合成减少；另外，有研究发现，在发生MAS时，PS的成分如磷脂与结合蛋白A与正常新生儿不同。MAS发病机制及病理生理见图10.12。

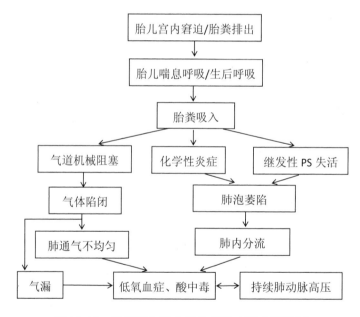

图10.12　胎粪吸入综合征发病及病理生理机制

二、临床表现

患儿具有胎儿宫内窘迫或产时窒息等缺氧史，咽部或气管内吸出被胎粪污染的羊水。患儿生后可见胎盘、脐带、指甲、皮肤呈黄绿色或深绿色。大量吸入可致死胎或生后几分钟死亡，少量吸入则在出生时可无症状。一般自发性呼吸建立后几小时内出现呼吸增快、呼吸困难、鼻翼扇动及青紫，可有呼气性呻吟，体检可发现吸气性胸骨上下及肋间软组织凹陷，胸廓常因过度充气而前后径增大如桶状胸，可闻及湿啰音。如新生儿突然病情恶化，烦躁不安、气急及青紫加重，常因并发气胸和（或）纵隔气肿所致。患儿呼吸困难表现常可持续至生后数日至数周。由于常存在持续胎儿循环，所以患儿青紫非常严重，可出现心脏扩大、肝脏增大等心力衰竭表现。另外，由于窒息缺氧可引起颅内出血和（或）缺氧缺血性脑病，因而可出现意识障碍、凝视、尖叫、惊厥、前囟饱满等神经系统症状和体征。

三、X线发现

胸片显示患儿肺部双侧有不规则片状或粗大结节状阴影，其密度深浓，病变分布广泛，且不均匀，以二肺下野更显著。肺气肿明显，双肺透亮度增高，胸廓前后径增加，横膈位置降低，膈顶变平。可有间质性肺气肿及节段性肺不张，前者为小圆形或短条状的透亮影，其边缘清晰，掺杂于广泛的斑片状增密阴影之间；后者多见于右肺上叶。可有叶间胸膜、肋膈角少量积液或右心扩大。

并发气胸和（或）纵隔气肿者占10%～50%，前者胸片表现为肺部透光度增高，后者在新生儿期主要表现为前纵隔间隙局限性积气。少量前纵隔积气只能在侧位胸片显示；气体较多时可在心脏边缘出现弧形带状气影；前纵隔积气可表现为上纵隔一侧或双侧自上内方向外下方斜置之三角形或新月形致密影形如"天使翼"（angel wings）。侧位胸片可清楚显示"胸骨后积气征"，气影上部可显示被抬高的胸腺。

四、化验检查

血气分析常提示酸中毒、低氧血症、高碳酸血症。如低氧血症程度与肺部病变不成比例时，可通过超声发现卵圆孔和（或）动脉导管处有右向左的分流。

五、治疗

（一）清理呼吸道

当新生儿头娩出时发现存在MSAF，而肩尚未娩出时应立即用较大的吸引管或洗耳球清理口腔和鼻部的胎粪。新生儿娩出后，如新生儿有活力（强有力呼吸、肌张力好、心率>100次/分），可不进行气管插管吸引胎粪，清理口咽鼻部的胎粪即可；如新生儿无活力，应予以气管插管吸引胎粪，在清除胎粪前不进行正压通气。对存在MSAF新生儿的其他处理措施参照《新生儿窒息复苏指南》（2016北京修订），及时通知新生儿科医生到场参与处理，有条件的医院提前通知新生儿科医生待产。

（二）呼吸支持

MAS患儿转入新生儿病房后，应予以温暖、湿润的氧气吸入。对于吸氧仍不能维持正常血氧饱和度的患儿应给予持续正压气道通气、经鼻间歇正压通气等无创呼吸支持方式以改善氧合。在无创呼吸支持下，如 FiO_2>0.4～0.6，PaO_2<50 mmHg 和（或）$PaCO_2$>60 mmHg，应使用常频机械通气［参数初调值为：流量 8～12 L/min，吸气峰压（peak inspiratory pressure，PIP）20～25 cmH_2O，呼气末正压（positive end-expiratory pressure，PEEP）2～4 cmH_2O，频率20～40次/分，吸气时间0.5～0.75 s)］，监测肺力学情况，各项参数调节应个体化，尽量采用容量目标通气，以减少肺损伤。当常频机械通气失败或发生气漏综合征高风险时，建议使用高频振荡通气［参数初调值为：平均气道压（mean airway pressure，MAP）较常频高2～3 cmH_2O 或与常频通气时相等，以后每次增加1～2 cmH_2O，直到 FiO_2≤0.6，$TcSO_2$>90%；振幅为2～3倍MAP，足月儿25～35 cmH_2O，早产儿15～20 cmH_2O，以看到和触到患儿胸廓振动为度，或X线胸片示膈面位于第8～9后肋为宜；频率一般用8～10 Hz，吸呼比一般为1∶1或1∶2］。高频振荡通气可有效改善氧合，促进 CO_2 排出。MAS易并发气胸、纵隔气肿等气漏综合征，当患儿病情突然恶化时，应立即予以床旁胸片检查除外有无气漏综合征发生，严重者立即予以空针穿刺抽气，尽早予以胸腔闭式引流。

（三）限制液体入量

每日可用60～80 ml/kg，以免加重窒息后可能存在的脑水肿、肺水肿。

（四）新生儿持续循环维持的治疗

可采用以下措施使肺血管扩张以降低肺动脉压力来纠正右向左分流。

1.积极纠正缺氧。

2.如有代谢性酸中毒存在（碱缺失>6），应采用 $NaHCO_3$ 静脉缓注或静脉滴入。

3.一氧化氮吸入治疗。一氧化氮可选择性扩张肺动脉血管降低肺动脉压力。对于重度PPHN或氧指数（oxygen index，OI）>25，可考虑一氧化氮吸入治疗，起始治疗浓度为20 ppm，逐渐下调至5 ppm后撤除。

4.西地那非及米力农也有一定作用。

（五）抗生素的应用

因MAS与细菌性肺炎在疾病初期的鉴别困难，且胎粪可促进细菌生长繁殖，而尸体解剖发现MAS患儿常并发细菌感染，所以一般主张应该使用广谱抗生素防治感染，同时积极寻找感染证据以明确抗生素使用疗程。

（六）肺表面活性物质的应用

现有证据表明，MAS有继发性PS失活，对严重MAS患儿可予以PS替代治疗。多数患儿在使用第2剂或第3剂才有病情显著好转，根据病情需要，最多可给予4剂。有研究发现，早期用药可降低气漏综合征及严重肺疾病的发生。将PS使用与高频通气及一氧化氮吸入治疗结合，对于严重MAS治疗可取得更好的效果。

（七）体外膜式氧合器（ECMO）的应用

ECMO是一种特殊的心肺支持技术，通过长时间的体外循环，对一些循环或呼吸衰竭患者进行有效支持，使心肺得以充分地休息，为心肺功能的恢复赢得时间。严重MAS在进行常规治疗如机械通气、PS治疗、一氧化氮吸入等治疗无效时，ECMO是最终的治疗手段。

（八）加强监护

在治疗过程中需密切监测血压、血糖、血气、电解质、肝肾功能等，如有异常，及时纠正。密切随访胸片，动态观察。

六、预防

MAS预防的关键是早期识别胎儿宫内窘迫，积极防止胎儿窒息、缺氧。对于胎粪污染的孕妇应加强胎心监测，一旦出现胎儿宫内窘迫应及时结束妊娠。MSAF的婴儿娩出后应按前述方法进行处理。

（李芳　史源）

第四节 新生儿颅内出血

颅内出血（intracranial hemorrhage，ICH）是新生儿期常见的颅内病变，与围生期窒息和产伤密切相关。ICH根据出血部位可分为不同类型，最具特征性的出血类型为脑室周围—脑室内出血（intraventricular hemorrhage，IVH），还有硬脑膜下出血（subdural hemorrhage，SDH）、蛛网膜下腔出血（subarachnoid hemorrhage，SAH）以及脑实质、小脑等部位的出血。其中SDH多见于足月儿，常常与产伤有密切关系，而脑室周围—脑室内出血多见于早产儿，尤其是胎龄<32周、出生体重<1 500 g的极低出生体重儿（very low birth weight，VLBW），发病率随胎龄和出生体重降低而增加。中华医学会儿科学分会新生儿学组2005—2006年组织了一项我国早产儿脑室周围—脑室内出血发病情况的调查，在3 769例早产儿中，颅内出血总发生率为10.8%，其中重度颅内出血占23%。

新生儿脑出血预后取决于胎龄、潜在的病因、病灶的位置和范围，以及是否合并其他疾病。在4种颅内出血类型中，脑室内出血的发生率最高且危害最大。严重颅内出血可引起小儿远期神经系统后遗症。近年随着我国医疗水平的提高，小胎龄早产儿和极低出生体重儿增多，严重颅内出血及其后遗症仍始终为新生儿科医生关注的重点。

一、病因

（一）脑室周围—脑室内出血

所有引发脑生发层基质小血管血压、渗透压改变和血管内皮损伤的因素，均可归为脑室周围—脑室内出血病因，与多种产前和产时孕产妇、患儿自身疾病状态有关。

1.产前

多与缺氧有关，如母亲子痫前期、HELLP综合征、胎儿宫内窘迫等。在窒息缺氧所导致的低氧血症和高碳酸血症的情况下，胎儿脑循环的自动调节功能受损，脑血供明显降低，脑血管可达最大扩张状态。此时任何引起全身血压增高的因素均可引起毛细血管床破裂出血。除此之外母亲绒毛膜羊膜炎及其他感染性疾病可通过炎症因子损害血管内皮。母亲产前用药，如：吲哚美辛、阿司匹林可导致胎儿、新生儿颅内出血发生。

2.产时

与异常分娩方式和过程相关，分娩期间因宫缩导致宫内压增高压迫颅骨、以及较长的分娩时间及异常胎位致颅骨变形，均可引起大静脉窦阻塞致静脉压增高，造成小儿脑灌注异常，危及到脑内小血管等，并且这些小儿往往伴随产时、生后窒息缺氧，进一步加重了脑循环异常和小血管损伤。

3.产后

与早产儿的一些疾病状态和必要的救治过程有关。如呼吸窘迫时呼吸机治疗，新生儿窒息复苏加压给氧，呼吸道、消化道吸引刺激等，易造成脑内动静脉血压升高，血流不稳。低碳酸血症、高碳酸血症也会影响到脑血管舒缩功能。感染性休克等不同原因所致的低血压，会减少脑灌注，在复苏扩容的过程中，输液速度过快或高渗液体，容易增加脑内小血管的负荷。

部分足月儿也可发生脑室内出血，其原因多为窒息、难产导致脑静脉压增高和脑血管自动调节受损。但也有一部分IVH足月儿没有明显的产伤和窒息诱因。另有一些足月儿可因严重的出血性梗死或动静脉畸形引起脑室内出血。

（二）其他类型颅内出血

在新生儿患者中还可见到颅内其他不同部位的出血，如硬脑膜下出血、蛛网膜下腔出血、小脑内出血，病因各不相同。

1.硬脑膜下出血

多见于足月儿，大多与产伤有关，如胎头过大、初产、急产或第二产程延长、胎位异常以及产钳或负压吸引助产等。随着近年来产科技术的提高，硬脑膜下出血已不多见。

2.蛛网膜下腔出血（SAH）

蛛网膜下腔出血可能是原发性的也可能是继发性的。原发性蛛网膜下腔出血可能由蛛网膜下腔的交通静脉破裂或脑脊膜丛内的血管破裂引起，继发性蛛网膜下腔出血多由脑室内出血引流入蛛网膜下腔所致。SAH大多与产伤和缺氧有关。其中足月儿蛛网膜下腔出血多因产伤引起；早产儿常与脑室内出血的病因相同，多因缺氧窒息导致蛛网膜下腔薄壁静脉淤血而破裂，引起蛛网膜下腔出血。

3.小脑内出血

在足月儿中多因产伤性分娩，引起小脑撕裂和大静脉破裂而导致小脑内出血。早产儿则多有围生期窒息史、呼吸窘迫综合征或接受了呼吸机治疗。

二、脑室周围—脑室内出血的发病原理

脑室内出血好发于早产儿，与早产儿存在胚胎生发层基质有关。约在胚胎24周左右，在脑室系统和脊髓中央管的室管膜下出现胚胎生发层基质。30～32周，该基质主要集中在侧脑室近尾状核头部和丘脑交界处、相当于室间孔水平的室管膜下。32周以后，该基质逐渐萎缩，至足月时基本消失。胚胎生发层基质是脑神经母细胞和成胶质细胞发源地，将构成今后大脑皮质和深部的块核结构。该基质由一些仅含内皮细胞的毛细血管组成，实质是一个精细的缺乏结缔组织支持的毛细血管床；其解剖特点造成该基质对缺氧、高碳酸血症及酸中毒极为敏感，容易发生坏死崩解而致室管膜下出血，从而引起脑室内出血（图10.13）。

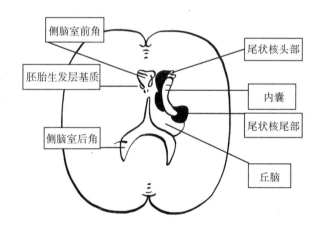

图10.13 胚胎生发层基质示意图

新生儿生后3日内动脉压波动很大。安静时平均脐动脉压为45 mmHg，活动增加、抽吸痰液、喂养、搬动、理疗等均可使平均动脉压增高至86～110 mmHg。惊厥时多数患儿血压也会增高。因此任何促使血压过快增高的因素，均可使脑血流过度增加进而导致IVH。

三、临床表现

该病的临床表现因出血部位与出血量不同而差别很大。重者可导致死胎或生后迅速死亡；轻者可毫无症状。

（一）脑室内出血

脑室内出血主要发生在胎龄<32周、出生体重<1 500 g的早产儿中。在临床上表现为以下3种类型：

1.临床无表现型

此型最常见，多为轻度出血，多在早产儿生后常规头颅B超筛查中发现。

2.断续进展型

症状在数分钟至数小时内断续进展，常有症状好转的间隙。此类出血患儿生命体征一般无明显影响，初始表现为烦躁不安、易激惹，发展严重时出现颅压升高、脑性尖叫、惊厥。若进一步恶化可出现抑制症状，如神志异常、四肢张力低下、运动减少、中枢性呼吸异常。大多数患儿伴有异常腘窝成角。个别患儿可发展为脑积水。

3.急剧恶化型

极少见，也称凶险型。此型出血严重，在数分钟至数小时内病情急剧进展，很快出现意识障碍、眼球固定、光反射消失、严重肌张力低下，以及强直性惊厥、中枢性呼吸抑制。同时可出现血压降低、心动过缓、抗利尿激素分泌异常，患儿在短时内死亡。此型死亡率高，预后极差。

（二）其他部位的颅内出血

1.硬脑膜下出血

（1）脑幕撕裂

多见于臀位分娩出生体重较重患儿，多有产伤史。根据出血程度和临床表现分为两种。

①迅速致命型：出生时即出现脑干上部受压症状，表现为意识障碍、呼吸增快、光反射不对称等。颈亢明显和角弓反张常在早期出现。随着颅后窝内积血的增多，可在数分钟和数小时内，出现较低的脑干受压症状，由意识障碍发展为昏迷、呼吸停止，并迅速死亡。

②较少恶化型：可因脑幕轻度撕裂或小脑表浅桥静脉的破裂所引起，血肿较小，

增大速度较慢，枕骨骨缝分离程度较轻。在生后 3~4 日内可无明显症状，慢慢出现颅压增高（如前囟饱满、嗜睡）及脑干功能紊乱症状（如呼吸、眼动异常、凝视及面部轻瘫等），并可出现惊厥。若患儿在 1 日内症状迅速恶化，则可致命。

（2）脑镰撕裂

少见。初始可无明显症状，出血进入幕下时，可能与脑幕撕裂症状相似。

（3）大脑表浅桥静脉撕裂

根据出血程度和临床表现分为 3 种。

①少量出血：无明显临床症状，最为常见。

②大量出血：可导致颅内压增高，常在生后第 2 或 3 日出现惊厥，伴有局部运动障碍，前囟饱满。但存活者大多预后良好。

③慢性硬脑膜下渗出：新生儿期症状不明显，数月后出现慢性硬脑膜下渗出，表现为头围增大，透光试验结果呈阳性。血肿机化后形成半透膜，慢慢吸收膜外液体，致血肿不断缓慢增大。数月后，血肿可形成致密的胶原结构。

2.蛛网膜下腔出血

（1）少量出血

最常见，无临床征象或仅有极轻的神经系统异常表现，如易激惹等，常是患儿在因其他原因做影像学检查时发现，预后良好。

（2）伴惊厥型

突出的表现是间歇性惊厥，常在生后第 2 日发生，90% 预后较好。

（3）严重出血

常有重度窒息或产伤史，大量并急剧进展性出血，迅速出现神经系统异常，表现为反应低下、嗜睡、中枢性呼吸异常、反复惊厥，危及生命。此类出血罕见。

3.脑实质出血

（1）点片状出血

单纯点片状脑实质出血，临床无明显的神经系统症状，也不影响预后。但引发出血的原发病有可能较重。

（2）大范围脑实质出血

足月儿临床常表现为突发的惊厥，部分有定位体征，但很快泛化至全身。

4.小脑内出血

患儿多有缺氧和产伤史，早产儿多与缺氧有关。临床可出现明显的脑干受压症状，表现为屏气、呼吸不规则、心动过缓、血细胞比容降低及血性脑脊液。病情可迅速恶化，可在发病后2日内死亡。较大患儿病程也可缓慢进展甚至临床症状改善，但不多见。

四、诊断

（一）脑室内出血

该病的确诊主要依靠影像学检查，在不同的影像学方法中，首选头颅B超，原因是其准确、快速、方便、无放射性，可动态了解高危新生儿颅内出血的部位、范围、大小及回声的吸收演变等过程，为高危新生儿颅脑疾病的早期诊断、指导治疗及评价预后提供了有价值的诊断依据。

1.颅内出血筛查

对胎龄≤32周的早产儿和具有颅内出血高危因素的近足月早产儿和足月儿，在生后3日内常规进行颅脑B超筛查，以便于疾病可得到及时确诊。

2.对颅内出血严重程度的评价

颅内出血逐渐严重是指生发基质出血量增多，血液突破室管膜进入侧脑室内，又危及到脑室周围脑实质，可能由此造成小儿远期后遗症。2008年Volpe修订的分度标准如下（图10.14）：

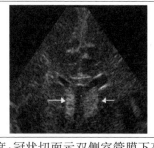

I度：冠状切面示双侧室管膜下高回声出血灶(箭头处)

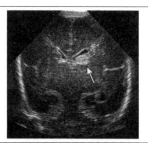

II度：冠状切面示左侧脑室高回声出血灶,侧脑室未见扩张(箭头处)

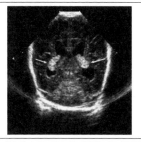

III度：冠状切面示右侧脑室高回声出血灶,侧脑室扩张(箭头处)

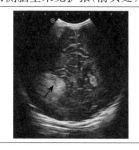

IV度：冠状切面脑实质出血(箭头处)

图10.14　脑室内出血超声图

Ⅰ度：出血局限于生发基质。

Ⅱ度：血液在侧脑室内占据容积<50%，不伴侧脑室扩张。

Ⅲ度：血液在脑室内占据容积>50%，伴侧脑室扩张。

Ⅳ度：在出血同侧的侧脑室旁发生出血性脑梗死。

（二）硬脑膜下出血

SDH在CT中表现为天幕上或颅后窝内紧贴颅板处新月型密度增高阴影，或在颅脑中线或天幕孔周围见密度增高阴影。但CT对大脑表浅SDH诊断欠佳，前囟穿刺对大脑表浅SDH的诊断效果最好。MRI有利于显示小的SDH，包括颅后窝内的小血肿。B超对SDH的分辨力较差。此外，B超中显示大脑半球裂隙增宽要想到表浅SDH的可能。

（三）蛛网膜下腔出血

其诊断依赖于CT，表现为大脑表层密度增加，使大脑与颅骨得以清晰区分，并可在各脑池、半球裂隙内探查到高密度阴影。早产儿常因IVH继发引起SAH。在CT中，SAH与IVH常并存。

（四）小脑内出血

B超一般难以诊断。CT是迄今为止精确诊断小脑内出血的最好手段，表现为颅后窝小脑部位呈密度增高阴影，同时伴有SAH和脑积水。

五、治疗及预后评估

（一）治疗原则

1.一般治疗原则

提供足够的氧和葡萄糖，保持呼吸道畅通，维持正常的血压和血气，维持酸碱平衡等。此外可根据我国2001年制定的《新生儿危重病例评分法（NCIS）（草案）》，作为颅内出血新生儿收治NICU的判定标准。

2.避免频繁医护刺激

应尽量减少不必要的医护措施，保持安静，注意保暖。头颅B超检查应在新生儿床旁进行，防止血压波动而导致颅内出血的发生和发展。

3.出血后脑实质损伤的治疗

重点是预防重度出血，减少、减轻脑实质损伤。病变早期予以针对性的对症治疗，必要时予以外科手术治疗，减少对脑实质的挤压，缓解症状，挽救生命。

（二）预后评估

颅内出血患儿的预后与新生儿的成熟度以及出血程度、部位、合并症、治疗处理是否得当有直接的关系。在IVH患儿中，通常Ⅰ级和Ⅱ级脑室内出血患儿的预后良好，Ⅲ级脑室内出血不伴白质损害者，病死率低于10%，但成活患儿中发生认知或运动障碍的发生率为30%~40%。Ⅳ级脑室内出血伴有脑室周围白质出血性梗死和（或）脑室周围白质软化者，病死率接近80%，发生脑瘫和认知障碍等严重神经系统后遗症的发生率达90%。

蛛网膜下腔出血和大脑表浅硬脑膜下出血患儿的预后大多良好。颅后窝内病变包括硬脑膜下出血或小脑内出血患儿的预后不良，早期病死率高。

B超是随访颅内病变转归的最好手段，如了解颅内出血的吸收情况，脑室有无扩张，有无囊腔形成等。由于有少部分患儿在新生儿期出院后1年内再次出现脑积水进展，故对出血后脑积水患儿至少要随访到1岁。

六、预防

因为IVH多发生在早产儿身上，一级预防应以预防早产为导向。目前已经被证明在32周内每增加一周的妊娠IVH的发病率可减少3.5%。如果早产无法预防，重点应该放在优化围生期护理上，以减少IVH的风险、严重程度和潜在的后遗症。产前使用糖皮质激素、对高危孕妇进行产前转运、延迟脐带结扎均已被证实能够有效降低IVH发病率。

（芦起 史源）

第五节 新生儿缺氧缺血性脑病

新生儿缺氧缺血性脑病（hypoxic-ischemic encephalopathy，HIE）是指围产期缺

氧缺血所致的颅脑损伤，是新生儿死亡和儿童期伤残的主要原因。HIE发生率约为活产儿的0.6%，其中15%~20%在新生儿期死亡，存活者中25%~30%可能留有某种类型的远期神经发育后遗症，如智力低下、脑瘫、惊厥和认知缺陷等。

一、病因

缺氧是指由于许多原因所致的动脉氧浓度低于正常；缺血是指流到细胞或器官的血流不足以维持其正常的功能。围产期缺氧的主要原因有：

（1）窒息伴宫内经胎盘气体交换障碍和出生时呼吸衰竭。

（2）继发于严重呼吸窘迫综合征或反复呼吸暂停的出生后呼吸衰竭。

（3）继发于持续性胎儿循环或心脏病的重度右向左分流。

缺血的主要原因为：

（1）宫内窘迫（如低氧血症和酸中毒）伴宫内和出生时心脏功能不全和脑血流自我调节功能丢失。

（2）继发于严重的反复呼吸暂停、大的动脉导管开放或严重先天性心脏病所致的出生后心脏功能不全。

（3）继发于动脉导管开放或循环衰竭所致的出生后循环功能不全。

二、发病机制及病理

（一）发病机制

HIE是由缺氧缺血事件启动并在缺氧缺血后继续进展的病理过程，大多数的神经元死亡不是发生在窒息缺氧时，而是发生在进展过程中，因此防治的重点应当是针对迟发性的神经元损伤。许多病理生理和生物化学的机制都与缺氧缺血后脑损伤的发病机制相关，归纳起来主要有血流动力学改变、细胞和分子生物学改变两个方面。

1.血液动力学变化

窒息缺氧时，心输出量迅速发生重新分配，以至于在损害其他脏器血供的情况下有更多的血液进入到脑和心脏。这种类似于水生动物中观察到的潜水反射的血流重新分配的目的是为了在面临缺氧时保护最重要的生命器官——心和脑。尽管此时脑的不同区域的血流均呈普遍增加，但依然有明显区域差异。一般来说，脑干结构的血流增加最为明显，白质的血流增加最少。

随着缺氧的进展，脑血流自主调节功能严重受损。脑的小动脉失去对灌注压和二氧化碳浓度改变的反应能力，成为压力被动性脑血流。因此，随着心肌糖原耗竭和收缩功能衰竭而致心输出量减少和血压下降，脑血流也很快下降到基线水平，特别是伴有低血压时，脑血流可下降至正常水平以下而伴有缺血性脑损伤的危险。HIE足月儿最易累及的部位是矢状旁区，早产儿在脑室周围的白质。

在缺氧缺血后的再灌注期间，脑血流又有明显的增加，一般开始于缺氧缺血12～24 h，持续数小时或数日，这种第二次或"迟发性"的脑血流增加往往同时伴有线粒体有氧氧化受损，"继发性"能量衰竭、脑白质损伤的神经病理学证据。"迟发性"脑血流增加的机制推测与血管扩张物质的堆积（如一氧化氮）和（或）血管麻痹状态有关。

总之，在窒息缺氧期间，脑循环的血流动力学会发生剧烈变化，窒息早期的"高灌注"是机体的代偿性变化，窒息晚期的"低灌注"和缺氧缺血后的再灌注是机体的失代偿变化。在HIE的发病机制中，晚期变化比早期变化更为重要，是脑血管处于麻痹状态的反映。

2.细胞和分子生物学改变

（1）脑的能量衰竭和细胞膜去极化

ATP是体内所有细胞基本的能量来源，包括神经元和神经胶质。许多重要的生理过程均需要ATP参与。窒息缺氧时，氧和葡萄糖供给不足，细胞内有氧氧化代谢障碍，只能依靠无氧酵解产生能量，同时堆积大量乳酸，可致细胞内酸中毒和脑水肿。由于无氧酵解产生的能量远少于有氧代谢，因此容易引起能量衰竭，使细胞膜离子泵功能受损，细胞内 Na^+ 和 H_2O 增多，造成细胞肿胀；细胞外 K^+ 堆积，可造成细胞膜持续去极化。ATP储备可在恢复的早期阶段短暂恢复，然后再发生"第二次"能量衰竭，即所谓的"迟发性"能量衰竭。

（2）兴奋性神经递质释放增加和兴奋毒素损伤

谷氨酸盐是最常见的兴奋性神经递质，少量谷氨酸盐为维持正常的神经元功能所必需。然而，当谷氨酸大量堆积时，可表现出神经毒性，又称兴奋毒素。研究证实，神经元对谷氨酸兴奋毒性的选择性、易损性是产生HIE的主要因素。能量衰竭致 Na^+-K^+-ATP酶功能受损，细胞外 K^+ 堆积，细胞膜持续去极化，突触前神经元释放大量谷氨酸，同时伴突触后谷氨酸的回摄障碍，使突触间隙内谷氨酸增多，过度激活突触后的谷氨酸受体。已有三种谷氨酸的特异性受体在未成熟脑的特殊区域被识别：海人酸

（红藻氨酸KA）受体、君子氨酸（QA）受体、N-甲基-D-门冬氨酸（NMDA）受体。谷氨酸的早期神经毒性是通过AMPA-QA受体激活介导Na^+内流发生；迟发性神经毒性则通过NMDA受体激活介导过多的Ca^{2+}内流发生。

（3）细胞内钙超载与再灌注损伤

Ca^{2+}是细胞内的第二信使，细胞的许多生化反应均需要Ca^{2+}参加，因此，细胞内Ca^{2+}平衡紊乱对神经元的代谢和功能均有不利影响。正常情况下Ca^{2+}以极低的浓度存在于细胞内，缺氧缺血时的细胞内钙超载与以下因素有关：①缺氧缺血时代谢性酸中毒使线粒体和内质网储存的Ca^{2+}释放增加；②能量衰竭时钙泵功能障碍而发生Ca^{2+}外流减少；③NMDA受体激活介导的Ca^{2+}内流增加。当细胞内游离的Ca^{2+}水平积聚到毒性水平时，受Ca^{2+}调节的酶被激活。磷脂酶激活，可分解膜磷脂，产生大量花生四烯酸，后者可在再灌注情况下，在环氧化酶和脂氧化酶的作用下，形成前列环素、血栓素及白三烯，同时产生自由基；核酸酶激活，可引起核酸分解破坏；蛋白酶激活，可催化黄嘌呤脱氢酶变成黄嘌呤氧化酶，后者在再灌注期间可催化次黄嘌呤变成黄嘌呤，同时产生自由基。大量的氧自由基在体内积聚，损伤细胞膜、蛋白质和核酸，导致细胞死亡。

（4）炎症

缺氧缺血后的再灌注对于逆转原发性能量衰竭期间神经元坏死的有害事件是必需的。然而再灌注的同时又可能通过募集单核细胞和中性粒细胞，引起损伤部位的炎症反应而发生迟发性的脑损伤。

综上所述，HIE的发病机制是一个十分复杂的过程，是多种机制综合作用的结果，其中最关键的环节是二次能量衰竭的发生，后者可起动一系列级联反应"瀑布"发生，引起或加重了最终的神经元死亡。二次能量衰竭之间的间期亦就是所谓的治疗的"时间窗"，即在成功复苏和脑血流、氧和葡萄糖输送恢复后，细胞内pH和ATP水平随着细胞毒水肿的暂时改善而恢复正常的短暂时期，是减轻脑损伤的神经保护措施能被成功应用的最佳时期。此间期在动物模型为$6 \sim 15\,h$，在人类新生儿中尚需要进一步研究。

（二）病理

围产期窒息所致HIE的神经病理学特征为包括大脑皮质、基底核、丘脑和脑干等病变部位的不同组合，脑白质也常被累及，特别是呈分水岭分布的旁矢状区。一般说来在遭受严重的长期缺氧缺血事件的新生儿中，基本上所有上述结构都有可能被累及；而伴有突然的、严重的完全性窒息事件的患儿则主要累及基底核、丘脑等深部灰质结构和脑干。这种病理分型的特点是因为在长期的不完全性窒息的情况下，机体首先诱发潜水反射以保证心、脑血供，随着缺氧持续，血压下降，血流第二次重新分布，即大脑半球的血供由于前脑循环血管收缩而减少，而丘脑、脑干和小脑的血供则由于后脑循环血管扩张而增加。因此，慢性不完全窒息时，大脑皮质较易受损，常伴脑水肿；若为急性的完全性窒息，二次血流重新分布的代偿机制失效，脑部损害以基底核、丘脑和脑干为主，大脑皮质损害可不严重，也不发生脑水肿。

三、临床表现

HIE 的临床症状和体征取决于缺氧缺血事件的程度、持续时间和代偿能力。神经系统症状一般于生后 6 ~ 12 h 出现，逐渐加重，至 72 h 达高峰，随后逐渐好转。严重者多在 72 h 内恶化或死亡。

（一）出生 ~ 12 h

在出生后的头 12 h 期间，尽管也可能存在脑干累及的体征，但患儿主要的症状是继发于大脑皮质的抑制，新生儿不容易被唤醒，呈周期性呼吸。瞳孔反应完整，可有自发性眼动。半数患儿可在出生后 6 ~ 12 h 表现为肌张力低下或惊厥。拥抱、握持、吸吮和吞咽反射可能缺如或抑制。

（二）12 ~ 24 h

此期间，患儿有明显增加的激惹，部分患儿开始惊厥或发生呼吸暂停和近端肢体软弱无力。拥抱反射亢进，患儿哭声尖而单调，深腱反射增强。

（三）24 ~ 72 h

严重受累患儿的意识水平进一步恶化，深度昏睡或昏迷接着发生，常常在一段时间的不规则呼吸之后呼吸停止。脑干功能障碍在此期比较常见，如眼球运动障碍，瞳孔固定和扩大。严重受累的 HIE 患儿最常在此期死亡。

（四）72 h 以后

到此期仍然存活的患儿通常在以后的几日到几周中逐渐改善，然而某些神经学异常的体征仍然持续存在，患儿可有轻到中度昏睡，喂养困难。这种脑干功能的异常，在累及深部核团的选择性神经元坏死的患儿中特别明显。四肢肌张力低下是普遍的特征。

四、实验室检查

（一）血清磷酸肌酸激酶脑型同工酶（creatine kinase BB isozyme，CK-BB）

正常值<10 U/L，脑组织受损时升高。

（二）神经元特异性烯醇化酶（neuron-specific enolase，NSE）

正常值<6 μg/L，神经元受损时血浆中此酶活性升高。

（三）腰椎穿刺

无围生期窒息史，排除其他疾病引起的脑病时可行腰椎穿刺。应行脑脊液常规生化及脑特异性肌酸激酶检测。

五、影像学检查

（一）B超

具有无创、价廉、可在床旁操作和进行动态随访等优点，对基底神经节、脑室及其周围出血具有较高的敏感性，但对皮层损伤不敏感。

（二）CT扫描

有助于了解颅内出血范围和类型，但对于HIE的诊断仅作为参考，尤其是后颅窝病变。待患儿生命体征稳定后检查，一般以生后4~7日为宜。

（三）磁共振成像（MRI）

对脑灰、白质的分辨率异常清晰，且轴位、矢状位及冠状位三维成像，能清晰显示B超或CT不易探及的部位，对于足月儿和早产儿脑损伤的判断均有较强的敏感性。

（四）脑电图

可客观地反映脑损害严重程度、判断预后，以及有助于惊厥的诊断。在生后1周内检查患儿，结果表现为脑电活动延迟、异常放电、背景活动异常。

六、预后

本病预后与病情严重程度、抢救是否正确及时有关。病情严重、惊厥、意识障碍、脑干症状持续时间超过1周，血清CK-BB和脑电图持续异常者预后差，幸存者常留有不同程度的运动和智能障碍、癫痫等后遗症。同时需要注意的是HIE是导致脑性瘫痪的原因之一，但脑性瘫痪与诸多因素有关，而不仅仅由窒息缺氧所致。积极推广新法复苏，防止围生期窒息是预防本病的主要方法。

（陈龙　史源）

第六节　新生儿咽下综合征

新生儿咽下综合征（swallowing syndrome）在新生儿期很常见，是新生儿呕吐的常见原因之一，其主要特点为新生儿出生后在开奶前即出现呕吐，进食后呕吐加重，呕吐物为羊水，也可带血。呕吐症状轻者可1~2日后自愈，重者可引发多种并发症，如新生儿低血糖、高胆红素血症、窒息等。

一、病因及发病机制

在分娩过程中，由于胎儿吞入过多羊水或母血，或吞入被污染、粪染的羊水（其性状较黏稠、浑浊，含有胎脂、胎儿脱落的毛发、尿酸盐等多种物质），粘附于幽门处而使胃液下行不畅，持续刺激胃黏膜，导致胃酸及黏液分泌亢进，而新生儿贲门括约肌较松弛，故易引起频繁呕吐。

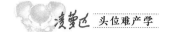

二、临床表现

新生儿常于生后尚未开奶时即开始呕吐，吃奶后呕吐加重。呕吐物呈泡沫黏液样，当呕吐物含有被胎粪污染的羊水时可能带有绿色，当呕吐物含有较多母血时可能带有咖啡色。患儿大多一般情况良好，无呛咳、发绀、呼吸困难等症状，腹软不胀，无胃肠型、蠕动波、腹壁发红，胎粪排出正常，大便可能为黑便、潜血阳性。

三、诊断

羊水胎粪污染、难产、窒息、过期产为本病常见高危因素；生后未进食即开始呕吐，呕吐物多为绿色黏液，伴或不伴有咖啡色物质；查体生命体征平稳，腹软不胀，无胃肠型、蠕动波及腹壁发红，胎粪排出正常。但需要注意排除外科系统疾病（如先天性消化道梗阻、畸形）所致呕吐；如果呕吐血量较多时需注意鉴别新生儿消化道出血性疾病（如新生儿应激性溃疡、消化道血管畸形破裂出血、新生儿出血症等）。可以通过APT实验鉴别呕吐物或大便中的血性标本来源：取血性标本加水混匀，使之溶血，沉淀后，取5份上清加入1份1%氢氧化钠（NaOH）溶液，静置1~2 min后观察颜色。如果呈棕色，表明血性液体来源于母体（成人血红蛋白遇碱变性，颜色改变）；如果呈红色，表明血性液体来源于新生儿（新生儿血以胎儿血红蛋白为主，具有抗碱性，遇碱不变色，颜色仍为红色）。

四、治疗

一般不需要特殊治疗，吞入的过多羊水或母血吐净后，1~2日内自愈。呕吐严重者可用1/2张温盐水或1%碳酸氢钠溶液洗胃。洗胃时注意选用新生儿专用胃管，动作轻柔，避免损伤消化道。

（王政力　史源）

第七节　难产儿随访

一、产伤对新生儿近期影响及难产儿近期随访

（一）头位难产儿的定义

非正常分娩的新生儿可统称为难产儿。经发生于头先露的难产出生的新生儿统称为头位难产儿。头位难产儿有其生理病理特点，新生儿患病率比正常产新生儿要高，常见有窒息、产伤、新生儿缺氧缺血性脑病、先天畸形、早产和感染等，且死亡率也较高。本节主要论述头位难产产伤新生儿。

（二）产伤的分类

新生儿产伤是指分娩过程中因机械因素对胎儿或新生儿造成的损伤。近年来由于加强了产前检查及产科技术提高，产伤发生率已明显下降，但仍是引起新生儿死亡及远期致残的原因之一。比较常见的头位难产的产伤分为以下几类。

1.头皮产伤

头皮产伤包括产瘤、头皮血肿、腱膜下出血等。

产瘤：通常发生于头位自然产，由于头皮的外伤造成表浅部位的出血性水肿，它的位置不局限在一个头骨缝内。

头皮血肿：可发生于颅骨任何部位，但只局限于单一骨缝内，不会超越头骨中线。

腱膜下出血：是由于胎头在通过骨盆腔时，外力的压迫和牵拉造成。触诊时有波动感，在儿科临床上，需密切观察是否有大量失血、黄疸等并发症。

2.颅骨骨折

颅骨骨折包括线性骨折、凹陷骨折、枕骨分离。

线性骨折：是最常见的颅骨骨折，因生产时头骨受到压迫引起。

颅骨凹陷性骨折：因头部膜性骨凹陷造成，又称为乒乓球骨折。

枕骨分离：头部外伤导致，常合并后脑窝硬膜下血肿及颅内产伤。颅内产伤包

括：硬脑膜上血肿、硬脑膜下血肿、蛛网膜下腔出血。

3.脊柱伤害

头位难产较为少见。

4.臂丛神经损伤

臂丛神经损伤发生率较高，与肩难产相关。

5.脑神经及周边神经受伤

难产过程中出现缺氧、出生后有窒息表现或者肢体活动障碍，要警惕由此造成的脑性瘫痪。

6.骨折

产伤骨折是指新生儿在出生过程中造成的骨折。多发性骨折应考虑为先天性成骨不全等引起的病理性骨折。产伤骨折的好发部位依次为锁骨、肱骨干、股骨干、颅骨、肱骨或股骨的骨骺分离。锁骨骨折最多见，约占产伤骨折的90%。

（三）难产儿的特点

由于难产原因不一，分娩过程各异，故难产新生儿的特点不完全一样。头位难产儿有以下特点。

1.一般体格检查的特点

体重：出生体重大多在正常范围，2 500～4 000 g之间，也可见于<2 500 g的低出生体重儿或体重>4 000 g的巨大儿。

头面外貌：头相对比较大。难产儿常因分娩时胎头受压引起各种头形异常，如头颅皮下水肿的先锋头、不同部位的头颅血肿或颅骨骨缝过度重叠的小头异形等。面先露的头位难产儿可伴有不同程度的面廓变形、脸面肿胀或伴有青紫和出血点、眼睑或口唇水肿等。一般耳廓软骨发育良好、轮廓清楚，在使用产钳助产分娩出的难产儿，有时在耳周头面部可见产钳压影，但不需治疗，会自行消失。

皮肤：全身皮肤覆有一层胎脂，很少胎毛，仅在肩部及骶尾部可有少许残留胎毛。难产儿刚出生时手足皮肤大都呈轻至中度青紫，以后逐渐消退，青紫重者需积极处理。

肢体：大多活动正常，但应及早发现有无产伤所致的肢体异常，如臂丛麻痹、缺氧造成的肢体活动异常等。大多指甲已长抵指端，足底有较多足纹交错分布。

全身体检：胎儿畸形是头位难产的原因之一，故在全身体检时，必须注意有无畸形。无脑儿、联体双胎等不会漏诊，但疑有脑积水时，可查到前囟大，骨缝增宽等体征。外生殖器检查：男婴阴囊有大量皱褶，常伴轻度鞘膜积液，睾丸已下降至阴囊，约有10%的男婴睾丸未降或在腹股沟处；女婴大多数大阴唇完全遮蔽小阴唇，处女膜可稍突出，可有少量阴道分泌物。

2.神经系统检查

难产新生儿可能有宫内窒息，出生过程中也可能伴随缺氧。因缺氧的程度不同，可出现一些神经系统异常体征，如神经反射不灵敏或消失，尤其是原始拥抱反射、交叉伸腿反射、躯颈反射异常或引不出等；屈肌张力降低、反应迟钝等；肢体活动异常。应随访观察，尽早识别脑性瘫痪或其他神经系统异常。

（四）头位难产儿的近期随访

头位难产儿近期随访的重点是：防止产伤对新生儿造成进一步的危害；实现母乳喂养。

1.保持呼吸道通畅

当胎头娩出后，应迅速清除其口、咽内黏液，或用接有导管的吸引器吸引出所吸入的羊水、黏液等，以保持呼吸道通畅，必要时可插管以吸出呼吸道内的黏液和羊水。刚出生的新生儿头部宜略低于躯干，颈仰伸，待黏液吸净清除后，再将新生儿完全放平。若有轻度窒息，在清除口咽部黏液后，可轻弹足底刺激其啼哭，以利于肺的扩张。重度窒息应根据病情，按照步骤迅速进行新生儿复苏抢救，并使用呼吸机。

2.给氧

大多难产儿有青紫或呼吸困难、呼吸不规则，如有低氧血症时应给予氧气吸入，以维持动脉血氧分压60～80 mmHg或经皮血氧饱和度90%～95%（<29周的早产儿维持在85%～92%）为宜。给氧以能解除症状为度，待症状消失，面色红润半小时即可停用。

3.保暖

初生新生儿体温明显下降，将影响代谢及血液循环，故保暖非常重要。冬季接生时须准备好暖包，室温以22～24 ℃为宜，湿度以55%～65%为宜。凡<2 000 g的难产儿应放于暖箱内护理，暖箱温度根据出生体重而定，一般在28～34 ℃之间（箱温不超过34 ℃）。保暖目的是使新生儿能保持体温在正常范围，即肛温36.5～37 ℃。生后第1日每4 h测体温1次，待体温稳定在36.5 ℃左右时，可改为6～12 h测1次。若体温低于36 ℃或高于38 ℃时，应查找原因，及时处理。新生儿室温应保持在22～

24 ℃，早产儿室温应保持在24～26 ℃，晨间护理沐浴时室温应在27～28 ℃左右。

4.认真检查

认真检查最常见的产伤是否发生，一旦发生，应立即诊断，并按照医疗流程予以处理。严重产伤应转入相应儿科专科科室进行治疗。

5.正确喂养

早喂养可防止低血糖和保持体温。在难产情况下，只要条件允许，应积极践行母乳喂养，生后半小时即可开始吸吮母乳。婴儿吮吸母亲乳头能促进泌乳，且初乳含有分泌型IgA等物质以及丰富的营养成分可为早产儿提供保护。如婴儿不能吸吮，可将母乳吸出后按需喂养。

若无法母乳喂养，可按照新生儿期喂养规范喂哺配方乳，早产儿按照早产儿院内和出院后喂养建议进行喂养。但由于能量需求有个体差异，也不宜太硬性规定喂哺量，可按小儿生长速度情况而定，足月儿每日体重增长25～30 g即可，早产儿可参考早产儿出院后喂养建议中提供的体重增长数值。

难产儿若因病情严重，完全不能吸吮者可用滴管喂养，不会吞咽者需鼻饲。必要时采用静脉营养。足月儿从出生后第三周开始滴喂维生素AD，早产儿根据个体差异，可以出生后即开始用维生素AD滴剂。所有新生儿常规出生后注射维生素K 1 mg。

6.保持卫生

生后第2日即可于每晨哺乳前进行淋浴冲洗，水温36～37 ℃，用清水或无刺激性婴儿洗浴液，先洗头面、躯干、上肢和下肢，最后洗肛周，注意勿使水流入耳内或打湿脐部。浴后用软毛巾吸干，不能揩擦，以免损伤皮肤。每次大便后均应用温水洗净吸干。若已发现有尿布皮炎，应予暴露局部，保持干燥，也可涂紫草油或10%鞣酸软膏。

每日检查脐部。不要给脐带断端处敷任何药物，也不建议覆盖纱布。暴露在空气中并保持干燥有利于脐带脱落。以碘伏消毒，每日2～3次。一旦脐部出现脓性分泌物，可用3%过氧化氢及碘伏清洗，每日2～3次。对脐部感染严重者，可加用抗生素治疗，住院新生儿应隔离以防交叉感染。

加强眼、耳、口、鼻的护理：当眼睛分泌物多时，可用生理盐水棉签轻轻去掉分泌物。保持耳鼻清洁，禁止挖耳道或鼻腔。

生后24 h即可接种卡介苗，现多采用皮内注射法。还需注射第一剂乙肝疫苗。

7.其他护理

保持环境的安静，保证新生儿有足够睡眠（约16～17 h）。新生儿一般采用侧卧位，尤其喂奶后宜向右侧卧，不可仰卧，不必用枕头。新生儿衣服、尿布宜柔软，以免擦伤皮肤。

8.早期筛查神经系统发育异常情况

结合有宫内缺氧或出生时窒息的病史，如发现喂养困难、肢体过于僵硬或过于柔软、肌张力降低或增高、不同类型的抽搐、姿势异常等，应高度怀疑脑性瘫痪早期或其他神经系统损伤，须高度重视，严密随访，尽早转到儿童神经内科诊治。

9.难产儿出院后的家访工作

凡难产高危儿，必须至少住院7日后才能出院，出院时需作全身体检，并向其家属交待清楚新生儿的状况及护理要点。出院后应定期家访，根据难产儿是否有产伤以及产伤的严重程度，可每周随访1次，重点观察产伤情况、体重增加情况、黄疸的消退、喂养、睡眠及大小便情况。并结合个体实际情况，给予育儿的正确指导。

10.难产儿儿童保健

难产儿应定期接受儿童保健，以监测体格生长和观察随访神经系统发育、产伤恢复的情况，接受儿童保健医生的指导。

二、产伤对新生儿远期影响及难产儿远期随访

产伤难产儿远期随访（出生后12个月以内）的重点是：观察是否有并发症以及生长发育监测与评估。

（一）观察产伤是否进一步加重

严重产伤住院治疗期间，应每日观察，防止加重。轻度产伤难产儿一般回家观察，如头皮产伤（产瘤、头皮血肿、腱膜下出血等）、颅骨骨折（线性骨折、轻度凹陷骨折等）。要按照医嘱予以观察，定期到医院检查随访，避免发生由此引起的并发症，如愈合不良。

（二）早期筛查神经系统异常

有宫内窒息史、产程长、原始反射不灵敏的婴儿，要早期筛查神经系统异常。在早期发现喂养困难、肢体过于僵硬或过于柔软、肌张力降低或增高、不同类型的抽搐、姿势异常等的基础上，进一步出现大运动发育（抬头、翻身、坐、站立、走路等）落后于同龄儿2～3个月，如4月龄后才抬头、8月龄后始坐等；精细动作落后

同龄儿 3 ~ 4 个月，如 6 月龄尚不能主动抓物，应进行相应的评估，并进行专科诊治（早产儿计算校正月龄）；自主运动困难，表现为动作僵硬、肌张力过高或过低，主动运动减少，姿势异常（持续头背屈、四肢痉挛、角弓反张、剪刀步等），原始反射延迟消退，锥体束征阳性或不对称等，均应高度怀疑脑性瘫痪或其他神经系统或遗传代谢性疾病，应进一步转诊至相应专科诊治。

（三）喂养指导

出院后母乳仍为难产儿的首选喂养方式，并至少应持续母乳喂养至 6 月龄以上。以牛乳等为基础的配方乳可满足一般婴儿生长发育的需要，用于无法进行母乳喂养的婴儿。其他特殊医学用途配方乳还有去乳糖配方、水解蛋白配方、氨基酸配方、高能量配方等，特殊情况时应在医生的指导下应用。无论何种喂养方式，应按照要求在 4 ~ 6 个月龄时开始添加辅食（早产儿计算校正月龄）。引入方法可参照 2017 年《中华儿科杂志》编辑委员会和中华医学会儿科学分会儿童保健学组撰写的"0 ~ 3 岁婴幼儿喂养建议"。

（四）体格生长监测与评价

1.体格生长监测

定期儿童保健，第一次儿童保健时，儿童保健科医生应询问婴儿出生时难产的情况，并做好记录。根据是否有产伤安排个体需要的检查并反映在病历中。将每次体格检查的结果记录在生长发育监测图中，观察婴儿体格生长状况和趋势。第一年前半年每月监测一次，后半年每 2 个月监测一次。

2.体格生长评价

建议根据情况选择 2005 年全国调查获得的中国 9 市儿童的体格发育数据或 2006 年世界卫生组织儿童生长标准（特别是需国际间比较时）对儿童体格发育进行评价。

一般采用年龄的体重（W/A）、年龄的身长（H/A）、身长的体重（W/H）指标进行评估。实际工作中应用生长曲线对婴儿的体格生长进行直观评估。

生长水平：是将某一年龄时点所获得的某单项体格生长测量值（如体重）与参照人群值比较，得到该儿童在同年龄、同性别人群中所处的位置，即为此儿童该项体格生长指标在此年龄的生长水平。所有的单项体格生长指标，如体重、身高（长）、头围、胸围、上臂围等均可进行生长水平评价。

生长速度：是对某一单项体格生长指标定期连续的测量，所获得的该项指标在一定时间内的增长值即为该儿童此项体格生长指标的速率。以生长曲线表示生长速度最简单、直观。

匀称度：包括体型匀称、身材匀称。

体型匀称用身高的标准体重（W/H）来做参考依据，可提供体重相对于目前身高的体重信息，间接反映身体的密度与充实度。W/H优点是不依赖于年龄。是判断2岁内儿童营养不良和超重肥胖最常用的指标之一。

身材匀称以坐高（顶臀长）/身高（长）的比值反映下肢发育状况，将实际测量计算结果与参考人群值的计算结果比较，小于等于参照值即为匀称，否则为不匀称。以此可以帮助判断是否有遗传代谢性问题。

（五）转诊

难产儿，尤其是有产伤的难产儿，应根据产伤是否在康复、康复的程度等判断是否需要转入专科治疗。在监测和评估的过程中，如前述疑似有神经系统异常、遗传代谢性疾病，应尽快转入专科处理。

（毛萌）

三、新生儿出院后访视及健康指导

正常或难产的新生儿出院后都应遵循儿童健康管理规范开展养护。儿童健康管理规范可为家长提供关于儿童生活的各个阶段的指导，如提供促进儿童生长、营养及发育的指导意见，帮助家长理解儿童行为和精神状态，宣传疫苗接种及疾病的防治知识，给予家庭安全和应急指导。

对新生儿的首次访视应在出院后1周内，可同时进行新生儿和产妇产后访视。新生儿首次及满28日后访视包括以下几个方面：

（一）新生儿体格生长及喂养

1.生长曲线

用生长曲线监测新生儿体重、身长、头围生长速度最为实时准确。早产儿可用2013年修订后的Fenton早产儿生长曲线图进行评估。

2.喂养方式

（1）母乳喂养

鼓励纯母乳喂养，按需哺乳。

（2）吸奶器吸母乳喂养

若新生儿吸吮困难或母婴分离等原因，可将母乳吸出后按需喂养。

（3）配方奶喂养

若乳汁分泌不足，母婴分离，或母婴疾患无法母乳喂养或吸奶器吸母乳喂养，按照婴儿期喂养规范配方乳喂养。

3.喂养量

按需喂养，并结合新生儿生长速度调整，若喂养得当，足月儿每日体重增长约 25～30 g。

4.营养素补充

（1）维生素 AD

足月儿母乳喂养或配方奶喂养每日<800 ml，每日需补充 1 500 IU 维生素 A 及 400 IU 维生素 D。早产儿每日需补充 1 500 IU 维生素 A 及 800 IU 维生素 D，生后即开始补充。

（2）补铁

早产儿<37 周及低体重儿<2 500 g，或足月儿喂低铁配方奶，生后 2～4 周开始补充元素铁，剂量 1～2 mg/（kg·d），喂至 1 周岁。

5.排便

新生儿最初 3 日每天换湿尿布 2～3 次，第 4 日 4～6 次，第 5 日及以后每日 6～8 次。若喂养适当，出生后大便每天≥3 次，多为稀糊便或软便，黄色、酱黄或黄绿色。

（二）新生儿睡眠安全

1.新生儿总睡眠每日约 16～17 h，有些新生儿一日可睡 18～19 h。新生儿昼夜不分，多每隔 2～3 h 醒来一次。母乳喂养的婴儿通常每 2～3 h 进食一次。

2.婴儿应与父母同卧室但分床，新生儿一般采用侧睡。每次喂养后改变头的位置以防斜头、扁平头等。婴儿睡觉时，请勿在婴儿附近放置枕头、毛绒玩具、被子或毯子，以免发生窒息。

（三）新生儿健康筛查和指导

1.新生儿筛查

（1）遗传代谢病筛查

先天性甲状腺功能减退（CH）、苯丙酮尿症、先天性肾上腺皮质增生症、葡萄糖-6-磷酸脱氢酶缺乏症（G-6PD）等。

（2）听力筛查

正常新生儿在出生后 3～5 日内初筛；如果初筛未通过，42 日内复筛（图10.15）。

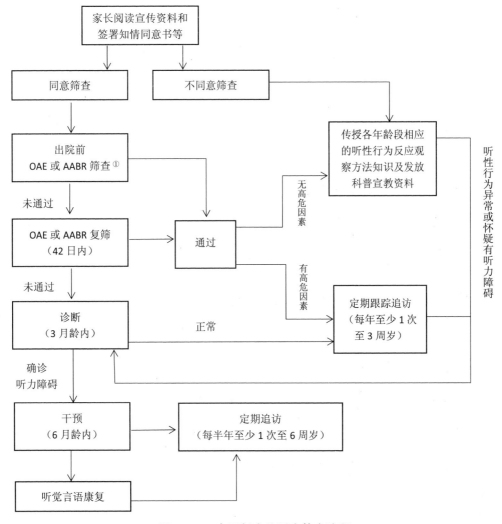

图10.15　中国新生儿听力筛查流程

引自：卫办妇社发〔2010〕96号《新生儿听力筛查技术规范》

---

①:OAE——耳声发射,AABR——自动听性脑干电位。

（3）眼病高危因素评估

新生儿有眼外伤史、斜视、眼睑下垂，NICU住院超过7日并有连续吸高浓度氧史，宫内感染等，家族有弱视、先天性白内障、先天性青光眼、视网膜母细胞瘤等疾病史。出生体重<2 000 g的早产儿和低出生体重儿，生后4~6周或矫正胎龄32周转诊，应进行视网膜病变（ROP）眼底病变筛查。

（4）危重心脏病筛查

应用心脏听诊及经皮氧饱和度检测双指标筛查法对每位新生儿出院前进行普查。若孕期产检发现胎儿有先天性心脏病，或新生儿首次出院后体检时心脏听诊发现明显杂音或震颤，需进行经皮血氧饱和度的筛查。

2.高胆红素血症筛查

应用经皮总胆红素水平对每个新生儿普查，存在危险因素需加强监测。常见的高胆红素血症的危险因素包括ABO或Rh血型不合同族免疫性溶血、G6PD缺陷、红细胞增多症；出生后24 h内出现黄疸，胆红素升高过速（>0.5 mg/dl/h）；早产儿、单纯母乳喂养、出血、窒息、低氧血症、低血糖、败血症、酸中毒；低白蛋白血症（<3 g/dL）等。

3.发育性髋关节发育不良筛查

高危因素包括阳性家族史、女婴、妊娠晚期3个月呈臀位、羊水少、第一胎、多胎等。

4.口腔健康筛查

高危因素包括父母或照料者有蛀齿，平躺喂奶等。

5.预防接种

新生儿期接种乙肝疫苗第1剂，未接种的照料者和家中年长儿童应接种疫苗。

6.传染病风险

家人有肝炎或与结核病密切接触或结核病检测呈阳性者，注意隔离防护。

最初三个月避免阳光直接照射。

（四）新生儿神经心理发育评估

1.神经发育障碍高危因素

（1）母亲

反复自然流产、死胎、死产史，初产年龄<18岁或≥35岁。

（2）妊娠

严重感染、甲状腺功能异常、重度子痫前期、糖尿病、孕期用药、酗酒、吸毒、接触铅汞、辐射、噪声、化学致畸物等。

（3）分娩并发症

难产、产伤、颅内出血、缺氧窒息。

（4）新生儿

低Apgar评分、胎龄<37周、出生体重<2 500 g、持续性低血糖、高胆红素血症需换血、核黄疸、肺炎、败血症、先天性感染（如严重细菌、衣原体、淋病、HIV、梅毒等）。

（5）颅脑疾病

颅内出血、颅脑外伤、缺氧缺血性脑病、中枢神经系统感染、惊厥、脑血管疾病、颅内异常如脑积水等。

（6）其他疾病

营养不良、甲状腺功能低下、听力或视力障碍、肿瘤等。

（7）家族史

出生缺陷、畸形、家族性精神、神经疾病，如癫痫、精神分裂症、ASD、ADHD、精神发育迟缓等。

2.新生儿正常发育评估

（1）大运动

俯卧时可短暂抬头，头转向一侧，四肢运动对称协调，惊吓时对称地移动手臂和腿。

（2）精细运动

紧握拳头，抓握爸妈手指。

（3）语言

对声音及铃声有反应，哭声有不同。

（4）社交情感认知

进食时保持清醒状态，醒时注视父母的脸，短暂眼神接触。

（5）发育迟缓的征兆

没哭声，吸吮无力，全身瘫软不能短暂抬头，四肢运动不协调，对响亮的声音无反应，对强光无眨眼反应。

3.发育促进激发潜能

（1）家人面对面、目光对视尤为重要，应配合婴儿的反应，予以回应，边玩边说。

（2）为宝宝唱歌或放背景音乐。

（3）清醒时让婴儿在家人关注下俯卧玩，每次 3～5 min，每日 3 次。

（4）不建议看电视、录像或醒时同房间播放影像等电子产品。

（五）新生儿安全问题

1.汽车

（1）乘汽车时使用汽车安全座椅。

（2）婴儿安全座椅设在后座面向后。

2.室内

（1）家中水龙头最热水温<48.8 ℃，避免抱着新生儿喝水或端着热水、热茶、热液体，以免烫伤。

（2）换尿布时一直手扶新生儿，以免跌落。

（3）洗澡时不离人，以免淹毙。

（4）新生儿平躺时，照料者勿将奶瓶的奶嘴放到宝宝嘴里喂养，以免发生呛奶、窒息。

（5）新生儿颈部勿挂玩具奶嘴或珠宝项链，以免意外勒毙。

（6）新生儿所处环境不能有人抽烟或使用电子烟。

3.紧急情况预警

（1）家人应知道怎么为新生儿测量体温。

（2）家里应有急救中心和紧急联系人电话号码，可贴在电话机上。

（3）家中有火警和一氧化碳报警器。

4.新生儿出现病症或危重征象，需立即就医：

（1）烦躁不安、萎靡、反应差伴面呈灰色。

（2）体重不增、尿少。

（3）新生儿肛温≥ 38 ℃。

（4）吸吮无力、喂奶不佳。

（5）皮肤黄染、苍白、紫绀和厥冷。

（6）呼吸困难、呼吸暂停伴紫绀。

（7）呕吐物呈黄色或带鲜血。

（8）水样便、大便混血。

（9）惊厥、囟门张力高。

（10）四肢瘫软、活动不对称、肌张力异常。

每次访视后及时记录相关信息，纳入儿童健康档案［见本章末附件1，此表来源于国家卫健委发布的《国家基本公共卫生服务规范（2017年版）》］。

（石应珊　张智　董晓静）

四、高危新生儿发育促进及预后优化

（一）高危新生儿早期健康管理的重要性

1.高危新生儿面临神经发育障碍的高风险

在世界范围内围产医学、新生儿医学及儿科学的进步使早产儿、难产儿、颅脑损伤等高危儿的存活率稳定增长。但这些高危儿童正面临着长期神经发育障碍的高风险。2018年WHO报道，184个国家调查早产儿出生率为5%～18%，全球低出生体重儿为15.5%，其中96.5%来自发展中国家。高危新生儿已成为一个巨大的需要特殊关注的群体。

2.高危新生儿早期健康管理的重要性

儿童大脑早期发展速度，取决于遗传和环境的相互作用。若从出生就开始为高危新生儿提供均衡营养和科学养育，早期促进发展，可以充分发挥高危儿童的潜能。众多的研究支持早期临床筛查、识别、干预和转诊至适当的治疗服务机构能促进NDI高危儿童的发育，特别是在资源贫乏地区高危新生儿的神经发育。世界范围对NDI高危儿早期干预模式正在挑战传统的识别及干预的诊疗模式。

（二）高危新生儿的范畴

1.母亲

反复自然流产、死胎、死产史；初产年龄<18岁或≥35岁，贫困、未婚、家庭不良养育环境。

2.妊娠

严重感染，甲状腺功能异常，重度子痫前期，糖尿病，孕期用药，酗酒，吸毒，接触铅、汞、辐射、噪声、化学致畸物等。

3.分娩并发症

难产、产伤、颅内出血、缺氧窒息。

4.新生儿

低 Apgar 评分、胎龄<37 周、出生体重<2 500 g、持续性低血糖、高胆红素血症（接近于换血治疗）、核黄疸、肺炎、败血症、先天性感染、影响生长发育的严重出生缺陷、遗传病或遗传代谢性疾病，如听力或视力障碍、甲状腺功能低下、苯丙酮尿症、唐氏综合征等。

5.颅脑疾病

颅内出血、颅脑外伤、缺氧缺血性脑病、中枢神经系统感染、惊厥、脑血管疾病、颅内异常如脑积水等。

6.生长发育异常

生长或发育偏异、营养不良。

7.家族史

父母及同胞有孤独症谱系障碍、精神发育迟缓等精神、神经、遗传性疾病。

（三）高危新生儿的健康促进

1.家庭回应式健康促进

世界卫生组织 2020 年 3 月发表的临床指南《改善儿童早期发展 2020—2030》提到，主要由家庭提供儿童早期成长所需的养育服务，包括四个方面：

（1）回应式护理，为儿童营养、早期学习和安全保障提供基础。

（2）生命最初三年父母和护理人员在日常生活中促进孩子的早期学习。

（3）整合养育，为婴幼儿提供最佳营养干预措施。

（4）支持母亲的家庭生活、社会环境和心理健康，以维护和促进母儿的身心健康。

2.医疗中心健康管理

中国卫健委 2017 年发布的《国家基本公共卫生服务规范》中，0～6 岁儿童健康管理规范的服务流程是为新生儿到 6 岁儿童提供体格检查、生长发育评估；健康指导科学喂养、合理膳食、生长发育、预防接种、疾病及伤害预防及口腔保健。

3.中国儿童的早期教育——"3岁看大、7岁看老"

儿童最初的1 000日营养、生长发育，出生至7岁的早期儿童发展促进，对NDI高危儿童至关重要。ECD的关键是：由于儿童学习的内容和行为受到周围环境的影响，如家庭环境、家庭成员以及社区，因此需要各种环境条件的支持，核心是教育家长。根据儿童发育的水平高危儿也应注重儿童发育五个方面的能力：生理功能、社会交往、情感控制、智能和创造力。

（四）高危新生儿的基层医疗管理

1.高危新生儿随访流程（图10.16）

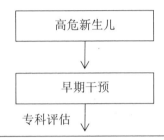
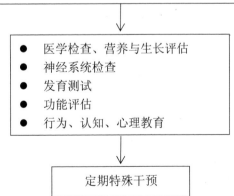

图10.16　高危新生儿随访流程

2.高危新生儿发育促进及优化预后的关键步骤

（1）早期预防。

（2）早期发育促进。

（3）早期筛查识别。

（4）初次评估、家庭康复。

（5）随访评估、家庭康复、转诊及专业评估和专业康复。

3.早期预防

（1）优生优育

预防神经发育障碍的基础。

（2）新生儿筛查

完善新生儿筛查、随访结果和及时诊治，特别是听力筛查、先天性甲状腺减低症等遗传代谢病的筛查，是通过筛查防治、减少婴儿致残的重要策略。

（3）良好生长营养

儿童生命的最初1 000日，从胎儿期到两岁，是为孩子提供良好的生长营养和促进发育的重要时期。

4.早期发育促进

（1）所有儿童，特别是早产儿或NDI高危儿从新生儿期开始，尽量遵循世界卫生组织提倡的家庭回应式健康促进，以改善儿童早期发展。

（2）用生长曲线监测新生儿及婴幼儿的体重、身长、头围等体格生长速度，注重喂养和均衡膳食营养。

（3）指导父母和家人在日常生活中积极促进儿童的早期学习，激发潜能。

（4）高效亲子互动：用视感、听感、嗅感、味感及体感等感知觉，眼神交往、共同关注、高效亲子互动。

（5）遵循发育里程碑各能区全方位促进发育。

5.早期筛查识别神经发育障碍的儿童

早期筛查识别神经发育障碍源于基层宣教，增强父母对新生儿及婴幼儿发育水平的知晓度及对孩子的关注程度；提高人群常规进行儿童保健的参与率；基层医护人员在常规儿童保健检查时，熟悉并进行神经发育筛查和评估。基层医疗常用的早期筛查识别神经发育障碍新生儿及婴幼儿的方法如下：

（1）发育里程碑

每次正常体检筛查评估发育里程碑，了解儿童在各发育能区相应的发育状况。

如果发育指标未达到，提示有发育偏异或迟缓的可能。

①大运动的发育里程碑：2月龄抬头、4月龄翻身、6月龄坐、8月龄爬、10月龄站、12月龄走、2岁跑、3岁双足跳、4岁单足跳。

②精细运动发育里程碑：3月龄玩手、5月龄抓物、7月龄换手、10月龄对指、12月龄涂、18月龄画、2岁画直横线、3岁画圆、4岁画方、5岁画三角。

③语言发育里程碑：1月龄哭、2月龄哦、3月龄咿呀、6~12月龄叫爸妈；12月龄1个词、18月龄7~10个词、2岁2~3个词句、3岁4~5个词句、4岁全句、5岁句套句。

④个人-社会能力发育里程碑：2月龄笑，3月龄咿呀，7月龄认生，8月龄躲猫，12月龄挥手再见示需要，2岁交友玩游戏，3岁扮装办家家，5岁穿衣、系鞋带，6岁洗澡。

（2）中国儿童心理行为发育问题预警征象

定期对儿童进行心理行为发育评估（表10.5），出现任何预警征象应及时应对并转诊。

表10.5 中国儿童心理行为发育问题预警征象

年龄	预警征象	年龄	预警征象
3月龄	1.对很大的声音没有反应 2.不注视人脸，不追视移动人或物品 3.逗引时不发音或不会笑 4.俯卧时不会抬头	18月龄	1.不会有意识地叫"爸爸"或"妈妈" 2.不会按要求指人或物 3.不会独走 4.与人无目光对视
6月龄	1.发音少，不会笑出声 2.紧握拳不松开 3.不会伸手及抓物 4.不能扶坐	2岁	1.无有意义的语言 2.不会扶栏上楼梯、台阶 3.不会跑 4.不会用匙吃饭
8月龄	1.听到声音无应答 2.不会区分生人和熟人 3.不会双手传递玩具 4.不会独坐	2岁半	1.兴趣单一、刻板 2.不会说2~3个字的短语 3.不会示意大小便 4.走路经常跌倒
12月龄	1.不会挥手表示"再见"或拍手表示"欢迎" 2.呼唤名字无反应 3.不会用拇食指对捏小物品 4.不会扶物站立	3岁	1.不会双脚跳 2.不会模仿画圆 3.不能与其他儿童交流、游戏 4.不会说自己的名字

引自：卫办妇社发〔2013〕26号《关于印发儿童眼及视力保健等儿童保健相关技术规范的通知》《儿童心理保健技术规范》

（3）丹佛发育筛查测验

中国修订的DDST共104项，用于儿童发育筛查、高危儿发育监测、精神发育迟缓的筛查，也可动态随访儿童早期发育的进展，但DDSTⅡ不能进行智商测试。适用于0~6岁儿童，最适年龄为4~5岁。

6.早期干预及康复指导

（1）基层宣教，增强父母对婴幼儿发育里程碑的知晓度及家庭发育促进和康复的方法。

（2）基层医护人员常规儿童保健检查，筛查和评估神经发育状况，指导家庭康复训练，再评估、调整家庭康复训练计划，效果差应及时转诊。

（3）有效的早期干预以家庭康复指导为主，目的是促进发育，改善功能。

①儿童健康膳食计划。

②制订发育促进及康复的近期及远期目标，保证每日康复训练时间，对神经发育迟缓的孩子，每日需4~5 h。

③根据孩子的发育龄，全面促进其运动、社会交往、言语和非言语交流的能力；提高学习能力，促进智力发展；调控行为和情绪，增加适应能力，改善生存质量。

④训练适龄的日常生活技能，如进食、穿衣、如厕技能，增强生活自理和独立生活能力，减轻残疾程度。

⑤治疗医疗共患疾病如睡眠障碍、便秘等。

⑥缓解家庭和社会的精神、经济和照顾方面的压力。

（4）掌握转诊时机

①延迟3个月为警示，指导家庭康复1~3个月后基层随访，效果差建议转诊。

②延迟超过3个月或指导家庭康复1~3个月后基层随访，效果差建议转诊。

③延迟6个月或以上，转诊的同时基层指导家庭康复。

（5）病患咨询及教育

解释筛查结果，咨询指导儿童养育及发育的家庭发育促进及康复，如需要转诊进行诊断和专业干预，解释原因及目的。

（石应珊　黎海芪）

第八节　难产儿的尸检

对难产儿进行尸检不仅可以找出难产所引起的损害病变，而且还可以阐明它的发生机制，以达到疾病防治的目的。随着医疗技术水平的提高以及人们观念的改变，难产儿尸检几乎很少进行，加之本节原内容写得非常经典，近期尚无新的内容增减，所以仍然保留当年所编撰的部分及编者名。

——胡丽娜、董晓静

一、概述

难产对于胎儿造成的损害可以从围产儿的尸体解剖中检验到。经过尸检不仅可找出难产所引起的损害病变，并且要阐明它的发生机制，以达到防治的目的。

尸检时所见到的难产所致之损害病变可以分为二类：一是损伤性病变即产伤，二是缺氧性病变。前者由于胎儿受到体外力量的冲击或压迫而造成直接损伤，大多数发生于头颅。后者是因难产引起的循环障碍的间接后果。还有一种情况是在上述两者的基础上产生的并发症，以肺炎为多见。产伤与缺氧二者常同时存在。

根据上海医科大学病理教研室1957—1976年间527例新生儿尸检中，病史有难产因素即产道、产力或（和）胎位异常、巨大胎儿（死胎除外）共102例。病史有助产或手术产者共149例。在上述病例的尸检中共找到有损害病变者87例，其中产伤43例，缺氧44例，损害病变与难产因素和手术产的关系分别列于表10.6、表10.7。

表10.6　难产因素与病理变化关系

难产因素	病理变化例数（例）		剖宫产例数（例）
	产伤	缺氧	
骨盆狭窄(6例)	4	0	1
头盆不称(2例)	0	0	2
枕横位(20例)	5	7	4
枕后位(7例)	2	1	1
额先露(1例)	0	1	—

续表

难产因素	病理变化例数（例）		剖宫产例数（例）
	产伤	缺氧	
头位滞产（7例）	3	4	1
头位第二产程延长（14例）	7	5	2
臀位（48例）	19	15	—
膝先露（1例）	0	0	1
横位（4例）	1	3	—
胎儿>4 000 g（11例）	1	4	2

表10.7 不同分娩方式与病变损害的关系

分娩方式	例数（例）	病理变化	
		产伤例数（例）	缺氧例数（例）
自然分娩	11	0	4
吸引助产	20	6	4
低位产钳	26	7	9
吸引+低位产钳	5	4	0
中位产钳	10	6	4
臀位助产	33	10	12
臀位抽术	15	9	3
内倒转	5	1	4
肩部用压后娩出	1	0	1
剖宫产	23	0	3
合计	149	43	44

二、病理变化

难产引起的病理变化有产伤和缺氧性病变二类。

（一）产伤

产伤系指由难产因素和（或）手术助产或手术产所引起的胎儿损伤。产伤绝大部分发生于头颅，因胎儿头颅直径比身体其他部分大。头颅外围为颅骨与较薄的头皮和软组织，这些组织弹性差，在经产道时受外力冲击或压迫较为直接而缺乏缓冲。分娩时胎儿所受到外来的力量有子宫收缩力、产道阻力和手术器械产生的力量。现将各种产伤的形态特点和发生机制叙述如下。

1.颅骨骨膜下血肿

它发生于应用胎头吸引器或产钳分娩的新生儿为多，在上海医科大学43例产伤尸检案例中，骨膜下血肿有16例，发生于应用吸引器者6例，低位产钳4例，吸引器后加用低位产钳2例，中位产钳2例，臀位助产2例。颅骨骨膜下血肿可单独出现或伴其他损伤。骨膜下血肿形成于颅骨骨膜与颅骨外板之间。它多发生于一侧的顶骨，其次为枕骨的枕鳞部分。一般为单发性，偶尔可有多发。由于颅骨骨膜与颅骨边缘部的骨质或骨缝边缘处的骨组织紧密贴合，故血肿范围止于此而不超越骨缝，如矢状缝、囟门等皆不累及。同样，由于骨膜与颅骨表面紧贴，故血肿形成缓慢，在婴儿出生后继续增大隆起，而且肿块较为固定。这些特征与先锋头即头皮下淤血、水肿和出血不同，后者边界不清，质软，可被推动，骨及骨缝轮廓被掩盖而不清。尸解时，剥去头皮可见颅骨表面有隆起肿块呈暗红色，表面覆以膜状组织，光滑而紧张，为骨膜。血肿的轮廓边界清楚，扪之有波动感，血肿内张力较高。临床上，在出血停止后血肿不复增大，血凝后波动消失。血肿不大则可慢慢吸收而消除。较大者则发生机化和纤维化。往往在血肿之周边部分有钙质沉积或发生骨化使骨质增厚。

骨膜下血肿的产生，在应用吸引器时，头先露部分处于最低位置，常淤血，吸引器的负压可使骨膜下出血；而产钳则属于机械性损伤。骨膜下血肿单独发生对新生儿损害不大，但在尸检时应注意有无伴发其他头颅损伤如颅骨骨折、硬脑膜下出血等。

2.颅骨下陷

系指颅骨凸部下凹。正常情况下，胎儿颅骨钙化未完全，同时颅骨之间骨缝未闭，而且有一定的宽度。当胎儿经产道时受到压力，使颅骨相靠拢，故压力得以缓冲而免于损伤。如果在经骨盆骶骨岬或耻骨联合下缘时速度过快或力量较猛，胎儿一侧的顶骨可被压而下陷，过去称为下陷性骨折，实际上并无裂缝，称为颅骨下陷较为合适，它不引起症状，出生后随头颅的生长而恢复。如未恢复可造成骨畸形；下陷较深则可压迫其下脑组织。我们有一例母体耻骨弓低，产钳牵引困难发生顶骨下陷伴眼睑裂伤和小脑幕撕裂。

3.颅骨骨折

属于较严重的头颅损伤，比较少见。上海医科大学病理教研室仅见一例，病史有第二产程延长，胎儿体重4 100 g，经低位产钳分娩，胎儿一侧顶骨有裂缝。Lar-roche在2 300例尸检中见到2例。颅骨骨折以发生于顶骨为多见，与顶骨骨纹相垂直的冲击力的作用可使骨折发生。额骨骨折可延至鼻梁骨上部或鼻根部；发生于枕骨的骨折往往延至基底部。颅骨骨折多发生于产钳或臀位牵引术。施行难度较高的产钳或产钳放置部位不当，可引起一侧顶骨骨折。在臀位牵引术尤其头部牵引困难时，接产者将婴儿提起，此时婴儿头部枕骨固定于骨盆下方，枕骨之鳞部被紧压于耻骨联合下缘，受到很大拉力。这样枕骨的鳞部分可脱开而骨折。但需要注意早产儿枕骨的鳞部分有一定的活动度，不要误为骨折。

颅骨骨折时引起骨膜撕裂而血管破裂出血，因此常可伴其他损伤如硬脑膜外或硬脑膜下出血。

4.颅内损伤性出血

因为机械性损伤所致之血管破裂性出血。损伤性颅内出血局限于一处而出血量较多或形成血肿。

（1）硬脑膜外出血／血肿

系指颅骨内板与硬脑膜间出血。这种出血十分少见，有时伴随颅骨骨折而发生。在新生儿颅骨内板与硬脑膜紧贴，因此该处出血常积聚成血块，张力大，可压迫其下脑组织引起相应的神经症状，如发生于一侧顶骨部位的硬脑膜下出血可引起对侧肢体出现神经症状；脑电图可示患侧脑电波异常。

（2）硬脑膜下出血／血肿

系指硬脑膜与蛛网膜间出血，发生于足月儿，以36孕周以上的新生儿为多，大的硬脑膜下血肿几乎只发生于足月儿。硬脑膜下出血来源于大脑半球后部凸面的大脑浅静脉，或在顶、枕二骨交界部位的血管。该处硬脑膜与蛛网膜间为下吻合静脉注入矢状窦之处，易于破裂。其次在下吻合静脉注入横窦处也易破裂，流出的血液分布于大脑半球顶叶、颞叶面下方及小脑幕上。这部位的出血会引起对侧肢体的神经症状和不对称的脑电图像。

在尸体解剖时应注意顶骨的内侧面和顶、枕、颞叶相交区的蛛网膜表面有无血液或凝血块。常常血凝块附着于与颅骨内板紧贴的硬脑膜面，而其下方的蛛网膜都完好如常。有时血块附着于蛛网膜表面，而硬脑膜仅呈现血液浸润之红色。这种情况下血块易于在尸解操作过程中脱落，如不注意则被忽视。

硬脑膜下出血都发生于足月儿难产，常见于施用产钳分娩者，这些新生儿大多因头部不能顺利通过产道而使产程延长，因此在机械损害前已有宫内窒息或缺氧存在，故硬脑膜下出血常伴有脑组织缺氧性病变，故而常在出生后数日内死亡。如属单纯硬脑膜下出血，预后则好些。但如血块不去除可压迫其下方脑组织。日久之后血块中成分崩解被清除，剩下液体使肿块体积增大而压迫症状持续或加重。同时由于红细胞分解吸收后使血循环中胆红质增多可出现黄疸。血肿如较大未能清除，则发生机化、纤维化或骨化。

（3）大脑大静脉破裂

大脑大静脉破裂是一种严重的损伤，必然导致死亡。大脑大静脉是由两侧大脑半球内左右一对大脑内静脉归并而成。大脑大静脉的长度约1 cm，它起自大脑半球后缘联合处，注入直窦。在此短而大的静脉周围无支持组织而悬空存在，并且它注入直窦处是由软壁的静脉进入韧壁的静脉窦，使该处易遭受损伤而破裂。在下列两种情况下它易于破裂：①当小脑幕近正中内侧或大脑镰后方有撕裂时可累及大脑大静脉。②当胎儿头部前后长径被用力牵拉或张力增加时可使此静脉破裂。例如在应用产钳时，压迫两侧颞部使头部横径缩小而前后径长度增加；臀位牵引术时对头前后径也有牵拉力量，尤其枕部。我们有二例臀位产各有大脑大静脉出血和周围凝血。

大脑大静脉的破裂在尸检时不易检查出来，因为它的位置不易暴露，常常在血管周围有凝血使血管轮廓不清楚。我们有二例见大脑大静脉处为凝血包围，无法检查出有无破裂，这二位皆为臀位分娩，都有小脑幕撕裂。检查时如不注意可造成人为的血管撕裂。

大脑大静脉破裂的后果是严重的，不仅在于出血多，而且积血于两大脑半球间、小脑幕下和脑底。后颅凹的积血可压迫延髓生命中枢，引起死亡。

（4）硬脑膜隔撕裂

整个脑是被围以硬脑膜，硬脑膜伸入脑裂的褶襞形成硬脑膜隔。在矢状缝处硬脑膜向下伸入大脑矢状裂将两大脑半球分开，其下界呈新月形向背侧内弯，或似镰刀下缘，故称大脑镰。硬脑膜自头颅后方两侧伸向中线，形成两片对称的小脑幕，将大脑枕部与小脑顶部分开。小脑幕与大脑镰相垂直，大脑镰尾部与小脑幕内侧正中相遇。大脑镰和小脑幕是由二层膜状胶原纤维组织所组成，它们的游离缘有更多纤维以加强和增厚，可以承受较大的压力。这些硬脑膜隔表面光滑而有光泽。在自然分娩过程中胎头经产道时逐渐变形以适应，这时加于大脑镰和小脑幕的压力为逐渐推移的力量，而且力量分布均匀，因此不发生损伤。

①小脑幕撕裂，见于作用在头部的力量突然而来，且为较大的、不均匀的冲击，使小脑幕的一侧受到较大的张力而对侧脑幕因未受到压力而松弛，前者则因不胜张力而破裂。破裂处多发生于靠内侧近中线部分，因为该处组织张力较大。较常见的小脑幕撕裂是不全破裂，又称裂纹，为小脑幕之浅表层组织断裂，暴露出深层暗红

色组织有白色纤维条纹，粗糙而无光泽为裂缝之底面，不全破裂的大小多在1 cm宽度以内。一般很少出血，故对新生儿无影响。当压力和张力更大时，小脑幕二层皆一起破裂成一孔，孔的边缘因张力收缩之故呈圆形。这种破裂称穿孔。天幕游离缘组织较坚韧故常保持完好，在张力很高时破裂缝可延伸到游离缘，使游离缘破成一缺口，边缘不齐，收缩而卷起，这称为完全破裂。

小脑幕穿孔或完全破裂可引起不同程度的出血，出血少时，仅在小脑幕表面有少量游离血液或血凝物，不致危及生命，血液也可被吸收。出血多时，血液流入并积于后颅凹，压迫延髓可导致死亡。

小脑幕破裂而引起多量出血是由于破裂累及硬脑膜静脉窦之故。在硬脑膜隔内二层硬脑幕分开处成为静脉窦。在大脑镰有上矢状窦和下矢状窦，在两片小脑幕之正中处有直窦，在小脑幕之后侧部分与后颅骨的硬脑膜相遇处有横窦。小脑幕裂缝延向中线则可累及直窦或横向延及横窦都可导致出血较多。我们一例臀位产小脑幕撕裂合并横窦破裂。在43例产伤中有小脑幕撕裂者23例，分娩方式以臀位产、产钳产为多，胎头吸引术1例。

②大脑镰撕裂，比较少见，43例产伤中有7例——臀位4例、中位产钳2例，吸引器加产钳者1例。大脑镰破裂处多呈圆形或卵圆形，常2～3个邻近，状如破孔。上海医科大学有一例有4个0.6～1 cm直径的圆形破孔。大脑镰破裂易于累及大脑下矢状窦或大脑大静脉，出血量多，危及生命，凡后颅凹积血者即使能存活数日也由于延髓受压而呼吸困难、缺氧，或继发性肺炎而死亡。

大脑镰损伤性出血可形成硬脑膜间血肿，上海医科大学有一例产钳分娩有大脑镰间大片出血伴骨膜下血肿，这与缺氧性渗血不同，后者呈斑片状。

5.其他部分损伤

（1）骨折

有锁骨骨折，发生于巨大儿肩部娩出困难者。肱骨、股骨骨折也有报道。上海医科大学有一例臀位足先露作下肢牵引发生股骨骨折，一例中骨盆狭窄中位产钳锁骨骨折。

（2）脊柱和脊髓损伤

①脊柱损伤比较少见，由于脊柱可承受相当的张力，即使拉长1 cm多，尚不致损伤。在脊柱伸展过度，例如面先露时或巨大儿肩部娩出困难时，使胎儿颈椎过分伸展或受到大的拉力。臀位牵引术头部娩出有困难，躯体被提起对脊柱过分伸展，皆能使脊椎分离或骨折。脊椎骨折多见于第七颈椎和第一胸椎，其他处罕见。脊椎

骨折或分离伴有部分性脊椎移位发生时，其周围脑膜血管被波及而损伤出血。尸解时见到脊柱腔内或硬膜下出血时，应注意检查脊椎有无骨折或分离。上海医科大学有一例经内倒转术分娩婴儿，体重 3 980 g，尸解时发现颈椎右侧血肿和左侧出血。②脊髓损伤取决于脊椎移位的程度。脊椎骨折移位挤伤脊髓引起髓内出血，脊髓如有断裂则其远端部分逐渐萎缩，相应的神经功能丧失，所供应的肌肉也麻痹萎缩。

脊柱脊髓损伤在初期都伴有周围软组织淤血水肿而出现明显症状，待水肿消退后症状可改善。此后持续的症状是脊髓、脊髓神经和软组织修复、机化，瘢痕所引起，不会消退。

（3）软组织损伤

①肌肉损伤见于新生儿娩出时颈部牵拉损伤了胸锁乳突肌。由于水肿出血而局部肿胀，水肿吸收后肿胀消退，但肌肉损伤部位结疤收缩可致颈偏向一侧形成斜颈。镜下示该处肌肉萎缩，部分消失代之以纤维疤痕组织。但斜颈也可以是先天性胸锁乳突肌缺陷引起。②周围神经损伤见于胎位异常或手术产时。由于新生儿的面神经、臂丛神经或膈神经受损，而引起相应的肌肉麻痹。③肝包膜下血肿易于发生于臀位产时。接生者右手压迫肝脏，或出生时窒息做人工呼吸按压胸廓下方可使肝受损。新生儿肝右叶在右锁骨中线达肋缘下 3 cm，故易受损。肝包膜下血肿多发生于肝右叶腹侧面，少数在左叶或尾叶。血肿单个或多个大小约数毫米到数厘米，包膜略隆起，为边界清楚之暗红色区。如果包膜完好当无影响，一旦包膜破裂血液流入腹腔，则导致脸色苍白和休克，可致死亡。有时在为婴儿洗澡时或其他操作时而使血肿破裂。④根据上海中山医院眼科临床对 487 例新生儿，在出生后 48 h 内检查眼底中发现，视网膜出血者 55 例，出血在乳头周围。55 例中顺产占 14%。产钳产与负压吸引胎头术二者差别不显著。这说明在分娩过程中、胎头受压而淤血与颅内眼球血流受阻有关，是引起出血的一个重要因素。尸检时未曾作眼球检查，故缺乏这方面资料。

上述各种产伤引起局部组织破坏，血管破裂如不严重，出血不多，则不至危及生命。但在头颅损伤发生脑水肿或血肿压迫脑血管和脑组织，会影响神经中枢可导致呼吸循环发生障碍而死亡，或在出生时表现为重度窒息。因此头颅局部产伤标志着整个头颅和脑受到影响，后者在尸检中表现为水肿淤血。颅内如大脑大静脉破裂，大脑镰破裂及其他损伤，如脊髓骨折等严重损伤可直接导致休克和循环衰竭而致命。

在自然分娩中也有小脑幕撕裂 6 例，骨膜下血肿 4 例。无一例有大脑镰撕裂。可见小脑幕撕裂易于发生，在原有淤血缺氧基础上组织脆弱也可自发地产生。骨膜下血肿也可能是由于缺氧性渗血的后果。

（二）缺氧性损害的病变

在难产的尸检有许多病例并无血肿、骨折、硬脑膜破坏等产伤病变，而显示宫内缺氧或窘迫的病变。它的发生机制以头位滞产为例，胎头过久固定于骨盆下方使头部淤血，脑淤血而缺氧。此外骨盆狭窄、头盆不称、头位难产都能导致胎儿脑淤血缺氧。有不少病例为产伤合并缺氧病变，在43例中有17例。胎儿窘迫发生于手术产如臀位牵引术、产钳产等胎儿受突如其来之外力影响，因受到刺激而产生宫内呼吸动作，使羊水吸入，出生时为重度窒息，生后则因无法进行气体交换而死亡。上述二种情况都可并发肺炎，在43例产伤中有4例，44例缺氧中有6例。缺氧性病变有以下3种：

1.缺氧性出血

在头颅内，如骨膜下有斑、片状出血，硬脑膜面有分散点状、斑、片状出血。常见于大脑镰间，在蜘蛛膜下隙、脑实质内，甚至脑室内可有出血。在胸膜、心包膜、胸腺表面都可有出血点。肺组织有出血灶，有时可有部分肺内大片出血。这是由于缺氧时血管内皮细胞受损通透性增高，血液中二氧化碳分压高使毛细血管和小静脉扩张淤血，而后红细胞渗出。

2.肺泡内羊水吸入

在缺氧或窘迫时胎儿受刺激而发生子宫内呼吸动作，将羊水吸入，胎儿窘迫时肛门括约肌松弛而胎粪排入羊水内。故吸入之羊水内有角化上皮细胞和胎粪颗粒。临床上羊水呈污绿色。胎儿出生时呈窒息状态并发生呼吸障碍。

3.内脏淤血

在少数缺氧病例仅表现为多脏器的淤血，见于肺、肝、脾、肾、肠和脑，其中以肺、肝、脾最为显著。肺内肺泡壁毛细血管十分扩张，充满红细胞，肺泡腔内有红细胞，灶性或成片。肝窦扩张充满红细胞，肝细胞有脂肪小空泡出现。脾窦淤血，肾髓质淤血，脑质内在血管扩张周围有红细胞渗出。大体上示右心室或左右心室扩大，这是由于脑缺氧而致循环障碍，心肌缺氧和肺淤血、出血，使肺动脉压升高等综合因素引起心衰而内脏淤血。

以上3者有单独存在或合并存在。有的新生儿出生时窒息经治疗而生存，常于第3、第4日合并肺炎而死亡。

现将单纯缺氧性损害与产伤合并缺氧的肺部变化列于表10.8。

表10.8 缺氧和产伤时肺部病变（例）

	羊水吸入	羊水吸入+肺炎	肺出血	肺炎
缺氧性损害	22	6	1	4
产伤伴缺氧	13	4	2	3

有小部分顺产病例尸检中发现有小脑幕撕裂者7例，颅骨骨膜下血肿者4例。这可能是在缺氧基础上组织脆弱而在分娩过程中破裂，也可见小脑幕本身张力较大易于损伤，而无一例大脑镰破裂见到。其次颅骨骨膜下血肿，这可能属于缺氧性出血。

三、难产儿尸检时注意事项

（一）结合难产因素和手术产病史作重点检查

1.头颅检查

新生儿开颅方法为开窗法，即在两顶骨各去面积较大的颅骨组织，但剪割时必须避开矢状缝和人字缝，以免人为破坏大脑镰和小脑幕。顶骨片去除后将枕叶、顶叶拨开，依次观察大脑镰，小脑幕，大小脑镰幕正中交界处，大脑大静脉，直、横窦等处。然后检查颅骨和硬脑膜。

2.胸膜检查

在大体上应详细寻找胸膜、心包和胸腺表面有无出血点。

3.肺脏检查

不论大体或组织学都需检查周到，对左右各肺叶都应取材作切片。

（二）结合分娩方式作重点检查

1.头位难产应着重头颅产伤和缺氧性病变。产钳产还需要注意面部、眼部有无损伤。

2.臀位分娩：臀位牵引术时对大脑镰和大脑大静脉必须检查，还需检查肝和脊柱有无损伤。足先露有牵引者，应检查下肢有无骨折，上肢臂丛神经损伤等。

（三）死产应与活产的尸检要求相同

死产胎儿的尸检要求与活产胎儿的尸检要求相同。

（四）排除难产以外的原因

1.死产胎儿尸体解剖时应同时检查胎盘，排除胎盘功能不足。

2.病史应说明有无母体妊娠期高血压疾病、慢性肾病、脐带脱垂、绕颈等其他引起宫内缺氧的因素。

3.死胎和2 000 g以下胎儿应不作为难产论。

（原上海医科大学　陈忠年）

参考文献

[1]《中华儿科杂志》编辑委员会,中华医学会儿科学分会血液学组,中华医学会儿科学分会保健学组.儿童缺铁和缺铁性贫血防治建议[J].中华儿科杂志,2018,46(7):502-504.

[2]《中华儿科杂志》编辑委员会,中华医学会儿科学分会儿童保健学组,中华医学会儿科学分会新生儿学组.早产、低出生体重儿出院后喂养建议[J].中华儿科杂志,2016,54(1):6-12.

[3]《中华儿科杂志》编辑委员会,中华医学会儿科学分会儿童保健学组.中国儿童体格生长评价建议[J].中华儿科杂志,2015,53(12):887-892.

[4]陈惠金,魏克伦,周丛乐,等.中国七大城市早产儿脑损伤发生率的多中心调查报告[J].临床儿科杂志.2011,29(11):1001-1011.

[5]程国强,陈丽霞,邵肖梅,等.振幅整合脑电图预测足月儿缺氧缺血性脑病预后的meta分析[J].中华围产医学杂志,2011,14(1):653-659.

[6]单建伟,于东雪.新生儿肺气漏的X线及CT表现[J].中国中西医结合影像学杂志,2014,12(1):102-103.

[7]江载芳,等.诸福棠实用儿科学[M].第8版.北京:人民卫生出版社,2015:70-75.

[8]黎海芪,等.实用儿童保健学[M].北京:人民卫生出版社,2016:189-249.

[9]毛萌,江帆.儿童保健学[M].第4版.北京:人民卫生出版社,2020.

[10]邵肖梅,叶鸿瑁,丘小汕.实用新生儿学[M].第4版.北京:人民卫生出版社,2014:398-401.

[11]邵肖梅,叶鸿瑁,邱小汕.实用新生儿学[M].第5版.北京:人民卫生出版社,2019

[12]邵肖梅,周文浩.胎儿和新生儿脑损伤[M].第2版.上海:上海科学技术出版社,2017:161-173.

[13]首都儿科研究所,九市儿童体格发育调查协作组.中国七岁以下儿童体重、身长/身高和

头围的生长标准值及标准化生长曲线[J].中华儿科杂志,2009(47):173-178.

[14]汪吉梅,李笑天.宫内缺血缺氧对胎儿神经系统发育的影响及监测[J].中国实用妇科与产科杂志,2012,28(11):812-815.

[15]王德智.新生儿窒息远期预后的评估[J].中国实用妇科与产科杂志,2004,16(1):21-23.

[16]卫生部新生儿疾病重点实验室,复旦大学附属儿科医院,《中国循证儿科杂志》编辑部,GRADE工作组中国中心.足月儿缺氧缺血性脑病循证治疗指南(2011标准版)[J].中国循证儿科杂志,2011,6(5):327-336.

[17]谢幸,孔北华,段涛.妇产科学[M].第9版.北京:人民卫生出版社,2018.

[18]新生儿脐动脉血气指标研究协作组.脐动脉血气指标诊断新生儿窒息的多中心临床研究[J].中华儿科杂志,2010,48(9):668-673.

[19]叶鸿瑁,虞人杰,朱小瑜.中国新生儿复苏指南及临床实施教程[M].北京:人民卫生出版社,2017.

[20]中国新生儿复苏项目专家组.新生儿窒息复苏指南(2016北京修订)[J].中华围产医学杂志,2016,19(7):481-486.

[21]中国医师协会新生儿专业委员会.新生儿窒息诊断和分度标准建议[J].中国当代儿科杂志,2013,15(1):1.

[22]中华医学会儿科学分会神经学组,中国医师协会神经内科分会儿童神经疾病专业委员会.儿童智力障碍或全面发育迟缓病因诊断策略专家共识[J].中华儿科杂志,2018,56(011):806-810.

[23]中华医学会急诊学分会儿科学组,中华医学会儿科学分会急诊学组,中华医学会儿科学分会新生儿学组.新生儿危重病例评分法(草案)[J].中华儿科杂志,2001,39(1):42-43.

[24]中华医学会围产医学分会新生儿复苏学组.新生儿窒息诊断的专家共识[J].中华围产医学杂志,2016(1):3-6.

[25]中华预防医学会.婴幼儿喂养与营养指南[J].中国妇幼健康研究,2019,30(4):392-417.

[26]Adock L,Speer M.An Evaluation on Specificity of the ACOG Criteria for Perinatal Asphyxia[J].Pediatrics,1998,102(3):770.

[27]Ahanya SN,Lakshmanan J,Morgan BL,et al.Meconium Passage in Utero:Mechanisms,Consequences,and Management[J].Obstet Gynecol Surv,2005,60(1):45-56,73-74.

[28]Ahearne CE,Boylan GB,Murray DM.Short and Long Term Prognosis in Perinatal Asphyxia:An Update[J].World J Clin Pediatr.2016,5(1):67.

[29]Ayres-de-Campos D,Arulkumaran S;FIGO Intrapartum Fetal Monitoring Expert Consensus Panel.FIGO Consensus Guidelines on Intrapartum Fetal Monitoring:Physiology of Fetal Oxygenation and the Main Goals of Intrapartum Fetal Monitoring[J].Int J Gynaecol Obstet,2015131(1):5-8.

[30]Aziz K,Lee HC,Escobedo MB,et al.Part 5:Neonatal Resuscitation:2020 American Heart Association Guidelines for Cardiopulmonary Resuscitation and Emergency Cardiovascular Care[J].Cir-

culation,2020,142(16_Suppl_2):524-550.

[31]Duncan A F,Matthews M A.Neurodevelopmental Outcomes in Early Childhood[J].Clinics in Perinatology,2018,45(3):377-392.

[32]Fischer C,Rybakowski C,Ferdynus C,et al.A Population-Based Study of Meconium Aspiration Syndrome in Neonates Born between 37 and 43 Weeks of Gestation [J].Int J Pediatr,2012:321545.

[33]Francesmonneris A,Pincus H,First M.Diagnostic and Statistical Manual of Mental Disorders:DSM-V[M].American Psychiatric Association,2013.

[34]Hainstock LM,Raval GR.Neonatal Resuscitation[J].Pediatr Rev,2020,41(3):155-158.

[35]Hutchon B,D Gibbs,Harniess P,et al.Early Intervention Programmes for Infants At High Risk of Atypical Neurodevelopmental Outcome[J].Developmental Medicine & Child Neurology,2019,61(12):1362-1367.

[36]Johnston MV.Fatemi A.Wilson MA,et al.Treatment Advances in Neonatal Neuroprotection and Neurointensive Care[J].Lancet Neurol,2011,10(4):372-382.

[37]Jois R S.Understanding Long-Term Neurodevelopmental Outcomes of Very and Extremely Preterm Infants:a Clinical Review[J].Australian Journal of General Practice,2019,48(1-2):26-32.

[38]Korst LM,Phelan JP,Wang YM,et al.Acute Fetal Asphyxia and Permanent Brain Injury:a Retrospective Analysis of Current Indicators[J].The Journal of Maternal-Fetal Medicine.1999,8(3):101-106.

[39]Lindenskov PH,Castellheim A,Saugstad OD,et al.Meconium Aspiration Syndrome:Possible Pathophysiological Mechanisms and Future Potential Therapies [J]. Neonatology, 2015, 107 (3): 225-230.

[40]Milner K M,Duke T,Steer A C,et al.Neurodevelopmental Outcomes for High-Risk Neonates in a Low-Resource Setting[J].Archives of Disease in Childhood,2017,102(11):1063-1069.

[41]Murphy-Kaulbeck L,Bland E,Oppenheimer L,et al.Neonatal Encephalopathy and Asphyxia:Revisiting Diagnostic Criteria[M].Otawa:Canadian OB/GYN Society,2000.

[42]Murray DM,Boylan GB,Ryan CA,et al.Early EEG Findings in Hypoxic-Ischemic Encephalopathy Predict Outcomes at 2 Years[J].Pediatrics,2009,124(3):e459-e467.

[43]Novak CM,Ozen M,Burd I.Perinatal Brain Injury:Mechanisms,Prevention,and Outcomes [J].Clin Perinatol,2018,45(2):357-375.

[44]Osredkar D,Toet MC,van Rooij LG,et al.Sleep-Wake Cycling on Amplitude-Integrated Electroencephalography in Term Newborns with Hypoxic-Ischemic Encephalopathy [J]. Pediatrics, 2005,115(2):327-332.

[45]Phelan JP,Ahn MO,Korst L,et al.Intrapartum Fetal Asphyxial Brain Injury with Absent Multiorgan System Dysfunction[J].The Journal of Maternal-Fetal Medicine,1998,7(1):19-22.

[46]Practice Bulletin No.145:Antepartum Fetal Surveillance [J].Obstet Gynecol,2014,124(1):182-192.

［47］Ruth VJ, Raivio KO.Perinatal Brain Damage：Predictive Value of Metabolic Acidosis and the Apgar Score［J］.BMJ,1988,297(6640)：24-27.

［48］Rutherford M, Malamateniou C.McGuinness A, et al.Magnetic Resonance Imaging in Hypoxic-Ischaemic Encephalopathy［J］.Early Hum Dev,2010,86(6)：351-360.

［49］Scharf G J, Stroustrup A, Scharf R J.Developmental Milestones［J］.Pediatrics in Review,2016,37(1)：25-37.

［50］Tan AP, Svrckova P, Cowan F, et al.Intracranial Hemorrhage in Neonates：a Review of Etiologies, Patterns and Predicted Clinical Outcomes［J］.Eur J Paediatr Neurol,2018,22(4)：690-717.

［51］Vain NE, Szyld EG, Prudent LM, et al.Oropharyngeal and Nasopharyngeal Suctioning of Meconium-Stained Neonates before Delivery of Their Shoulders：Multicentre, Randomised Controlled Trial［J］.Lancet,2004,364(9434)：597-602.

［52］Volpe JJ.Neurology of Newborn［M］.5th ed.Saunders,Philadelphia,2008：400-480,541.

附件

新生儿家庭访视记录表

姓 名： 编号□□□－□□□□□

性 别	1男　2女　9未说明的性别 0未知的性别　　□		出生日期	□□□□ □□ □□	
身份证号			家庭住址		
父 亲	姓名	职业	联系电话		出生日期
母 亲	姓名	职业	联系电话		出生日期
出生孕周　　　　周		母亲妊娠期患病情况 1无　2糖尿病　3妊娠期高血压　4其他			
助产机构名称：		出生情况 1顺产　2胎头吸引　3产钳　4剖宫产 5多胎　6臀位　7其他			□/□
新生儿窒息　1无　2有 （Apgar评分：1 min　5 min　不详）		□	畸形　　1无　2有		□
新生儿听力筛查：1通过　2未通过　3未筛查　4不详					□
新生儿疾病筛查：1未进行　2检查均阴性　3甲低　4苯丙酮尿症　5其他遗传代谢病					□/□
新生儿出生体重　　　　kg		目前体重　　　　kg		出生身长　　　　cm	
喂养方式 1纯母乳2混合3人工　□		吃奶量　　　　ml/次		吃奶次数　　　　次/日	
呕吐　1无 2有　　　　□		大便 1糊状2稀3其他　□		大便次数　　　　次/日	
体温　　　℃		心率　　　　次/分钟		呼吸频率　　　　次/分钟	
面色　1红润　2黄染　3其他　□			黄疸部位 1无2面部3躯干4四肢5手足 □/□/□/□		
前囟　cm× cm 1正常　2膨隆　3凹陷　4其他					□
眼 睛　　1未见异常　2异常　　□			四肢活动度 1未见异常2异常		□
耳外观　　1未见异常　2异常　　□			颈部包块　1无　　2有		□
鼻　　　1未见异常　2异常　　□			皮肤 1未见异常2湿疹3糜烂4其他		□
口腔　　　1未见异常　2异常　　□			肛门　　1未见异常2异常		□
心肺听诊　1未见异常　2异常　　□			胸部　　1未见异常2异常		□
腹部触诊　1未见异常　2异常　　□			脊柱　　1未见异常2异常		□
外生殖器　1未见异常　2异常　　□					
脐带　　1未脱　2脱落　3脐部有渗出　4其他					□
转诊建议　　　1无　2有　　　原因： 机构及科室：					□
指导 1喂养指导2发育指导3防病指导4预防伤害指导5口腔保健指导 　6其他					□/□/□/□/□
本次访视日期　　　　年　月　日			下次随访地点		
下次随访日期　　　　年　月　日			随访医生签名		

第十一章

分娩疼痛及其治疗

【引言】

分娩过程中的阵痛主要来自子宫收缩和宫颈扩张,没有宫缩,分娩就难以进展。产痛是一种不可避免的"自然痛"。

无痛分娩新技术能为源源不断的产妇提供安全与幸福。

——凌萝达

分娩是一种生理过程，分娩疼痛指来自分娩时的疼痛，是一种生理性内脏疼痛。影响分娩疼痛的因素有多种，不同个体对分娩疼痛的感受也不尽相同。有些孕妇可以耐受分娩过程中急性生理性的、阵发性的、渐进增强的、钝性的内脏疼痛而不需要药物治疗。但有部分孕妇认为分娩疼痛是难以忍受的。在"以孕产妇安全为中心"的理念指导下，对分娩疼痛治疗方法的选择，不仅取决于可获得的药物与技术，也取决于医护人员与孕产妇对分娩疼痛的认识、对分娩疼痛的态度以及掌握的自主调节呼吸循环等内脏功能的技术。在满足孕产妇的镇痛需求时，为尽量减少医疗干预对分娩生理过程的影响，建议实施身心整体的阶梯镇痛——在孕期教育改变认知的基础上，首先选择非药物镇痛，必要时补充药物镇痛，以最低药物使用、最少的生理干预实现分娩过程兼有安全性与舒适性的目标。在提供麻醉技术治疗分娩疼痛时，需要麻醉科与产科医护人员的严密监护，并能提供及时有效的应急干预措施，确保有效预防与治疗难产，以提高孕产妇与新生儿的安全性。分娩疼痛治疗是产科麻醉的主要内容。

第一节　认识分娩疼痛

一、分娩与自主神经

分娩可以简单地描述为将胎儿从母体排出到体外的过程。分娩生理过程指子宫纵行平滑肌收缩使产道环形平滑肌扩张，并推动胎儿旋转式下降通过产道排出到母体外的过程。

子宫分为子宫体和子宫颈，子宫体主要由外层的环形平滑肌、中层的交织状纵行平滑肌和内层的纵行平滑肌构成；子宫颈主要由环形平滑肌构成。子宫体纵行平滑肌的有效收缩具有缩复式收缩的特点，发生节律性的收缩，不仅为娩出胎儿提供动力，且纵行平滑肌的收缩牵拉宫颈，使环形肌肉扩张，还消除了胎儿下降的阻力。而且，子宫纵行肌与环行肌的协调收缩与舒张具有维持胎位正常的功能。子宫体中层交织状平滑肌收缩时，胎儿旋转式下降，因此，每次有效宫缩期间胎儿相对于产道的位置都可能发生变化，最终得以顺利地通过产道娩出。子宫纵行平滑肌能够发生有效的缩复式收缩取决于足够的收缩持续时间和强度，让产道（宫颈和阴道）环形平滑肌得以扩张并维持一定的扩张程度。

可以推测，宫缩时子宫颈部神经感受器可感知到胎头的压力，反射性调节交织状纵行平滑肌的收缩力，胎头为适应产道而下降、旋转。如果宫颈环形肌因孕产妇紧张情绪和交感神经兴奋而难以舒张，则可能发生胎头下降、旋转受阻和胎位异常。

子宫平滑肌活动受到神经—内分泌—免疫的调控。妊娠足月时，缩宫素受体数量及其敏感性增加，子宫平滑肌在缩宫素及前列腺素、内皮素等其他激素协同作用下发生节律性收缩，产程启动并进展。缩宫素受体敏感性也受到胎儿成熟度、环境、炎性介质、情绪等多种因素的影响。缺乏安全感和紧张焦虑情绪会抑制缩宫素的分泌，同时抑制缩宫素受体的敏感性，感染导致的炎性介质增加可能导致缩宫素过度敏感和早产。

外周植物神经又称为自主神经，通常不受意识控制，可以通过影响呼吸与循环功能而改变内脏血供与氧供，不仅直接调控子宫平滑肌收缩能力，也间接调控缩宫素受体敏感性而影响子宫收缩的有效性。

植物神经分为交感神经和副交感神经，二者对内脏功能的调节既有协同，也互相矛盾，如表11.1所示。

表11.1　交感与副交感神经对各器官系统功能的调节

器官系统	交感神经	副交感神经
循环系统	血压增高,心率增快,内脏血供减少,骨骼肌和大脑血供增加	血压降低,心率减慢,内脏血供增加
呼吸系统	呼吸浅快,黏膜分泌减少	呼吸深慢,黏膜分泌增加
消化系统	促进括约肌收缩,抑制胃肠蠕动,抑制胆囊收缩,分泌黏稠唾液	促进括约肌舒张,促进胃肠蠕动,促进胆囊收缩,分泌稀薄液体
泌尿生殖系统	抑制尿道括约肌收缩,抑制逼尿肌活动,促进肾小管重吸收,减少尿量生成;抑制生产过程中子宫纵行肌收缩和抑制宫颈环形肌扩张,延长产程	促进尿道肌舒张,促进逼尿肌活动,减少肾小管重吸收,增加尿量生成;加强生产过程中子宫纵行肌收缩和促进宫颈环行肌扩张,缩短产程
眼	促进虹膜睫状肌收缩,瞳孔扩大;泪腺分泌减少	促进虹膜环形肌收缩,瞳孔缩小;泪腺分泌增加
内分泌代谢	促进肾上腺髓质分泌,抑制胰岛素分泌,促进糖原分解和血糖升高	抑制肾上腺髓质分泌,促进胰岛素分泌,促进糖原合成,抑制血糖升高
皮肤	体温降低	体温增高

二、内脏疼痛与躯体疼痛

疼痛是由机体内、外环境改变导致机体产生的一种不舒服的主观感觉。疼痛可以帮助机体对内外环境的改变进行监测并采取适应性行为反应，如临产后宫缩疼痛让孕妇寻求适合分娩的安全舒适环境。疼痛产生的过程源于各种内外环境改变形成的刺激，作用于全身各组织器官的神经末梢，形成神经冲动，这些神经冲动沿着传入神经纤维，经脊髓背根神经节传到脊髓后角或三叉神经脊束核中的神经元，再经由对侧的腹外侧索传至较高级的疼痛中枢——丘脑、其他脑区以及大脑皮质，引起疼痛的感觉和反应。疼痛的严重程度受刺激强度直接影响，也受其他影响神经感受器敏感性的诸多因素的间接影响，如低氧代谢产物、炎性因子等。环境陌生以及恐惧、焦虑等情绪可增加交感神经兴奋性，减少内脏血供与氧供，增加低氧代谢产物含量，从而加重疼痛感觉，形成焦虑—恐惧—疼痛的恶性循环。

疼痛通常分为躯体疼痛和内脏疼痛，二者的比较见表11.2。

表11.2 躯体疼痛与内脏疼痛的区别

疼痛类别 表现	躯体疼痛	内脏疼痛
疼痛部位	体表	内脏
敏感刺激	切割、打击、极端温度	缺血、炎性反应
疼痛性质	尖锐、持续、定位准确	钝性、间断、定位模糊、放射到体表

疼痛可能被认为是一种不愉快的主观感受，但人们对疼痛的矛盾态度普遍存在。一方面，有学者强调疼痛属于人体第五大生命体征，即在体温、脉搏、呼吸、血压这四大生命体征之外的生命体征。这意味着有生命就可能有疼痛，疼痛可帮助机体监测内、外环境改变并采取适应性行为反应。另一方面，也有学者强调，消除疼痛是每个患者的基本权利。这种观点与传统医学观点可能相悖，医疗行为的重要目标是维持生命体征相对正常而不是消除生命体征。

三、分娩疼痛及其影响因素

分娩疼痛源于子宫收缩导致肌壁间血管钳闭、子宫缺血缺氧和胎儿全身缺氧生成大量低氧代谢产物，刺激或敏化子宫局部神经末梢后产生疼痛感觉。分娩疼痛是一种阵发性的、渐进增强的、钝性的、急性生理性的内脏疼痛。

子宫血供主要来源于子宫动脉。子宫动脉上行支主要供应子宫体上面大部分，下行支供应子宫体下部和宫颈。当孕产妇越紧张、交感神经越兴奋，宫颈及血管环形平滑肌肌张力越高，一方面宫颈不容易扩张而致产程延长，另一方面宫缩时子宫缺血和胎儿缺氧加重导致疼痛加重，胎心异常可能性增加。

分娩疼痛强度除受到子宫收缩强度影响外，也受其他诸多因素影响，如低氧代谢产物、炎性因子会增加神经感受器的敏感性，恐惧、焦虑或者抑郁情绪可因减少内脏血供而加重疼痛感觉等。从生物—心理—社会—时空医学模式看，分娩疼痛影响因素包括生物因素、心理因素、社会因素、时间与空间因素。

（一）生物因素

第一产程子宫平滑肌痉挛性收缩和宫颈扩张，机械与化学因素刺激神经末梢形成神经冲动，通过传入神经中的C纤维传入到脊髓$T_{10} \sim L_1$节段，再经脊髓上行纤维上传到大脑，形成明显的疼痛感觉。$T_{10} \sim L_1$节段脊髓上行纤维也是腹壁、腰部以及大腿感觉的传导通路，因此宫缩疼痛常常放射到这些部位产生酸胀痛感觉。第二产程的疼痛除来自子宫收缩及宫颈扩张以外，还有胎头对直肠、盆底及会阴软组织压迫和扩张，内脏与躯体神经末梢形成神经信号，经S_{2-4}脊神经上传至中枢形成了躯体胀痛感觉，此时孕产妇明显感受到疼痛伴随出现的便意。宫缩导致局部缺血缺氧并产生大量低氧代谢产物，低氧代谢产物引起疼痛的同时，促进环形平滑肌舒张，同时刺激机体释放内啡肽产生内源性镇痛和松弛内脏平滑肌效果。胎头与骨盆的相对大小、宫缩强度、有无宫腔感染、内源性激素水平等都是影响分娩疼痛程度的生物因素。

（二）心理因素

心理因素包括孕产妇对分娩及疼痛的认知、诱发的情绪以及应对分娩的行为方式。影响认知的因素包括：孕产妇的性格特征、接受到的医疗信息、是否有阴道分娩的经验、能否得到具有生育经验的同伴支持陪护（导乐，doula）等。围产期安全感不足以及身处陌生、不舒服环境都直接影响孕产妇的情绪，导致孕产妇紧张、焦虑、恐惧。焦虑恐惧时交感神经过度兴奋，使促肾上腺皮质激素、皮质醇、儿茶酚胺浓度增高，内脏环形平滑肌紧张，骨骼肌血供增加而皮肤和内脏血供减少、体温下降和胃肠蠕动抑制，同时伴有呼吸浅快引起的低CO_2血症和相对低血氧，进一步导致子宫缺血缺氧加重，此时胎儿缺氧加重可能导致胎监异常；子宫收缩的有效性降低使得产程延长；局部低氧代谢产物增加使得疼痛加剧。而严重疼痛、产程延长、胎心异常又进一步增加孕产妇焦虑恐惧情绪，因此发展为恐惧—紧张—难产的恶性循环，如图11.1所示。

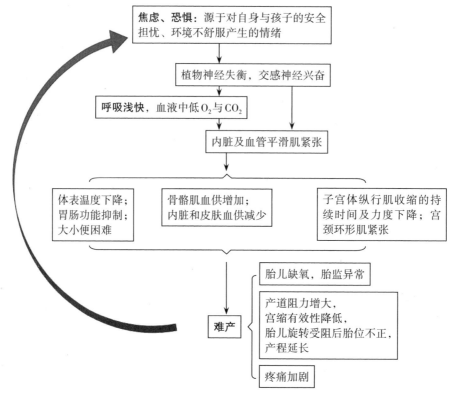

图11.1 恐惧—紧张—难产恶性循环示意图

分娩与性爱活动是由相同的器官参与的生理过程，从发生时间顺序看，分娩是性爱的延续，而且疼痛具有刺激内源性镇痛物质生成释放的功能，因此孕产妇改变认知并合理放松则可能促进内啡肽等镇痛物质释放，从而促进产程进展并控制疼痛程度在可耐受范围，甚至可能在第二产程娩胎时产生性高潮快感。

（三）社会因素

社会文化、原生家庭、夫妻感情、婆媳关系、家庭经济状况、对胎儿性别偏见、医疗环境，甚至提供服务的医务人员自身的分娩方式及感受等，都可能直接或间接影响孕产妇恐惧、焦虑的程度，从而影响分娩疼痛的严重程度。

（四）时间和空间因素

植物神经具有昼夜节律，白天交感神经更兴奋而夜间副交感神经更兴奋，因此分娩通常在夜间副交感兴奋时顺利发展，而且夜间待产时疼痛可能更轻且产程更短。舒适的家庭化待产环境，如柔和的灯光、宜人的温度、令人愉悦的香氛、舒缓的音乐，这些空间因素可以激活大脑古旧皮层和副交感神经而减轻疼痛；反之亦然，医疗环境中的监护仪声音、医务人员的语言、消毒水味道、强烈的灯光等对产妇的视觉、听觉、嗅觉、触觉刺激，都可能成为兴奋孕产妇大脑新皮质和交感神经的因素，从而增加分娩的阻力和疼痛的严重程度。

分娩疼痛的影响因素较多，不同的孕产妇对分娩疼痛的耐受能力不同，有人感觉难以忍受，也有少数人产生了性高潮快感。虽然有人认为分娩疼痛的强度与截断手指的疼痛程度相当，但是，分娩疼痛是内脏痛，手指疼痛属于躯体疼痛，两者的性质不同，可比性较差。在未来的产科医疗服务领域，专业的生育培训将纳入服务，因此让孕产妇正确认识分娩及疼痛，放下对分娩的恐惧，并配合身心治疗技术，可能有更多孕产妇体验到分娩期的高潮快感。

四、分娩宫缩引起的间断缺血（缺氧）及疼痛对母儿的生理保护意义

（一）分娩宫缩引起的间断缺血（缺氧）的潜在生理保护意义

分娩时子宫阵发性收缩，子宫肌壁间血管随着宫缩强度发生部分或完全闭合，伴随着发生子宫缺氧和母体疼痛。孕妇与胎儿的生理不同于正常成年人，因此不能完全按照成年人生理标准判断孕妇与胎儿是否发生病理性缺氧。适当的母体应激反应以及胎儿自身的应激反应不仅可以反馈性调节子宫收缩强度和胎儿缺氧的程度，而且可增加胎儿肺泡表面活性物质，增强肺功能，因此可增强胎儿从宫内"低氧海洋"到宫外"高氧陆地"的适应能力，这也是人类进化的缩影过程。

分娩时阵发性宫缩导致胎儿短暂缺氧，宫缩结束时大量的低氧代谢产物舒张血管平滑肌使得局部血供与氧供增加，因此阵发性宫缩给胎儿提供了耐受逐渐加重的缺氧与高氧刺激的能力，不仅可能使得从"低氧海洋"到"高氧陆地"的新生儿发生"醉氧"损伤的可能性下降，也使得从"无自主呼吸"到"建立自主呼吸"的新生儿发生缺氧损伤的可能性下降。

阵发性子宫收缩引起的子宫反复缺血/再灌注可能诱导出母体的抗损伤和修复能力增强，即生理性缺血/再灌注（缺氧/复氧）预处理保护效应。预处理指细胞或组织在接受重复的短时间缺血（缺氧）后可诱导内源性的保护效应，增强耐受缺血（缺氧）损伤的能力。近年研究表明，在对机体的肢体或肝脏实施缺血预处理时，可以

诱导心脏、大脑等器官耐受缺氧损伤的能力增强。理论上，分娩过程中阵发性子宫收缩缺血可能诱导全身抗损伤的能力，也增强子宫的修复能力。

（二）分娩疼痛对母儿的潜在生理意义

对分娩疼痛的恐惧可能成为孕妇选择剖宫产分娩的原因，却忽略了分娩这种生理性内脏疼痛对母婴可能有着的生理性保护意义。

1.疼痛具有帮助机体适应环境改变的功能

分娩疼痛帮助孕妇主动寻求支持，包括安全的环境、合适的医护人员等等，避免在劳作、奔跑过程中娩出胎儿使胎儿面临危险。分娩疼痛作为一种生理性、阵发性的内脏疼痛，疼痛强度没有体表疼痛强，而且疼痛时间长度之和比无宫缩间隙期时间长度之和更少，理论上这种生理性疼痛应该是在可耐受范围内。

2.疼痛可以刺激内源性镇痛物质的释放

常见的是内啡肽释放：内啡肽浓度随宫缩疼痛时长和强度而逐渐增加。母体内高浓度的内啡肽功能包括：①有助于兴奋副交感神经促进宫口开放和胎儿娩出，也让产妇获得成就感与愉悦感，顺利实现角色转换；②降低产后抑郁风险，促进产妇释放泌乳素提高母乳喂养成功率；③抑制会阴侧切疼痛；④母体内高浓度内啡肽可以透过胎盘屏障进入胎儿体内，与胎儿在待产过程生成的内啡肽一起改变胎儿的身心状态；从心理学角度，高浓度的内啡肽可增强新生儿适应能力，增强新生儿愉悦能力。从生理学角度看，新生儿体内高浓度内啡肽可以促进气道平滑肌和肺血管舒张，新生儿更容易建立自主呼吸和低阻力肺循环。新生儿体循环与肺循环压力差增加则促进胎儿循环过渡到新生儿循环，有利于动脉导管和卵圆孔的关闭。

因此，辩证地认识分娩宫缩引起的缺氧与疼痛，可以帮助孕产妇、家属及医护人员更合理地选择镇痛治疗，也更理性地接受试产过程。试产不仅可以让母儿获得间断缺氧与疼痛诱导的保护作用，也可能减少医源性早产的发生。

第二节　认识分娩镇痛

一、分娩镇痛概念

分娩镇痛：通过不同技术与方法减轻分娩过程中疼痛感或增强孕产妇对疼痛的

耐受能力，在确保母子安全的基础上提升分娩过程中的舒适感受。

二、分娩镇痛发展史

分娩疼痛不仅由宫缩强度与频率决定，也受到诸如文化、经验、心理、社会、时间、空间等多种因素的影响，因此，分娩镇痛方法具有多样性，包括非药物镇痛和药物镇痛。在药物镇痛发展以前，人们通常接受非药物镇痛，如呼吸培训、按摩、催眠、水疗或寻求伴侣及专业人士的情感支持等。导乐分娩也指陪伴分娩：即有自然分娩经验的妇女在掌握了分娩基础知识、心理支持与帮助放松等技术后，为分娩孕妇提供陪伴服务。

1847年10月，Simpson把用氯仿进行分娩镇痛的观察结果发表在《柳叶刀》杂志上，从此拉开了分娩镇痛的开端。1880年，Stanislav Klikovich首次将80% N_2O 和20% O_2 混合气体，成功应用于分娩镇痛。20世纪初，有学者曾将吗啡与东莨菪碱用于分娩镇痛，但因易导致新生儿呼吸抑制而逐渐停用。随着新型麻醉性镇痛药物的出现、麻醉管理与急救技术的进步，产科医师与孕产妇逐渐接受将麻醉镇痛药物用于分娩镇痛。现代分娩镇痛技术始终追随着局部麻醉技术和局部麻醉药物发展。1961年，Bromage证明了分娩疼痛的脊髓传入通路，为椎管内麻醉技术用于分娩镇痛提供了基础。1963年，合成了比利多卡因作用时间更长、毒性更小的布比卡因，进一步促进硬膜外阻滞技术用于产科镇痛。

三、基于现代技术与舒适需求的分娩镇痛药物选择

随着麻醉药物与技术的发展，几乎所有新的镇痛药物与技术都被尝试用于分娩镇痛，但随着镇痛药物对母儿的毒副作用被发现，又逐渐被限制在分娩镇痛中的广泛应用。

（一）全身吸入麻醉药

吸入麻醉药包括氧化亚氮（笑气）和卤化吸入麻醉剂在麻醉学发展的早期被用于镇静镇痛，也被尝试用于分娩疼痛的治疗。

吸入麻醉药在分娩镇痛中使用有限，但在很多分娩异常情况中可能提供帮助，比如胎位异常、胎盘残留时，可给予产妇短时效高浓度的吸入麻醉以实现镇痛并松

弛子宫，为产科操作提供条件。吸入麻醉的风险始终包括药物过量引起的呼吸循环抑制和保护性反射消失，因此必须在严密监护下谨慎使用，尽量避免发生恶心呕吐和反流误吸。此外，吸入性麻醉药污染环境，因此也限制其临床应用。

（二）全身应用镇静药

镇静药常常在分娩早期单独使用或与镇痛药物配伍使用，以减轻孕产妇的焦虑与疼痛，让其得到适当的休息。地西泮（安定）与力月西（咪唑安定、咪达唑仑）分别是产科医生与麻醉医生倾向选择的镇静药物。

虽然产科医师认为地西泮具有镇静催眠的作用，同时还具有促进宫颈软化和扩张的作用，但需要注意地西泮用于分娩镇痛时可能发生以下两方面的副作用：

①地西泮能够快速透过胎盘屏障，在静脉使用时，数分钟之内就能在母体和胎儿体内达到浓度平衡，且地西泮的化学半衰期长，其作用可持续到胎儿出生后，使新生儿肌张力降低、嗜睡、进食减少、低体温、心率异常等。因此，目前不提倡在产程中过量使用地西泮，特别慎用于早产的孕妇。

②注射用地西泮制剂含有苯甲酸钠，后者可与胆红素竞争白蛋白上的结合位点，可能加重新生儿黄疸，特别是早产儿的神经系统发育不够成熟，使用后可能增加核黄疸的风险。

咪达唑仑具有水溶性、快速显效和作用时间短等优点，在剖宫产术中娩出新生儿后使用较普遍。咪达唑仑在快速静脉输注时可能产生深度镇静和遗忘作用，因此临床上应该注意给药剂量与速度。尚未见更多研究结果比较地西泮与咪达唑仑用于分娩镇痛的区别。

（三）全身应用阿片类药物

全身应用阿片类药物的镇痛效果，与呼吸反射抑制的效果通常成正相关，如果镇痛效果满意，呼吸反射抑制的风险也同时增加。常规镇痛剂量的阿片类药物也可能导致母体的副作用，包括恶心、呕吐、瘙痒、胃肠道蠕动减慢等。另外，既然分娩疼痛是一种阵发性的疼痛，即使在宫缩期尚未达到满意镇痛的药物浓度，在宫缩间隙期也可能产生呼吸反射抑制。近年来，患者自控给药模式逐渐替代间断肌内注射或静脉给药，以减少药物用量、减轻副作用，但全身给药途径决定了镇痛与呼吸反射抑制效应并存。由此需要强调孕妇全身使用阿片类药物镇痛时应实施严密监测的必要性。

目前最常用于分娩镇痛的阿片类药物见表11.3。

表11.3 常用于分娩镇痛的阿片类药物比较

药名	分娩镇痛全身给药途径	显效时间(min)	峰效时间(min)	作用时间(min)	分娩镇痛的副作用	用于分娩镇痛的优势
哌替啶	肌注	4~10	60~120	120~240	新生儿体内代谢产物具有呼吸抑制作用	产科医生有长期使用的临床经验;安全性高
芬太尼	静注	1~3	3~4	30	呼吸抑制,重复使用后半衰期延长	镇痛作用强;麻醉医生偏好使用;价格低
舒芬太尼	静注	3~4	5~6	30	呼吸抑制,价格更高	胎盘透过率低,新生儿抑制更轻;半衰期稳定
阿芬太尼	静注	0.5	1~2	15	呼吸抑制比哌替啶更强;镇痛效能低于芬太尼	起效迅速
瑞芬太尼	静注	0.5	1~2	5~10	对母儿的呼吸循环抑制作用非常强	显效快;不依赖肝肾代谢和排泄

（四）局部麻醉药物

在疼痛产生的神经末梢或传导的神经通路局部使用麻醉药物达到减轻或消除疼痛目的。临床常用的局部麻醉药分为酯类（普鲁卡因、氯普鲁卡因、丁卡因）和酰胺类（利多卡因、布比卡因、罗哌卡因、左旋布比卡因）。酯类局部麻醉药可迅速被血浆胆碱酯酶分解代谢，胎盘转运率较低，心血管毒性更弱。酰胺类局部麻醉药与血浆蛋白结合，由肝脏缓慢代谢，其心血管毒性与胎盘转运率相对高于酯类，但酰胺类半衰期相对更长，重复使用量及累积使用量更少，不容易产生耐药现象。

四、可供选择的麻醉镇痛技术

如果使用全身镇痛药物减轻疼痛则为全身给药镇痛技术；如果使用局麻药提供局部或区域神经阻滞则为局部或区域镇痛。

（一）全身给药分娩镇痛技术

分娩镇痛时通过全身给予药物的技术包括：吸入笑气和卤化吸入麻醉剂、全身给予苯二氮卓类镇静剂、全身给予阿片类药物。吸入镇痛对环境的污染以及对母儿呼吸循环的抑制限制了其临床应用。苯二氮䓬类药物可能导致新生儿肌张力降低，临床应用也逐渐减少。全身给予阿片类药物可应用于产程早期或存在椎管内阻滞禁忌的孕产妇。

全身应用阿片类药物镇痛效果与呼吸反射抑制的副作用通常成正相关，与母子安全性成负相关，即镇痛效果越强，呼吸反射抑制越强，安全性越低。分娩疼痛使孕产妇体内释放内源性镇痛物质，即使常规镇痛剂量的阿片类药物也可能会导致母体发生明显的呼吸循环抑制副作用。另外，分娩疼痛阵发性特点可能增加副作用风险，在宫缩期尚未达到满意镇痛的药物浓度，在宫缩间隙期也可能产生呼吸和反射抑制。

自控给药技术可能增加镇痛治疗的安全性，理论上自控给药装置具有以下优点：①患者自己发指令给药，确保处于清醒状态；②给孕产妇建立自主可控的信心，减少焦虑，减轻疼痛；③设置一次给药剂量较小，避免单次大剂量风险；④设置给药锁定时间和时间段的上限总剂量，增加安全性。患者自控给药模式逐渐替代间断肌内注射或静脉给药，以减少药物用量、减轻副作用，但全身给药途径和分娩疼痛特点决定了镇痛与呼吸反射抑制效应并存。

不同阿片类药物的药理特性直接影响分娩镇痛的选择。芬太尼及其衍生物比哌替啶在新生儿体内的存留时间更短且镇痛效果更佳；芬太尼的呼吸抑制作用相对更轻，甚至被吸毒者滥用；舒芬太尼常用于各种术后自控静脉镇痛，其呼吸抑制作用较芬太尼更弱，胎盘透过率相对更低。虽然芬太尼与舒芬太尼的显效时间长达 5 min 左右，未成为静脉治疗分娩疼痛的首选，但常常与局部麻醉药物复合注射用于椎管内分娩镇痛。

瑞芬太尼和阿芬太尼比芬太尼、舒芬太尼的显效时间和维持时间都更短，因此被认为适合静脉给药治疗分娩疼痛。但是，强效瑞芬太尼和阿芬太尼的显效时间为 1 min 左右，自控给药时可能在宫缩时给药，在宫缩间歇期达到峰效而导致严重母体和胎儿呼吸循环抑制，具有明显呼吸循环抑制风险。

妊娠分娩生理与麻醉药物药代与药效学特征可能发生相互影响，因此药物的合理使用与严密的生命体征监测是保障母子安全的基础。一方面，妊娠期女性吸入麻醉药物的最低肺泡有效浓度较低，提示妊娠期女性的神经敏感性降低，对麻醉药物的需求量下降。另一方面，随着胎儿发育，妊娠期妇女循环与呼吸系统功能加强，代谢率增加，对药物代谢加快，对麻醉药物需求量也可能增加。临床上使用麻醉药物通常采用基于监测反馈的滴定式给药，以确保给药剂量在安全范围内，并做好维持呼吸循环的支持。待产过程中的给药剂量需要考虑分娩宫缩疼痛的性质（逐渐增强的阵痛），如果盲目增加剂量和疗效以满足宫缩高峰期的疼痛，可能导致间隙期明显抑制。

（二）局部给药镇痛技术

局部给药的分娩镇痛技术包括局部神经阻滞和椎管内神经阻滞。

1.局部神经阻滞法

此种镇痛方法主要由产科医师和助产士实施，包括宫颈旁阻滞和会阴神经阻滞或会阴浸润阻滞。

（1）宫颈旁阻滞

产科医师可用宫颈旁阻滞的技术减轻产妇在第一产程时的疼痛。即以局麻药阻滞宫颈旁的 Frankenhauser 神经节，该神经节位于宫颈阴道联合的侧后部位。宫颈旁阻滞通常不延长第一产程，但不能阻滞来自阴道下段及会阴的躯体感觉纤维，因此，对第二产程阴道及会阴扩张性疼痛无明显镇痛效果。因孕期盆腔血液循环容量增加，且侧支循环丰富，宫颈旁阻滞时注射的局麻药吸收入血速度加快，导致胎儿局麻药中毒的风险增加。由于该技术存安全隐患及较低的镇痛效果，临床已经很少使用。

（2）会阴神经阻滞和阴部浸润阻滞

因第二产程胀痛主要来自阴道下段及会阴体扩张，因此会阴神经阻滞对第二产程镇痛效果显著，适用于出口产钳助产操作，但不能满足中位产钳操作、产后宫颈修补术及宫腔探查术操作。阴部浸润阻滞麻醉只适用于会阴侧切及阴道修补术。

在会阴侧切或出口产钳助产时，未接受分娩镇痛的孕产妇体内的内啡肽浓度较高，可能不需要神经阻滞；如果产房医护可随时要求麻醉医生提供支持，必要时有麻醉医生通过静脉给予相对安全的阿片类药物，如小剂量的芬太尼或舒芬太尼；如果待产过程中已经有持续椎管内镇痛，可通过硬膜外追加麻醉药物满足需要。

2.椎管内阻滞

可达到最确切的镇痛，且孕产妇可保持清醒，并能主动参与分娩过程，已成为国内外分娩镇痛的标准选择，甚至以"分娩镇痛"代指"椎管内麻醉治疗分娩疼痛"。

椎管内脊髓周围有一层脑脊液包裹，脑脊液外有通常贴合在一起的蛛网膜和硬脊膜，脑脊液存在的腔隙为蛛网膜下腔，硬脊膜与外面的黄韧带之间一个潜在的腔隙为硬膜外腔（图11.2）。

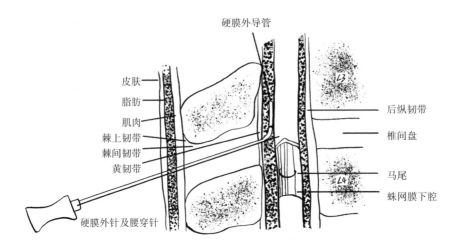

图11.2 椎管内给药途径示意图

根据局麻药物作用的部位，椎管内阻滞有以下三种技术：

（1）硬膜外腔麻醉镇痛

为适应性调节硬膜外腔麻醉的时间以适应产程及分娩方式的变化，通常经硬膜外腔穿刺针置入导管，即可根据需要经导管补充注射药物。给药方法包括间断推注、持续泵注、患者自控泵注等。硬膜外腔麻醉显效慢，有时候因局麻药物不能在硬膜外腔充分均匀地扩散而出现花斑样麻醉、麻醉范围不够等麻醉不全现象。硬膜外麻醉需要的药量较多，局麻药中毒风险相应增加，患者自控泵注指患者根据自己的镇痛需求对输注泵发出指令，因此可实现个体化给药，从而减少局麻药用量，降低中毒风险。

（2）蛛网膜下腔麻醉镇痛

将局麻药物直接注入脊髓周围蛛网膜下腔治疗分娩疼痛，也称腰麻镇痛。腰麻虽然具有局麻药物用量小且快速完全显效的优点，但麻醉快速显效以后机体来不及代偿导致的循环和呼吸抑制风险增加，且局部穿刺导致的损伤和感染风险也可能增加。近年也有在蛛网膜下腔置入微导管实施持续腰麻以满足缓慢弹性给药的需求，但是感染和硬脊膜穿破后头痛的问题限制了持续腰麻的临床广泛应用。

（3）腰硬联合麻醉

硬膜外穿刺成功后，通过针内针（硬膜外针内腰麻针）技术先在蛛网膜下腔注射少量麻醉药物，拔除腰麻针后再置入硬膜外腔导管，根据手术与镇痛需要经导管向硬膜外腔注射药物，因此这种联合麻醉方法结合了腰麻的快速完善显效与硬膜外腔麻醉的弹性给药特点，在临床得到广泛应用。

学者们认为椎管内麻醉符合分娩镇痛理想标准：①对母婴影响小；②易于给药，起效快，作用可靠，满足整个产程需求；③避免运动阻滞，不影响宫缩和孕产妇运动；④孕产妇清醒，可参与分娩过程；⑤必要时可满足手术需要。

但是越来越多的研究结果对普遍使用椎管内麻醉治疗分娩疼痛的安全性提出质疑。镇痛强度与副作用密切相关，因此加强镇痛期间管理，包括母儿监测、避免过度使用强效的椎管内麻醉治疗生理性内脏疼痛，探索安全基础上有效满足无痛舒适的医疗服务技术，是增加产科安全的重要途径。

第三节　椎管内麻醉镇痛管理

椎管内分娩镇痛被广泛认为是麻醉专业医师实施的、最安全有效的镇痛方法，其中硬膜外分娩镇痛使用最为普遍，因此有必要对椎管内麻醉分娩镇痛技术与管理进行详细阐述。

一、椎管内麻醉分娩镇痛安全管理原则

（一）孕产妇自愿原则

分娩是一项自然生理过程，一部分孕产妇不需要药物镇痛。虽然自愿要求椎管内麻醉分娩镇痛是必需指征，但也应该在非药物镇痛基础上提供麻醉镇痛。

（二）安全第一的原则

在实施椎管内麻醉镇痛之前，必须严格评估母体和胎儿情况，以排除分娩镇痛禁忌证，并对麻醉镇痛方案进行计划，包括麻醉技术、麻醉药物、药物剂量、可能发生的问题及相应处理方案。

产程中椎管内镇痛绝对禁忌证包括：孕产妇拒绝、穿刺部位皮肤感染、脓毒症、凝血功能异常、颅内压增加等。

产程中椎管内镇痛相对禁忌证包括：穿刺部位附近局限性感染、低血容量、中枢神经系统疾病、慢性腰背痛等。

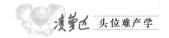

（三）预见性原则

一方面应该预见到存在产科并发症、合并症的孕产妇可能存在椎管内穿刺置管困难、困难气道、循环代偿能力下降等风险，因此这部分孕产妇需要产科与麻醉科一起提前评估，并制订疼痛治疗、难产防治的多学科计划。一些妊娠合并症可能需要提前实施硬膜外穿刺置管，以提供安全、有效、及时的麻醉镇痛效果，避免紧急实施全身麻醉给母儿带来风险，如肥胖、高血压、瘢痕子宫、脊柱异常、颌面部畸形等。

另一方面椎管内镇痛以后，分娩疼痛及应激减轻，交感神经阻滞后外周血管扩张，孕产妇可能发生低血压，子宫灌注及收缩状态均有可能发生变化，因此需要常规预防椎管内镇痛以后的毒副作用。

二、预防椎管内镇痛后毒副作用的措施

（一）提前准备复苏设备与药物

实施椎管内麻醉分娩镇痛前，必须准备复苏设备及药物（表11.4），可将这些设备及药物组合成抢救车，放置在待产与分娩区域，而且强调在每一例分娩镇痛实施前进行核查，最好纳入麻醉镇痛前评估的书面记录。

表11.4　分娩镇痛复苏设备及药物

复苏设备	正压呼吸装置：呼吸球囊、麻醉机或呼吸机
	氧气供应
	维持气道通畅的装置：吸引器、面罩、口咽通气道、鼻咽通气道、喉罩、气管导管、管芯、喉镜和镜片
	生命体征监护仪
	心肺复苏设备：除颤仪
	产床：能够快速调整上下和左右位置以防治低血压的产床
	静脉通道

备用药物	去氧肾上腺素、麻黄碱、去甲肾上腺素
	肾上腺素、阿托品
	琥珀酰胆碱
	丙泊酚或硫喷妥
	脂肪乳剂
	硝酸甘油
	钙剂:葡萄糖酸钙或氯化钙
	纳洛酮

（二）孕产妇评估与准备

孕妇椎管内阻滞前评估与全身麻醉前评估相似，同时对穿刺部位进行检查，预测可能遇到的困难和损伤，了解并记录既往神经系统病史。

（三）连续生命体征监护

必须具备连续生命体征监护，包括心率、氧饱和度、心电图连续实时监测，以及血压、体温间断监测，同时应监测胎心和宫缩状态。

（四）建立静脉通道

在实施操作以前建立静脉通道，为镇痛期间的副作用防治提供给药途径。

三、椎管内镇痛并发症及其治疗

麻醉医师参与的分娩镇痛效果更确切，但生命体征变化也更明显。因此，目前不能肯定，具有监测评估与急救经验的麻醉医师参与产程管理是否会减少产科患者不良事件。

椎管镇痛与椎管内麻醉并发症相似，椎管内分娩镇痛并发症包括：

（一）低血压与心率异常

定义为动脉血压下降超过基础血压20%～30%或动脉收缩压低于90 mmHg，为椎管内麻醉最常见的并发症。其发生率和严重程度取决于阻滞平面、麻醉显效速度、孕产妇体位、生理状态以及是否采取预防措施。低血压预防包括阻滞时静脉预充一定液体量、使孕产妇处于左侧位或使子宫左移、给予少量升压药物等。低血压治疗应马上将子宫左移以解除下腔静脉压迫、加快输液、静脉注射麻黄碱 5~15 mg 或去氧肾上腺素 50~100 μg，并给孕产妇吸氧。头低足高位有助于增加回心血量并提高血压，但麻醉平面固定前过度头低足高位可能使麻醉平面过高并影响呼吸功能。

在防治镇痛后低血压时，必须强调实时监测 SPO_2 和脉率。镇痛后脉率增快或者减慢都提示血压变化和子宫灌注改变，同时可能伴随胎心改变。因为孕产妇分娩镇痛通常仅接受间断无创血压监测，可能不准确不连续，而基于 SPO_2 脉率通常与心率一致，不仅有实时准确的优点，而且还可反应心律是否整齐、氧合是否降低，间接反应血压变化方向等信息。如果镇痛后观察到脉率升高或降低，需要进一步判断是否存在血压下降、体温升高、胎心加快等。

（二）局麻药中毒

局麻药中毒可能引起心肌毒性、意识障碍、惊厥抽搐等，其发生原因可能有血管内注射局麻药、局麻药使用总量过大、注药部位血管丰富而全身吸收加快。小量分次注射局麻药可早期发现血管内注射，从而避免严重的局麻药毒性反应。一旦发生局麻药中毒，应尽早由麻醉医生实施呼吸循环支持，甚至心肺复苏。

（三）椎管内分娩镇痛对宫缩和产程的影响

椎管内镇痛以后可能导致子宫持续过度活跃状态或宫缩抑制。注射局部镇痛药物后应仔细监测子宫收缩及胎儿状态。如果镇痛以后发生子宫过度活跃状态及胎心减慢，可由麻醉医生缓慢静脉推注硝酸甘油 50~100 μg 松弛子宫，同时维持血压相对正常。椎管内镇痛时宫缩抑制由产科专业人员提供治疗。

随着椎管内分娩镇痛在世界范围内广泛开展，妇产科领域的学者对产程进行了重新定义，将第二产程标准时间延长至少 1 h，提示椎管内分娩镇痛可能影响产程。

椎管内分娩镇痛后母体会阴感觉缺失导致孕产妇难以自发启动排便呼吸，可能成为产程延长的原因，甚至增加阴道助产使用。第二产程延长是否增加母体盆底损伤可能需要更长时间随访观察。

（四）椎管内麻醉镇痛后体温升高

临床上观察到孕产妇在接受椎管内镇痛以后，随着时间延长体温逐渐升高。有部分孕产妇在镇痛后胎监显示胎心逐渐加快，然后发现体温升高。引起体温升高的可能原因包括：体温调节中枢、体温感觉缺失、代谢改变、免疫功能改变、宫内感染等多种因素。要求分娩镇痛的孕产妇常体验更剧烈的疼痛，而剧烈疼痛可能与宫内感染、产程延长、阴道检查次数增加等因素相关，因此分娩镇痛后发热的研究结果可能存在一定偏倚。为减少椎管内镇痛后发热，建议以最短时间、最少药物的椎管内镇痛来达到安全有效的目标。

（五）神经和血管损伤

神经损伤可能与免疫反应、损伤后修复能力下降、局部缺血、穿刺针直接损伤、意外带入化学物质、病毒或细菌有关。穿刺时出现单侧异感，表明是经侧方进入硬膜外间隙，再由此注药或置管，可能损伤神经根。局麻药中加入过量肾上腺素可能减少局部血供而增加神经毒性。另外，供应脊髓前动脉的小滋养动脉经过椎间孔时，也在硬膜外侧腔走行，损伤这些血管可导致脊髓前部缺血性损伤或硬膜外血肿。

椎管内麻醉以后感觉缺失和自我保护能力下降，胎头压迫或者长时间固定体位引起过度牵拉压迫可能导致腰骶部神经干损伤；在第二产程，孕产妇处于截石位，膝关节处腓总神经可能受压。如怀疑神经损伤应尽早请神经科医师会诊，及早诊断并给予恰当治疗对改善预后至关重要。

（六）全脊麻

全脊麻是椎管内麻醉和镇痛中一种非常严重的并发症，主要是由于硬膜外穿刺针或硬膜外导管误入蛛网膜下腔，超过腰麻数倍量的局麻药注入蛛网膜下腔，产生异常广泛的脊神经阻滞。虽然全脊麻发生率并不高，但全脊麻常常在注药后几分钟之内发生，处理不及时很快发生心搏骤停，危及孕产妇和胎儿生命。一旦发生全脊麻，应尽快实施急救防治呼吸心搏骤停。

预防全脊麻措施包括：小心规范地进行穿刺；置入导管宜轻柔；注入全量局麻药之前先注入试验量，观察 5 ~ 10 min 有无脊麻发生；小剂量多次给药等。

（七）硬膜外出血与血肿

孕产妇硬膜外腔血管丛充盈，穿刺和置管时容易出血，但硬膜外血肿发生可能与硬膜外腔血管有关，也与穿刺操作技术相关。硬膜外血肿临床表现为腰背疼痛，随后出现下肢感觉运动功能障碍、大小便失禁等。患者蛛网膜下腔阻滞、在运动感觉恢复正常后，又突然发生阻滞加重的症状，也应警惕硬膜外血肿可能。CT检查是诊断硬膜外血肿最可靠的方法，但早期临床观察和诊断有利于及时治疗。硬膜外血肿一旦确诊，应及早手术，一般在6 h以内清除血肿预后较好。

（八）硬脊膜穿刺后头痛

是由于脑脊液外漏后颅内压降低，颅内一些敏感组织和血管发生移位牵拉。脑脊液外漏和头痛的发生率与穿刺针的型号、穿刺针的类型、患者的年龄及穿刺的次数有关。穿刺针越粗，穿破次数越多，头痛发生可能性增加。随着技术进步，目前采用笔尖样25 G或2 F脊麻针，对硬脊膜损伤明显减少，硬脊膜穿刺后疼痛也明显减少。硬脊膜穿刺后头痛诊断主要根据病史和直立体位时头痛症状加重有关，必要时由产科、麻醉科、神经科进行多科会诊排除神经系统其他病变，并给予及时恰当的处理。

硬脊膜穿刺后头痛，保守治疗包括卧床休息、镇痛、束腹带以增加腹压减少脑脊液外漏。口服或静脉注射咖啡因可发挥一定头痛治疗作用。剧烈或长时间头痛者方可行硬膜外自体血填充，不建议预防性实施硬膜外自体血填充。MRI显示向硬膜外腔注入20 ml自体血，可能扩展5个以上脊髓节段，既能及时填充止痛，又能长期补漏止血，有效率达90%～95%，而且一般无严重副作用。

（九）腰背痛

产后还可能发生一种疼痛症状，俗称背痛症，Breen JW统计发病率为44%，其中严重者约占68%。目前尚无数据证明这种产后背痛是否与椎管内麻醉或镇痛有关，但临床上接受椎管内麻醉或镇痛的患者一旦出现了产后背痛的症状，患者和产科医师都会认为与麻醉医师有关，会向麻醉医师寻求治疗。实验室及影像学检查有助于判断有无脊柱病变。一部分未接受椎管内麻醉的产妇也会出现腰背痛，因此不能排除产后腰背痛与孕期和产后核心肌肉功能、脊柱弯曲度改变相关。部分产妇在抚育婴儿过程中由于负重等原因也可能加重腰背痛。最好在孕期就指导孕产妇进行腰背部核心肌群练习以预防腰背痛发生。腰背痛患者应及时到疼痛科就诊，避免迁延为慢性疼痛或形成后遗症。

（十）感染

椎管内麻醉后并发硬膜外或蛛网膜下腔感染，若未及时治疗，可能导致患者死亡或终生瘫痪，后果极为严重。麻醉用具或药品被污染、穿刺时无菌操作不严格、穿刺部位附近有感染灶、患者身体其他部位感染灶经血行播散，或患者免疫力低下，均可能与椎管内感染相关。

硬膜外脓肿多于麻醉后数日内出现全身感染症状，腰背部剧痛、肌肉僵直，相继出现神经根受刺激的放射痛、肌无力、瘫痪。CT、MRI或椎管内造影可确诊并定位，诊断性穿刺抽出脓液也可确诊。治疗不能单纯寄希望于抗生素治疗，须由专科医生决定是否应当及时切开椎板引流，避免压迫时间过长而发生瘫痪。椎管内感染后果严重，必须强调预防为主。

四、椎管内麻醉分娩镇痛争议问题

椎管内分娩镇痛作为一种有效的镇痛方式已被医护人员和孕产妇所接受，目前硬膜外、腰麻、腰硬联合阻滞麻醉已在全世界广泛开展，似乎可以证明椎管内分娩镇痛的安全性以及人们对该技术的认可。但椎管内分娩镇痛在减轻宫缩疼痛和降低母胎应激反应的同时，对分娩过程和分娩结局等是否存在不良影响，一直存在较多争议。

（一）椎管内分娩镇痛是否影响新生儿健康

椎管内分娩镇痛使用的局麻药和阿片类药物，到达胎儿体内剂量有限，几乎不影响胎盘灌注及胎儿氧供，因此，镇痛并不影响新生儿的Apgar评分、血气等指标。但是，分娩是一个生理过程，椎管内分娩镇痛抑制孕产妇交感神经活性，改变了自主神经系统平衡状态，临床上也观察到可能发生低血压、发热等表现。因此，建议在满足孕产妇镇痛需求时，为尽量减少医疗干预对母儿生理影响，应该在非药物镇痛基础上以最低药物使用、最少的生理干预满足镇痛需求，同时分娩镇痛需要麻醉师与产科医护人员严密监护与及时有效的应急干预措施，以防治难产并提高孕产妇与新生儿的安全性。

（二）剖宫产后经阴道分娩能否接受椎管内分娩镇痛

已有剖宫产史的孕产妇试行阴道分娩时，硬膜外镇痛可能掩盖子宫破裂的疼痛症状而不能及早发现病情改变。如果有剖宫产史的孕产妇要求镇痛，应该经评估后在严密观察监护下实施。

（三）椎管内无痛分娩是否应该在宫口3 cm以内实施

临床上常常在产程进入活跃期后实施麻醉镇痛，但是要尽量减少医疗干预对母儿生理的可能影响。在活跃期孕产妇强烈要求镇痛时，虽然不应该因为宫口还没有足够扩张而拒绝实施硬膜外操作，但应告知长时间椎管内镇痛对体温、产程的潜在影响。麻醉医师可以在潜伏期穿刺置管，然后仅给予少量的阿片类药物或者少量的低浓度局麻药与阿片类药物，尽可能实施部分节段阻滞镇痛（T10～L1），等待进入活跃期再适当给予较大剂量的局部麻醉药物、提供更大范围镇痛以促进自然分娩，进入第二产程时可以停止给药让孕产妇逐渐获得便意并启动排便反射的呼吸运动。如需要器械助产或剖宫产，也可通过硬膜外导管快速提供满意麻醉，甚至满足术后镇痛。

（四）椎管内无痛分娩是否导致产后腰背痛

产后腰背痛的病因可能与妊娠期身体重心随着子宫增大而前突，使背伸肌处于持续性紧张状态，部分妊娠妇女在妊娠晚期即已出现了腰骶部疼痛症状。贫血或体质较弱的孕妇更容易患腰背痛。椎管内麻醉镇痛可能只是产后腰背痛的另一诱因。椎管内麻醉后孕产妇的疼痛可能以穿刺点为中心，向四周发散，疼痛性质多为酸痛、胀痛，休息后症状减轻，与气温有关，呈寒重暖轻，但无运动功能障碍及下肢感觉异常，触诊时发现骶棘肌及背阔肌等肌肉张力增加。无论哪种原因导致的腰背痛都需要及早到疼痛科诊治。在提供椎管内分娩镇痛时，需了解既往运动神经系统病史，并告知产后可能出现哪些需要及时诊治的症状。

（五）椎管内分娩镇痛给药时是否加入低浓度肾上腺素

为防治椎管内镇痛时局麻药中毒，局麻药中加入5 μg/ml肾上腺素，在子宫收缩间歇期给药，每次3~5 ml剂量，间隔3～5 min，直到满意镇痛。因为肾上腺素入血可在30～45 s以内导致母体血压升高和心率增快，可以帮助提示导管是否误入血管。但有研究表明，局麻药中加入肾上腺素可能减少局部血供和增加神经毒性，可能机制包括：①肾上腺素减慢了椎管内局麻药的吸收，延长了脊神经在局麻药中的暴露时间；②肾上腺素使椎管内血管收缩，促进脊髓缺血；③商品肾上腺素含亚硫酸盐防腐剂，可导致神经损伤；④重比重局麻药中肾上腺素浓度过高，可能引起神经脱髓鞘改变。因此，建议尽量在推注试探量时加入肾上腺素，而推注无肾上腺素的追加量时需小剂量多次给药并严密观察孕产妇有无耳鸣心慌等局麻药入血症状，以防治局麻药中毒。

（六）硬脊膜穿破以后是否需要血液补丁防治头痛

有研究报道硬脊膜穿破后24 h内自体血液20 ml填充预防头痛的成功率不高，另外有学者认为通过硬膜外导管注入15～20 ml自体血液可以预防硬脊膜穿刺后的头痛。目前临床上更倾向于血液补丁治疗硬脊膜穿破后的严重疼痛，即在必需时才使用该技术，而不主张预防性使用血液补丁疗法。

（七）静脉镇痛与椎管内镇痛

药物镇痛的选择主要包括全身给药与椎管内给药。与麻醉医生提供的椎管内麻醉镇痛相比，非麻醉医生提供的全身给药镇痛，镇痛效果低于椎管内麻醉镇痛，但产科临床已经积累了丰富的经验，也证明全身给药镇痛具有较高的临床安全性。

椎管内麻醉治疗分娩疼痛一方面具有镇痛确切、孕产妇清醒、必要时可满足手术需求等优点，另一方面椎管内麻醉作为有创技术，确切的麻醉镇痛效果也可能产生以下副反应：便意缺乏引起的排便反射抑制和产程延长；交感过度阻滞可能因神经—内分泌—免疫网络调节紊乱导致内源性激素分泌减少、白细胞数量增加、体温升高和胎心异常等。因此，在使用药物治疗分娩疼痛时，以安全为首要目标的镇痛技术选择应将全身给药镇痛置于椎管内麻醉镇痛之前。

（八）椎管内镇痛期间禁饮禁食

椎管内镇痛期间限制饮食可能减少胃食道反流和误吸发生，但限制饮食可能打乱生活节律导致应激，从而改变植物神经平衡状态，兴奋交感神经和抑制副交感神经，胃肠道蠕动减弱，胃肠道胀气，进一步降低副交感神经活性，从而增加产道环形括约肌的阻力和降低子宫纵行平滑肌收缩的有效性。

椎管内镇痛后咀嚼口香糖假嗜或摄入透明清亮饮料，可能减轻饥饿感和促进胃肠蠕动。

总之，有关分娩镇痛的争议将由于临床研究结果的局限性而继续。首先，椎管内麻醉镇痛很大程度上是由孕产妇自愿选择，而要求或接受椎管内镇痛的孕产妇本身在分娩期间可能存在更多的增加分娩不良后果的因素。在有关分娩镇痛的临床研究中常常难以避免依从性偏倚，研究中盲法原则也不易实现，研究结果和结论具有相对性，因此，有关分娩镇痛的临床研究和争议都将持久存在。

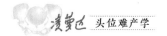

第四节　分娩疼痛非药物治疗手段

人类有上百万年的繁衍历史，在进入工业社会和商业经济发展前，没有人工合成药物用于治疗分娩疼痛，从而也发展和丰富了非药物分娩镇痛的相关理论和技术。人类对于分娩疼痛的认识也受到现有可获得的治疗药物和技术的影响。片面强调非药物镇痛与药物镇痛都不能平衡分娩过程中孕产妇安全与舒适的需求。即使在药物分娩镇痛技术已经高度发达的今天，许多医务人员及孕产妇意识到依靠药物镇痛是对自然分娩生理过程的干预。越来越多的医护人员与孕产妇会首选非药物的分娩镇痛技术，包括呼吸培训、按摩、催眠、水疗或寻求伴侣及专业人士的情感支持等。这些技术也是导乐人员常用的技术，对促进自然分娩发挥着积极的作用。

一、干预性非药物镇痛技术

（一）自由体位

自由体位指孕产妇选择自我感觉舒服的体位完成待产和分娩。自由体位可能改变重力对分娩的影响，自由体位在分娩过程中的重要性主要在于：一方面孕产妇主动关注自己的感觉，另一方面也避免长时间的固定体位导致局部缺血，可以让孕产妇骨盆与胎位处于相对变化的过程中。但是产程中持续胎监可能会限制孕产妇选择自由体位，即使是无线胎监也需要孕产妇体位相对固定避免监护信号不良。越来越多的产科工作者主张孕产妇在产程中仅间断接受胎儿监测，并根据孕产妇的意愿选择自由体位，包括卧、走、立、坐、跪、趴、蹲等。卧：仰卧、左右侧卧、半卧等，避免强行要求孕产妇左侧卧位。

产程中孕产妇的运动和体位改变能产生积极作用，包括改变孕产妇的呼吸模式、减轻疼痛、改善母胎的血液循环、促进胎头下降、缩短产程、减少会阴损伤和侧切等。

（二）轻抚触按摩与穴位按摩

轻抚触指抚触者用温暖指尖对被抚触者非特定部位皮肤进行轻柔缓慢的触摸，

刺激被抚触者产生立毛肌收缩和瘙痒的感觉，一定时间后即可产生放松镇静和镇痛的效果。轻抚触镇痛的主要机制在于人体皮肤表面存在密度极高的神经末梢，这些神经末梢在受到刺激后触发皮肤—中枢反射，刺激体内释放内啡肽等愉悦激素。痒与痛是相互对抗的感觉，痒也是性愉悦的启动刺激，可以促进生殖道肌肉放松。轻抚触让大量温和、良好的刺激信号通过皮肤感受器传达到中枢，可刺激被抚触者的多种生理功能进一步完善。研究证明，在自然分娩中，轻抚触作为非药物分娩镇痛方法之一，可以降低孕产妇的疼痛、焦虑，提高整个分娩过程的舒适度。

穴位按摩是以解剖学和中医理论为基础的按摩，可以由陪护人员提供，要求手法渗透力强，配合呼吸运动，具有疏通经络、平衡阴阳、调和脏腑的作用，从而达到改善微循环、放松肌肉、减轻疼痛、促进产程、调节胎位等效果。常用的按摩穴位都是让孕产妇感觉舒服放松，并能提升呼吸效果，改善盆腔微循环的，包括八髎穴、交感穴、子宫穴、肩井穴等。

（三）针刺镇痛

针刺镇痛作为中国传统医学的重要组成部分，也可产生分娩镇痛效果。针刺的穴位包括合谷、三阴交和足三里等。二三十年来，西方国家也开始尝试将针刺用于分娩镇痛。但针刺技术需要专业人员实施，因此临床应用受限。

（四）经皮电神经刺激

经皮电神经刺激仪是Melzack依据疼痛"闸门学说"研制的导乐仪，通过电刺激较粗的传入神经而激活脊髓背角或中枢下行性的抑制系统，产生镇痛效果，但其确切镇痛机制尚不清楚，可能激发了人体内源性镇痛物质内啡肽的产生，提高机体痛阈，同时对相应神经根刺激，可以发挥闸门控制作用，达到镇痛目的。经皮电神经刺激常用的方法：①应用韩氏穴位神经刺激仪：第一产程时将两个电极放置于孕产妇夹脊穴（对应脊柱T10与L1，旁开3 cm），第二产程时将另两个电极板置于次髎穴（对应脊柱S2～S4，旁开3 cm），刺激频率2/100 Hz交替，强度15～25 mA，每小时刺激1次，每次30 min，以孕妇最大耐受强度为限。②应用G-6805—2A电针仪：将电极板贴于双侧合谷、内关、三阴交、太冲穴，外加电针治疗仪进行穴位刺激，每30 min调节1次治疗频率直到分娩结束，刺激强度以孕产妇能耐受为原则。经皮电刺激法使用简单方便，无创伤性，易被孕产妇接受，但可能影响胎心持续监测，其镇痛目标不是消除疼痛，而是为缓解疼痛，减少镇痛药物的使用量和使用时间。

（五）穴位皮内水注射法

穴位皮内水注射法又称为水针，通常取八髎穴，即产痛所涉及神经传导部位，注射无菌注射用水，形成皮丘在局部引起机械性强刺激，可能减少由外周神经纤维传入中枢的神经冲动，起控制闸门的作用，也可能使内啡肽水平升高，以达到镇痛效果。常用方法是：于宫口开大3 cm后的产程活跃期，在第5腰椎棘突划一纵行中线，左右各旁开2 cm为注射点，由此点上下2 cm，亦可单纯向下2 cm共6点或4点，皮内注射0.5 ml无菌注射用水，形成直径约1.5 cm的皮丘。腹痛明显时，可以在腹部髂前上棘连线水平，向中线旁开3 cm左右加注两个部位。也可选择在髂后上棘两侧以及其下3 cm、偏内侧1 cm的位置注射0.05～0.1 ml灭菌用水形成4个小皮丘（用带25号针头的1 ml注射器）。水针快速刺入的20~30 s会产生剧烈疼痛，拔针后随着针刺痛消退，孕产妇的腰背部疼痛也会减轻，镇痛可持续45~120 min。如果有需要，皮内注射可重复。Wiruchpongsanon研究表明，皮内注射组在注射后30 min、1 h及2 h疼痛减轻，认为皮内水注射是治疗第一产程中孕产妇背部疼痛的有效方法。无菌注射用水为非药物，对母婴近远期均无影响，使用目标也是通过缓解疼痛后避免或延迟使用麻醉药物镇痛。

（六）水中分娩

自1983年Odent发表第一篇关于水中分娩的报道以来，水中分娩在世界范围内广泛应用。孕产妇于第一产程和/或第二产程坐于热水的浴盆中，靠水温和水的浮力缓解产痛。水的浮力和静水压使孕产妇有失重感，肌肉不需要支撑身体而放松，有助于消除紧张和疲劳感并放松盆底肌肉，有利于减少分娩阻力，使分娩更为自然。此外，合适的水温还能使孕产妇体内儿茶酚胺释放减少，改善子宫灌注，促进节律性宫缩，增加会阴组织弹性，有利于减轻宫缩疼痛及缩短产程。研究证实，水中分娩可以减轻分娩疼痛，减少麻醉和产科干预，可作为孕产妇缓解分娩疼痛时的一种选择。如果选择将胎儿于水中娩出，需要评估母体感染与新生儿窒息的风险。理论上胎儿娩出后脐带搏动消失以前，胎盘可能给新生儿供氧，但建议在新生儿出生时及早暴露于空气中启动自主呼吸。

（七）热疗，冷疗

热疗指使用热水袋、电热毯、热湿毛巾热敷孕妇的腰背部、下腹、腹股沟和会阴部，改善盆底血液循环、缓解疼痛、消除寒颤、减少关节僵硬、缓解肌肉痉挛、增加结缔组织伸展性。冷或冰疗通常用冰袋、瓶用冰、冷毛巾等放在孕妇的胸部、面部和背部，以舒适及不感觉寒颤为度。冷疗也可以用于缓解肌肉痉挛、消除炎症和水肿。必要时可使用冷热交替治疗，刺激局部的血液循环和内源性镇痛物质生成。

（八）分娩球

分娩球是一个柔和具有弹性的球体。孕妇可间断骑坐在分娩球上休息；可由旁人指导并协助孕妇在分娩球上进行缓慢规律的骨盆旋转运动，让孕产妇感受球体对盆底肌肉进行按摩，缓解会阴部和腰骶部的疼痛；也可坐在球上配合深慢呼吸进行规律性摆动髋部；或者跪伏在分娩球上改变体位和呼吸方式，并依靠球体对皮肤的弹性接触缓解疼痛。

二、分娩疼痛心理支持技术

心理支持疗法是改变孕产妇心理状态、改变影响分娩的神经—内分泌—免疫调控网络，达到控制孕产妇紧张情绪、减轻宫缩疼痛的一种非药物疗法。通常需要在孕期对孕妇及其家属进行解剖生理和妊娠分娩的知识宣教，改变对分娩和疼痛的认知；了解分娩过程和环境、减少恐惧焦虑情绪；训练孕产妇掌握适当的呼吸、心理暗示和想象技术。心理支持疗法的优越性在于：能积极调动孕产妇对生育的责任感及主动参与分娩的积极性，使产力与产程趋于正常，避免不必要的医疗干预。

常用的心理支持疗法包括以下几种。

（一）催眠分娩

催眠分娩与温柔分娩或宁静分娩具有相似的生育健康观点，催眠分娩与放松技术都强调培训和帮助孕产妇应用放松技术让自己处于类似睡眠的状态，从而促进宫口开放、减轻疼痛。所有的放松技术基于对分娩和疼痛的正确认知并消除恐惧，再结合呼吸技术、语言暗示、轻抚触按摩等身心技术使孕产妇能够自我放松与专注，对内外环境做出适度反应。具体步骤：第一步，进行分娩前预备教育与相关培训，运用心理学技术改变孕妇及家属对分娩过程及分娩疼痛的认知，利用松弛治疗渐进放松、体验催眠与自我催眠；第二步，在自然分娩过程中，孕产妇处于自由舒适体位，在催眠音乐与语言引导中通过呼吸调节实现自我放松和催眠。有研究表明催眠可减轻分娩疼痛、增加孕产妇满意度。

（二）呼吸减痛分娩法

呼吸是由植物神经与随意神经共同调节的内脏运动，呼吸与情绪互为影响，呼吸的效果直接影响孕产妇组织氧含量和内环境。通过有意识的呼吸减轻紧张焦虑并增加副交感神经兴奋性，从而改善内脏器官的血供与氧供，同时减少大脑皮质对疼痛的敏感性，达到减轻疼痛和增加疼痛耐受的目的。

法国医生 Fermmd Lamaze 1952 年在自然分娩法和精神预防性分娩镇痛法的基础上提出了拉玛泽（Lamaze）呼吸法。拉玛泽呼吸法的要点包括：潜伏期进行深而慢的腹式呼吸，即每一次宫缩时，从鼻孔吸气，用嘴呼出，也称净化呼吸，以此来缓解紧张和疼痛；活跃期用快而浅的呼吸和喘气；第二产程时向下屏气代替喘气，且孕产妇两手握抱屈曲到下腹部的双膝。

基于对分娩的解剖生理、呼吸与心身状态关系的了解，孕产妇可以根据自身经验选择能够让自己舒服的呼吸方法，包括类似睡眠的深腹式呼吸，而自然排便时的深吸气后短暂屏气和深腹式呼气可能松弛盆底肌肉减少胎儿娩出的阻力；或者训练孕产妇感知逐渐增强的便意、使用慢动作咳嗽激活下腹部肌肉，也可以松弛盆底肌肉减少胎儿娩出的阻力。为提高呼吸技术的效果，需要与以下支持技术联合使用：①教育孕产妇及家属，消除紧张情绪；②家属支持技术：配合呼吸提供不同部位与力度的按摩；③加强与孕产妇的身心链接，促进孕产妇获得性器官刺激相关的愉悦感。

（三）陪伴分娩

陪伴分娩包括导乐分娩与夫妇陪伴分娩。导乐式分娩（Doula）：Doula 陪产是 20 世纪 70 年代美国 Klaus 医生倡导的方法。导乐分娩就是由一个具有生育经验和一定产科专业基础知识的女性，在产前、产时及产后给予孕产妇持续的心理、生理和情感上的支持与鼓励，使孕产妇在舒适、安全、轻松的环境下顺利分娩。理论上，接受过孕期适当培训的妊娠夫妇互相陪伴支持，是完成自然分娩的最佳模式。有研究表明，导乐分娩可以减轻产痛，减少镇痛药物的使用量。

三、营造舒适生产环境

（一）芳香疗法

芳香疗法又名"香薰疗法"，是指借由芳香植物所萃取出的精油作为媒介，并以按摩、沐浴、熏香等方式，经由呼吸道或皮肤吸收进入体内，刺激嗅觉中枢和身体不同部位的神经和微循环以达到舒缓情绪和促进身体放松的一种自然疗法。茉莉和薰衣草是产程中最常用的芳香精油。临产时，精油香薰可以诱导爱与浪漫的感受，减轻分娩痛苦，给孕产妇留下愉快的分娩体验。阵痛期间，有陪伴者在孕产妇腹部或下背部涂抹精油并进行圆圈状的按摩运动使孕产妇放松，可能刺激皮肤中枢反射，促进内啡肽释放。

（二）家庭式分娩

家庭式分娩，指医院提供集待产、分娩、产后康复为一体的家庭式产科病房，营造温馨的分娩环境，丈夫或其他家属陪伴，鼓励孕产妇及其家人参与和决策分娩方式，有效提高分娩体验感。家庭式产房的应用不仅可以缩短产程，而且可以减轻分娩疼痛，减少新生儿窒息发生率。

（三）音乐疗法

音乐治疗具有消除紧张、焦虑、抑郁等不良情绪的作用，可以刺激内啡肽分泌和降低儿茶酚胺水平、减轻疼痛或增强疼痛耐受。在音乐的选择上，可以提供音乐的类型和曲目，由孕产妇按照喜好选择，也可在音乐治疗专业人士的指导下，根据不同产程宫缩特点选择相应曲目。孕产妇也可以自行决定是否使用耳机。将音乐应用于整个产程时，如果遇到孕产妇休息和睡眠，应暂停音乐的播放。如果孕产妇曾经接受过音乐引导放松与想象的体验，在产程中使用则可能增强效果。

四、非药物镇痛注意事项

孕产妇生物节律可能影响分娩过程及疼痛。维持孕产妇正常生活节律有助于促进阴道分娩、减轻疼痛。孕产妇保持正常的饮食与睡眠节律，保持正常的生命体征，可以维持体内正常的植物神经节律、微循环灌注、内分泌与内脏功能。

非药物镇痛具有安全性相对较高的特点，但临床使用过程中不能忽略孕产妇及胎儿监测，也不能拒绝孕产妇的药物镇痛需求。

第五节　分娩疼痛整体应对——TROOP模式

分娩是一个生理过程，分娩疼痛属于生理现象。辩证认识分娩及疼痛，了解打断焦虑—恐惧—难产恶性循环的技术手段，这些都可能成为减轻分娩疼痛或者增强疼痛耐受能力的手段并应用于药物镇痛之前，从而达到以最小剂量和最短时间使用药物实现分娩中最大的安全性和舒适性的目的。这些非药物技术包括：①通过孕期教育、改善医护人员沟通质量，改变孕产妇的认知；②通过环境优化和有效支持提高孕产妇安全和舒适感；③培训孕产妇掌握激活副交感神经与大脑古旧皮质活动的放松技术，包括有意识地强化嗅觉、听觉、视觉、味觉、触觉、本体觉。

呼吸是一种与情绪互相影响、直接影响植物神经兴奋性且快速调节体内血氧分压与血二氧化碳分压的内脏功能活动，可广泛应用于临床以实现促进产程、改善子宫血供和胎儿氧供，减轻分娩疼痛。人类发展的历史足以证明，绝大多数女性应该能够耐受分娩过程中阵发性的、渐进增强的、钝性的、急性生理性内脏疼痛，只有少数孕产妇需要药物治疗。

药物镇痛选择包括全身给药与椎管内给药。非麻醉医生提供的全身给药镇痛与麻醉医生提供的椎管内麻醉镇痛相比，前者的镇痛效果低于椎管内麻醉镇痛，但长期的产科临床已经积累了丰富的经验，也证明全身给药镇痛具有较高的临床安全性，因此，以安全为首要目标的分娩支持措施理应将全身给药镇痛技术置于椎管内麻醉镇痛之前。

综上所述，对分娩疼痛的治疗需要强调身心整体干预；强调治疗与预防相结合；孕妇、家属与医护人员相结合。对分娩疼痛的干预贯穿孕产期的以下内容，简称分娩疼痛TROOP治疗。

由专业医护人员提供孕期培训，让孕妇及家属了解妊娠反应、分娩宫缩、疼痛的特征及其生理保护意义，放下恐惧，放松心情，促进植物神经平衡，减少孕产期并发症发生。

孕期生活规律、心情放松、合理运动，可促进孕期健康，促进母子健康。

分娩是性爱相关的生理活动，需要的环境与性爱类似，要求安全且舒适，通过夫妻陪伴、抚触、水浴、芳疗、舞蹈等行为提升愉悦感，有助于产生高潮感，提高内啡肽浓度，促进副交感神经兴奋，加快产程和促进顺产。

产程中摄入适当的饮食，促进胃肠蠕动，保持大小便通畅，必要时根据生活习惯少量摄入具有镇静镇痛作用的食物或药物，维持正常的作息睡眠节律。

如果孕产妇的疼痛超过耐受范围，可以提供药物镇痛，首先提供安全性高但镇痛作用相对较弱的肌注或静脉注射，进一步根据需要提供椎管内注射药物镇痛，药物镇痛同时需要密切监测母胎生命体征并做好急救准备。

分娩疼痛的整体治疗措施总结为TROOP模式，如图11.3所示。

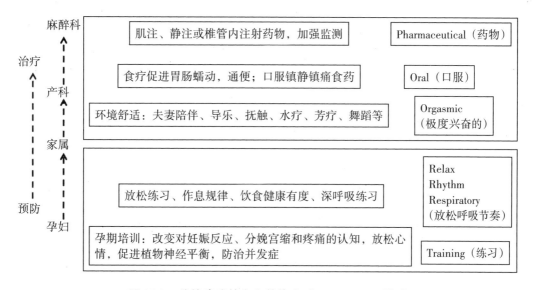

图11.3　分娩疼痛的身心整体应对——TROOP模式

（李华凤　肖雪）

参考文献

[1]曹丽.抚触及增强自我效能护理对初产妇分娩的影响观察[J].中外女性健康研究,2016,（02）:93-94.

[2]冯世苗,贺腾,李华凤.认识分娩疼痛的身心整体治疗[J].医学与哲学,2020,41(6):68-70.

［3］梁燕芳,褚丽萍,窦志瑛,等.分娩球联合抚触在初产妇分娩活跃期中的应用［J］.齐鲁护理杂志,2014,20(20):46-47.

［4］刘惠贤,时惠霞,殷叶莲.产时抚触配合拉玛泽呼吸法对分娩的影响观察［J］.护士进修杂志,2014,29(02):108-109.

［5］Akbarzadeh M,Nematollahi A,Farahmand M,et al.The Effect of Two-Staged Warm Compress on the Pain Duration of First and Second Labor Stages and Apgar Score in Prim Gravida Women:a Randomized Clinical Trial［J］.Journal of Caring Sciences,2018,7(1):21-26.

［6］Baldan A M,Alouche S R,Araujo I M,et al.Effect of Light Touch On Postural Sway in Individuals with Balance Problems:a Systematic Review［J］.Gait Posture,2014,40(1):1-10.

［7］Bob,P.Pain,Dissociation and Subliminal Self-Representations［J］.Conscious Cogn,2008,17(1):355-369.

［8］Dhany A L,Mitchell T,Foy C.Aromatherapy and Massage Intrapartum Service Impact on Use of Analgesia and Anesthesia in Women in Labor:a Retrospective Case Note Analysis［J］.J Altern Complement Med,2012,18(10):932-938.

［9］Gazzolo D,Masetti P,Meli M.Kangaroo Care Improves Postextubation Cardiorespiratory Parameters in Infants after Open Heart Surgery［J］.Acta Pediatr,2000(89):728-729.

［10］Jones L,Othman M,Dowswell T,et al.Pain Management for Women in Labour:an Overview of Systematic Reviews［J］.Cochrane Database Syst Rev,2012(3):CD009234.

［11］Madden K,Middleton P,Cyna A M,et al.Hypnosis for Pain Management during Labour and Childbirth［J］.Cochrane Database Syst Rev,2016(5):CD009356.

［12］Meguro Y,Miyano K,Hirayama S,et al.Neuropeptide Oxytocin Enhances Opioid Receptor Signaling as a Positive Allosteric Modulator［J］.J Pharmacol Sci,2018,137(1):67-75.

［13］Smith C A,Levett K M,Collins C T,et al.Massage,Reflexology and Other Manual Methods for Pain Management in Labour［J］.Cochrane Database Syst Rev,2018,3:CD009290.

［14］Serino A,Haggard P.Touch and the Body［J］.Neurosci Biobehav Rev,2010,34(2):224-236.

［15］Trout K K.The Neuromatrix Theory of Pain:Implications for Selected Nonpharmacologic Methods of Pain Relief for Labor［J］.J Midwifery Womens Health,2004,49(6):482-488.

［16］Weller A,Feldman R.Emotion Regulation and Touch in Infants:the Role of Cholecystokinin and Opioids［J］.Peptides,2003(24):779-788.

第十二章

头位难产各论

【引言】

　　头先露时胎头不以枕前位通过产道称为胎头位置异常。胎头位置异常发病率高,若处理不当可引起母儿损害。因此,它是难产中的一个重要课题。

　　　　　　　　　　　　　　　　——凌萝达

第一节 头位难产诊断及处理

一、头位难产诊断

凌教授将发生于头先露的一整组难产病例，统称为"头位难产"，即凡头先露因难产以手术（剖宫产、阴道助产）结束分娩者为头位难产，阴道助产除包括产钳术及胎头吸引术外，亦应包括徒手旋转胎头或产钳旋转胎头后经阴道分娩者；个别的头位分娩由于判断错误，虽勉强由阴道自然娩出，但因此导致死产，新生儿死亡、颅内出血、脑瘫或严重智力障碍者，也应列为头位难产。头位难产的主要原因是各种因素所致的头盆不称，约占58%。

临床上头盆不称有两种类型：

（1）Ⅰ型：解剖结构原因导致胎头与骨盆大小不称，必须通过孕晚期或（和）临产前评估尽早发现。通过明显骨盆狭窄或畸形、胎儿过大及发育异常，在孕期可作出诊断。因此妊娠期，特别是妊娠晚期、临产后综合评估极为重要。不能试产者，以剖宫产结束分娩。需谨慎试产者，应充分知情告知，制订分娩计划，发现分娩期严重母儿并发症不能阴道分娩者，尽快行剖宫产终止妊娠。

（2）Ⅱ型：临产后分娩机转异常所致。因胎头俯屈不够或不俯屈，或胎头仰伸的姿势导致胎头通过产道径线增大，致头盆不称。此时需要耐心细致地观察产程，发现早期异常表现，及时准确诊断。

妊娠晚期或（和）临产前必须发现严重骨盆狭窄和/或体重过重胎儿，评估不宜阴道分娩者，避免盲目试产、等待，以致发生严重母儿并发症。若是骨盆轻度狭窄、胎儿一般大小；或骨盆正常、胎儿略大，是否有头盆不称须经试产才能决定。如何评估骨盆轻度狭窄或相对头盆不称需要连续动态观察、评估，及时调整诊断及处理方案。

（一）妊娠晚期（妊娠≥37周）评估

通过分娩四要素评估是否有难产可能时，可以存在单项独立因素，或（和）多项因素混杂。

1. 精神因素

相比30年前，头位难产的原因已发生明显变化。孕妇惧怕疼痛、担心无法阴道分娩、担心母儿安全、择"吉日"分娩、担心阴道分娩后影响性生活等不良精神因素均会增加难产风险。

2. 产力

除精神因素对产力有影响外，子宫肌源性因素如既往子宫瘢痕（剖宫产术后、子宫肌瘤剔除术后、宫腔镜治疗术后、子宫聚焦超声治疗后），子宫发育异常（双子宫、鞍型子宫等），子宫极性、对称性、肌纤维结构发生变化，均可能影响产力。其他影响因素还包括头盆不称、孕妇体位、分娩镇痛、孕妇全身状况等。

3. 产道

凌教授曾认为：头位难产大多数是因胎儿异常及产道异常所导致的梗阻性分娩，宫缩乏力仅仅是继发原因。

（1）剖宫产评估

若孕妇有新发骨折且未达到愈合期（骨折治疗后8～12周），有阴道完全性横隔，人工阴道成形术后或外阴有严重瘢痕者，行开腹手术腹腔镜下宫颈环扎术后，建议行剖宫产。

（2）阴道试产评估

孕妇经阴道宫颈环扎，孕37周后拆除环扎线，可以阴道试产。若孕妇轻微骨折断端对合不良和内固定物，既往有宫颈手术史（宫颈部分切除、锥切，宫颈物理治疗后），宫颈坚韧或有瘢痕形成，则谨慎阴道试产。

4. 胎儿

胎儿大小、胎位及有无畸形（脑积水、联体双胎）是影响分娩及决定分娩难易程度的重要因素之一。胎儿大小可通过超声及宫高估计。分娩时即使骨盆大小正常，但胎儿过大致胎头径线过大也可能造成头盆不称、难产。

分娩前对母胎进行全面评估：通过病史询问（评估既往妊娠史，如妊娠次数和分娩次数、分娩方式或其他并发症、有无瘢痕子宫、有无会阴裂伤等），复习孕期保健相关资料（核对预产期、孕周，了解本次妊娠经过，判读血常规、血型、凝血功能、肝肾功能、感染性疾病筛查、B族链球菌筛查、心电图等检查的结果）；全面查体（生命体征、心肺、腹部体检，宫缩情况，是否阴道流血、流液，评估流血、流液时间、量及伴随症状，对妊娠晚期未行骨盆内测量的孕妇，入产房时需阴道检查了解骨盆情况）。依据评估结果进行风险评级。风险评估为高风险的孕妇，应当结合当地医院的孕妇和新生儿救治条件，在分娩前合适孕周，及时转诊至有条件处理母儿情况的医院分娩。

（二）临产前评估

1.信息核查

国家卫生健康委办公厅发布通知（2020）要求孕妇首次入待产室时，医生及助产士应共同按照《产房分娩安全核查表》对患者的基本信息（年龄、孕周、孕产次）、高危因素（急产史、产后出血史、合并症及并发症等）、抗菌药物治疗、妊娠期高血压疾病相关治疗、胎儿监护等内容进行首次核查确认签字，同时需进行动态评估。

2.分层管理

根据孕妇有无高危因素进行分层管理。对有相对高危因素的孕妇应在严密观察下试产，并做好预防产后出血的准备，相对高危因素包括：羊水过少、高龄、体外授精-胚胎移植术后、复发性流产、妊娠期糖尿病、妊娠期高血压或慢性高血压合并妊娠等。笔者医院产科回顾性病例分析发现羊水过少孕妇经阴道分娩，发生胎儿宫内窘迫、新生儿吸入性肺炎及新生儿窒息的比例均较剖宫产分娩高。对以上孕妇医护人员应详细告知剖宫产手术与阴道分娩的利弊和风险，给予疏导，帮助减轻其恐惧，临床医生有权拒绝无明确指征的剖宫产手术要求，但孕妇的合理要求应该得到尊重。

3.评估

头位难产多数是在分娩过程中发现，故不仅需要了解孕产妇的病史和体格检查情况，更重要的是医护人员要耐心细致地观察产程，及时发现孕产妇早期异常表现，才能给予及时的诊断和正确的处理。因年代的不同，不论在病史还是体格检查方面，目前临床实际应用情况发生了明显变化（表12.1），凌教授非常重视骨盆评估，目前临床上仅保留几项骨盆测量评估方法。对比观察产前评估内容可发现，既往部分骨盆评估指标仅根据临床经验，缺乏客观依据。目前对骨盆评估仍存在较大争议，具体保留哪些关键评估指标尚有待临床研究。

除了进行详细的病史回顾，临产前还需进行仔细的体格检查、阴道检查、腹部检查，表12.2是过去与当前体格检查项目的对比。

表12.1　临产前病史评估

凌教授产前评估项目	当前临床产前评估项目
1.年龄 2.对于初产妇,应全面回报产前检查记录,如有异常发现,应估计其对产程的影响,困难将发生在骨盆哪一平面,困难程度如何 3.既往有无佝偻病、先天性髋关节脱位,是否经过治疗,结果如何? 有无小儿麻痹症、髋关节及脊柱结核史* 4.若有难产史者,应了解其难产原因、分娩经过、处理方法及母儿预后	1.回顾产前检查病历(包括产前各项检查结果),核对预产期、孕周,了解本次妊娠经过 2.评估既往妊娠史:妊娠次数和分娩次数;分娩方式或其他并发症史(产后出血等);有无瘢痕子宫、有无会阴裂伤史;有无阴道助产,助产原因;既往出生新生儿的体重 3.有无骨盆手术外伤史,是否遗留骨盆结构异常 4.询问目前宫缩的情况;了解是否存在阴道流血、流液,评估流血、流液的时间、量及伴随症状

注：因年代不同，目前孕妇中佝偻病、小儿麻痹症、髋关节及脊柱结核发病率极低，故不作为病史重点。

（1）体格检查

表12.2　体格检查情况对比*

凌教授体格检查项目	当前临床体格检查项目
1.一般情况:身高、体重 2.骨骼情况 (1)肩对称、不对称 (2)胸椎及腰椎是否对称,凸起,病变部位 (3)米氏菱形区对称或不对称 (4)下肢是否对称,病侧下肢较健侧短___cm (5)手腕围___cm 3.骨盆情况 (1)外测量髂棘间径、髂嵴间径、骶耻外径、坐骨结节间径 (2)内测量对角径、耻坐径(耻联下缘至坐骨棘)、中骨盆前后径、出口前后径 (3)骨盆倾斜度正常(<70°)、过大(≥70°) (4)骨盆深度浅、中、深 (5)耻联后角宽、中、窄 (6)耻弓角宽、中、窄 (7)侧壁 直立(‖)、内聚(\/)、外展(/\) (8)坐骨棘突、不突 (9)坐骨棘间径宽、中、窄 (10)骶坐切迹宽(>3指)、中(=3指)、窄(<3指)	1.一般情况:身高、体重 2.骨骼情况 (1)肩对称、不对称 (2)脊柱侧弯有、无 3.骨盆情况 (1)坐骨结节间径(骨盆出口横径)正常、临界狭窄、狭窄 (2)耻弓角 ≥90°或<90° (3)坐骨棘突、不突 (4)骶尾关节活动固定

续表

凌教授体格检查项目	当前临床体格检查项目
(11)骶骨下段与尾骨前倾、一般、后倾 (12)骶骨类型直、浅弧、中弧、深弧、上凸、钩型。 (13)临床判断骨盆类型女型、扁型、猿型、男型 (14)骨盆大小评估、正常、轻度狭窄、重度狭窄 (15)骨盆狭窄类型临床评估（见第二章）	

注：临产后中骨盆评估详见阴道检查表（表12.3）；当前体格检查，保留坐骨结节间径评估，其他骨盆外测量指标极少应用，且大多骨盆内测量指标主观性强，难以测量准确。

（2）阴道检查

阴道检查在头位难产诊断与处理中具有决定性意义，临产后、进入活跃期前后须进行详细的阴道检查评估，主要检查项目有产道（骨产道、软产道）是否异常，宫口开大情况，宫颈是否水肿，胎头下降情况，胎头塑形，胎方位等。

临产后应全面规范阴道检查评估（表12.3），重点检查软产道、骨产道、骨盆入口平面等。结合既往病史、体检、辅助检查等排除不宜试产的严重头盆不称。对可以谨慎试产孕妇制订分娩计划，严密观察。

经过试产后，胎先露进入中骨盆评估平面（宫口开大4~6 cm），须再次进行阴道检查（表12.4），观察分娩进展情况以决定是否继续阴道试产或行剖宫产终止妊娠。再次核实软产道、骨产道是否严重异常，产程中是否存在头盆不称，是否有严重胎方位异常，如前不均倾、高直后、额位等。

①外阴：有无畸形、溃疡、皮炎、赘生物、瘢痕、陈旧性裂伤；阴道：是否通畅，有无畸形（横/纵隔、双阴道）；宫颈：有无肥大、柱状上皮异位、撕裂、外翻、囊肿、息肉、赘生物。

②骨盆内部情况，坐骨棘是否突出；骶尾关节活动度，尾骨形态。

③宫口扩张程度，以宫缩高峰时为准；宫缩高峰时胎头是否紧压宫颈，宫颈有无水肿、瘢痕形成。

④存在胎头过度变形与严重水肿时胎头下降可能存在假象，应查明胎儿耳廓的部位辅助判断胎头水平。

⑤矢状缝及囟门位置：宫口扩张时可进入宫颈触摸矢状缝及大囟的位置，用以确定胎头的方位。

⑥胎儿耳廓方向也可以帮助确定胎头方位，耳廓向上为枕前位，耳廓向下为枕后位。

⑦颅骨严重重叠时，若伴严重的头皮水肿（厚3~4 cm），会产生胎头高位已很低的假象（图12.1）。

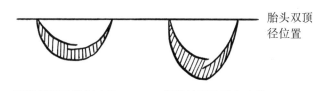

正常颅骨重叠与水肿　　　　颅骨过度重叠与水肿

图12.1　胎头严重变形与水肿造成的假象

（3）腹部检查

①估计胎儿大小：根据宫底高度及腹围估计胎儿大小或通过B超检测胎儿腹围估算胎儿体重。胎儿体重以超声测量更为准确。

②估计入口面头盆关系：胎头已衔接，颅顶骨在耻联上未能触及或仅有一指宽者，入口面无头盆不称。

如胎头尚未衔接，在宫底部加压后观察胎头是否能进入骨盆。若加压后胎头不能进入骨盆，且高于耻联水平者为胎头骑跨，即头盆不称的征象。

③胎方位检查：通过B型超声检测，及经阴道检查证实。

④评估宫缩情况：应注意观察宫缩强弱、持续时间、间歇时间并予记录。正常宫缩随产程进展持续时间由20~30 s逐渐延长至50~60 s或更长；间歇时间由5~6 min逐渐缩短至2~3 min或更短；宫缩强度随产程进展不断增加。宫缩可以通过腹部扣诊初步判定，宫缩被人为地分成强、中、弱三类。宫缩强弱还可根据胎心监护显示的宫缩曲线进行判定。

⑤了解胎儿情况，注意胎心频率、强度、有无不规则，监测胎动，根据胎心监护综合判断。

表12.3　产科阴道检查初次评估记录表格

姓名	年龄	病区	床号	ID号

阴道检查指征：

外阴消毒：否、是　5%聚维酮碘　　其他

膀胱情况：空、充盈　自主排尿　　导尿　留置尿管　一次性　尿液颜色____　　量____ml

外阴：　畸形：无、有,部位____　　　　皮炎：无、有,部位：____,面积：____cm²
　　　　溃疡：无、有,部位____,面积____cm²　赘生物或肿块：无、有,部位____,面积：____cm²
　　　　皮肤黏膜：色泽色素正常、减退、加深、其他,部位____

续表

阴道：	通畅：是、否　　阴道壁及穹隆：　颜色正常　减退　加深　其他　　部位____
	畸形：无、有，横隔　纵隔　双阴道　　部位____ 溃疡、赘生物、囊肿：无、有　部位：____，面积____cm²　分泌物：无　有　（量多、适中、少、异味）
宫颈：	宫颈外口形状：已产式、未产式　　出血：无、有，部位____，量____　　分泌物：无、有，部位____，量____
	肥大：无、有　　　柱状上皮异位：无、有（Ⅰ、Ⅱ、Ⅲ度） 撕裂、外翻、囊肿、息肉、赘生物：无、有，部位____，面积____cm²
骨盆：	耻骨弓角度(　　)°　　　坐骨结节间径____cm
	坐骨棘内突：Ⅰ、Ⅱ、Ⅲ　　坐骨棘间径____cm　坐骨切迹宽度 骶尾关节：活动、固定　　测量后矢状径：无、有，____cm
宫口、胎儿情况：宫颈容受____%　　方向：前、中、后　　硬度：硬、中、软	
宫口开大____cm　宫缩时宫口开大____cm 胎膜：未破、已破、人工破膜　羊水____ml　性状：0 Ⅰ　Ⅱ　Ⅲ	
头位评分：骨盆____分　　胎儿大小____分　　胎头位置____分　　产力____分 　　　　　总分____分	
诊断：	
处理意见：	
检查人员：　　　　　　　　　　　　　　　　　　　检查时间：	

（三）产程中评估

产妇具有良好的产力，是顺利分娩的前提条件。保障产力，应根据产程不同阶段作相应处理。潜伏期产妇应安静休息，如产妇情绪不安、吃睡欠佳，可以肌肉注射哌替啶100 mg观察，需先判断有无胎头跨耻征，如胎头跨耻征阴性（头盆相称）或可疑阳性（头盆可能相称）建议试产，如胎头跨耻征阳性，提示头盆不称、骨盆入口平面可能狭窄。排除头盆不称后，必要时可用缩宫素，如果等到潜伏期延长再行处理，则为时已晚，效果不佳；活跃早期必要时行人工破膜，产力弱时很难克服胎儿通过骨盆所产生的阻力。在加强产力时需综合评估宫缩乏力的原因，加强宫缩后仍需密切观察，如果梗阻原因终究不能克服，需及时中转剖宫产。

部分胎头位置异常不易早期发现、诊断，在产程、分娩过程中逐步形成，由正常发展到异常；产程中应仔细监护，若发现有任何异常应行阴道及超声检查以确定胎头位置，给予恰当处理，避免形成头位难产及发生母儿严重并发症。宫口开大4~6 cm需再次进行阴道检查评估，见表12.4。

表12.4　产程中评估内容（中骨盆评估）

宫口:宫口开大____cm　　宫缩时宫口开大____cm
出血:无、有　部位____　　量____ml　　水肿、肥大:无、有　部位____
胎膜:未破、已破、人工破膜　　羊水____ml　　性状:0、Ⅰ、Ⅱ、Ⅲ度
胎先露:____　胎先露高低:____　宫缩时先露高低:____　胎方位:____
旋转胎头:无、有,徒手____次,由____位旋转至____位　　颅骨重叠:无、轻、中、重
产瘤:无、有,部位____　　面积____cm²

本次阴道检查再次核实软产道、骨产道是否异常（参见阴道检查表12.3），尤其应了解以下情况：

1.精确估计宫颈口扩张程度

以宫缩高峰时为准评估宫口扩张程度。宫缩高峰时胎头是否紧贴宫颈，若宫颈与胎头间距离可容一指时，要怀疑有可能头盆不称。宫颈有无水肿，水肿部位与程度，单纯前唇水肿须怀疑前不均倾位，须严密排查、必要时动态观察，不可盲目等待。

2.胎儿矢状缝及囟门位置

当宫口扩张到3~4 cm时，2指可进入宫颈触摸矢状缝及大囟位置，以确定胎头方位。颅骨严重重叠、和/或严重头皮水肿（厚3~4 cm），易产生胎头位置已很低的假象。应查明胎耳部位，借以判断胎头高低及胎方位；胎耳廓向上为枕前位，耳廓向下为枕后位。

胎头位置异常包括持续性枕后位、持续性枕横位、高直位、前不均倾位、面位及额位等。最严重位置异常有：高直后位、前不均倾位、面先露中的颏后位及额先露，一旦发现需尽快剖宫产终止妊娠。如未能及早诊断、正确处理，母儿可能发生严重并发症。持续性枕后位、持续性枕横位，需密切观察母儿情况，酌情试产。产程延长后因产道挤压，颅骨重叠，胎头水肿形成。当胎头最低点已达+3或+3以下，甚至阴道外口近处处女膜环可见胎头，但胎头双顶径尚在坐骨棘水平以上，胎头最大径线尚未通过最窄中骨盆平面（图12.2）；不能盲目产钳或胎吸助产（因严重母儿并发症，目前已废除中、高位产钳，胎吸助产），需及时剖宫产终止妊娠。产程中尽量避免因头盆不称发生胎头严重塑形、深嵌骨盆等；此时即使中转剖宫产，也易导致娩出胎头困难、子宫切口裂伤，胎儿易发生颅内出血、感染、窒息等严重并发症。

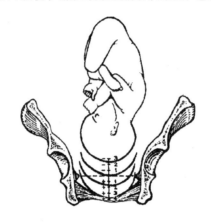

图12.2 胎头下降达坐骨棘水平为0位

[附] 临床案例分析

以下病例为40年前凌教授介绍头位难产的典型病例，如今类似情况各级医院仍时有发生，因此对当前临床仍有指导意义。应高度重视孕产妇临产后的评估，头位难产所致的母儿严重并发症，分娩后虽经积极救治，仍可能致残，甚至新生儿死亡。

例1：入口面严重狭窄评估失误、未及时发现

赵某，G_1P_0，26岁，1975年7月4日晨8时开始规则宫缩，下午1时入院时宫缩20～30 s/5～6 min，宫口扩张为指尖大小，胎头高位−3，骨盆外测量25、27、17.5、8.5 cm，胎儿估计2 800 g，头盆评分为6分，可考虑试产。此产妇身高152 cm、米氏菱形纵径仅9 cm、横径9 cm、上三角之高仅2 cm，系扁平型骨盆狭窄，可能由佝偻病引起。于临产15 h宫口扩张延缓2 h时行阴道检查，重点注意测量对角径。由一年轻医生进行检查，未触及骶岬（对角径>11.5 cm），胎位为枕横位。按外测量骶耻外径17.5 cm（手腕围14 cm），骨盆评3分，总分为3+3+2+1=9分，而内测量对角径>11.5 cm，入口前后径>10 cm，骨盆评分改为5分，总分上升至11分，决定试产。产力虽不太强，但产程有进展。至临产20 h宫颈口开全，约2 h后，阴道口已可见到胎头，即行会阴切开准备产钳助产。再做阴道检查发现宫颈尚未开全（仅9 cm）、胎头尚未衔接，由于胎头极度变形与水肿造成很严重的假象，以致误认为胎头已抵+3。然此时已无法复查对角径，终因临产已22 h，相对性头盆不称，即以剖宫产结束分娩。术中证实胎头尚未衔接，经腹腔测量骨盆入口前后径为9 cm。产后7d经X线骨盆摄片测量，入口前后径为8.7 cm，系入口严重狭窄。胎儿出生体重为3 000 g，轻度窒息，总产程22 h30 min，无产后出血，最后诊断为G_1P_0，足月剖宫产，持续性枕横位，骨盆重度狭窄，活跃期延长，新生儿轻度窒息。

[评] 第一次阴道检查未触及骶岬，测量对角径>11.5 cm是造成错误判断的最主要原因。检查对角径时必须注意方法的正确性，检查者之手指基本与检查台平行，有时须略向下而不是向上，否则就会将极突出的骶岬漏掉。对骶岬位置高低的判断还需结合骨盆倾斜度，倾斜度越大，骶岬位置越高。此例若能在阴道检查时发现对角径仅10.5 cm，入口前后径为9 cm则系中度狭窄，评2分，致使头盆评分为5分，属严重头盆不称，总评分为2+3+2+1=8分，应毫不犹豫地行剖宫产，可提前7 h结束分娩。若仍寄希望于使用缩宫素加强产力后胎头能通过入口面，则应在人工破膜后即用缩宫素，缩宫素效果不佳时应再做阴道检查了解宫口是否开全，胎头是否真正通过入口面。这样至少可以提前3~5 h行剖宫产，而不至于在会阴切开后准备阴道助产时才发现问题。

本案中最难以使人相信的是阴道口已见少许胎头，而胎头却未衔接。本例产妇的骨盆为扁型，骨盆又浅，经使用缩宫素后宫缩加强，胎头发生严重变形与水肿，造成胎头已下降的假象。贸然切开会阴，再检查时才发现宫口未开全，胎头并未衔接。胎头是否到达盆底不能依靠阴道口是否能看到胎头而定，需要看会阴是否已膨隆，肛门是否已松弛，并做阴道检查获得胎头下降的真实情况。检查者右手在阴道内推送胎头，左手在耻联上顶着胎头，胎头即被握于两手之间，上下推送即能明确胎头在骨盆内的高低而不致被假象迷惑；再者若能在阴道内摸到胎儿耳朵，那么胎头最少是在+2以下，可由阴道助产。确定耳廓的朝向还能帮助确定胎头位置。

例2：出口严重狭窄评估失误、未及时发现

张某，G_1P_0，29岁，1976年6月9日上午6时临产，9时入院时宫缩30 s/4~5 min、宫口扩张为指尖大小，胎头高位-2，骨盆外测量：26、28、19、9 cm，胎儿估计3 100 g，头盆评分为8分，决定试产。第一产程进展顺利，宫口于临产后14 h开全，胎头下降至+2。但第二产程中胎头不继续下降而阻滞于+2，用缩宫素加强宫缩后胎头似有所下降、阴道口可见少许胎头，即行阴道检查，发现宫口已开全，胎头取枕横位，胎儿颅骨重叠明显，水肿也较重，未测出口前后径即行会阴切开并用胎头吸引器助产，胎头吸引器两次滑脱，决定改行产钳助产。但因胎头紧紧嵌顿于骨盆内，仅能置入后叶产钳，前叶无法置入，只能改行剖宫产，第二产程已长达3 h。新生儿

出生体重3 200 g，轻度窒息，无产后出血，总产程为17 h13 min。

产后经肛查测量出口前后径为9 cm，再经X光摄片测量出口前后径为8.7 cm，属重度狭窄，骨盆评分为1分，出口面头盆评分为4分，系选择性剖宫产指征。产妇在临产前，出口前后径可由肛查测得以便及时作出决定，而不至于在产妇临产17 h，阴道助产失败致使产妇受苦不少，而最终仍需以剖宫产结束分娩。

[评] 一般认为，出口狭窄都是由于侧壁内聚使出口横径缩短，而忽略了前后壁也可内聚使出口前后径缩短，故每个产妇均应常规测量后矢状径，出口评分按坐骨结节间径加后矢状径评分，而产程进展异常者行阴道检查时均应直接测量出口前后径。男型骨盆有漏斗型狭窄时出口横径与前后径均短小，故对出口横径狭小者更应测量前后径。过去重医附二院规定坐骨结节间径≤7.5 cm时，产前检查时（至迟入院待产时）必须作后矢状径测量，或由肛查测量前后径。通过此例我们认识到出口横径不狭窄时也应测量后矢状径，后矢状径狭窄时即应作出口前后径测量。

故临床强调阴道检查了解骨盆内部情况和径线测量的重要性，特别是入口面及其以下平面的前后径，由骶岬查至骶骨末端，对能触及的部位均应测量其长度。此例第一产程进展顺利，无阴道检查指征，及至胎头下降至+1，下降的胎头又将骶骨的病变挡住无法查出。肛查是了解骶骨情况很好的检查方法。在发现这种意想不到的病变后再追问病史，发现产妇8岁时曾以坐式从楼梯上滑下，臀部数次受到撞击。当时骶骨各节尚未完全融合，因而造成3节与4节向内突出的病变。这种病史往往会被遗漏。但在产程表现异常时应尽一切可能尽早找出原因，作出正确判断，以免母儿受损。

（四）头位难产的临床表现

1.胎膜早破

临产前胎膜自然破裂，称为胎膜早破。胎膜早破是产科临床常见并发症。引起胎膜早破的病因主要与生殖道感染有关，产道、胎位异常是胎膜早破的常见诱因。骨盆形态异常、胎儿巨大或发育畸形、头盆不称、胎产式异常（肩先露）、胎先露异常（臀先露）、胎方位异常（枕后位）、胎头衔接异常（胎头高直位）、胎头屈伸异常（额先露、面先露、前不均倾位）等，均可使胎先露不能入盆、不易衔接或衔接不良，胎头与骨盆入口之间存在较大间隙，羊水由此进入前羊膜囊，宫缩时胎膜因不能承受压力而破裂，胎膜早破往往是难产先兆；但并非胎膜早破均会导致难产。凌教授团队30年前据全国难产协作组调查结果得出，胎膜早破占分娩总数的14.86%，占难产总数的 46.19%，临产时胎头未衔接者高达 83.04%，表明胎膜早破与胎头高浮不衔接有明显关系。因此，对于发生胎膜早破、胎头未衔接的孕产妇，应注意入院后、临产中、产程中对其进行动态评估，评估骨盆有无狭窄、骨盆形态类型和头盆关系，评定头盆不称程度，警惕发生难产。近 10 年国内报道孕妇胎膜早破难产率为 41.5%，但缺乏大样本临床研究，国外研究也主要集中在胎膜早破与感染的关系上。

2. 产力异常

（1）原发性子宫收缩乏力

原发性子宫收缩乏力是指临产一开始即出现宫缩过弱或不协调，有时很难与假临产鉴别。子宫肌纤维过度伸展（羊水过多、巨大儿），子宫肌瘤，子宫畸形、高龄等可导致子宫收缩乏力。精神源性因素也是原发性子宫收缩乏力的主要原因。产程中使用药物或非药物镇痛、镇静，产妇充分休息，注意补充水、营养物质纠正水电解质失衡，经上述处理后宫缩变为规则、有力，产程很快进展者可继续试产，同时还可以和假临产鉴别。如经上述处理后宫缩既不停止也不转变为正常宫缩者，则应考虑可能器质性因素（如头盆不称、胎头位置异常）引起的梗阻性分娩、胎头下降受阻；产程中胎头下降受阻、胎先露不能紧贴子宫下段及宫颈内口，不能刺激有效子宫收缩，需及时评估，不能盲目等待，必要时剖宫产终止妊娠。

（2）继发性子宫收缩乏力

继发性子宫收缩乏力是指产程中宫缩正常，随产程进展宫缩强度减弱，导致产程延长或停滞，多是头盆不称、胎头位置异常等器质性因素引起，如不及时处理将导致产程延长、产妇衰竭（脱水、酸碱平衡失调等），严重影响母儿安全。

3. 产程异常

（1）潜伏期延长

目前有关潜伏期界定、处理仍有争议，临床上不典型临产时间难确定。广泛应用胎心监护可以监测到动态宫缩曲线。但因宫缩探头位置未置于子宫体部或探头与产妇腹壁贴合不紧，仪器可能未监测到实际宫缩，因此医护人员必须行床旁查体、腹部叩诊观察宫缩情况，不可只看仪器监护图纸，不床旁实际体检，忽视患者主诉，而导致误判。宫缩每 10 min 至少有 1 ~ 2 次，且无法用强镇静剂阻断，仍需积极处理。因该类型宫缩可能间歇时间短而持续时间长，产妇长期处于疲劳状态，易出现肠胀气、尿潴留、电解质紊乱等。凌教授认为，对强镇静剂不能阻断的不规则宫缩应列为临产。潜伏期延长者的头盆不称及胎头位置异常发生率均高于正常潜伏期者，其中约50%伴有其他各种产程异常，手术产率高达85.9%，其中剖宫产率为78.3%，阴道助产率为7.6%。

（2）胎头不衔接或延迟衔接

既往国外多数作者报告，临产时胎头已衔接者在90%以上。凌教授团队领衔的1986年难产协作组研究发现：临产时胎头已衔接者仅占45.2%，与国外相差甚多，而当时难产率仅略高于国外。孕妇临产时胎头尚未衔接现象可能与骨盆入口形态有关，建议严密观察产程，对胎头高浮在−3或−3以上者必须提高警惕。正常情况下宫口扩张5 cm时胎头应已衔接，若在宫口扩张5 cm以后胎头才衔接者称为延迟衔接，说明胎头通过入口面时曾遇到困难。若在宫口扩张5 cm以后直至开全胎头始终未能衔接者称为胎头不衔接，说明胎儿在入口面有不可逾越的困难、存在严重的头盆不称或胎头位置异常，需尽快处理，必要时手术终止妊娠。

（3）宫口扩张延缓或阻滞

凌教授认为初产妇宫口扩张进入活跃期后宫口扩张加速，一般认为宫口扩张3～4 cm时为加速阶段，5～7 cm为最大加速阶段，8 cm至开全为减速阶段。目前针对产程研究有诸多争议，但临床动态观察必须以保障母婴安全为前提，不可盲目、消极等待。既往研究发现在宫口扩张至8 cm以后减速者都应怀疑有异常情况，如持续超过3 h宫口尚未开全，除胎头位置异常外，很可能伴有中骨盆—出口面狭窄。活跃期宫口停止扩张2 h以上，产程无进展者，发生在活跃早期（宫口扩张3～4 cm）提示在入口面即遇到较严重头盆不称或胎头位置异常（如高直位、前不均倾位、额后位、额位等），以致胎头不能衔接，宫口也难以继续扩张。宫口扩张至6～8 cm时宫口扩张停滞是一种严重现象，首先应想到头盆不称。较晚期宫口扩张阻滞多为头盆不称合并轻微胎头位置异常，在除外明显头盆不称后可以静脉滴注缩宫素，产程有可能进展。但宫口扩张阻滞较宫口扩张延缓更严重，分娩预后更差，临床需高度重视、动态观察，及时处理。

（4）胎头下降延缓或阻滞

凌教授认为胎头急速下降期是在宫口扩张的减速阶段及第二产程，即宫口近开全及开全以后。下降阻滞比下降延缓更为不利。胎头下降异常提示胎儿在中骨盆—出口平面遇到困难，往往是由于头盆不称或胎头位置异常引起。产程延长、产妇衰竭、继发性子宫收缩乏力等均可引起胎头下降异常。产妇向下屏气增加腹压有助胎头下降，急速阶段指导产妇屏气非常重要。

（5）第二产程延长

凌萝达教授认为正常分娩时第二产程一般为 1 h 左右，95%的孕妇少于 2 h，故将 2 h 定为正常与异常的界限。第二产程延长胎儿可因胎头受压过久引起脑组织缺氧或损伤；母体因产力异常容易并发产后出血、感染。近 20 年因分娩镇痛普及，国内外研究认为第二产程时间可适当延长，但需关注是否仍存在头盆不称，不能盲目等待。

（五）母体方面改变

1.一般情况

产程延长产妇常烦躁不安，体力衰竭，有时伴有脱水、口干、唇裂、甚至有体温升高。若产妇在较长时间内未能很好进食，未注意补充水分及营养，则可导致电解质紊乱和酸碱平衡失调。近 10 年妊娠期糖尿病发生率明显上升，其他妊娠合并症、并发症选择阴道试产中产程观察需结合患者病史个性化处理。

2.宫颈、阴道、会阴水肿

产程中发现宫颈、会阴等水肿为难产信号之一。产程中因胎头长期压迫产道，血循环障碍，导致宫颈、阴道前壁、甚至外阴水肿。宫颈弥漫性水肿系破膜后胎头压迫过久所致；局限性宫颈前唇水肿原因为头盆不称或前不均倾位时，子宫下段前壁及宫颈前唇紧嵌在胎头与耻骨联合之间引起，其后果比宫颈弥漫性水肿更严重。

3.肠胀气和尿潴留

产程延长后产妇可能出现肠蠕动减弱及膀胱张力减低，发生肠胀气和尿潴留，应积极寻找原因，并对症处理，病情进行性加重时考虑是否出现严重头盆不称，必要时手术终止妊娠，同时关注患者术后肠功能、膀胱功能恢复（与一般剖宫产不同），注意产后出血、感染的预防及治疗。

4.先兆子宫破裂

难产处理不当、延误可导致先兆子宫破裂。患者可出现烦躁、持续疼痛，体检发现子宫病理性缩复环、血尿、子宫下段固定压痛点等，出现其中一种症状即提示可能有先兆子宫破裂，严重者可引起胎儿死亡、孕产妇死亡等严重并发症，必须高度重视。近年来瘢痕子宫再次妊娠发生率增高，必须警惕不典型子宫破裂。

5.子宫破裂

子宫破裂是难产处理不当最严重的后果，胎儿存活的可能性极小，严重危害母儿安全。疑诊或确诊均需迅速启动产科 MTD 团队实施急救，不考虑小儿是否存活，急诊行剖腹探查手术。

（六）儿体方面改变

1.宫内窘迫

产程延长特别是第二产程延长时容易导致胎儿宫内窘迫，有以下表现：

（1）胎心率异常

包括心动过缓、心动过速，如不及时处理，缺氧加重，出现胎心率持续过缓、变异减速、持续低于100 bpm且心音变弱；在胎儿缺氧最严重时，因肾上腺髓质激素释出，偶可使心率再度加速，胎儿已处于代偿的极限，接着胎心即将消失。凌教授建议掌握以上规律，不能单纯以胎心率快慢来判断胎儿缺氧情况。

（2）羊水粪染

国外研究认为胎粪吸入综合征与胎儿出生时酸中毒密切相关，其他与吸入显著相关因素包括剖宫产、产钳助产、产时胎心率异常、低Apgar评分及产房内辅助通气等。分娩时羊水中胎粪高发生率通常代表胎儿排泄胃肠道内容物，是一种正常的生理现象，当胎儿出现酸血症时，胎粪变成环境中的危险因子，胎儿酸血症发生迅速，因此胎粪吸入难以预测与预防。

2.胎儿颅骨过度重叠

产程中任何时候出现颅骨过度重叠必须高度重视，注意分度。颅骨重叠即胎头塑形，是产时胎头对压力的反应。通常胎头为适应产道，有轻度塑形、胎头颅骨发生轻度重叠；但胎头下降时如果胎头塑形严重或发生早，即为难产重要迹象之一。颅骨过度重叠提示试产时间较长，并有明显头盆不称，不宜再继续试产，更不能盲目使用缩宫素或进行阴道助产，以免加重胎儿颅脑损伤，以剖宫产结束分娩为宜。

3.胎头严重水肿（产瘤形成）

产程中任何时候出现胎头水肿都必须高度重视。产瘤为头盆不称时因胎头下降缓慢或停滞致使胎头软组织长时间受到产道挤压引起血循环障碍、出现水肿，严重时可达3~4 cm厚度甚至更多（图12.3）。胎儿颅骨过度重叠与严重胎头水肿同时存在时，可使接产者误诊为胎头位置已低，且因胎头严重水肿、塑形，胎方位不易查清。经阴道检查，如能查清胎耳方向，有助诊断。因胎头深嵌骨盆、严重塑形，即使中转剖宫产终止妊娠，术中也易发生取头困难、子宫切口撕裂，并发产后出血、产后感染；虽经阴道上推胎头，术者同时配合勉强娩出胎儿，但也可能发生新生儿颅内出血等严重并发症，甚至致残、新生儿死亡。

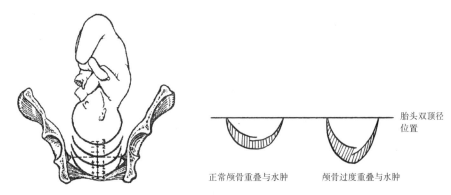

正常颅骨重叠与水肿　　颅骨过度重叠与水肿

胎头双顶径位置

图12.3　产瘤和塑形可以对胎头下降位置的评估带来假象

4.胎头皮下血肿

胎头皮下血肿因颅骨在产程中被挤压、牵拉使血管破裂所致；由于颅顶骨被各自骨膜包被，故血肿也以颅顶骨为界。胎头皮下血肿需与胎头水肿相鉴别。前者有波动感、以颅骨为界，后者可跨越骨缝、无波动感、产后迅速恢复。胎头皮下血肿严重者可导致新生儿贫血等，需NICU观察处理及长期密切随访。

（七）头位分娩产时综合判断

1.评估头盆关系

临产前后根据骨盆情况、胎儿大小，按头盆评分法初步了解头盆关系。头盆评分≥8分为头盆相称，头盆评分6~7分为头盆轻微不称，头盆评分4~5分为严重不称，头盆评分≤4分者为绝对不称。腹部检查有无胎头骑跨现象可协助判断入口面是否存在头盆不称。头盆评分≥6分者可以试产，评分5分者如系骨盆入口问题可予短期试产，否则以剖宫产为宜。

2.产程图监测分娩进展

产程图可及时、直接地反映产程进展情况。当出现宫口扩张或（和）胎头下降延缓或阻滞时，应作进一步检查并进行综合判断。

3.综合判断头位分娩难易度

产程图出现异常图型时应再次详细询问病史、了解以下情况：①产妇有无脱水、肠胀气、尿潴留等难产表现；②阴道检查了解胎膜破裂与否、宫口开大程度、胎头位置高低、胎方位、有无宫颈水肿、胎头颅骨重叠及骨盆内部情况，再次规范阴道检查评估；③仔细观察宫缩情况；④再次复查骨盆外测量和估计胎儿大小；⑤对胎头位检查不清者可以产时B超监测协助诊断。综合进行头位分娩四项指标评分，指导产程处理和分娩方式的选择。

二、头位难产处理

（一）剖宫产

1.选择性剖宫产

头位分娩符合以下条件者考虑手术终止妊娠：

（1）足月活婴无法通过绝对性狭窄骨盆或明显畸形骨盆。

（2）凌教授头盆评分评判标准为：评分≤4分者需作选择性剖宫产，头盆评分5分者尚可给短期试产机会。

（3）胎儿发育异常：如联体双胎、双头畸形、胎儿肿瘤，超声检查能及时发现，必要时MRI检查明确诊断；部分胎儿异常即使毁胎也难经阴道娩出，且可并发母体软产道严重损伤，多选择剖宫产，其目的是保护母体。若畸胎有存活可能者更应经剖宫产娩出。

2.临产过程中转剖宫产

（1）严重胎头位置异常，如：高直后位、枕横位中前不均倾位、额先露及颏后位。

（2）临产后产程停止进展，复查有明显头盆不称者。

（3）宫口始终未能开全者。

（4）胎头始终未能衔接者，特别要警惕胎头过度重叠及严重胎头水肿所造成胎头衔接假象。

（5）子宫收缩乏力，经积极治疗后仍无进展者。

（二）试产

头先露初产妇骨盆入口平面头盆不称可以给予试产机会。凌教授建议试产时间根据产程图作出决定。

对中骨盆、出口平面头盆不称试产要特别慎重，因为在胎头最低点到达盆底时，胎头双顶径不一定过坐骨棘水平。因母儿严重并发症发生率高，目前已废除中高位产钳或胎头吸引器助产。产程中近中骨盆平面评估极为重要，因为此时产程已到较晚的阶段（进入活跃期或第二产程末期），母儿容易发生严重并发症。胎儿较大和

（或）胎位不正（持续性枕横位或枕后位）、骨盆狭窄均应以剖宫产结束分娩。如阴道助产失败后再改作剖宫产或勉强经阴道分娩，对胎儿极为不利。因此中骨盆、出口平面头盆不称的剖宫产指征与入口平面不同，应相对放宽手术指征。

1.一般处理

助产人员应对孕产妇进行精神安慰，耐心讲解分娩是生理过程，增强其对阴道分娩的信心。在试产过程中应协助孕妇维持较好的产力，做到：①为其提供舒适的待产环境，协助其采取有利的待产与分娩体位；减轻孕产妇精神紧张，孕妇采取站立、坐位都有利于胎头压迫宫颈，反射性引起更好的宫缩，开展有利于产程进展（导乐、音乐、分娩球、骨盆摇摆等）多项措施。近年开展自由体位、家庭式接生，采用非药物方法减轻分娩疼痛、椎管内镇痛或其他药物镇痛能有效促进正常分娩。②试产过程中应注意能量补充、水的供给，改善产力，促进产程进展。避免产程延长后导致水电解质紊乱及酸碱平衡失调。关注妊娠合并症、并发症高危孕妇围分娩期处理。③产程中注意排空膀胱，出现尿潴留时，应予以导尿并警惕难产发生、是否存在胎头位置异常并积极处理。

2.产程异常表现及处理

（1）潜伏期延长

注射哌替啶对纠正不协调宫缩有良好作用，宫缩转为协调后即能较短时间内进入活跃期。应用镇静剂后宫缩无明显改善者，应进一步估计有无头盆不称。对宫颈口已扩张至2 cm以上者应检查胎方位。注射哌替啶或地西泮（安定）使不协调宫缩暂时消失后又再次出现时，不能轻易诊断为假临产，以免延误诊断、治疗。产程中发现宫颈水肿或产瘤者，如存在胎头位置异常伴羊水污染、胎心异常，或产瘤随宫口开大而增大时应及时行剖宫产。是否采用人工破膜加速产程的问题尚有争议。单纯使用人工破膜进行催产的缺点是无法预测分娩发动时间，如等待时间长容易发生绒毛膜羊膜炎。

在排除明显头盆不称后，有以下情况者可以采用人工破膜：①伴随胎心异常或发热（体温≥37.5 ℃），经评估能继续试产；②宫颈成熟（Bishop评分≥6分），预计在破膜24 h内分娩。破膜过程中严格掌握无菌操作原则，破膜后尽量让羊水缓慢流出，观察羊水性状和量，破膜后予持续胎心监护，观察孕妇一般情况及宫缩频率和强度；保持外阴清洁。先露未完全入盆者，谨慎站立、活动。羊水过多的孕妇进行人工破膜操作应更谨慎，为避免宫腔压力大，破膜后羊水外流过快致宫内压骤降造成脐带脱垂或胎盘早剥，建议严格人工破膜指征，避开宫缩，应用长针头经阴道行高位破膜，并用手指带纱布堵住宫口，控制羊水外流速度。人工破膜后30 min仍无宫缩可以静脉滴注缩宫素引产，破膜后12 h尚未结束分娩者，必须用抗生素预防感染。还需关注宫颈难产引起的潜伏期延长，必要时需以剖宫产结束分娩。潜伏期异常处理流程，见图12.4。

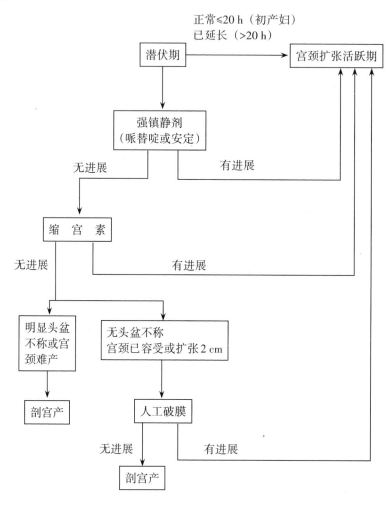

图12.4　潜伏期异常处理流程

（2）进入活跃期产程评估

进入活跃期宫口扩张延缓或阻滞均为产程进展异常，应及时寻找原因。规范阴道检查，评估宫口开大情况和胎头下降情况是否符合（一般在宫口开大5 cm左右时，胎头最低点应在"0"位），胎头有无明显水肿及变形，了解骨盆内部情况并再次估计胎儿大小，如无明显头盆不称可予以人工破膜。人工破膜可加强子宫收缩，破膜后还可进行胎方位检查。严重胎头位置异常，如高直后位、枕横位中前不均倾位、额位及颏后位诊断确立后，即以剖宫产结束分娩（胎头进入中骨盆平面，即宫口开大4~5 cm时必须仔细阴道检查，排除严重胎头位置异常）。孕妇无严重并发症（感染、血压异常等），无胎儿宫内窘迫（胎心及监护异常、羊水异常等）的宫缩乏力，可以使用缩宫素，严密观察产程有无进展，或虽有进展但宫口扩张率<0.5 cm/h、胎头下降异常者应及时以剖宫产结束分娩。活跃期异常处理流程，见图12.5。

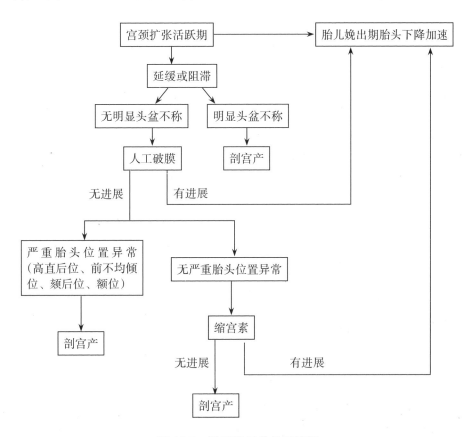

图12.5 活跃期异常处理流程

（3）胎头下降延缓或阻滞

产程较晚期（第一产程末及第二产程）胎头下降延缓或阻滞表明胎头在中骨盆平面、出口平面遇到困难，应及时再次阴道检查，了解骨盆中部及出口情况、有无宫颈水肿、胎方位及头下降水平、胎头水肿及重叠情况，排除明显头盆不称及严重胎头位置异常后可试用缩宫素，持续性枕后位或枕横位考虑徒手将胎头转至枕前位并继续下降至+3或更低者，原则上宫颈口开全2 h应结束分娩，可行低位产钳或胎头吸引助产。若旋转失败，胎头仍持续在+2或不到+2者以剖宫产为宜。胎头下降延缓或阻滞处理流程，见图12.6。

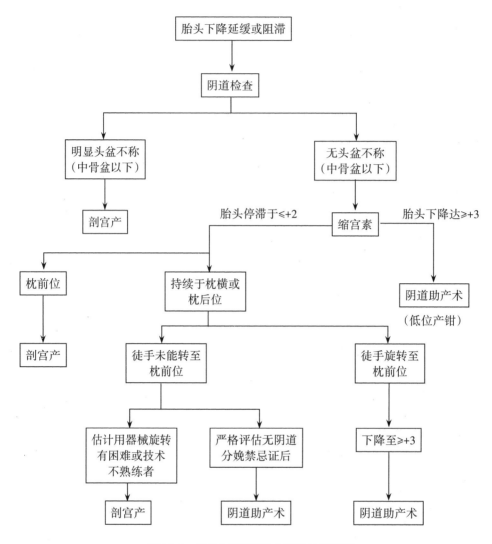

图12.6 胎头下降延缓或阻滞处理流程

3.处理后相关记录

以下情况需在产程记录中作详细补充：

（1）完整阴道检查记录（特别是入产房首次、中骨盆平面再次检查评估）。

（2）对诊断及处理的讨论意见（分级诊疗制度：助产士分级、产科医生分级；规定紧急情况下三线医生直报制度）。

（3）胎儿宫内情况发生变化时严密观察、记录，及时处理。

（4）与家属谈话内容、手术知情同意书完善、签字。

（5）检查胎方位、胎儿情况、胎儿大小估计及重要辅助检查等。

（严小丽 常青）

[附] 诊断处理延误典型病例

张某，30 岁，G_2P_0，妊娠 39 周，妊娠期糖尿病。2020 年 10 月 9 日 10：00 因 "停经 9+ 月，发现不规则下腹胀痛 1 日" 入院。

现病史：末次月经 2019 年 12 月 31 日，预产期 2020 年 10 月 8 日，OGTT：3.5-9.24-10.19 mmol/L，三餐前门冬胰岛素 8 u-10 u-10 u。入院时情况：体温 36.5 ℃，脉搏 80 次/分，呼吸 20 次/分，血压 121/81 mmHg，体重 72 kg。专科检查：宫高 35 cm，腹围 101 cm，头先露，LOA，未入盆，可扪及不规则宫缩，胎心 147 次/分，律齐，双下肢无水肿；阴道检查：宫颈居后，质地中等，消退 40%，S-2.5（Bishop 评分：3 分）；产科 B 超（2020.10.06）：双顶径 95 mm，头围 33.51 cm，腹围 35.91 cm，股骨 75 mm，胎盘 2 级，羊水指数 109 mm，脐动脉阻力 S/D 2.06、RI 0.62。入院后予催引产，具体待产记录及住院后处理见表 12.5。

分析总结：

（1）严格掌握催引产指征，根据不同的宫颈评分选择合适的引产方案，宫颈 Bishop 评分<6 分者，选择缩宫素引产容易导致引产时间过长及引产失败。

（2）孕妇合并症（如：高血压、高血糖），拟阴道分娩应制定详细分娩计划，严密观察、适时治疗。

（3）产程中多次出现胎儿心率异常、发热、羊水异常、胎方位不正、胎头下降延缓、宫口扩张延缓、产瘤形成等异常征象，应综合分析积极处理，即使决定继续试产，观察时间也不应过长，不能盲目等待。

（4）对于胎儿窘迫急需分娩者，出口产钳比胎头吸引术安全可靠，阴道产钳术比剖宫产术更能缩短胎儿娩出时间，阴道手术助产过程中需要反复评估，当 1 次牵引失败是否需要继续阴道助产应根据情况不断评估，如果器械应用困难、牵引后胎头下降困难，继续助产风险较大时应果断放弃阴道助产，改剖宫产终止妊娠，避免对胎儿造成严重损伤。本例新生儿住院 2 周后出院，因无脐动脉血 pH 结果，预后尚不明确。

表 12.5 待产记录及住院情况表

日期	时间	胎心(bpm)	宫缩 频率(次/分)	宫缩 持续(s)	宫颈扩张	先露	羊水/胎方位	血压(mmHg)	脉搏(bpm)	治疗及其他	专家点评
10.10	8:00	140	不规则		未开			110/68	67	复方氯化钠500 ml+缩宫素2.5 IU igvtt 8滴/分	孕妇为GDMA2，现孕39周有不规律宫缩，有引产指征。Bishop评分3分，静滴缩宫素引产欠妥。应先促宫颈成熟，提高Bishop评分。产程中密切监测孕妇血糖
	11:30	148	2~3	30~35	未开	S-2.5				缩宫素12滴/分	
	14:14	142	3	30~35	未开	S-2.5				餐后2 h血糖9 mmol/L.	产程中应每2 h监测一次血糖，维持血糖4.4~6.7 mmol/L。血糖高时应检查尿酮体，根据血糖水平决定是否静滴胰岛素
	16:30	140	2~3	30~35	1 cm	S-2.5		135/83	65	予以麻醉镇痛	
	19:35	130	2~3	30~35	5 cm	S-1	I°	121/80	78	自然破水，羊水 I°	
	22:00	150	2~3	30~35	7.5 cm	S-1	LOP	120/76	82	排尿困难，导尿约100 ml；胎心偶有心律不齐，宫内复苏，左侧卧位	已出现急性胎儿宫内窘迫征象；排尿困难，胎头下降难，胎头不称，应检查胎方位是否不正，已有相对头盆不称。细检查是否存在胎头变形水肿，如有在胎头塑形征象++~+++或胎头水肿重（3~4 cm）应及时中转剖宫产。即使不存在以上情况，观察时间不超过1 h再次评估
	23:30	106~152	2~3	30~35	8.0 cm	S=0	I°			胎监示变异减速；体温37.8 ℃温水擦浴	胎心异常伴同时性加重同时伴宫口扩张、胎头下降不满意，难产迹象加重应及时中转剖宫产。可疑绒毛膜羊膜炎，应完善血常规等感染指标的检测，考虑是否使用抗生素
	0:30	145~175	2~3	25~30		S+1.0		131/68	80	复测体温37.6 ℃	
	1:45	148~160	2~3	25~30	8.5 cm	S+1.0		128/70	74	复测体温37.3 ℃	
	2:45	132~155	2~3	25~30	9.0 cm	S+1.5		128/75	97	进产房，持续胎心监护，上氧	
10.11	3:50	135~165	3~5	20~25	开全		LOP	141/85	110	体温37.4 ℃	宫口8 cm开全至产时4 h20 min，出现减速趋势延长，结合前病史诊断：头盆不称
	4:50	122~146	3~5	20~25		S+2		145/76	98	缩宫素18滴/分	

续表

日期	时间	胎心(bpm)	宫缩		宫颈扩张	先露	羊水/胎方位	血压(mmHg)	脉搏(bpm)	治疗及其他	专家点评
			频率(次/分)	持续(s)							
10.11	6:00	115~135	2~3	20~25	开全	产瘤2 cm S+3	Ⅲ°	140/73	106		出口产钳比胎头吸引术安全可靠,阴道手术助产过程中需要反复评估,如果器械应用困难,牵引后胎头下降困难,继续助产风险较大,应果断放弃阴道助产,改剖宫产终止妊娠,避免对胎儿造成严重损伤
	6:20	88~126	2~3	20~25						胎头吸引器阴道助产,滑脱2次后行产钳产	
	6:31							142/90	104	胎儿娩出	
	6:37							141/85	87	胎盘娩出	

(湖南省 2020 年围产年会典型病例,病历提供:邓娅莉　冯玲　丁依玲　专家分析:常青　冯玲　丁依玲)

第二节 持续性枕后位

一、定义与发病率

传统意义上，持续性枕后位（persistent occiput posterior position）是指胎头以枕后位衔接于骨盆后方，至中骨盆及盆底时，胎头枕部仍不能转向前方而持续于枕后位状态者。近年来，持续性枕后位产钳助产术已经逐渐被剖宫产术取代；许多枕后位孕妇虽经充分试产，但胎头始终持续位于枕后位未能衔接，不得不以剖宫产结束分娩。

因此凌萝达教授建议将持续性枕后位定义为：凡正式临产后，经过充分试产，当分娩以任何方式结束时，不论胎头在骨盆的哪一平面上，只要其枕部仍位于母体骨盆后方者，即称为持续性枕后位。按其方位又分枕右后位及枕左后位（图12.7，图12.8）。

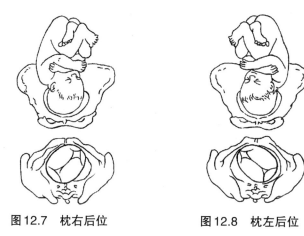

图12.7 枕右后位　　　　图12.8 枕左后位

持续性枕后位发病率约占分娩总数5%。既往国内外文献报告的发病率差别较大，低者0.8%，高者41%。凌教授认为其主要原因在于定义及诊断枕后位的时间早晚不同。持续性枕后位以初产妇多见，初产妇发病率是经产妇的2倍。

二、发病原因

从产道、胎儿、产力以及社会心理这四大因素的相互关系看，持续性枕后位的形成是多种因素相互影响、相互制约的结果。主要影响因素有：

（一）骨盆形态及大小异常

男型骨盆及类人猿型骨盆易发生持续性枕后位。因男型骨盆及类人猿型骨盆入口平面前半部较狭窄，后半部较宽，故胎头容易以枕后位入盆；又因中骨盆狭窄，以枕后位衔接的胎头难以进行内旋转而持续于枕后位。

（二）胎儿大小与头盆关系

头盆不称影响胎头内旋转。凌教授从重庆医科大学附属第二医院临床研究数据总结认为：持续性枕后位组头盆不称发生率显著高于枕前位组。Sizer 等分析 8 年间 16 781 名孕妇的临床资料发现随着胎儿体重增加，枕后位发生率也随之增加。

（三）胎头俯屈不良

枕后位胎头俯屈不良甚至不俯屈，可能以枕额径（11.3 cm）通过产道；若胎头以枕直后位到达盆底，胎头不俯屈，还略仰伸为前囟先露，Greenhill 称之为鹅颈。胎头俯屈不良时通过产道的径线增大，其内旋转及下降均发生困难，以致胎头持续位于枕后位。

（四）子宫收缩乏力

临产后主要产力是子宫收缩力，胎头内旋转及下降均需要子宫收缩力来完成。如果产力不足，则难以促使胎头旋转及下降。凌教授认为产力异常不是导致持续性枕后位的重要原因，但孕妇一旦出现产力异常，则更难克服枕后位引起的难产问题。

（五）其他高危因素

既往枕后位分娩史、孕妇 BMI>30 kg/m² 、高龄、前置胎盘、硬膜外麻醉等。

三、分娩机转与分娩方式

胎头取枕后位入盆，无头盆不称且产力正常时，多数胎头可向前转 90°～135° 成枕前位分娩（图 12.9）。

少数枕后位不能进行正常内旋转，凌教授认为包括以下 3 种情况：

（1）胎头在骨盆各平面持续于枕右后位或枕左后位。若胎头未衔接，或停留在+2及以上需剖宫产。即便胎头可以下降至盆底，但阴道助产困难时也应行剖宫产。

（2）胎头向后旋转45°，使矢状缝与骨盆前后径一致，以正枕后位下降到盆底，分娩方式分为两种（图12.10）。胎头俯屈较好时（图12.11），以前囟为支点，使顶部、枕部自会阴前缘娩出，继而胎头仰伸，额、鼻、口、颏相继从耻骨联合下娩出。此种方式多见于产力强、胎儿较小、骨盆较大的孕妇，可以经阴道自然分娩。胎头俯屈不良时（图12.12），往往胎头额部先拨露，当鼻根出现在耻骨联合下缘时，以鼻根部为支点，胎头先俯屈，娩出前囟、头顶及枕部后，胎头再仰伸，继续娩出额、鼻、口、颏，最后胎头全部娩出。这种分娩方式较前者困难，一般均需手术助娩。

（3）胎头向前旋转45°到达盆底为胎头低横位（图12.13），以持续性枕横位分娩。

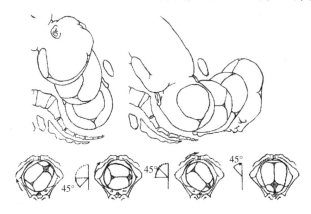

图12.9 枕右后位转成枕前位娩出

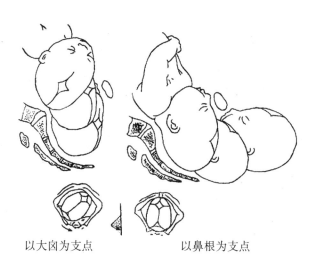

以大囟为支点　　　　　　以鼻根为支点

图12.10 枕右后位转成枕直后位娩出

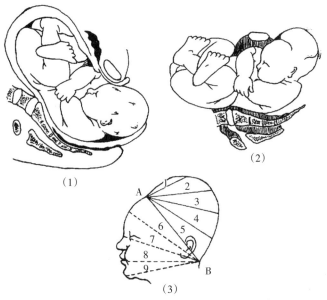

(1)

(2)

(3)

图12.11　枕后位胎头俯屈较好的分娩机转

前囟为先露，以A表示；（1）前囟位于耻骨弓下，以前囟为支点；（2）仰伸时在会阴处，以B位为支点仰伸娩出。

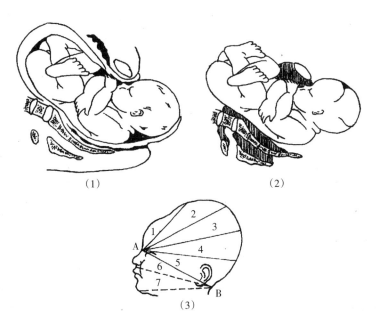

(1)　　　　　　　　　　　　(2)

(3)

图12.12　枕后位胎头俯屈不良的分娩机转

额为先露，以A表示；（1）鼻根部位于耻骨弓下，以鼻根为支点；（2）仰伸时以B位于会阴处为支点，胎头各个平面径线大于12.11胎头各平面径线通过产道。

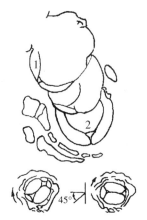

图12.13　枕右后位前转45°为枕横位

四、诊断与处理

（一）诊断

争取于产程早期发现并及时处理，避免产程延长。

1.临床表现

临产后枕后位多有原发性宫缩乏力，潜伏期延长；因胎头在骨盆入口处压迫直肠，孕妇自觉肛门坠胀及排便感；因过早用力，孕妇疲劳且宫颈前唇水肿易引起继发性宫缩乏力。若在阴道口见到胎儿毛发，经多次宫缩屏气仍不见胎头继续下降时，应警惕持续性枕后位。

当出现持续性枕后位时，产程图表现出各种异常情况，凌教授团队报告的150例持续性枕后位产程图中有149例有不同类型的异常：①胎头阻碍于骨盆入口时，多表现为潜伏期延长或（和）活跃期早期（宫口扩张3～5 cm时）宫颈扩张延缓或阻滞；②活跃晚期宫颈扩张（宫口扩张8～9 cm时）延缓或（和）阻滞，表现为减速期延长；③宫口开全后出现胎头下降延缓或（和）阻滞，致使第二产程延长。

2.腹部检查

胎儿肢体占据母体2/3腹部，胎背偏向母体后方和侧方且胎心多易在脐下侧腹部闻及。母体耻骨联合上方可触及的是胎儿颏部，根据胎儿颏的位置即可判断是枕左后还是枕右后位。

3.阴道检查

确诊枕后位常用的手段是于破膜后做阴道检查确定胎方位。根据矢状缝和囟门位置关系判断胎方位。如果矢状缝在骨盆左斜径上，前囟在骨盆右前方，后囟在骨盆左后方为枕左后位，反之为枕右后位。

若因胎头产瘤、胎头水肿、颅骨重叠时，触不清颅缝及囟门，借助胎儿耳廓及耳屏位置及方向判定胎方位。

4.超声检查

通过超声探测胎头枕部及眼眶方位明确胎头位置。目前建议联合超声检查辅助诊断，可使诊断准确率达95%以上。建议在阴道检查有疑问或不确切时使用。

（二）处理

漏斗型骨盆（包括男型及类人猿型骨盆）若在临产早期发现胎头取枕后位衔接，应警惕持续性枕后位的可能。凌教授认为：枕后位无明显头盆不称者，均应以产程图及头位分娩评分法作指导进行试产。产程图可显示产程进展是否异常及决定如何处理；评分法可帮助决定分娩方式。例如估计胎儿体重3 000 g，骨盆正常大小，头盆评8分，枕后位评1分，产力正常评2分，总分为11分，95%的病例可经阴道分娩，但其中部分需要助产；若枕后位胎头能自然转至枕前位或徒手转位至枕前位，胎位评分即可由1分增至3分，总分即可增加至13分，可以自然分娩。若胎儿体重3 500 g，骨盆正常大小，头盆评分则为7分，枕后位评1分，产力正常，总分只有10分，则60%的患者需行剖宫产，若能徒手转位至枕前位，可加2分为12分，多数可由阴道分娩，有时需助产。若胎儿体重≥3 500 g，骨盆系临界狭窄，头盆评分为6分，枕后位评1分，即使产力正常可评2分，总分只能达到9分，需剖宫产。临床上可能会遇到枕前位、体重4 000 g胎儿经阴道分娩，而枕后位、体重3 500 g胎儿则需要剖宫产的情况。

随着对头位难产了解的深入，枕后位应争取早期诊断，及时处理，产程中始终保持良好的产力是处理早期枕后位的关键。只要枕后位无明显头盆不称，孕妇建议进行试产，并且根据产程不同阶段相应改善产力。

1.临产前

在妊娠晚期及临产前胎头尚未衔接时，在超声观察下，见到胎头可经常转换位置，大部分枕后位胎儿可自行转为枕前位。临产前头位胎方位评估对自然分娩、难产、剖宫产预测能力欠佳，故不推荐在临产前对枕后位进行干预，孕妇孕期保健仍遵循规范和临床指南。Kariminia等报道临产前对枕后位进行干预并不能降低持续性枕后位的发生率。

2. 第一产程

（1）潜伏期

应保证产妇充分休息和营养，可使用强镇静剂哌替啶或安定，排除头盆不称以后，必要时可用缩宫素。让产妇向胎儿肢体同侧曲膝卧位，或应用分娩球或站式前倾位结合骨盆摇摆法，以利于胎头枕部转向前方。

（2）活跃期

活跃早期，孕产妇在宫口开全之前不宜过早用力屏气，必要时行人工破膜，除外头盆不称后，可静脉滴注缩宫素，使达到有效宫缩，争取胎头下降。如果在试产过程中出现胎儿窘迫征象或经人工破膜、静脉滴注缩宫素等处理效果不佳，每小时宫口开大<0.5 cm或无进展时，应行剖宫产术。

第一产程中胎头若未完全衔接，宫颈口未完全扩张，此时强行手法旋转胎头至枕前位，易出现宫颈裂伤、脐带脱垂等严重并发症，且失败率高。若宫口开到7~9 cm，先露+1，可以试行徒手旋转胎头。

3. 第二产程

第二产程若胎儿情况良好、产程进展顺利，无需立即干预，继续观察等待。但若进展缓慢，可于第二产程早期旋转胎头。若产妇骨盆为类人猿型，前部狭窄、后部较宽，胎儿不大、产力好可直接由枕后位分娩。

当第二产程出现产程和胎心异常等紧急情况时需依据以下情况评估处理：

（1）依据《电子胎心监护应用专家共识》评估是否需立即分娩。

（2）有条件时联合超声确定胎方位。

（3）评估有无分娩禁忌证：①巨大儿，需超声评估胎儿体重；②颅骨重叠和胎头严重水肿，造成胎头衔接假象，此时胎头虽已达+3或+3以下，但仍需再次判断胎头是否入盆；③骨盆出口平面狭窄。

（4）若以上确定无误，可徒手旋转胎头至枕前位后经阴道分娩。若胎头旋转失败，在评估具有阴道助产条件后直接行阴道助产或剖宫产终止妊娠。

（5）剖宫产终止妊娠：①持续性枕后位经过充分试产，胎头始终不能衔接者，需行剖宫产；②即使胎头已衔接，但阻滞于中骨盆或出口平面。行剖宫产时需注意，胎头可能已下降至坐骨棘水平以下，胎头与骨盆间隙小，易发生胎头嵌顿等情况，术者不易进行操作，易发生子宫切口撕裂，产时、产后出血。必要时，胎头娩出前助手向上推胎肩，待胎头退出骨盆腔后再手取胎头，或助手经阴道上推胎头后术者手取胎头。若胎头仍然无法娩出，可行足位牵引法，术中需与麻醉医生密切配合，充分告知孕妇可能发生的问题，麻醉满意、良好的肌肉松弛、严密监护能有效减少相关并发症发生。

4.第三产程

做好新生儿复苏准备。由于产程延长容易于产后发生继发宫缩乏力，在胎盘娩出后应立即给予子宫收缩剂，预防产后出血。若有软产道裂伤者应及时修补，并给予抗生素预防感染。

五、预后与随访

持续性枕后位虽称为轻微的胎头位置异常，但易变为难产。重庆医科大学附属第二医院对258例持续性枕后位分娩方式调查结果显示剖宫产为183例（70.93%），其平均产程时间长达20 h；阴道分娩75例（29.07%），平均产程时间16.57 h，比正常分娩组产程延长5.17 h，其中第二产程延长的有39例。75例阴道分娩中，有70例行阴道助产，占27.13%（70/258），自然分娩仅5例，占1.94%，总手术产率为98.06%。

持续性枕后位第二产程延长且手术助产概率增加，易致胎儿窘迫和新生儿窒息等，使围产儿死亡率增高，产妇发生软产道裂伤、产后出血及产褥感染的风险增加。近些年关于持续性枕后位预防和随访的国内外研究较少，李翘竹报告山西医学院1980—1984年99例持续性枕后位胎儿例中宫内窘迫率为37.37%，新生儿窒息率为24.24%，新生儿颅内出血2例，败血症1例；母体产后出血率为14.14%，比同期总产后出血率5.16%显著增高，产褥病率达20.2%。重庆医科大学附属第二医院对150例持续性枕后位围产儿并发症的调查显示，胎儿宫内窘迫及新生儿窒息的发生率均增高（表12.6）。

表12.6　持续性枕后位和正常分娩围产儿并发症比较

类别	胎儿宫内窘迫		新生儿窒息（轻）		新生儿窒息（重）	
	例数	百分比	例数	百分比	例数	百分比
正常分娩（200例）	17	8.5	6	3.0	1	0.5
持续性枕后位（150例）	34	22.7	26	17.3	8	5.33
P值	$P<0.01$		$P<0.01$		$P<0.01$	

（冯玲　王少帅　朱盛兰）

第三节 持续性枕横位

一、定义与发病率

持续性枕横位是指胎头以枕横位衔接，至中骨盆或盆底，尚未转至枕前位者，称持续性枕横位（persistent occipito transverse position，POTP），又称胎头低横位。

凌教授认为不论胎头在骨盆哪一平面均可能持续于枕横位状态；建议将其定义为：凡正式临产后，经过充分试产，至分娩结束时，不论胎头在骨盆哪一平面，只要胎头仍持续于枕横位，均称持续性枕横位。低横位是发生在较低部位（中骨盆及中骨盆以下）的持续性枕横位。如经徒手旋转至枕前位由阴道分娩者亦应诊断为持续性枕横位。近20年因我国有关头位难产的研究甚少，故本文延续以往的定义。

凌教授既往研究发现：枕横位是头位分娩的正常衔接方位，孕产妇中约50%其胎儿以枕横位入盆。如果胎头以枕横位衔接，不能自然旋转至枕前位，或由枕后位向前旋转至枕横位后停顿，均可形成持续性枕横位。持续性左枕横位或右枕横位大约各占一半，难产程度无明显区别。

持续性枕横位发生率各家报道不同，其原因在于诊断枕横位时间早晚不一、定义不同。持续性枕横位在胎头异常位置中发病率最高，1987年全国难产协作组报告持续性枕横位发病率为头位难产的24.95%，难产程度较低，剖宫产率为49.5%，阴道助产手术率为40.8%。

二、发病原因

持续性枕横位的发生受多种因素影响，主要有：

1.骨盆形态及大小异常

扁平型及男型骨盆易发生持续性枕横位。凌教授研究发现两者占43.23%，其中扁平型骨盆占23.88%。因扁平型骨盆前后径短小，男型骨盆入口面前半部狭窄，入口面可利用的前后径短，故这两型骨盆中胎头多采取枕横位入盆，男型骨盆中骨盆因横径短小，胎头难以转至枕前位而呈持续性枕横位。

2.头盆不称

妨碍枕横位胎头向前旋转。

3.胎头俯屈不良

枕横位因胎头持续位于母体侧方，胎头俯屈不良，以枕额径代替枕下前囟径下降，增大胎头通过产道径线，妨碍胎头旋转及下降。

4.宫缩乏力

影响胎头旋转及下降。

三、诊断与处理

（一）诊断

凌教授提出：临产前当胎头位于骨盆入口平面以上时，产科主要特征有：母体腹部 1/2 被胎儿肢体占据，1/2 为胎儿背部占据。耻骨联合上触及胎头比其他头先露宽，因枕横位时扪及的是胎头枕、额两端—枕额径，平均为 11.3 cm，为头先露时胎头不俯屈、不仰伸的最宽径线。胎心在枕部同侧母体下腹部偏侧方最响亮（图12.14）。孕妇腹部脂肪厚者腹部体征可能不明显，体检评判需临床经验丰富的产科医护人员实施。目前，因 B 超广泛应用，此法临床上应用较少。妊娠晚期胎位检查、四步触诊法遇胎头位于骨盆入口平面时需先判断有无胎头跨耻征，胎头跨耻征阳性提示头盆不称，如胎头跨耻征阴性或可疑阳性可经阴道试产，若临产后胎头经试产仍不能入盆应及时剖宫产终止妊娠。

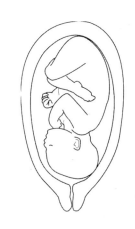

图12.14 枕横位胎儿（胎心在枕部同侧母体下腹部偏侧方最响亮）

胎头以枕横位衔接到达中骨盆平面时，阴道检查可扪及胎头矢状缝在中骨盆横径上。枕右横位时，大囟在骨盆左侧，小囟在右侧；枕左横位时，大囟在骨盆右侧，小囟在左侧（图12.15）。持续性枕横位胎头下降受阻多因胎头不能内旋转所致，容易出现继发性宫缩乏力，引起产程延长，产妇出现疲乏、烦躁、宫颈水肿、尿潴留，胎头出现产瘤、颅骨重叠、下降受阻等头盆不称表现，需严密观察，及时处理，必要时选择剖宫产终止妊娠。产程中枕横位必须与不均倾位鉴别，如胎头矢状缝向后移靠近骶岬，盆腔后半部空虚则为前不均倾位（图12.16），前顶骨紧紧嵌顿于耻骨联合后方，胎头不能衔接入盆。前不均倾一旦诊断需尽快剖宫产终止妊娠。如胎头矢状缝向前移靠近耻骨联合为后不均倾，此时若胎儿较小、产力好可能阴道分娩，需严密观察。

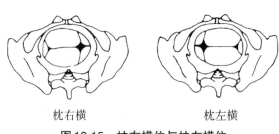

枕右横　　　　　　　枕左横

图12.15　枕右横位与枕左横位

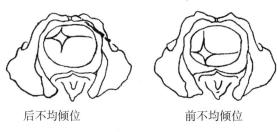

后不均倾位　　　　　　前不均倾位

图12.16　后不均倾位与前不均倾位

如胎头已到达中骨盆平面或以下，阴道检查可通过胎头囟门方向判断胎方位，通过胎儿耳廓方向判定胎方位更为准确。枕横位时胎耳位于6点及12点（耻骨联合下方），如耳廓方向朝右侧，则为枕左横位；如耳廓方向朝左侧，则为枕右横位（图12.15）。观察产程时间，产程中合并其他异常，如：发热、胎心异常、羊水粪染、胎儿窘迫、宫颈扩张缓慢、胎头下降延缓或停滞、出现胎头严重塑形等需及时处理，必要时剖宫产终止妊娠。

近年有研究采用超声检查观察产程中枕横位动态变化，诊断持续性枕横位准确率在90%以上，远高于传统阴道检查。

（二）处理

凡以枕横位入盆者，除明显头盆不称外，均建议试产。分娩是产力、产道、胎儿、精神四大因素相互影响、相互制约的结果，非单纯某一因素决定，如发现枕横位，需严密观察产程，避免产程过长给母儿带来危害。

1.第一产程

孕妇潜伏期应加强全身支持，及时补充水分和营养，适时镇静，必要时可注射哌替啶，保障休息。既往建议通过改变体位以改变胎位：产妇朝胎儿肢体方向侧卧位，以利胎头枕部转向前方。现在更多产房护理措施，如：导乐、分娩球、自由体位等方法可以通过产妇体位变化、运动及放松心情减轻疼痛，利于胎头在体内完成内旋转，从而提高阴道分娩成功率。产程中特别要关注产妇精神状态及情绪变化，及时沟通交流。对潜伏期有延长倾向者，在关注孕期全身情况的同时及时阴道检查了解头盆关系，关注宫口开大情况，有无水肿，胎头塑形情况、产瘤大小，变化及胎头颅骨重叠情况，是否存在胎头呈不均势入盆。如出现宫缩乏力，仅为轻度头盆不称，未发现其他不能进一步试产的并发症，需加强产力，按规范试用小剂量缩宫素静滴、专人观察、严密监测，仍无进展，需全面检查评估，必要时及时剖宫产终止妊娠。如产程进展缓慢、试行人工破膜（注意人工破膜禁忌证、规范操作），同时阴道检查，了解羊水性状、胎头产瘤大小及胎头颅骨重叠情况，如果在试产过程中出现胎儿宫内窘迫征象或经人工破膜、静脉滴注缩宫素等处理效果不佳，每小时宫口开大<0.5 cm或无进展时，或胎头下降受阻或塑形严重应行剖宫产结束分娩。新产程建议在除外头盆不称、可疑胎儿窘迫的前提下，缓慢但仍然有进展（包括评估宫口扩张及先露下降）的第一产程不作为剖宫产指征，但临床上必须重视、甄别产程缓慢原因，以免延误处理，发生严重的母儿并发症。

2. 第二产程

产妇枕横位第二产程进展缓慢，初产妇已近2 h，经产妇已近1 h，应行阴道检查确定胎方位；若S≥+3（胎儿双顶径已达坐骨棘及以下），可徒手将胎头枕部转向前方，伴随有效宫缩，胎头一般能很快下降，自然分娩。在排除头盆不称后可以考虑胎头吸引器牵引同时旋转胎头助产，但难度大，对助产者技术水平要求高，慎用。近5年国内外指南均不推荐联合使用胎头吸引器+产钳同时行阴道助产，在胎头吸引器助产失败后再行产钳术胎儿头颅受损机会增大，易引起严重母儿并发症。

我国产钳助产指南已明确规定不建议行中高位产钳助产。枕横位行Kielland产钳旋转胎头、同时阴道助产对助产人员技术要求高，易发生母儿损伤、容易失败，国内现在应用不多，需严格掌握适用症。适时分娩镇痛、良好沟通能有效减轻产妇精神紧张及焦虑，保障有效产力，减少持续性枕横位发生。总之，头位难产中需高度重视持续性枕横位的严重性，严密观察产程，及时发现、及时处理，选择适当分娩方式，避免母儿发生严重并发症。

（严小丽　常青）

第四节　枕横位中的前不均倾位

一、定义与发病率

凌教授在30年前系统研究了头位难产，对头位难产中持续性枕横位等提出了诊断与处理方法，创新性地提出国内外未曾明确的枕横位中的前不均倾位。正常头位分娩时，胎头一般以均倾势进入骨盆入口平面。枕横位均倾定义为胎头矢状缝与骨盆入口横径在同一条线上，与母体耻骨联合和骶骨等距，胎头枕骨在母体骨盆的横向部分。当胎头以一侧顶骨先于矢状缝进入骨盆入口平面，则称为不均倾位，以枕横位多见。如前顶骨先进入骨盆入口平面称前不均倾（图12.17），后顶骨先进入骨盆入口平面称后不均倾，后不均倾较为多见。凌教授研究发现前不均倾位发生率为0.57%，约200例分娩中有1例，漏诊往往是由于临床医护人员对这种胎头异常位置缺乏认识所致。

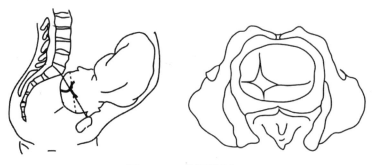

图12.17　前不均倾

国外将不均倾分为轻、中、重度，当胎头矢状缝偏离进入骨盆入口平面中线≤2 cm时为轻度，可能为生理性改变；矢状缝靠近耻骨关节或骶骨岬时为中度，认为胎头已经出现较大偏斜；矢状缝如超出耻骨联合上缘或在骶骨岬上为重度（图12.18）。中、重度不均倾位是病理性改变，会导致胎头下降受阻，宫口扩张延缓、停滞，致使产程延长、新生儿窒息和颅内出血，产后出血及感染等风险增加。一旦诊断需尽快剖宫产，以有效减少母儿严重并发症。

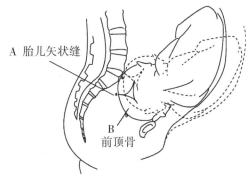

图12.18（前）不均倾分度

胎头矢状缝到骨盆中心轴的距离≤2 cm时为轻度不均倾，>2 cm时为中度不均倾，胎头矢状缝在骶岬上方为重度不均倾。

二、发病原因

胎头前不均倾位形成受多种因素影响，如孕妇骨盆倾斜度过大，悬垂腹或腹壁松弛，使胎儿躯干向前倾斜，胎头以前顶骨先入盆，胎儿偏大或头盆不称，导致分娩机转异常。耻骨联合内面平直，胎儿后顶骨置于骶岬上，胎头无法呈均势入盆，随产程进展宫缩加强，胎头下降受阻、胎头侧屈加重，胎头前顶骨降至产妇耻骨联合后，前肩位于耻骨联合上，胎头侧屈后肩无法入盆，发生头位梗阻性难产。凌教授认为枕横位发生后不均倾势时，胎头后顶骨滑过骶岬，沿着向后弯曲的骶骨面向后移动，前顶骨可由耻联后滑下，使胎头渐成均倾势，并向前旋转，可按照枕前位完成自然分娩；但若发生前不均倾势，胎儿前顶骨先入骨盆入口面低于耻骨联合后，因耻骨联合后面平直，无空隙容纳胎头前顶骨下降，胎头后顶骨无法越过骶岬，使胎头受阻于骨盆入口面。因此，前不均倾位发生异常分娩的概率极大，一旦诊断，需剖宫产终止妊娠。

三、临床表现

产妇临产后发生前不均倾位主要表现为胎头不衔接，或胎头衔接后继续下降受阻，绝大多数产妇宫颈开大至3～5 cm即出现产程停滞、产程延长；胎头下降受阻，位于中骨盆平面或以上；并伴有临产早期出现的尿潴留，需留置尿管，产妇烦躁、疲惫不堪。此外，可能出现胎膜早破或宫颈水肿、胎头产瘤形成，严重时出现胎头颅缝中重度重叠。中重度不均倾如诊断不及时可能导致胎儿严重不良后果，出现胎儿脑蛛网膜下腔和硬脑膜下出血，严重危害胎儿健康，甚至死亡。

正常分娩开始时胎头出现轻微不均倾，在胎头下降过程中会自发转变为均倾位。因此，不均倾位可能是一种生理现象及适应机制。若产程中胎头缓慢下降，可能会出现明显的不均倾势，因此，需密切观察产程。仅靠阴道检查，临床诊断不均倾较难，近年国内外研究在产程中结合B超检查，用实时超声图像作为一项客观评估手段，可以更准确地诊断不均倾，使孕妇得到及时处理、降低母儿并发症，降低不必要的剖宫产。临产后孕妇如出现以下异常情况，伴产程进展受阻，应积极根据临床表现查找原因。具体临床表现如下：

（一）产瘤形成，胎头塑形

因胎头下降受阻，胎儿头皮及其周围软组织过度挤压导致循环障碍，血管通透性改变、淋巴回流受阻，形成头皮水肿，即产瘤。产瘤大小与宫颈扩张停滞时宫口大小相当，同时伴胎头塑形。

（二）尿潴留

在临产早期或宫颈口开大3~5 cm时，母体尿道受压，影响膀胱功能，孕妇出现尿潴留，导尿时感觉阻力较大、导尿管不能顺利进入，需将胎头适当上推方能将尿管插入，同时需注意避免因尿道压迫时间过久而导致以后发生尿道阴道瘘。

（三）宫颈水肿

因胎头前顶骨压迫母体宫颈及临近阴道、外阴软组织，使局部血液及淋巴循环受阻，导致宫颈前唇、阴道前壁、小阴唇上部及阴蒂水肿。若临产后不久发现宫颈前唇水肿，应警惕发生头盆不称。如宫颈长时间受压，于胎头与盆壁间，造成宫颈缺血、坏死脱落。国内曾有报道前不均倾位滞产导致宫颈缺血环状坏死脱落等母儿严重并发症。

（四）其他

胎膜早破、子宫收缩乏力、产程过长使孕妇体力不支、烦躁不安，有时伴有严重脱水，甚至出现电解质紊乱和酸碱平衡失调，体格检查发现肠胀气、尿潴留甚至出现血尿。产程中胎头下降受阻，出现子宫下段拉长、宫底升高，甚至病理性缩复环等体征，严重时发生子宫破裂等产道损伤。分娩后易发产后出血，并发产后感染等。

四、诊断与处理

（一）诊断

前不均倾位是一种临产后在产程中出现的胎头位置异常，早期临床表现缺乏特异性。前不均倾位的诊断主要依靠病史和体检，特别是阴道检查和评估，需明确胎先露、判断胎头是否衔接、前羊膜囊是否已破（或进行人工破膜了解羊水性状）、宫颈口扩张程度、宫颈有无水肿、水肿的部位和程度、胎头下降位置、胎方位和胎头颅缝重叠情况、产瘤大小以及宫缩时胎头是否紧贴子宫下段及宫颈，若胎头不能紧贴子宫下段及宫颈时，需怀疑是否有头盆不称可能；了解胎头与骨盆关系，如发现胎头矢状缝与骨盆入口平面横径平行，且向后移近骶岬，骨盆后半部空虚感，可疑前不均倾位，需高度重视。

产时使用超声可以提高在产程中诊断异常胎头位置的准确性。超声可作为更客观的工具来支持和验证不均倾位临床诊断。通过采用不同的超声检查方法，包括经腹、经会阴和经阴道，并使用特定胎儿标记，如眼眶、小脑、大脑中线回声和枕骨，以确定胎头位置。相对于单纯阴道检查，产时超声检查将不均倾诊断率提高了 2~3 倍，降低了胎儿及新生儿脑部损害的风险。

（二）处理

通过指导孕妇变换体位，改变产轴方向，以期减少胎头不均倾位发生。尽早实施体位变化，改变不均倾可能性大。一旦前不均倾位形成并确诊，除极少数骨盆大、胎儿小、产力好的孕妇可以试产外，其余均应尽快以剖宫产结束分娩。产程延长不但危害母儿安全，还会给手术带来困难。手术中需关注重点有：

1.剖宫产术

前不均倾位因产程延长，可加重胎头侧屈和胎头严重塑形，剖宫产术中取头困难，特别是麻醉不满意时，术中子宫切口易撕伤发生产后出血，增加产褥感染概率、新生儿窒息率等。为减少上述情况发生，术前应与麻醉医生充分沟通，保障孕妇镇痛、肌松满意。手术时置孕妇于头低斜卧位，术者切开子宫下段时，第一助手应用力抵住胎肩，切勿使胎儿上肢于子宫切口处脱出，尽量使胎头侧屈得到纠正，方能顺利娩出胎头；娩出胎头时，尽量旋转胎头以枕前位方式娩出；必要时子宫切口向两侧或呈"U"形延长（注意切口在圆韧带内侧延伸）。术前通知相关人员准备好新生窒息复苏全部措施，NICU 医生指导和协助救治。新生儿娩出后应仔细体检，若产瘤位于胎头一侧顶骨，可确诊为前不均倾位（图 12.19），以备总结临床经验。

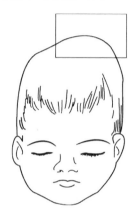

图 12.19　产瘤位于胎头一侧顶骨

2.新生儿评估

前不均倾位处理不及时可能出现新生儿并发症，包括新生儿窒息、头颅血肿、颅内出血、吸入性肺炎、脑瘫甚至新生儿死亡。新生儿出生后应常规行 Apgar 评分及脐动脉血气分析，判断有无新生儿窒息，评估胎儿宫内情况，为新生儿后续治疗和随访提供重要依据。产后检查新生儿头部水肿产瘤形成的部位，如为枕左横位前不均倾，胎头水肿部位在右顶骨，如为枕右横位前不均倾，胎头水肿部位在左顶骨，以此进一步明确前不均倾位的诊断。对于产程过长、胎头严重塑形及剖宫产术中取头困难者，应密切监测新生儿一般情况，谨防发生新生儿颅内出血，及时新生儿科医生会诊，必要时入 NICU 监护和治疗。

五、产妇并发症防治

前不均倾位处理不及时可出现先兆子宫破裂、剖宫产术中子宫切口撕裂、产后出血和产褥感染等并发症，防治关键在于积极处理产程，防止出现滞产，及早识别胎头塑形、产瘤形成、产程早期尿潴留、胎膜早破、宫颈水肿等头位难产征象，一旦疑诊或诊断前不均倾位需及时剖宫产终止妊娠。

前不均倾位目前尚无有效的预防方法，临床强调早发现、早诊断、早处理。超声检查有助于产程早期诊断不均倾位，产程中关注重要临床症状及体征，动态监测非常必要。

（严小丽　常青）

第五节　胎头高直位

一、定义与发病率

胎头以不屈不伸姿势衔接入盆，其矢状缝位于骨盆入口前后径上，称为胎头高直位。胎头高直位包括：①高直前位：指胎头枕骨位于母体骨盆耻骨联合后，又称枕耻位；②高直后位：指胎头枕骨在母体骨盆骶岬前，又称枕骶位（图12.20）。

胎头高直位在胎头位置异常中排第三位，约占分娩总数的1%，其分娩难度大，尤其是高直后位，几乎均需剖宫产结束分娩，故认为是严重的异常胎位。其对母儿危害较大，应妥善处理。

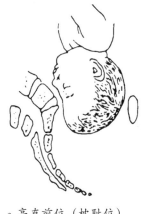 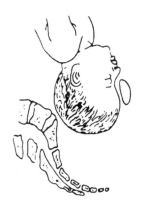

a.高直前位（枕耻位）　　　　　b.高直后位（枕骶位）

图12.20　胎头高直位

二、发病原因

凌教授在临床实践中总结认为胎头高直位发生原因主要与以下因素相关：

（1）头盆不称：为高直位的主要原因，重庆医科大学附属第二医院报道此胎位病例中头盆评分≤7分者占84.4%。

（2）骨盆形态及大小异常：均小骨盆、扁平骨盆、横径狭窄骨盆以及骨盆入口平面狭窄均可引发高直位。

（3）胎头大小及形状异常：胎头太大、太小，或为长形以及颅骨穹窿扁平，都是引起胎头高直位的原因。

（4）胎膜早破：胎头高直位可以在胎膜破裂后发生。尤其是胎头高直后位，胎膜早破的发生率较高。

（5）其他：孕妇悬垂腹、腰大肌过分发达、胎儿位置变动以及胎儿姿势不正常都可能造成胎儿高直位。

三、分娩机转

高直前位临产后，胎头有俯屈的余地，极度俯屈的胎儿枕骨下部支撑在耻骨联合处，额、顶、颏转向骶岬。由于胎头过度俯屈，前囟首先滑过骶岬，然后是额部沿骶骨向下滑动，胎头极度俯屈姿势得到纠正后，胎头不需内旋转，可按正枕前位通过产道分娩，或仅转45°以枕前位经阴道分娩。但胎头入盆与下降困难使整个产程较长，如俯屈不能纠正，胎头无法入盆，需以剖宫产结束分娩。

高直后位时，胎儿枕部及背部向后形成突起的弧形，正对母体向前突出的脊柱腰骶部，较长的胎头矢状缝不能通过较短的骨盆入口前后径，妨碍胎头俯屈和下降，使胎头高浮无法入盆，即使完成入盆也难以旋转180°变为枕前位，因而很难经阴道分娩。

四、诊断与处理

（一）诊断

临产早期确定胎方位是关键，进而及时处理以免产程异常。

1.临床表现

最主要为产程异常。高直前位时，胎头入盆困难，产程图显示活跃早期宫口扩张延缓或（和）停滞；进入活跃晚期时，若胎头过度俯屈得以纠正，胎头衔接，此后产程即恢复正常；如胎头仍不能衔接，则表现为活跃期停滞。高直后位最突出的表现是胎头不下降，不能通过骨盆入口，先露部高浮，活跃期延长或停滞，即便宫口能够开全，胎头高浮易发生第二产程延长、先兆子宫破裂或子宫破裂等。

2.腹部检查

胎头高直前位时，母体腹前壁全部被胎背所占据，胎儿肢体不易触及。胎心音稍高，近腹中线稍偏左处最响亮。胎头高直后位时，母体腹部全部为胎儿肢体所占据，胎心音靠近下腹中线稍偏右最清楚。在母体下腹部正中，耻骨联合上方可触及胎儿的颏，仅依据此点，即能拟诊高直后位。

3.阴道检查

胎头嵌顿于骨盆入口，使宫口很难开全。不论高直前位或高直后位，胎头的矢状缝均位于骨盆入口面的前后径上，其偏斜的角度左右应不超过15°。凌教授建议用时钟角度描述：11点45分至12点15分范围内为限。若为高直前位，前囟在骶岬前，后囟在耻骨联合后，反之为高直后位。此外，高直位时胎头紧嵌于骨盆入口处，影响胎头及宫颈的血液循环，阴道检查时常可发现宫颈水肿和胎头水肿（图12.21）。

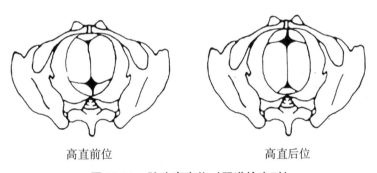

高直前位　　　　　　　　　　高直后位

图12.21　胎头高直位（阴道检查时）

4.超声检查

高直位时胎头双顶径与骨盆入口横径一致。高直后位时可在耻骨联合上方探及胎儿眼眶；高直前位时可在母体腹壁正中探及胎儿脊柱。

（二）处理

若胎头能向一侧偏转45°，胎头高直位即可转为枕左、右前位或枕左、右后位，此后可按正常分娩或枕后位的分娩机转进行。凌教授认为：高直前位无头盆不称时，需给足够的时间加强宫缩促使胎头转位。

因此，对高直前位处理原则是：如无骨盆狭窄、胎儿不大、产力强，应给予阴道试产的机会；加强宫缩同时指导孕妇侧卧或半卧位，促进胎头衔接、下降；且确保孕妇产程中有充足的营养和电解质供应；必要时可进行分娩镇痛。若试产失败或伴明显骨盆狭窄，应行剖宫产分娩。高直后位不可能由阴道分娩，一旦确诊，应行剖宫产术。

（冯玲　王少帅　朱盛兰）

第六节　颜面位

一、概述

颜面位是指胎头以极度仰伸姿势通过产道。此时胎儿枕部与背部接近，以颜面为先露，又称为面先露（图12.22）。颜面位一般不发生于妊娠期，往往是分娩过程中额先露或囟先露继续仰伸而形成。

颜面位以颏骨为指示点，有6种胎方位。即颏右前位（RMA）、颏右后位（RMP）、颏左前位（LMA）、颏左后位（LMP）、颏右横位（RMT）、颏左横位（LMT）（图12.23）。其中颏前位占颜面位的2/3。

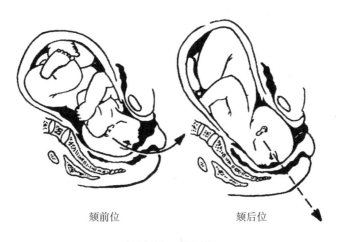

颏前位　　　　　　　　　颏后位

图12.22　颜面位

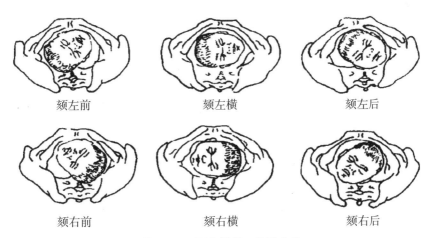

颏左前　　　　　　　　颏左横　　　　　　　　颏左后

颏右前　　　　　　　　颏右横　　　　　　　　颏右后

图12.23　面先露的6种胎方位

颜面位发生率不高，国内外报道其发病率约为0.8‰～2.7‰，经产妇多于初产妇。

凌教授在临床实践中发现，凡影响胎头俯屈的因素，均可能发生颜面位。主要有以下几个因素：①头盆不称：临产后胎头衔接受阻，当胎头仰伸时即形成颜面位。②胎儿先天畸形：胎儿颈部囊肿、包块影响胎头俯屈形成颜面位；无脑儿无颅顶骨，自然形成颜面位。③脐带绕颈或脐带过短：影响胎头俯屈形成颜面位。④经产妇腹壁松弛、悬垂腹，胎背面向母体前方，此时胎儿颈椎与胸椎仰伸，形成颜面位。⑤胎膜早破、宫缩过强、羊水过多以及早产等影响胎头俯屈的因素，均可致使临产后发生颜面位。

二、分娩机转

在骨盆入口平面很少发生颜面位，通常是额先露在胎儿下降过程中胎头进一步仰伸而形成颜面位。颜面位的分娩机转如下。

（一）仰伸与下降

胎体与胎头之间关系异常形成两个力臂，下降遇到骨盆部的反作用力，胎头向后仰伸使胎儿枕部贴近背部，颏部成为下降的先露。

（二）内旋转

前囟颏径衔接于骨盆入口的横径或斜径后，仍需继续内旋转。不同颏方位内旋转如下：

1.颏前位

颏右、左前位时，向内前方转45°形成颏前位。

2.颏横位

多数可向前旋转90°，以颏前位娩出。

3.颏后位

部分颏后位的产妇内旋转受阻为持续性颏后位，不能经阴道自然娩出，足月胎儿需行剖宫产结束分娩。但当骨盆宽大且胎儿小时，经历较长旋转过程，内旋转135°为颏前位分娩。

（三）俯屈与娩出

在向前旋转及下降后，额与口在会阴显露，颏下部抵住耻骨弓，胎头逐渐俯屈，使口、鼻、眼、额、枕相继自会阴前缘娩出。

（四）复位及外旋转

胎头娩出后不久，经复位及外旋转，颏转至前胸方向，胎肩及胎体相继娩出。但需注意分辨水肿破坏的面部形象，以免错诊为臀部。

三、诊断与处理

（一）诊断

1.临床表现

颜面位难以预防，几乎都是在临产后发现。临床表现常有潜伏期或（和）活跃期延长；若为颏后位，则可出现活跃期阻滞。

2.腹部检查

颏前位时胎体伸直，胎儿胸部更贴近孕妇腹前壁，听诊时胎心在胎儿肢体侧的下腹部更清晰。颏后位时胎背侧可触及极度仰伸的枕骨隆突，耻骨联合上方可触及胎背与胎儿枕骨隆突之间的明显凹沟，胎心较遥远而弱。Tapisiz等指出，单纯靠腹部查体诊断颜面位的阳性诊断率只有70%，提示对于产程进展欠佳的孕妇，建议结合超声协助诊断颜面位。

3.阴道检查

肛门检查往往先露较高，若先露触及形状不整、高低不平时，须进一步做阴道检查。阴道检查一般在宫口开大3~5 cm时进行。检查时操作要轻柔，以免损伤面部皮肤。如触及胎儿的口、鼻、眼、颧骨及眼眶各部，即可确诊颜面位。需注意颜面位低垂部位如口唇等出现水肿时不易与臀先露的肛门区别。凌教授形象地阐述了：胎儿的肛门总是在坐骨粗隆的连线上，而胎儿的口和腭骨隆凸是一个三角形的三个角（图12.24）。

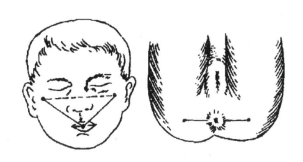

图12.24　胎面和胎臀触诊的鉴别

4.超声检查

根据胎头枕部及眼眶的位置，可明确区分颜面位与臀先露，并确定胎方位。超声下颜面位表现出枕骨与颈椎有角度、颈椎反曲且脊柱呈S形，可帮助诊断胎方位。

（二）处理

凌教授生动形象的比喻：颏前位时，颏部犹如桌脚向上，伸出门外（图12.25），如无头盆不称、产力良好、胎心正常，应给予阴道试产。因继发宫缩乏力，行人工破膜、静脉滴注缩宫素。如第二产程延长，可产钳助产，但要做较大的会阴切开。如有头盆不称或出现胎儿窘迫，需作剖宫产。颏后位时，胎颈比骶骨凹陷短，并被骶骨下段抵住，犹如桌脚向下，嵌于门内（图12.25），难以经阴道分娩，应行剖宫产术。个别情况下，如颏后位胎儿过小或胎死宫内，欲阴道分娩时也必须转为颏前位。否则，对母儿双方都会造成较大损伤。

颜面位产程较长，需密切观察，不能过度期待。当产妇出现宫缩乏力、脱水、胎儿胎心异常时应积极处理，即使是颏前位也应放宽手术指征。

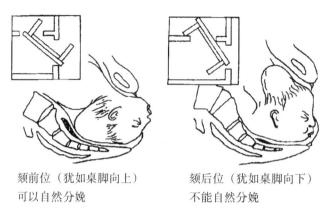

颏前位（犹如桌脚向上）　　　颏后位（犹如桌脚向下）
可以自然分娩　　　　　　　　不能自然分娩

图12.25　颏前位及颏后位分娩示意图

第七节　额　位

胎头以枕颏径（13.3 cm）通过产道，持续以额部为先露，称为额位（图12.26）。额位是一种过渡性的胎位，胎头可俯屈变为枕先露，或进一步仰伸为颜面位，多在产程中发现，持续呈额先露者较为少见，发病率约为0.15%。凌教授总结指出：额位多见于经产妇。除非是小于孕龄儿或死胎，否则，足月儿很难由阴道分娩。当胎头入盆时，枕颏径缩短，枕额径变长，呈额先露特有的三角形头（图12.27）。

持续性额位对母儿危害大，需及早识别和正确处理。持续性额位可使产妇发生子宫破裂或其他软组织严重损伤，胎儿可因窒息或颅内出血死亡。和颜面位发病原因大致相同，凡影响胎头俯屈的因素，均可形成额位。

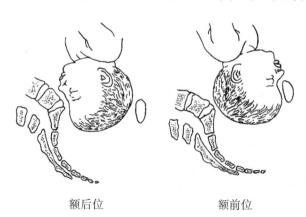

额后位　　　　　　　额前位

图12.26　额先露

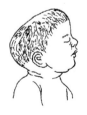

图12.27　额位头形呈三角形

一、诊断

额位多数情况是暂时性胎位，需动态观察。当宫缩良好但胎头不能入盆时应怀疑额位的可能，并作以下检查。

（一）腹部检查

额位时容易扪及枕部或颏部。额前位时，于耻骨联合上方可触及胎头枕骨隆突与胎背间有一凹沟，但不如颜面位明显。但单凭腹部检查，很难确诊为额先露，需行阴道检查以确诊。

（二）阴道检查

可扪及额骨与额缝。额缝的一端为前囟前缘，并可扪及冠状缝，另一端为鼻根部及两侧双眼眶。

（三）超声检查

临产前提示额位可在临产后转为枕先露或面先露。因此产程中需严密观察，谨慎处理。

二、处理

临产前彩超发现额位，仅需产程中严密观察。但胎儿若为持续性额位，除早产儿及小于孕龄儿可能经阴道分娩外，正常足月儿阴道分娩机会极少，一般均需剖宫产。当产程异常且确诊持续性额位以后，不应试产，及早行剖宫产术，以免影响母儿预后。

（凌萝达　冯玲　王少帅　朱盛兰）

参考文献

[1]蔡汉钟.胎头位置异常的诊断与处理[J].中华实用妇科与产科杂志,1994,10(4):202-204.

[2]段涛,杨慧霞,主译.产科手术学[M].北京:人民卫生出版社,2009.

[3]范玲,黄醒华.持续性枕横位及枕后位的产程特点及围产儿预后[J].中华妇产科杂志,1997,32(10):620-622.

[4]凌萝达,李静林.胎头高直位:附45例临床分析[J].中华妇产科杂志,1980:94-97.

[5]凌萝达.枕横位中前不均倾势[J].实用妇科与产科杂志,1986,2(2):81-82.

[6]凌萝达,顾美礼.难产[M].重庆:重庆出版社,2001,323-343.

[7]特科阿·L.金.瓦尔尼助产学[M].陆虹,庞汝彦,译.北京:人民卫生出版社,2020.

[8]王丹,常青.前不均倾位的早期识别、诊断与处理[J].中华产科急救电子杂志,2018,7(30):170-173.

[9]王颖,赵扬玉.胎方位异常的管理:面先露[J].中华产科急救电子杂志,2018,7(03):156-158.

[10]谢幸,孔北华,段涛,等.妇产科学[M].第9版.北京:人民卫生出版社,2018:190-195.

[11]余昕烊,漆洪波.再谈持续性枕后位[J].中国实用妇科与产科杂志,2015,31(11):992-994.

[12]中华医学会妇产科学分会产科学组.新产程标准及处理的专家共识(2014)[J].中华妇产科杂志,2014:49(7).

[13]中华医学会妇产科学分会产科学组.阴道手术助产指南(2016)[J].中华妇产科杂志,2016,51(8):565-567.

[14]Arsene E,Langlois C,Garabedian C,et al.Prenatal Factors Related To Face Presentation:a Case-Control Study[J].Arch Gynecol Obstet,2016,294(2):279-284.

[15]Bellussi F,Ghi T,Youssef A,et al.The Use of Intrapartum Ultrasound To Diagnose Malpositions and Cephalic Malpresentations[J].Am J Obstet Gynecol,2017,217(6):633-641.

[16]Berhan Y,Berhan A.A Meta-Analysis of Reverse Breech Extraction to Deliver a Deeply Impacted Head during Cesarean Delivery[J].Int J Gynaecol Obstet,2014,124(2):99-105.

[17]Committee on Practice Bulletins-Obstetrics.ACOG Practice Bulletin No.219:Operative Vaginal Delivery[J].Obstet Gynecol,2020,135(4):e149-159.

[18]F.Grary Cunningham,Kenneth J.leveno,Steven L.Bloom,et al.Williams Obstetrics,25th Edition[M].2018.

[19]Kariminia A,Chamberlain ME,Keogh J,et al.Randomized Controlled Trial of Effect of

Hands and Knees Posturing on Incidence of Occiput Posterior Position at Birth[J].BMJ,2004,28 (7438):490.

[20]Malvasi A,Barbera A,Di Vagno G,Gimovsky A,Berghella V,Ghi T,Di Renzo GC,Tinelli A. Asynclitism:a Literature Review ofan Often Forgotten Clinical Condition[J].J Matern Fetal Neonatal Med,2015,28(16):1890-1894.

[21]Sizer AR,Nirmal DM.Occipitoposterior Position:Associated Factors and Obstetric Outcome in Nulliparas[J].Obstet Gynecol,2000,96(5 Pt 1):749-752.

[22]Tapisiz OL,Aytan H,Altinbas SK,et al.Face Presentation at Term:a Forgotten Issue[J].J Obstet Gynaecol Res,2014,40(6):1573-1577.

[23]T.Ghi,A.Youssef,G.Salsi,et al.Intrapartum Sonographic Imaging of Fetal Head Asynclitism [J].Ultrasound Obstet Gynecol,2012(39):238-240.

[24]VasilyVlasyuk,Antonio Malvasi.The Importance of Asynclitism Inbirth Trauma and Intrapartum Sonography[J]. The Journal of Maternal-Fetal & Neonatal Medicine,2020(14):1-7.

第十三章

其他难产

【引言】

　　除外头位难产,还存在其他难产,如果能早期识别,早期预防,处理恰当,可以减少母儿并发症的发生。

——凌萝达

第一节 臀位

一、概述

臀位是异常胎位中较常见的一种，约占分娩总数的3%~5%，初产妇较多见。臀位阴道分娩机转不正确或脐带娩出受压时间较长会导致新生儿臂丛神经损伤、颅内出血、窒息甚至死亡，其围产期死亡率、胎儿神经系统疾病发生率、产伤、5 min Apgar 评分 < 7 分和新生儿窒息的绝对风险分别为 0.3%、0.7%、0.7%、2.4% 和 3.3%，围产儿股骨滑车发育不良的风险比头位阴道分娩高 15 倍，臀位阴道分娩围产期死亡率是头位阴道分娩的 2 倍、是妊娠 39 周后择期剖宫产的 4 倍。因此如何降低臀位发生率和围产儿不良结局是产科领域的一个重要课题。

（一）发生原因

通常胎儿在近足月时（妊娠30周以后）多数自然转成头位，如果胎儿臀部或者腿部先于头部进入骨盆，则表现为臀位，可能与下列因素有关：

1.胎儿活动空间因素

（1）羊水过多或经产妇腹壁过度松弛：此时子宫腔空间较大，胎儿易在宫腔内自由活动致形成臀位。

（2）宫腔空隙较窄：初产妇腹壁过紧、子宫肿瘤、双胎及羊水过少等，胎儿在子宫腔内活动十分受限，影响自然转成头位。

（3）子宫畸形：双角子宫、单角子宫、子宫纵隔等。

（4）其他：前置胎盘、骨盆狭窄、脐带过短等。

2.胎儿发育因素

胎儿畸形，如胎儿脑积水、无脑儿及胎儿长形胎头。

（二）分类

臀位分为3类：单臀先露、完全臀先露及不完全臀先露（图13.1）。孕期中胎儿在宫腔内主要为单臀先露与完全臀先露两种，不完全臀先露绝大多数是在分娩过程中由完全臀位演变而来。

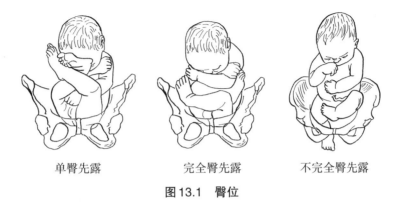

单臀先露　　　　　完全臀先露　　　　不完全臀先露

图13.1　臀位

1.单臀先露（腿直臀位）

胎儿膝关节伸直，髋关节屈曲，以臀部为先露，单臀位时首先通过宫颈口的是臀部加双大腿，臀部加双大腿的周径与胎头周径略同。

2.完全臀先露（混合臀位）

胎儿双侧髋关节及膝关节均屈曲、以臀部及双足为先露。完全臀位在分娩过程中因下肢受到的阻力比臀部受到的阻力小，所以往往是下肢先下降，其位置低于臀部。

3.不完全臀先露

胎儿呈直立或跪式，以足或膝为先露。不完全臀先露有以下几种情况：一足或双足、一膝或双膝、一足一膝，不完全臀先露最容易发生脐带脱垂，尤其是两侧先露不同的不完全臀先露脐带脱垂概率更大。

二、诊断

（一）临床表现

妊娠晚期孕妇感觉胎动在下腹部，常感季肋部顶胀感和下腹部胀痛，临产后因臀先露较软，不能紧贴子宫颈，影响子宫收缩，致使子宫口扩张缓慢，产程延长，易发生宫缩乏力，单臀位由于先露部周径过大容易产生第二产程延长。足先露易发生胎膜早破和脐带脱垂。

（二）腹部检查

腹部触诊时可在宫底扪及圆而硬的胎头，按压时有浮球感。耻骨联合上可触及不规则软而宽的胎臀。在脐平面或者略高部位可以听到胎心。

（三）阴道检查

阴道检查时，单臀先露可触及胎儿的坐骨结节、骶骨和肛门，但不会触及胎足，当先露较高时仅可触及胎臀，有被误认为胎头的可能。需要与面先露相鉴别，若为胎儿面部，其嘴与两侧颧骨位置构成三角形。完全臀先露时可触及胎足位于胎臀旁，通过拇指方向可帮助判断是左足还是右足，且需要与胎手相鉴别。不完全臀先露时，可触及胎儿一足或双足低于胎臀位置，应注意脐带有无同时脱出。

（四）超声检查

超声是检查和评估臀先露很好的辅助方法，通过超声可以了解臀先露的类型、估计胎儿体重、排除有无畸形、确定胎盘的位置、排除是否存在脐带先露等。

三、处理

（一）孕期防治

妊娠30周以前因羊水相对较多，胎位不易固定，故对臀位者不必急于纠正，可任其自然转成头位。妊娠30周以后仍为臀位者应及时矫正。

1.胸膝卧位

孕妇采用体势形成臀高头低位，促使胎头与胎背形成的弧形面顺着子宫底弧形面滑动而完成倒转（图13.2）。孕妇在矫正前先排空膀胱，放开腰带，胸肩尽量贴在床上，头歪向一侧，双手放在头两侧，双膝稍分开（与肩同宽），大腿与床面保持垂直，大腿与小腿成直角，每日2~3次，均应在早晚空腹时进行，每次10~15 min，持续7~10日为1疗程。

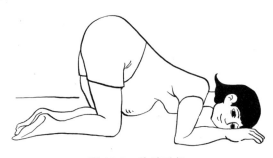

图13.2 胸膝卧位

2.艾灸或激光照射至阴穴转位

每日 1～2 次，每次 15 min，5 次为 1 疗程。刺激至阴穴（在足小趾外侧趾甲角旁 0.1 寸）可使胎动增加，从而增加转位机会。

3.外倒转术

经腹壁用手转动胎儿，使不利于分娩的胎位（如臀位、横位）转成有利于分娩的胎位（头位）。

（1）外倒转术时间

在采取胸膝卧位失败后可考虑进行外倒转术，以往多主张在孕 32～34 周进行，因为预防术后自然回转，多需用腹带包裹，常使孕妇难以坚持。目前在国内文献中大部分学者推荐在胎儿 36～37 周后，排除禁忌证再行外倒转术。

（2）提高外倒转术成功率的因素

经产妇、使用宫缩抑制剂、胎头易触及、胎臀未衔接、完全性臀先露、后壁胎盘、羊水指数 10 cm 以上、孕妇体重 <65 kg、胎儿体重 2 500～3 000 g、实施椎管内麻醉、横位、既往臀位外倒转术成功史。

（3）外倒转术禁忌证

①具备其他剖宫产指征或孕妇要求剖宫产。

②7 日内出现阴道流血症状。

③胎监异常、子宫畸形、胎膜早破、多胎妊娠。

④B 超、多普勒检查诊断或可疑脐带绕颈。

（4）外倒转术步骤

①术前准备：签署知情同意书；行胎心监护，确保胎心监护呈反应型；B 超检查了解臀位类型、胎盘位置；在外倒转术前排空膀胱，予宫缩抑制剂；术前 4 h 禁食。

②具体操作步骤：孕妇仰卧，头部抬高，双腿屈曲。术者先将胎臀托起使之离开骨盆入口，另一手握住胎头迫使其俯屈下移。一般当胎臀、胎头到达脐平侧方时，可依靠胎儿躯干的伸直，胎头、胎臀分别向盆腔及宫底移动（图 13.3）。骶左位时沿反时针方向转位，骶右位时沿顺时针方向转位。将胎头与下肢保持屈曲的状态，有利于倒转。握住胎头的手轻轻地将胎头推向骨盆入口，胎体保持屈曲，缓慢转直。术中可由助手做 B 超进行辅助并监测胎心率的变化。

③术后处理：检查胎头应在骨盆入口附近，胎心率应正常。用多头带包腹，并在腹带下胎头两侧塞入两个布卷以固定胎头。术后最好观察 2 h，重点观察产妇有无出血及胎心情况。术后通过 B 超了解转位是否成功并排除胎盘早剥等。

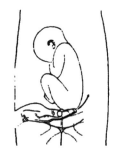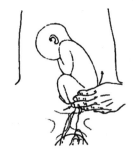

胎臀半入盆，将胎臀托出盆腔　　　胎臀已入盆，内外手合作将胎臀推出盆腔

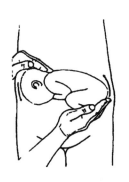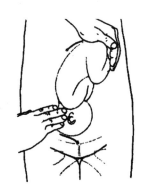

胎头与下肢屈曲有利于倒转　　　将胎头推向骨盆入口，
　　　　　　　　　　　　　　　胎体转直，下肢保持屈曲

图13.3　臀位外倒转术

④并发症及处理：操作前需充分告知孕妇可能的并发症，如胎盘早剥、早产、胎儿窘迫，甚至子宫破裂、羊水栓塞等严重情况。要求操作者在实施操作时动作要轻柔、连续，随时注意胎动和胎心变化，若出现胎动突然增加或胎心改变，应立即停止操作并回复胎儿在原位置。如出现严重危及母儿安全的情况需及时剖宫产终止妊娠。

（二）分娩期处理

1.择期剖宫产指征

骨盆狭窄、瘢痕子宫、胎儿体重>3 500 g、胎儿生长受限、胎儿窘迫、胎头仰伸位、有难产史、妊娠合并症、脐带先露、完全和不完全臀先露。

2.产程处理

（1）第一产程处理

孕妇临产后应卧床休息，减少站立、走动，以防胎膜早破，脐带脱垂。产程中注意休息、营养及水分的摄入。保持良好的宫缩。经常听胎心,最好能用胎儿监护仪持续监护。

一般不主张使用缩宫素,除非出现明显产程延长,或因分娩镇痛出现宫缩乏力。除非有明确指征,否则不宜行人工破膜,以减少脐带受压及脐带脱垂的风险。如胎膜自然破裂应立即听取胎心,作阴道检查。如脐带脱垂时宫颈尚未开全,而胎心好,应立即行剖宫产术。在手术准备及手术时,只要胎儿尚未娩出,孕妇应置于头低臀高仰卧式,阴道检查者保护脐带并堵住宫颈口,防止其再度脱垂,直至胎儿娩出。

在第一产程末时需认真地指导孕妇屏气用力使先露娩至阴道口;完全臀先露和足先露者多需用"堵"的方式使宫口充分扩张,直到完全臀先露的先露部已下降至阴道口。当宫缩时在阴道外口见胎足时,宫颈口常只开 4~5 cm,不可误以为宫口开全。接生人员必须戴无菌手套,用消毒巾覆盖宫口,每次宫缩时用手堵于阴道口,防胎儿足娩出,同时,密切监测胎心,防止脐带从胎儿足旁空隙下滑而发生脐带脱垂,直至胎儿足与胎儿臀部均已降至阴道口处,孕妇向下屏气接生人员手掌感受到冲力强烈时,立即准备按完全臀位分娩机转娩出胎儿。

(2)第二产程处理

做好接产前准备:导尿,必要时行会阴侧切开术。有三种娩出方式:自然分娩、臀助产、臀牵引。第二产程必须由高年资助产士和/或产科医生完成,需新生儿科医生及麻醉医生在场,做好随时抢救或紧急剖宫产的准备。第二产程早期,耐心等待胎臀露于阴道口,软产道已充分扩展且孕妇向下屏气强烈时,方可开始指导孕妇用力。如进入第二产程后 2 h 先露仍未到达盆底,通常推荐转剖宫产结束分娩。若宫缩不佳或产程延长者,可静滴缩宫剂以促进胎先露下降,注意排空膀胱。胎儿脐部水平娩出至口唇部娩出不应超过 8 min,以减少因脐带暴露、牵拉、压迫时间过长或胎盘过早剥脱导致胎儿宫内窘迫发生率增加。

(3)第三产程处理

加强宫缩预防产后出血,积极抢救新生儿;检查软产道,注意是否有宫颈损伤并及时缝合;抗生素预防感染。

(三)臀位助产术

臀位胎儿能自行完成全部分娩机转而自然分娩者极少见,绝大多数需由接产者协助完成部分机转。在实施臀位助产前需再次向孕妇及家属告知可能风险,建立静脉通道,备齐产房和新生儿复苏抢救设备,确认阴道助产和紧急剖宫产的器械。如存在家人不能理解或者相配套的急救设备不全面等情况，可放宽剖宫产指征。

臀位助产术适应证：死胎或者估计胎儿出生后不能存活、孕龄≥34周、单臀、胎儿体重2 000~3 500 g、胎头无仰伸、无产道异常、无其他剖宫产指征、孕妇及家属要求实施。

1.臀助产

胎臀自然娩出至脐部后，由助产人员协助胎肩及胎头娩出称为臀助产；臀位助产的目的是使软产道充分扩张，为胎儿顺利娩出创造条件。完全或不完全臀位需用臀位第一助产法（压迫法）助产，臀位第二助产法（扶持法）助产只应用于单臀位。

（1）臀位第一助产法（压迫法）——立足于"堵"

①堵臀、完全或不完全臀位分娩时，宫颈未开全，阴道未充分扩张，但胎足或胎膝已露于阴道口，助产人员用消毒巾覆盖阴道口在宫缩时用手掌堵住胎肢，将胎儿下肢阻挡于阴道内，使其不过早娩出。经若干次阵缩后胎儿臀部下降至盆底，双下肢亦盘曲于胎儿腹部前形成完全臀位，此时阴道充分扩张，外阴膨隆，肛门松弛，阵缩时助产人员感到有较大的冲击力，在阴道外口可见到或触及胎儿外生殖器、肛门或臀部，确认宫颈开全，可准备接产（图13.4）。在"堵"的过程中要严密注意胎心率，若发现胎心异常应根据宫颈口是否开全决定行臀牵引术或剖宫产术。

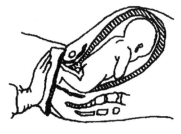 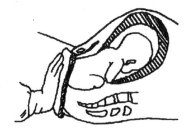

胎足已下降，胎臀尚未下降　　　　　　　　胎臀已下降

图13.4　压迫法臀助产

②胎臀娩：出宫口开全，会阴膨起，胎儿粗隆间径已达坐骨棘以下，必要时助产人员可在宫缩间歇行会阴侧切，以适应未很好塑形的胎头娩出。宫缩时嘱孕妇用力，胎儿双下肢及臀部随阵缩自然娩出。

③胎肩娩出：助产人员用无菌巾裹住胎儿下肢及臀部，避免胎儿受冷空气刺激而吸入羊水与黏液。助产人员将双手拇指放在胎儿背部髂骨边缘上，其余四指放在臀部侧方，紧握胎儿臀部徐徐转动，骶左前向左侧、骶右前向右侧转动45°，使双肩径落于骨盆前后径上，边旋转边向下牵引直至胎儿脐部露出于阴道口外。将脐带轻轻向外牵引数厘米，以免脐带绷得过紧影响胎儿血循环。

在旋转与牵引胎体同时，始终保持胎背朝上，向下向外用力牵拉，使胎儿前肩部分暴露在耻联下，助产人员食指与中指顺胎肩滑至胎儿肘关节，并将其钩住使上肢紧贴胎儿前胸部，顺势牵拉拨出。切忌钩住肱骨、尺骨和桡骨，以免造成长骨骨折。然后助产人员用左手拇指、食指及中指将胎儿双足紧紧钳住提起胎体，并将胎体尽量向上提举，使胎儿后肩显露于阴道口，再依前法取出后臂（图13.5）。在经用力向下牵引胎体而前肩暴露不满意时，估计娩出前臂有困难，即可将胎儿提起先取后臂。后臂因无骨质部分阻挡，较前臂容易娩出，故主张先取后臂再取前臂的作法也是可取的。

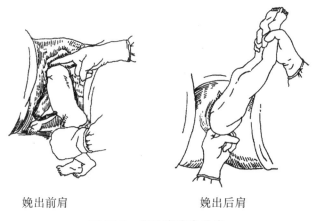

娩出前肩　　　　　　　　娩出后肩

图13.5　臀助产娩出胎肩

④胎头娩出：两上肢娩出后随即放低胎体，由助手迅速在母体耻联上加压（需提前排空膀胱），使胎头俯屈入盆。助产人员将一手伸入阴道，使胎体骑跨在助产人员前臂上，将阴道内手的中指伸入胎儿口内，钩转抵压于舌根部，食指与无名指压住胎儿鼻翼两侧上颌骨，以促使胎头俯屈；另一手将中指按压于胎儿枕骨，食指及无名指分别钩住胎儿两侧肩部，两手配合一面使胎头俯屈，一面向外牵拉，待枕骨抵达耻骨弓下时，即将胎体及四肢向上提举，使胎儿之颏、口、鼻额相继娩出。此即所谓后出头手法（图13.6）。

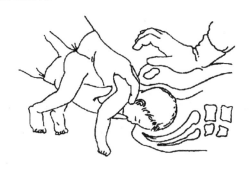

图13.6　臀助产娩出胎头

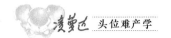

（2）臀位第二助产法（扶持法）——立足于"拔"

扶持法适用于单臀位时先露为臀及双侧大腿。此时周径较大，遇到的阻力较大，不能像臀位第一助产法那样堵住先露部，建议指导产妇屏气使先露部娩出。接产过程中始终保持胎儿双小腿伸直折叠于胎体上，压住交叉在胸前的双臂使之不致上举；压住胎儿颏部使胎头不致仰伸（图13.7）。

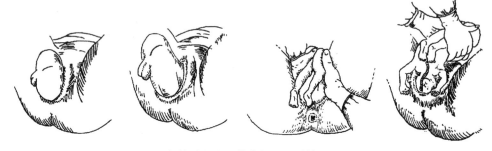

保持胎儿小腿伸直折叠于胎体上

图13.7　扶持法臀助产

第二产程中宫缩不佳，产程有延长倾向时，应静滴缩宫素加强宫缩、帮助先露部娩出。当胎臀及双侧大腿显露后，接产者使胎背朝上略斜向一侧，让臀部最大径（股骨粗隆间径）适应骨盆出口面的斜径。

接产者用手紧握胎臀两侧，拇指压在胎儿腿部，其余四指在骶部。每次宫缩时将胎体及双腿向上抽拔，宫缩间歇时接产者之拇指及其他四指顺着胎腿及胎体下滑至阴道口，使双腿紧贴胎体不致脱出阴道口外。胎儿双上肢被压在大腿下交叉于胸前，提拔胎体与双大腿时，将上肢同时拔出，由于双肩保持于骨盆出口斜径上，故出肩一般无困难。

出肩后双腿仍保持原位压住胎儿颏部，胎头不致仰伸，再继续将胎体及双腿向耻骨联合、向母体腹部方向提举，胎头即可保持俯屈位顺利娩出。

若在提举胎体过程中下肢脱出，则为第二助产法失败，只有改用第一助产法娩出胎体、胎肩及胎头以完成分娩。

2.臀牵引术

目前临床应用少，几乎由剖宫产替代。臀位分娩时，胎儿由下肢开始直至胎头全部由助产人员手法牵引娩出者称臀牵引术，必须严格掌握指征。臀牵引术因在软产道未经充分扩张条件下迫使胎儿娩出，增加了分娩难度，存在着母体及胎儿创伤风险，过度牵拉将对胎儿造成不良影响，术后新生儿并发症、死亡率均高于剖宫产和臀位助产术。因此，多数业内专家认为，只要剖宫产还来得及抢救母子，尽早采用剖宫产术而不要采用臀牵引术。

（1）主要适应证为宫内死胎、双胎妊娠的第二个胎儿、臀位分娩出现脐带脱垂、第二产程停滞且有剖宫产禁忌证、胎儿窘迫或脐带脱垂需立即终止且无剖宫产条件者、横位内倒转术后等。

（2）臀牵引术除双下肢是由接产者牵出外，其余部分接产手法同臀位助产。

①牵引下肢：右手伸入阴道内以握拳式握持胎足，食中两指夹持胎足踝部，中指、无名指及小指握持足背，食指握持跟腱部，拇指放于食指之上，向下牵引。当胎足显露于外阴后即用无菌巾包裹以免牵引时滑脱，并改用双手握持小腿牵引。牵引方向应先向产妇后下方，随胎儿下肢的下降握持点逐渐上移至大腿或股部。

②牵出胎臀：当胎臀在阴道口显露时，则稍向上牵拉，使臀部娩出。

③牵出肩部、上肢和胎头：同臀助产的第一助产法。

（四）并发症及处理

1.母体并发症

（1）脐带脱垂

脐带脱垂时，宫颈未开全，胎心好，尽快作剖宫产；宫颈已开全或近开全，胎儿情况不佳（胎心<100 bpm）或缺乏即刻剖宫产手术条件时，可考虑行臀牵引术；胎心已消失，胎儿已死亡，可等待宫颈开全后行臀位助产。

（2）软产道损伤

在实施臀牵引术时可导致软产道损伤，包括宫颈撕裂、阴道壁血肿、会阴撕裂等。预防及处理措施：①术前充分评估胎儿大小以及手术可实施度；②除产道宽大、会阴松弛者外，应予以会阴麻醉同时行会阴切开术；③宫口开全才可实施牵引；④牵引过程中应力道均匀，切勿暴力实施；⑤在操作过程中可以嘱助手做好会阴部的保护措施。

（3）产后出血

在胎儿娩出后应及时予以促子宫复旧处理，协助胎盘娩出，检查胎盘胎膜的完整性，同时仔细检查软产道情况，如发现损伤应及时修补。分娩后观察排小便情况，必要时可予以导尿。

（4）产褥感染

产后需予以抗生素预防感染。

2.围产儿并发症

（1）后出头娩出困难

若因胎头仰伸未入盆，接产者之手在阴道内未能触及胎儿口部。不可强行将胎体向下牵拉，这样将使胎头仰伸加剧，更难入盆。接产者可将手伸入阴道，压胎儿上颌部，使胎儿颏部俯屈向胎胸部靠拢，助手在耻联上压迫胎头枕部协助其俯屈。接产者若能触及胎儿口腔，即按后出头手法娩出胎头。若经耻骨联合上加压，胎头仍不能俯屈入盆时，则利用后出头手法握住胎头，将胎头转向骨盆侧方使成枕横位、以使胎头双顶径（胎头最小的径线）通过骨盆入口面前后径（入口面最小径线），胎头方能进入骨盆而娩出。特别是入口面呈扁型的骨盆，更需以枕横位入盆。

若胎头娩出困难是由于宫颈未开全即强行牵出胎体，致使宫颈形成痉挛性的缩窄环卡在胎儿颈部，则接产者越抽拉胎体，此环越紧缩。因此发生此情况时切忌继续抽拉胎体，即刻注射2%利多卡因于宫颈3点、12点及9点处，每处2～3 ml。若仍不能放松，则可用全身麻醉。当胎头娩出困难是由于胎儿过大，而母体阴道、会阴及盆底组织坚实时，可用特制的臀位后出头产钳（Pipper产钳）娩出胎头（图13.8）。

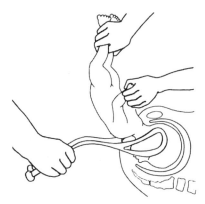

图13.8　Pipper产钳娩出胎头

（2）胎臂上举

臀部娩出后牵引胎体不可过急，最好一边牵引，一边旋转以减少摩擦，避免胎臂上举。一旦发生胎臂与胎头同时入盆将造成娩出困难。有两种方法可以解脱这种受阻上举的胎臂：

①旋转胎体法（图13.9）：握住胎体向胎背方向旋转180°或更多，使胎臂遇到阻力沿胎儿面部前方滑下至胸前再娩出。

②牵拉上肢法（图13.10）：助产人员利用骶骨凹空隙，将手伸入宫腔，沿胎背、肩、上臂直达肘部，以食指及中指钩住肘关节，使前臂沿胎儿面部滑过，经胸前下

降娩出。前臂娩出后接产者可取出后臂，若仍有困难按前法处理。操作应十分谨慎，防止上肢骨折。

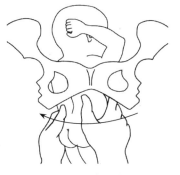
图13.9　旋转胎体法

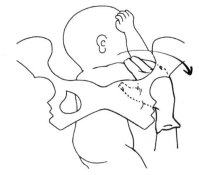
图13.10　牵拉上肢法

（3）骨折

骨折是最常见的并发症。胎臂上举最易造成锁骨骨折或肱骨骨折；违反分娩机制的助娩可导致下肢骨折。因此骨折损伤应重在预防，切忌使用暴力。

（4）颅脑及脊柱损伤

胎头仰伸未能入盆应设法使其俯屈，并使胎头选择适当的径线（以枕横位）入盆，切忌在胎头未入盆时强行牵拉胎体造成小脑幕撕裂、脊柱损伤或断裂。

（5）臂丛神经损伤

臀位胎头未入盆强行牵拉胎体，或强行牵拉胎臂都可造成臂丛神经损伤。臂丛神经损伤重在预防，一旦发生需及时治疗，损伤严重者往往需半年以后才能恢复功能，甚至终身残废。

（丁依玲　邓娅莉）

第二节　横位（肩先露）

一、概述

胎体横卧于骨盆入口以上，胎体纵轴与母体纵轴相垂直称为横位，因胎儿先露部为肩，故又称肩先露（图13.11）。肩先露是对母儿最不利的胎位。凌萝达教授统计，20世纪80—90年代国内横位分娩约占分娩总数的0.2%～0.5%，国内的发生率约1∶200，围产儿死亡率约24%，多因脐带脱垂及损伤性分娩引起。现在随着B超技术的广泛普及，孕产妇保健意识增强，横位分娩约占分娩总数的0.1%，但有统计显示横位早产的发生率是头位分娩的7倍，而围产儿死亡率是头位分娩的16倍。

除部分死胎及早产儿胎体可折叠自然娩出外，足月横位活婴不可能自然娩出，孕35～38周仍保持横位或斜位者应以纠正。现在认为在孕36周宫内羊水量达到高峰，如此时仍为横位者可考虑进行纠正，纠正方法同臀先露；如失败则需立即住院待产。

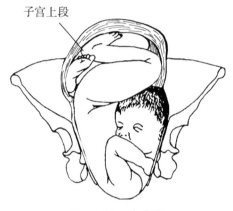

图13.11　肩先露

二、原因

（一）胎儿活动空间因素

（1）产次过多，腹壁松弛。

（2）骨盆狭窄、子宫畸形、生殖道肿瘤。

（3）前置胎盘等影响先露胎头衔接。

（二）胎儿发育因素

（1）胎儿过小。

（2）早产尚未转至头先露。

三、诊断

（一）临床表现

1.胎膜早破及宫缩乏力

横位先露部为肩，对宫颈口及子宫下段的贴合不均匀，常易发生胎膜早破及宫缩乏力。

2.胎儿窘迫

胎膜破后羊水迅速外流，胎儿上肢或脐带容易脱垂，导致胎儿窘迫，以致死亡。

3.忽略性横位

临产后随着宫缩增强，迫使胎肩下降，胎肩及胸廓的小部分挤入盆腔内，胎体折叠弯曲、颈部被拉长，上肢脱出于阴道口外，但胎头及臀部仍被阻于骨盆入口的上方，形成所谓嵌顿性横位，即忽略性横位。

4.病理性缩复环

子宫收缩继续加强，而胎儿无法娩出、子宫上段逐渐变厚、下段变薄变长，在子宫上下段之间形成病理缩复环。产程延长后，此环很快上升达脐平，此时由于子宫下段肌肉被过度牵拉，肌肉开始断裂、出血，检查时发现子宫下段有固定的压痛点。此外因膀胱被耻联与胎头挤压过久引起血管破裂，孕产妇可出现血尿。

5.先兆子宫破裂

病理性缩复环、子宫下段固定压痛点、血尿是子宫先兆破裂的临床表现，如不及时处理，随时可发生子宫破裂。

6.感染

由于分娩受阻过久，宫缩变得越来越弱，间隔时间延长，直至子宫停止收缩。接产人员对此若缺乏认识，任产程继续延长，可导致宫腔严重感染，危及母儿生命。

（二）腹部检查

腹部触诊子宫呈横椭圆形，子宫底高度低于相应妊娠月份的子宫，耻骨联合上方较空虚，母体腹部一侧可触及胎头，胎臀在另一侧。肩前位时，胎背朝向母体腹壁，触及宽大而平坦的胎背，肩后位时，胎儿肢体朝向母体腹壁，触及不规则的小肢体。在脐周两旁听诊胎心最清楚。

（三）阴道检查

胎膜未破时先露位于骨盆入口以上，阴道检查只感盆腔空虚，先露部不易触及。宫颈口已扩张，胎膜已破，应检查是否有脐带脱垂。阴道检查可触及胎儿肩部、肋骨及腋窝，腋窝尖端指向胎头，可以决定胎头在母体的左侧或右侧。肩胛骨朝向后方为肩后位，朝向前方为肩前位。如胎儿手已脱出于阴道口外，可用握手法鉴别是左手或右手。运用前反后同的原则：胎头在母体腹部的左侧、右手脱出者为肩左前位与检查者的右手相握（图13.12），左手脱出者为肩左后位，与检查者的左手相握。胎头在母体腹部右侧，左手脱出者为肩右前位，右手脱出者为肩右后位与检查者的右手相握（图13.13）。

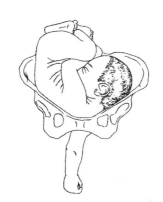

图13.12 肩左前位 右上肢脱出　　图13.13 肩右后位 右上肢脱出

（四）超声检查

通过超声检查胎头、脊柱等明确胎产式，能确定具体的胎方位，是目前诊断横位的主要方法。

四、处理

（一）不考虑经阴道分娩的情况

（1）对有产科指征，如头盆不称、前置胎盘、有难产史者，初产妇横位及外倒转不成功者应于临产前或临产初期即行剖宫产。

（2）经产妇临产后宫颈扩张不大，估计短时间内不能结束分娩者或有脐带脱垂，胎心尚好，应行剖宫产术。

（3）初产妇，足月妊娠，胎儿存活，无论宫口扩张多大，胎膜是否破裂，均应选择剖宫产。

（4）早产肩先露、胎儿存活者应选择剖宫产。

（5）凡子宫已有先兆破裂或部分破裂体征者，不论胎儿是否存活，宫颈开全与否，均不得经阴道进行任何操作，应立即剖宫产。

（6）如毁胎术遇到困难时也应改行剖宫产。

（二）可考虑经阴道分娩的情况

（1）经产妇胎膜刚破不久、子宫腔内羊水尚未流尽，宫颈口已开全或近开全，胎心音好，在无剖宫产条件或不能及时转送时方考虑行内倒转术，但术者必须熟悉该项手术，将胎儿转为臀位，待宫口开全即行臀位牵引术。

（2）双胎妊娠，第一胎已经分娩，第二胎儿为肩先露，应立即行内倒转术转成臀先露分娩。

（3）若肯定胎儿有畸形者，或者胎儿已死，无先兆子宫破裂者，可在硬膜外麻醉或阴部神经阻滞、宫口开大5 cm后行内倒转术，转为臀位，等待其经阴道分娩，或于宫口开全后行毁胎术。

（三）围分娩期注意事项

（1）肩先露分娩以剖宫产为主。应加强孕期保健及产前检查，可行外倒转术。若失败，则行择期剖宫产术。

（2）对于可考虑经阴道分娩的孕妇已临产应立即行阴道检查，了解宫颈口扩张程度、胎膜是否已破、有无脐带脱垂及胎方位等，根据情况进行相应处理。

（3）凡准备由阴道分娩者，术前必须仔细检查有无子宫先兆破裂或部分破裂的症状和体征。如果腹部检查时，下腹一侧有明显压痛，发现阴道有活动性暗红色血液流出，很可能是子宫部分破裂或阔韧带血肿的征象，应立即行剖腹探查术。

（4）凡可以经会阴侧切、助产等阴道手术分娩者，术时应严格消毒，注意宫缩情况，预防出血与感染。同时启动产房应急团队做好助产、剖宫产手术、新生儿复苏抢救等准备工作。疑诊或确诊子宫破裂均迅速实施剖腹探查术，若有宫颈撕裂，应及时缝合。如发现有血尿或怀疑膀胱受压过久时应放置保留导尿管两周，预防尿瘘的发生。

横位以预防为主，建立健全妇女保健组织，做好计划生育，避免生育过多，以减少横位的发生。加强孕期保健及产前检查，胎儿B超一旦确诊应择期剖宫产终止妊娠。

（丁依玲 邓娅莉）

第三节 复合先露

一、概述

胎头或胎臀伴有肢体同时进入骨盆入口称为复合先露（图13.14）。复合先露的发生率约为0.8‰~1.68‰，围产儿死亡率高达25%。复合先露类型很多，比较常见的有头合并手、头合并足、头合并足与手、头合并手与脐带、头合并足与脐带、面合并手、面合并手与脐带、并手、臀合并手与脐带以及上下肢同时脱垂。在复合先露中，临床以胎头合并一手或一前臂脱出最常见。复合先露多见于小胎儿，如早产儿或生长受限之胎儿，尤其是早产儿发生率比足月儿增高一倍。复合先露经产妇发生较初产妇多，早产儿比足月儿易发生，骨盆狭窄、头盆不称、羊水过多、双胎、胎头入盆晚等也是诱发复合先露的原因。外倒转术操作不当，亦可引起复合先露。虽然大部分复合先露胎儿能经阴道分娩，但这可能影响产程进展，给阴道分娩、助产造成困难。相对于头先露者，复合先露发生肩难产和会阴裂伤机会更大，新生儿也更易发生肢体损伤。

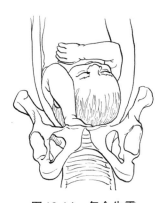

图13.14 复合先露

二、病因

凡胎儿先露部与骨盆口未能完全嵌合，先露部与骨盆之间空间较大时，先露旁胎儿肢体可能滑入骨盆形成复合先露。常见原因有：

（1）早产或低体重胎儿：先露未能将骨盆入口面全部占据，使肢体有机会显露于先露旁形成复合先露。

（2）经产妇：经产妇的腹壁相对松弛，胎儿活动范围相对较大，胎头入盆较晚，临产后因子宫收缩，促使胎儿肢体与胎头同时下降入盆，从而造成复合先露。

（3）胎膜早破：当胎头与骨盆入口之间存在较大空隙时，羊水可由此进入前羊膜囊，发生胎膜早破时胎儿肢体同时进入骨盆空隙，随胎头入盆下降，发生复合先露。

（4）相对骨盆狭窄：因胎儿相对较大，胎儿活动受限，进入骨盆的胎儿肢体不能回收，发生复合先露。

（5）羊水过多：过多的羊水导致胎头无法顺利衔接，胎儿肢体及脐带容易从骨盆间隙中脱出造成复合先露。

（6）多胎妊娠：双胎或多胎时，当第一个胎儿娩出后，宫腔相对增大，未娩出的第二个胎儿在增大的宫腔中下降，易形成复合先露。

三、临床表现

复合先露时胎先露部伴有胎儿肢体同时进入骨盆入口，使先露部径线加大，不利于胎头在阴道内按分娩机转旋转适应孕妇产道，故经阴道分娩容易难产，母儿危险性增大。

（一）难产

胎儿先露部（胎头或胎臀）受阻，胎头下降迟缓、胎头下降停滞、第二产程延长等发生率增高。子宫收缩乏力，产后出血发生率明显增加。

（二）胎膜早破

由于胎儿肢体和胎先露部同时入盆，胎先露部和骨盆之间存在较大空隙，压力分布不均匀，可能导致胎膜早破。

（三）产道损伤

复合先露助产过程中需多次阴道检查及手术干预，增加母体产道血肿、裂伤、会阴伤口愈合不良等的发生。

（四）子宫破裂

复合先露可能造成产道梗阻，子宫强烈收缩，子宫破裂发生率增加。

（五）脐带脱垂

复合先露不能完全与骨盆入口衔接时且胎膜已破，脐带从先露部未填充的空隙中滑，从阴道中脱出，易导致胎儿窘迫、胎死宫内、围产儿死亡等。

四、诊断

复合先露在分娩前一般难以确诊，极少孕妇通过B超检查能发现复合先露。骨盆大、胎儿小、以头与手为先露，产程仍可能表现正常。足月儿无论有无头盆不称存在，复合先露本身即可导致分娩困难，产程可表现异常。疑诊为复合先露的高危人群，必须密切监测产程，一旦发生产程进展缓慢，同时经阴道检查发现在胎先露旁触到肢体，即可确诊。诊断时应注意与臀先露及肩先露相鉴别。

五、处理

一旦确诊为复合先露，首先应经阴道检查是否有头盆不称。若无头盆不称，可让产妇向脱出肢体的对侧侧卧，肢体可能自然缩回。因复合先露肢体所在位置越高越易回纳，如果无法自行缩回可经阴道人工回纳后等待自然分娩。回纳肢体时动作须轻柔，不可强行进行，避免损伤胎儿肢体及产道。一旦成功将肢体回纳后，立即压迫宫底，以使胎头下降，以防胎肢再度脱出，同时加快产程可辅助会阴侧切，尽早结束分娩。当肢体脱垂至阴道时，则难以回纳。若头盆不称明显或伴有胎儿窘迫征象，应立即行剖宫产术。

（丁依玲　邓娅莉　赖微斯）

第四节　肩难产

一、概述

肩难产指胎儿以头位经阴道分娩时，胎头娩出后，常规轻柔牵引娩出胎体失败，需要其他产科操作协助胎体娩出。该定义有一定的主观性，目前认为以胎头至胎体娩出时间间隔超过60 s定义肩难产证据不足。

肩难产国外报道发生率为0.2%～3%。国内多中心分析结果表明肩难产发生率为0.26%。肩难产发病率低，但因起病突然，极易发生母儿严重并发症，是产科重大医疗诉讼之一。常见新生儿并发症有：臂丛神经损伤、新生儿窒息、脑瘫等，严重时发生新生儿死亡。常见母体并发症有产后出血（11%）、软产道裂伤（会阴Ⅲ°、Ⅳ°裂伤）、感染、子宫破裂等。

肩难产产前高危因素有：高龄妊娠（>35岁）、母体肥胖（BMI>30 kg/m²）、经产妇、过期妊娠（≥42周）、孕期体重增长过多（>20 kg）、糖尿病合并妊娠、妊娠期糖尿病、巨大儿（>4 500 g）、既往肩难产史、诱导分娩等。产时高危因素：急产、器械助产、使用缩宫素、硬膜外麻醉镇痛、第二产程延长等。其中既往肩难产史（风险增加10～20倍）、巨大儿（风险增加6～20倍）为独立高危因素，临床需高度重视（表13.1）。肩难产高危因素众多，但研究表明，肩难产仍难以预测、难以杜绝其发生。以高危因素巨大儿为例，因胎儿体重精准估计困难，且肩难产中有48%发生于正常体重新生儿，肩难产中50%～70%无任何高危因素，因此助产人员必须掌握肩难产诊断、急救技术，以最大限度减轻母儿伤害。

表13.1　肩难产高危因素

产前高危因素	产时高危因素
高龄妊娠（>35岁）	急产
肥胖（BMI>30 kg/m²）	第二产程延长
孕期体重增长过多（>20 kg）	使用缩宫素
妊娠期糖尿病	硬膜外麻醉镇痛

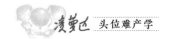

续表

产前高危因素	产时高危因素
糖尿病合并妊娠	产钳助产
巨大儿(>4 500 g)	胎吸助产
既往肩难产史	
诱导分娩	
过期妊娠(≥42周)	

注：既往肩难产史、巨大儿是独立高危因素。

二、诊断

胎儿以头位经阴道分娩时，胎头娩出后，其复位外旋转失败，胎肩娩出受阻，用常规手法无法娩出或（和）伴有胎头紧贴于会阴甚至回缩（乌龟颈征），胎儿面部和颏部娩出困难即可诊断为肩难产（图13.15），需迅速启动紧急救治。

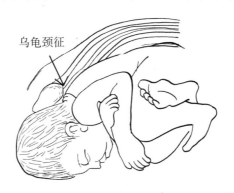

图13.15　乌龟颈征

三、处理

肩难产解除时间与新生儿缺血缺氧性脑损伤相关，胎头娩出后尽量在4~5 min内娩出胎体。助产机构应当制订肩难产抢救预案，助产士、产科医生、产科护士需进行定期培训。产房应确保抢救物品完备。助产人员在每一次分娩中都必须做好肩难产抢救准备。肩难产急救时注意产妇排空膀胱，评估会阴条件、是否需切开会阴以利阴道操作，评估产妇精神状态，迅速告知产妇病情，以取得最大配合。

（一）疑诊或诊断肩难产，立即启动急救

肩难产一旦发生，助产人员应保持冷静，原地立即呼救（冷静、清楚地告知急救团队产妇发生了肩难产），同时启动产科急救团队（高年资助产士、资深产科医生、新生儿科团队、麻醉医生等）现场帮助抢救：做好新生儿复苏抢救全套准备、产后出血急救准备。现场助产人员不得离开产妇、同时简短告知产妇病情，迅速协同产妇停止内外力作用于胎肩，落实以下三项措施：①指导产妇停止屏气用力；②禁止宫底加压；③停止使用宫缩剂。同时记住胎头娩出时间及胎方位，以备急救结束后完善医疗文书记录。将产妇迅速移至产床边（产妇臀部达床边），以迅速实施以下急救操作。

表13.2 疑诊或确诊肩难产急救清单（供参考）

	急救启动核查要点（1 min内完成）		
识别	□胎头娩出后,胎儿复位外旋转失败,胎肩娩出受阻,用常规手法无法娩出 □乌龟颈征		
大声呼救	□高年资助产士 □麻醉医生	□资深产科医生 □严禁离开产妇	□儿科医生 □确认排空膀胱
记住事件	□胎头娩出时间	□胎方位	
三禁止	□禁止宫底加压	□禁止缩宫素应用	□产妇禁止屏气用力
	急救操作（5 min内完成）		
	急救手法核查要点		
一线手法 （1 min）	□屈大腿法 □产妇平卧位	□耻骨上加压法 □30~60 s失败更换手法	□轴向牵引 □急救团队到达
二线手法 （2~4 min）	□评估会阴切开 □Woods法 □严禁反向旋转胎头 □轴向牵引	□牵后臂法 □四肢着床法（手膝位） □严禁剪断或钳夹脐带 □30~60 s失败更换手法	□Rubin法 □其他操作_____ □严禁暴力牵引胎头 □急救团队到达
三线手法	□胎儿锁骨切断法 □其他_____	□耻骨联合切开术	□Zavanelli法

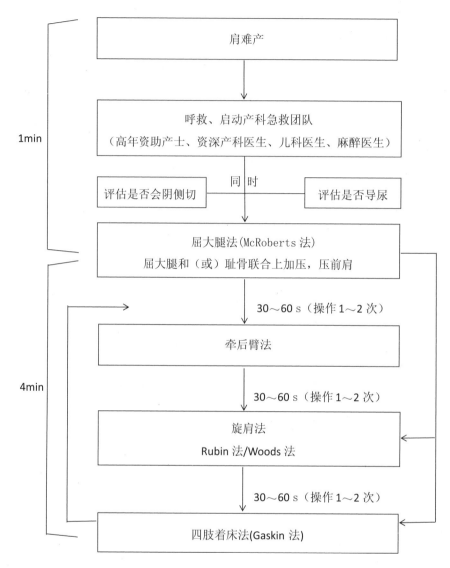

图 13.16　肩难产急救流程图

注：在屈大腿法（McRoberts 法）和（或）耻骨联合上加压法失败后，助产人员应结合现场实际及自我操作能力选择更换手法，可以是牵后臂法或旋肩法（Rubin 法/Woods 法）或四肢着床法（Gaskin 法）。

（二）屈大腿法（McRoberts 法）

助产人员立即告知产妇发生肩难产、取得其最大配合，同时让产妇平躺、腰骶部紧贴床面，协助并指导产妇双腿屈曲、上抱双膝，产妇膝盖尽可能靠向其腹部。产妇过度屈曲大腿虽不会增加骨盆径线，但可以使耻骨联合向产妇头部方向移动，以期缩小产妇骨盆倾斜度，使腰骶部前凹变直，骶骨位置相对后移，解除耻骨联合上方的胎前肩嵌顿，同时配合常规轻柔牵引胎头，协助胎肩娩出（图13.17）。该项操作实施1~2次，1 min内完成；过长时间或过度采取屈大腿法（McRoberts法）无助解除肩难产嵌顿、可能导致母体耻骨联合分离、经皮股神经损伤等。1~2次操作失败后应立即更换其他手法。不推荐预防性使用屈大腿法（McRoberts法）预防肩难产。

（三）耻骨上加压法

指挥另一助手配合、在产妇耻骨联合上方触及胎儿前肩后，用手掌或拳头稳固向下（耻骨下方）和侧面（朝向胎儿面部或胸骨）对前肩施压（需宫缩间歇期完成），进而缩小胎儿双肩径，同时配合接产助产人员常规轴向牵引（即顺着胎儿脊柱走向牵引），协助胎肩娩出（图13.18）。该法与屈大腿法（McRoberts法）配合同时使用能节约急救时间、增加急救成功率。该项操作实施1~2次，1 min内完成。

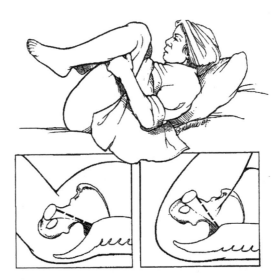

屈大腿前腰骶部情况　　　　屈大腿时腰骶段脊柱弯曲
　　　　　　　　　　　　　度减小，耻骨联合抬高

图13.17　屈大腿（McRoberts）法

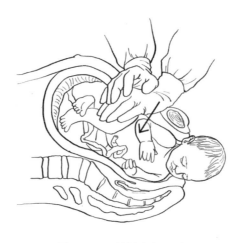

图 13.18　耻骨上加压法

（四）会阴切开

SagiS 等系统评价研究结果不支持常规会阴切开，会阴切开无法解除胎肩嵌顿。会阴切开增加Ⅲ°、Ⅳ°撕伤的发生率。助产人员应充分评估是否需要切开和切开的时机。只有在需要较大空间以便助产人员手伸入阴道实施操作才行会阴切开术。

（五）牵后臂法

助产人员一手以掌心朝向胎儿面部，五指聚拢，以"鸭嘴形"（图 13.19）经骶骨进入阴道，沿胎儿后臂到胎儿肘部，食指和中指在肘部加压使胎儿前臂顺着胸部屈曲；然后助产人员的拇指和食指形成"OK"手势抓紧胎儿手腕，胎儿手臂扫过其胸前娩出阴道，即以"洗脸法"使后臂沿胎儿面部娩出后，轻柔牵引胎头娩出胎儿（图 13.20）。

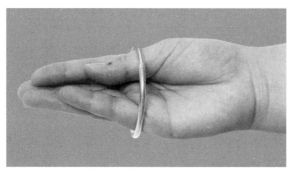

图 13.19　鸭嘴形手势

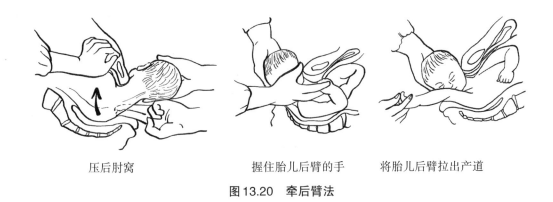

压后肘窝　　　　　　　　握住胎儿后臂的手　　　　将胎儿后臂拉出产道

图13.20　牵后臂法

（六）旋肩法

Rubin法：助产人员将手经骶凹进入阴道，置于胎肩后方，向前朝向胎儿面部旋转，内收胎肩，缩小胎儿双肩径，旋转胎儿双肩至骨盆斜径上，解除胎肩嵌顿，娩出胎肩（图13.21）。

Woods法：助产人员将手经骶凹进入阴道，置于胎儿后肩前方锁骨处，将胎肩向其背部旋转，目的在于通过对胎肩的180°旋转使胎肩旋转下降娩出。

若单独使用无效，两种旋肩法可以配合应用。旋转胎肩时注意保护胎头、胎颈，在胎肩嵌顿解除后，轴向牵引（应用轴向牵引力时胎头应与胎儿脊柱的颈胸部成一条直线），轻柔娩出胎肩。切勿以胎头、胎颈旋转代替胎肩旋转。

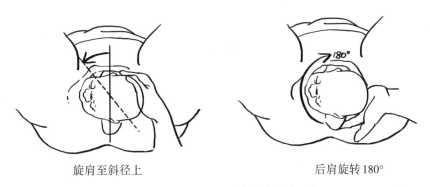

旋肩至斜径上　　　　　　　　　　　　　　后肩旋转180°

图13.21　Rubin法（肩难产旋肩法）

（七）四肢着床法（Gaskin法、手膝位法）

产妇翻转至双手和双膝着床，重力作用或骨盆径线改变可能松解胎肩嵌顿（图13.22）。该方法可以和牵后臂法、旋肩法配合应用。在屈大腿法（McRoberts法）和耻骨上加压失败后，即可选用该方法进行急救，特别是胎儿较大、助产人员手无法进入阴道内操作或操作困难时。助产人员注意在产妇翻转过程中保护好胎头。若产妇已行硬膜外麻醉镇痛，翻转时应确保其安全、防止坠床。如果仍不成功可以恢复为膀胱截石位再沿轴向牵引胎头、牵引后臂、旋转胎肩等。

肩难产急救现场的每一项操作都必须由经验最丰富的人员实施（受过肩难产技能系统培训者，与职称、职务无关连），并指定一名记录人员，记录操作和计时。以上方法可以重复、组合使用，但每种方法操作时间仅30~60 s（操作1~2次），操作无效应立即更换其他方法，因为急救进行到4~5 min后新生儿窒息风险增加。目前无随机对照试验比较各急救手法优点。每种方法均有不同程度的新生儿臂丛神经损伤风险。以上手法排列并非急救顺序，助产人员可根据自己急救手法掌握情况适当调整，由简单到复杂。首选屈大腿法（McRoberts）+压前肩，建议同时进行。操作中需注意胎肩嵌顿未解除前，不可剪断或钳夹脐带（肩难产时仅胎头娩出，脐带因华通胶缓冲，仍可维持部分脐血流供血；一旦阻断脐带血供，因胎肩嵌顿，胎躯干在阴道内，新生儿无法建立正常呼吸，导致新生儿脑缺血、缺氧，新生儿娩出后可能发生不可逆严重并发症）；不可反向旋转胎头；不可暴力牵引胎头。

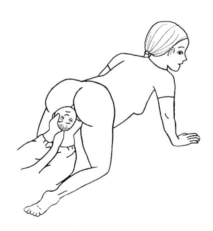

图13.22　Gaskin法（手膝位头）

（八）耸肩法

耸肩法指耸后肩，让后肩向前内倾并将头肩作为整体旋转180°以解决肩难产的方法（图13.23）。

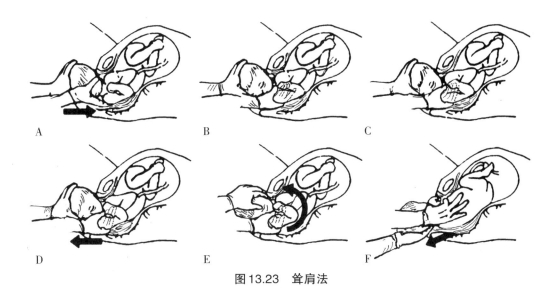

A　　　　　　　　　B　　　　　　　　　C

D　　　　　　　　　E　　　　　　　　　F

图 13.23　耸肩法

（九）其他方法

当以上方法均无效时，可以选用胎儿锁骨切断法、耻骨联合切开术、胎头复位法（Zavanelli法）等极端方法，但操作困难，易发生母儿严重并发症。

（十）产后处理

1.新生儿

胎儿娩出立即由儿科医生、专科护士现场实施急救，抽取脐带中脐动脉血行血气分析、进行系统全面查体。新生儿除系统全面检查外，需重点关注肩难产并发症筛查。单侧臂丛神经损伤是最常见的新生儿神经系统损伤。按照受损神经范围，Erb麻痹累及 $C_{5\sim6}$ 神经根，形成类似"侍者等小费姿势"，上肢无肌力、软绵，如果 C_7 受影响，腕关节和指伸肌麻痹。Klumpke麻痹累计 C_8 和 T_1 神经根，表现为手和前臂肌力减弱。完全性臂丛神经损伤，整个 $C_5 \sim T_1$ 神经受累，支配整个手臂的感觉和运动缺陷，导致瘫痪手臂感觉缺失，可能伴随出现霍纳综合征（瞳孔收缩障碍、下睑下垂）。新生儿骨折常发于锁骨、肱骨处，应注意查体并配合影像学检查。若新生儿出生时重度窒息，肌张力异常，可能部分神经系统体征无法评估，必须记录详细，待患儿生命体征平稳、肌张力恢复后追踪体检、评估。

2.产妇

常规仔细检查软产道，预防产后出血及产褥感染。关心产妇，注重人文关怀等。

3.家庭

将抢救情况及分娩后注意事项等告知产妇及家属，完善知情同意，做好产后随访。

4.记录

分娩结束后急救团队尽快进行信息沟通、及时完善病历资料，推荐使用检查表或标准化记录表格，以确保记录分娩时关键信息符合要求（表13.3）。

（十一）预防

预防肩难产关键点：注重孕期保健，减少高危因素；加强产前和产时高危因素筛查、处置。重视对糖尿病孕妇、肥胖孕妇的孕期管理，控制胎儿体重，减少巨大儿发生。当临床疑诊为巨大儿时，经超声核实、全面评估后决定分娩方式，产程中严密动态观察。对所有可疑巨大儿实施选择性剖宫产不符合成本效益原则，也不能避免全部肩难产发生，还可能因手术导致产后出血、感染，瘢痕子宫增加再次妊娠并发症风险。当糖尿病孕妇胎儿体重>4 250 g建议剖宫产终止妊娠。可疑巨大儿不是引产指征。鉴于目前证据有限，美国妇产科医师学会不鼓励在任何孕周仅因"可疑巨大儿"引产。既往肩难产病史并伴有相关严重母儿并发症时，再次妊娠建议剖宫产终止妊娠。其他肩难产史，需要综合评估此次妊娠胎儿体重、孕周、糖耐量情况、前次胎儿伤情及此次剖宫产风险，结合孕妇意愿阴道试产或剖宫产。阴道试产建议严密观察，制订分娩计划，及时实施相关急救。超声是估计胎儿体重的重要方法，但孕晚期超声估计胎儿体重至少有10%的误诊率。目前尚无证据表明对除糖尿病以外的其他高危因素处理能降低肩难产风险，更多建议是基于专家共识，因此，临床中需结合孕产妇及胎儿具体状况，医护团队急救能力进行个性化评估。

（十二）模拟训练

肩难产处理训练和操作流程制订需要依靠模拟实战培训教育。模拟训练有助于提高操作技能和完善处理流程，改善母儿结局，美国妇产科医师协会为指导肩难产的处理制定了患者安全清单（表13.4）。对笔者医院6年（总分娩量16 252）共16例（发生率0.1%）肩难产病例回顾分析，发现最终解除胎肩嵌顿累计应用3～5种手法，单一手法难以解决胎肩嵌顿，且81.3%肩难产发生在正常体重新生儿。肩难产是高危、低频率事件，助产人员必须坚持定期、高模拟培训，建立并不断完善急救流程。陆军军医大学第一附属医院（重庆西南医院）肩难产急救清单式管理能有效避免关键步骤遗漏，以确保熟练掌握肩难产急救技术与流程，提高应急处理能力，同时注重团队训练，改善团队沟通，增强协作能力，促进机构内抢救预案完善，降低母儿损伤。

<h3 style="text-align:center">表13.3 新生儿肩难产记录表</h3>

产妇姓名：　　　　　　床号：　　　　　　住院号：　　　　　　ID号：

发生时间：　　　　　　发生时的状况：

胎儿头部娩出：　　自然娩出□　　　　器械娩出口(产钳口　胎头吸引□)

呼叫上级医生：　　　　是□　　否□　　　呼叫人员：　　　到达时间：

呼叫儿科医生：　　　　是□　　否□　　　呼叫人员：　　　到达时间：

呼叫高年资助产士：　　是□　　否□　　　呼叫人员：　　　到达时间：

其他参与人员：

采取的协助胎肩娩出的措施

措　　施	标记	次序	时间	操作者	备注
会阴切开术	□	□			
屈大腿法	□	□			
耻骨联合上加压	□	□			
旋肩法	□	□			
牵后臂法	□	□			
四肢着床法	□	□			

分娩时产妇体位：　　膀胱截石位□　　　　手膝位□

麻醉方式：　　无□　　局麻□　　　会阴阻滞麻醉□　　　椎管内麻醉□

新生儿娩出情况

胎头娩出时间：　　　　　　胎体娩出时间：

娩出时胎头面向：头面向产妇左侧□　　　头面向产妇右侧□

首先娩出的胎肩：胎儿前肩□　　　胎儿后肩□

新生儿体重：g　　　　Apagar评分：1min　5 min　10 min.

脐血pH值:动脉血_____　　静脉血_____

新生儿评估：

评估医生签名：

新生儿去向:回产科病房□　　转NICU□　　转其他医院□　　医院名称:_____　　其他：

医生签名：　　　　　　　　　助产士签名：

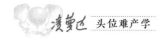

表13.4 美国妇产科医师协会肩难产患者安全清单

肩难产记录

日期＿＿＿＿ 患者＿＿＿＿＿ 出生日期＿＿＿＿ MR #＿＿＿＿

医师或注册护士(助产士)＿＿＿＿＿＿＿ 孕产次＿＿＿＿＿＿

时间：

活跃期＿＿＿＿＿ 第二产程＿＿＿＿

胎头娩出＿＿＿＿ 肩难产识别和呼救时间＿＿＿＿＿

后肩娩出＿＿＿＿ 胎儿娩出＿＿＿＿

产前记录：

□骨盆评估

□既往剖宫产史 剖宫产指征：＿＿＿＿＿＿＿＿＿＿＿＿

□肩难产史　　　　　　　　　　□糖尿病史

□既往分娩新生儿中最大体重＿＿＿＿ □预估胎儿体重＿＿＿＿

□预估胎儿体重超过4 500 g(糖尿病患者)或体重超过5 000 g(非糖尿病患者)剖宫产终止妊娠

产时记录：

□胎头娩出方式

□自然分娩　　　 □器械助产：指征＿＿＿ □胎吸　　 □产钳

□前肩

　□右　　　 □左

□胎头牵引力量

　□无　　　 □标准

□无宫底加压

□使用的操作手法

　□屈大腿法(McRoberts法)　 □耻骨上加压法(助手站在胎儿枕骨一侧)

　□牵后臂法　　　　　　　 □四肢着床法(Gasbin法)

　□Woods法　　　　 □Rubin法　　　　　 □Zavanelli法

□剖宫产

□会阴切开术

　□无　　 □会阴正中切开　 □会阴中侧切开　 □直肠上切开

□会阴切开术后继发损伤

　□无　　 □会阴Ⅲ°裂伤　 □会阴Ⅳ°裂伤

□会阴裂伤

　□会阴Ⅲ°裂伤　 □会阴Ⅳ°裂伤

□送脐血至实验室行血气分析

　□是：结果＿＿＿＿＿

　□否

□新生儿送离分娩室或者手术室前状态

　Apgar评分＿＿＿＿＿

　受伤的状况＿＿＿＿＿

　出生体重(如果有)＿＿＿＿＿

□现场抢救人员＿＿＿＿＿＿＿＿＿＿＿

□现场家庭成员＿＿＿＿＿＿＿＿＿＿＿＿＿

□为患者及其家庭提供咨询	□向合适的人员汇报情况

产后/新生儿记录：

□已和患者家庭讨论分娩问题　　□Ⅲ°或Ⅳ°裂伤后会阴评估

□监测产后出血：

　□是:结果:_____

　□否

□如有新生儿受伤或窒息的迹象,应与儿科沟通

□母婴后续护理的协调

□监测产后抑郁症：

　□是:结果:_____

　□否

肩部难产的操作要点

1.向儿科、麻醉和新生儿重症监护病房工作人员寻求帮助,并指定计时员

2.开始操作(如McRoberts法)

3.如果娩肩失败应重新评估操作手法,包括更换手法或再次重复手法

4.考虑剖宫产

5.记录事件,应用肩难产记录清单

引自：Obstetricians ACo，Obstetrics GJ，Gynecology. Documenting Shoulder Dystocia［J］. Patient safety checklist no.6.2012；120（2 Part 1）：430–431

（何林　常青）

第五节　脐带病变

脐带是连接胎儿与胎盘之间的条索状组织，是母儿间气体交换、营养物质供应和代谢产物排除的重要通道，胎儿借助脐带悬浮于羊水中。足月胎儿脐带长度为30～100 cm，平均为55 cm。有文献报道脐带最长可达300 cm。脐带表面有羊膜覆盖，呈灰白色，内有一条脐静脉、两条脐动脉。脐血管周围为含水量丰富、来自胚外中胚层的胶样组织，称为华通胶，该组织由大量胶原蛋白、弹力纤维及少量平滑肌构成，对血管起到有效保护和支撑的作用。脐带病变包括脐带长度异常、脐带脱垂、脐带缠绕、脐带扭转、脐带打结、脐带附着异常、单脐动脉等。脐带病变使脐带血流受阻时，可导致胎儿缺氧，甚至危及胎儿生命。

一、脐带长度异常

脐带长度与妊娠早、中期胎儿活动度、羊膜腔液体量相关，妊娠28周后脐带长度基本固定。脐带过长（≥100 cm），易发生脐带绕颈、脱垂、成结；脐带过短（≤30 cm），在分娩过程中可阻碍胎先露部下降，脐带牵拉过度可导致脐血管闭塞，使胎儿缺血缺氧，甚至窒息，易引起胎盘早剥、子宫内翻、脐带断裂等严重并发症、甚至危及母儿生命。

二、脐带脱垂、脐带先露

胎膜破裂，脐带脱出于宫颈口外，降至阴道内甚至露于外阴部，称脐带脱垂。胎膜未破时脐带位于胎先露部前方或一侧，称为脐带先露或隐性脐带脱垂。

（一）脐带隐性脱垂（脐带先露）

凡脐带位于胎先露部之一侧，在胎先露与子宫下段软组织间，一般检查不能触及者称隐性脐带脱垂（脐带先露）。临产后胎膜未破时，阴道检查时可于前羊水囊内，胎先露部前方扪到滑动的、与胎心频率一致搏动的条索状物。

超声检查发现脐带先露者（图13.24）若未临产，应定期检查，根据孕妇具体情况干预，如：膝胸卧位、臀高头低位等；必要时实施计划性剖宫产，减少脐带脱垂发生。足先露、肩先露者，若已足月，经评估后应尽快实施剖宫产结束分娩。

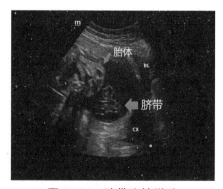

图13.24　脐带隐性脱垂

（二）脐带脱垂

文献报告分娩时脐带脱垂率在0.14%～0.62%之间，其中单胎妊娠占比约77%，双胎妊娠约 23%。脐带过短几乎不发生脐带脱垂。引起脐带脱垂原因：异常胎位者脐带脱垂的比例为 50%，低体重儿者为 30%~50%，多胎者为 10%~20%；某些产科操作也会引起脐带脱垂，如：人工破膜、外倒转、水囊引产等，故在操作时应严格掌握相关产科操作适应证、规范操作，注意脐带脱垂发生临床特征，掌握紧急救治方法。

1.分类

脐带脱垂有三种类型：隐匿型、内在型、完全型（暴露型）（图13.25）。

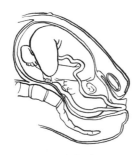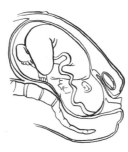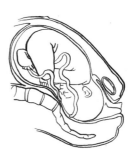

完全性脐带脱垂　　　　　脐带在胎头前方脱出　　　　　隐匿型（潜藏）脐带脱垂

图13.25　脐带脱垂分型

完全型（暴露型）脐带脱垂：脐带从子宫颈完全脱出并进入阴道。

隐匿型脐带脱垂：脐带在子宫下段或宫口内沿着胎儿先露部分受到压迫。

内在型脐带脱垂：胎先露前方可触及部分脐带。

2.诊断

自然或人工破膜后发现胎心率异常者应怀疑脐带脱垂，对胎心率持续过缓、胎心减速，应立即再次进行阴道检查，如果发现胎先露旁，或胎先露下方或阴道内有脐带样条索物并有血管搏动，或脐带脱出于阴道口外者，脐带脱垂诊断即可确立；同时检查者手暂不要退出孕妇阴道，保留原位，同时上推胎先露部，并分开手指置于胎先露与盆壁之间，以防脐带受压进一步加重。暴露型脐带脱垂须立即启动急救措施。脐带脱垂发生时孕妇常突然发生胎心过缓或复发性变异减速，很快呈进行性加重，须迅速启动急救流程。

3.急救

产科急救团队包括高年资妇产科医生、助产士、专科护士，以及NICU、手术麻醉科相关医护人员。助产人员应原地呼救（清晰告知急救团队出现脐带脱垂），严禁离开孕妇，同时简单告知孕妇相关情况，以取得孕妇最大配合；同时迅速、全面评估母儿状况，尽快决定最适宜的分娩方式。根据胎儿孕周、大小及存活概率，孕妇当时宫缩、宫口开大情况及胎先露高低，是否为经产妇等确定实施阴道助产或紧急剖宫产术，迅速实施急救、挽救胎儿生命；同时停用缩宫素，必要时使用宫缩抑制剂。

重新改变孕妇体位：采用臀高头低位或侧卧臀高位等，吸氧，建立可靠静脉通道，持续胎心监护，必要时迅速实施床旁超声检查协助诊断。

应尽一切可能采取多种方法解除脐带受压，直至娩出胎儿。外阴消毒后助产人员将手伸入孕妇阴道，上推胎先露缓解脐带受压，在胎儿娩出前操作者手不可离开孕妇阴道内，同时密切监护胎心变化和观察产妇生命体征、精神状态等。如需紧急剖宫产终止妊娠，操作者需保持阴道内手位置随孕妇一同到手术室直至胎儿娩出。因脐带还纳操作困难、费时且不易成功，对脐带进行人工操作或脐带暴露于空气中可能会引起反应性脐血管收缩、胎儿缺氧加重、导致胎儿酸中毒，现多不主张反复实施还纳脐带等操作。

剖宫产能在数分钟内迅速取出胎儿，因此胎儿存活概率大。胎儿不能在极短时间阴道分娩时，一旦发生脐带脱垂，仍首选剖宫产。对初产妇、未临产者、估计极短时间内不能经阴道分娩的孕妇、胎儿存活可能性大，建议紧急剖宫产终止妊娠以挽救胎儿生命。若孕妇宫口开全，有阴道试产条件且估计极短时间内可以分娩者，可行阴道分娩或阴道助产。无论何种分娩方式，新生儿出生时除常规进行新生儿评估及护理外均建议行脐血血气分析，NICU医生制订急救及处理方案。若已经确诊胎儿宫内死亡或濒临死亡，则选择经阴道分娩，同时注意防止孕产妇软产道损伤，积极预防、治疗产后出血、感染等。

随着剖宫产术广泛应用及新生儿复苏技术提高，脐带脱垂所致新生儿病死率从32%～47%下降至10%左右。建议医院产房备有实施紧急剖宫产相应设备及物品，卫生、感染控制、消毒、器械配置、麻醉设施等各方面条件均与手术室类同。产房紧急剖宫产能避免在转运中疾病加重，延缓救治和增加新生儿严重并发症发生率。

脐带脱垂的紧急处理应是多学科参与，包括团队密切合作；因此，平时产科、儿科、手术麻醉科等应反复进行急救培训。一旦诊断或疑诊脐带脱垂，在积极解除脐带受压，实施宫内复苏的同时，需求助产科急救团队（包括产科医生、助产士团队，麻醉医生和围手术期护理团队，新生儿团队等），迅速明确分娩方式、麻醉方式（局麻或全麻）等，迅速娩出胎儿后，在NICU医生主导下实施新生儿紧急救治及处理。处理流程详见图13.26。同时采用紧急救治时清单管理能有效避免重要步骤遗漏，有效提高救治效果，详见表13.5。

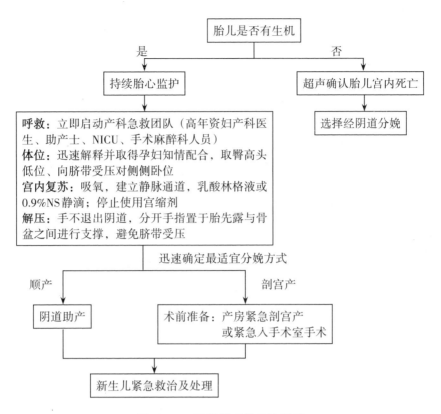

图13.26 脐带脱垂抢救流程图

表13.5 脐带脱垂急救清单

实施步骤	实施明细
识别,寻求帮助	□高年资助产士 □高年资产科医师 □多学科团队合作(NICU,麻醉科,手术室)
观察指标	□持续胎心监护 □宫口开大情况 □孕妇生命体征 精神状态 羊水性状
初始抢救步骤	
□评估	□胎儿是否存活 □孕妇一般情况 意识 配合程度 □宫口开大情况 □持续胎心监护 观察胎心变化
□建立静脉通道	□有效静脉通道1~2个、采用16G-18G穿刺针 □乳酸钠林格液或0.9%生理盐水静滴
吸氧	□持续低流量吸氧

续表

实施步骤	实施明细
沟通	□告知孕妇发生的紧急情况,取得孕妇最大能力配合 □孕妇取臀高头低位
抑制宫缩治疗	□停用缩宫药物或 □必要时抑制宫缩药物
缓解脐带受压	□检查者手暂不要退出孕妇阴道,保留原位(直至胎儿娩出) □同时上推胎先露部,并分开手指置于胎先露与盆壁之间 以防脐带受压进一步加重
产科处理	
□迅速确定分娩方式	□当场最高年资医师决定实施阴道助产或紧急剖宫产术 □孕妇家属有效沟通,签具相关手术文书
□阴道分娩	□孕妇心电监护　□吸氧 □持续胎心监护 □胎监图形正常:阴道分娩 □持续胎心异常:阴道助产　□产钳　□胎吸
□剖宫产	□产房急诊剖宫产(有条件者) □护送至手术室剖宫产 □转运途中孕妇臀高头低位 □与麻醉科手术室沟通术前准备 □通知NICU到场准备新生儿急救 □询问孕妇是否饱腹、有无药物过敏史等 □孕妇阴道内助产人员手在原位不动继续缓解脐带受压至手术者取出胎头 □新生儿出生后及时留取脐血行血气分析
手术室处理	
□护理	□手术麻醉、护理团队到位 □紧急剖宫产用物准备
□麻醉	根据胎儿胎心情况决定麻醉方式 □全麻　迅速,避免搬动;饱胃有误吸风险;为首选 □腰麻　搬动影响脐带受压,麻醉者要求更高;误吸风险小 □孕妇家属沟通,签具麻醉文书
儿科处理	
□NICU处理	□NICU床旁实施新生儿急救 □必要时转运NICU救治
□新生儿处理	□新生儿复苏准备 □新生儿转运

注:目前脐带脱垂处理时间节点尚无统一定论,建议各步骤尽快执行。

4.预防

多数脐带脱垂可以预防。文献报道定期产检可有效降低脐带脱垂发生率。产检过程中，对合并有脐带脱垂相关高危因素者应及时发现、纠正，对无法纠正者可予适当放宽剖宫产指征。孕妇胎先露为非头先露合并未足月胎膜早破者均需尽快入院治疗，适时终止妊娠。

胎膜破裂是脐带脱垂的必要条件，必须严格掌握人工破膜适应证，同时规范操作。为避免发生脐带脱垂，应注意：①人工破膜前关注孕妇近3天B超结果，是否存在脐带脱垂的高危因素（羊水过多、脐带先露、脐带隐性脱垂等）；②破膜前详细阴道检查，尽可能排除脐带先露，阴道检查时确定在胎头前方或侧方未扪及有搏动的带状物；③原则上胎头高浮者不行人工破膜；④避开宫缩行人工破膜；⑤根据孕妇情况选用人工破膜器具，开始破膜口不宜过大，尽可能使羊水缓缓流出。人工破膜后观察孕妇生命体征、倾听孕妇主诉，立即听胎心或（和）胎心监护，确定有无脐带脱垂。如发生脐带脱垂，需实施紧急处理。

三、脐带结节

脐带结节分为真结和假结。

（一）脐带假结

指脐血管较脐带长，血管迂曲似结，或因脐静脉比脐动脉长形成迂曲似结，一般对胎儿危害不大。

（二）脐带真结

较少见，文献报道发生率约1.1%，多发生在脐带相对过长者。高龄、多产、羊水过多等引起孕妇子宫体积增大、脐带过长、较小胎儿频繁活动均可能是脐带真结形成的原因。脐带真结一般发生在妊娠3~4个月，也可发生在妊娠早期，胎儿畸形在脐带真结中的发生率为0.9%。

脐带真结形成后若未被拉紧，脐血管血流可不受影响；但当脐带拉紧使脐血管血流阻塞，脐血流减少，则可出现胎儿宫内窘迫乃至胎死宫内。以上情况多出现在分娩过程中，多伴有胎心持续异常，并随宫缩和/或胎头下降加重。据美国大脑瘫痪研究协作组报道，死胎中脐带真结占4%～5%，活产数仅占1%。因缺乏典型临床特征和超声图像，产前很难诊断脐带真结，绝大多数脐带真结在产后才明确诊断。目前超声仍然是脐带真结的重要辅助诊断方法，可能在产前超声时偶然发现。当B超发现脐带声像图呈等号状或麻花状，并集中成团，而彩色多普勒成紊乱的脐带血流图时，可高度怀疑脐带真结（见文末彩图2）。三维超声显像可帮助判断脐带在宫腔内的走向及其与胎儿的关系，对脐带成结有一定诊断价值。

四、脐带缠绕

脐带围绕胎儿颈部、四肢或躯干者，称为脐带缠绕。脐带缠绕在脐带异常中最常见。脐带缠绕在胎儿颈部称为脐带绕颈，很常见，可以阴道分娩。脐带缠绕近年来发生率有上升趋势，国内报道脐带缠绕发生率为13.7%～20%，国外报道发生率为20%～25%，其中90%为脐带绕颈。其发生可能与脐带过长、胎儿过小、羊水过多、胎儿性别、胎动频繁有关。脐带缠绕是胎儿生长受限（FGR）、胎儿窘迫、死产、新生儿窒息、新生儿脑病及儿童智力低下的原因之一，且与缠绕周数及松紧度有关。缠绕周数越多，缠绕越紧，羊水粪染发生率越高，胎儿窘迫及死产、死胎发生率越高。但单纯脐带缠绕不是剖宫产手术指征，尽管脐带绕颈发生率很高，但其并不增加不良妊娠结局。

分娩中脐带绕颈发生率为20%～50%，脐带绕颈在产程中会造成不同程度的脐血管受压，且脐带绕颈周数越多，对脐血流影响越大。目前有报道发现最多的脐带绕颈为9周半。单纯脐带绕颈可以阴道试产，关键是产程中密切观察。脐带绕颈在第二产程末、胎头下降时可能因脐带牵拉过紧而导致胎儿缺血甚至死亡，因此需根据产程中胎心动态变化、产程进展、孕妇状况等综合判断，决定分娩方式。影响小儿结局的重要因素不是脐带绕颈几周，而是脐带长度，但目前临床上仍无法准确测量子宫内脐带长度，只能根据产程中胎心、宫缩、胎头下降等临床表现综合判断是否脐带牵拉过度、影响胎儿供血等。

脐带绕在胎儿颈部以外的其他部分，如绕身、绕肢体等，一般发生在脐带过长的孕妇中。与脐带绕颈类似，若脐带绕身不导致脐带过短，一般不影响胎儿预后；需在产程中动态观察、综合多项指标判断。

单绒毛膜单羊膜囊双胎者因胎儿共存于一个羊膜腔内，两胎儿在活动过程中脐带极易相互缠绕、扭转、绞锁，形成真结，甚至导致围产儿死亡，故脐带缠绕是单绒毛膜单羊膜囊双胎妊娠所特有的并发症。

对单绒毛膜单羊膜囊双胎者建议孕28周后应严密随访，监护胎心、胎动，观察有无脐带受压迹象，建议在妊娠32～34周行剖宫产终止妊娠。

五、脐带扭转

脐带呈螺旋状扭转是常见的脐带异常，发生率仅次于脐带缠绕。正常生理性脐带扭转可达6～11周，大于12周则为脐带过度扭转。目前认为脐带扭转是因脐血管的生长比脐带快，血管在脐带中呈螺旋形走行，胎儿活动使脐带顺其纵轴扭转呈螺旋形。脐带螺旋指数是简单、客观、量化脐带血管螺旋的指标，即每厘米脐带螺旋的周数。脐带螺旋指数既可以反映脐带扭转的周数，也可以间接反映脐带排列疏密的程度。生理范围内的脐带螺旋状扭转一般不影响胎儿血运，脐带血管螺旋形成可能增强脐带对外抵抗能力，如张力、压力、伸展和缠绕等。无螺旋或少螺旋脐带血管腔往往会塌陷，管腔狭窄导致供血不足。因此，当脐血管失去螺旋状结构呈平行行走，在分娩过程中容易引起胎儿缺氧，导致胎儿窘迫。但脐带发生过度扭转，脐带变细，脐血管管腔部分狭窄或完全闭塞时会影响母儿间的血氧及营养物质交换、胎儿血液循环，可能导致胎儿缺血、缺氧，发生胎儿窘迫，甚至死亡。所以脐带血管过度扭转和脐带血管螺旋缺如均可能影响胎儿预后。但目前产前超声评价脐带螺旋结构的定量指标缺乏规范及准确测量方法，尚无基于大样本量数据的参考值，因此，即使超声观察到脐带螺旋结构异常，但未合并脐带循环受阻时，不应作为提前终止妊娠的指征。

六、脐带附着异常

脐带一端附着于胎儿，一端附着于胎盘。胎儿处附着异常时可能发生胎儿脐膨出、腹裂等情况，孕中晚期超声检查多可确诊，需结合胎儿是否结构或（和）染色体异常决定是否终止妊娠。

（一）球拍状胎盘

脐带附着在胎盘边缘，称球拍状胎盘，发病率为0.1%～15%，其脐血管仍有华通胶的保护，分娩过程中不易受压或者破裂，对母儿影响较小。

（二）帆状胎盘

脐带不直接与胎盘相连，附着在胎膜上，脐血管通过羊膜与绒毛膜进入胎盘，称为脐带帆状附着，或称为帆状胎盘（见文末彩图3）。

帆状胎盘发生率低，超声诊断帆状胎盘时必须确定是否存在前置血管。前置血管是指胎膜上的血管跨过宫颈内口，位于胎先露前方。帆状胎盘的发生率约为0.1‰~0.8‰。当帆状胎盘合并前置血管受胎先露压迫而未破裂时，可导致脐血流阻断，使胎儿缺血缺氧，出现胎儿宫内窘迫、窒息、甚至死亡。胎膜破裂时，一旦前置血管破裂出血，胎儿死亡率极高，且几乎无法实施产科紧急救治以挽救胎儿生命。中孕期一旦经B超诊断帆状胎盘，建议在孕28周左右行超声（经腹部超声+经阴道超声）评估有无前置血管，若存在则需动态评估，如孕期经过顺利（无宫缩、感染、胎膜早破等高危因素），孕32周再经阴道超声评估是否存在血管前置。若经B超反复检查（一般为三次）均确诊前置血管，建议在孕34~35周时完成促胎肺成熟后剖宫产终止妊娠。血管前置需与脐带脱垂、母体宫颈静脉曲张、脐带先露、宫颈内口上方羊膜囊外积血、胎儿运动导致羊水流动产生多普勒效应等鉴别。

七、脐血管数目异常

正常情况下脐带有两条脐动脉、一条脐静脉，横切面呈现为"品"字。当脐带为一条脐静脉、一条脐动脉时称为单脐动脉，发病率在单胎妊娠中为0.5%~6.0%，双胎妊娠中单脐动脉发生率为单胎妊娠的3~4倍。单脐动脉可以单独发生，也可合并胎儿其他异常，如：泌尿生殖系统、心血管系统、消化系统等发育异常，或同时伴有胎儿染色体异常，此时称为单脐动脉综合征。当超声检查发现单脐动脉时，要明确有无合并其他系统异常或染色体异常。由于单脐动脉可能引起FGR、早产等，故即使孤立存在的单脐动脉仍需进行孕期严密监测、产前诊断评估等，分娩后进行小儿动态观察、随访。

孕早中期脐带数目与胎儿生长发育密切相关。经规范产检，早、中期胎儿脐血管未见明显异常，但孕晚期超声检查突然发现为单脐动脉，可能为脐带过度扭转或脐动脉血栓形成导致梗阻所致，需高度重视。脐血管急性梗阻常会引起胎儿血液动力学变化，导致胎儿宫内发育迟缓，胎儿宫内缺氧，甚至突然胎死宫内等严重妊娠并发症发生。

举例：笔者医院曾有一位孕妇，有多次不良孕产史，高龄（39岁，孕9剖2存0），孕早、中期超声均提示胎儿生长发育、胎盘、脐血管正常。因高龄行羊水穿刺胎儿染色体检查未见异常。孕妇因反复流产，免疫、凝血功能异常，一直使用低分子肝素、阿司匹林、强的松等治疗。孕32$^+$周超声检查突然发现单脐动脉。因孕33周自觉胎动减弱急诊入院，住院后在吸氧、严密监护下实施地塞米松促胎肺成熟等治疗，动态胎心监测，次日因NST异常，"可疑胎儿窘迫、妊娠33$^+$周"急诊行剖宫产术，术中见脐带过度扭转、脐带根部几近断流，脐血管血栓形成。新生儿分娩评分、脐血pH均正常，因早产转入NICU，经综合治疗后顺利出院。产后3个月回访母婴安康。

妊娠晚期发现单脐动脉需高度重视，特别是对于高危人群，需加强胎儿监护，根据孕周确定分娩时机，避免严重不良妊娠结局发生。

（刘鹤莺　常青）

参考文献

[1]常青,刘兴会,严小丽.助产理论与实践[M].第3版.郑州:河南科学技术出版社,2020.

[2]常青,阎萍,董晓静.助产技能与产科急救[M].郑州:河南科学技术出版社,2020:183-189.

[3]邓春燕,王晓东,余海燕.胎儿单脐动脉的研究进展[J].中华妇幼临床医学杂志(电子版),2015,11(6):786-788.

[4]何林,余美佳,李红雨,等.肩难产紧急处理16例分析[J].中华产科急救电子杂志,2020,9(1):44-48.

[5]Joseph J A,Anthony M V,Vincenzo B,etal.产科手术学[M].第4版.刘俊涛,周希亚,译.北京:中国科学技术出版社,2019:271-279.

[6]李胜利,陈秀兰,文华轩.血管前置的产前超声筛查与诊断[J].中华医学超声杂志(电子版),2011,8(4):719-729.

[7]李胜利,廖伊梅.基于循证医学的产前超声检查对脐带螺旋结构的评价及其误区[J].中华妇产科杂志,2019,54(2):126-130.

[8]李胜利.胎儿畸形产前超声诊断学[M].北京:人民军医出版社,2011:544-546.

[9]凌萝达,顾美礼.头位难产[M].重庆:重庆出版社,1990.

[10]刘铭,段涛.肩难产的处理[J].实用妇产科杂志,2019,35(1):8-10.

[11]刘兴会,贺晶,漆洪波.助产[M].北京:人民卫生出版社,2018:201-207.

[12]Steven G,Gabbe,Jennifer R,etal.产科学:正常和异常妊娠[M].第7版.郑勤田,杨慧霞,译.北京:人民卫生出版社,2018:365-370.

[13]Thomas F B,Andrew A C,Sabaratnam A.产科手术学[M].第12版.段涛,杨慧霞,译.北京:人民卫生出版社,2016:124-132.

[14]王朔,贾璐,廖芳,等.胎位对妊娠结局影响的横断面研究[J].实用医学杂志,2020,36(14):1997-2002.

[15]王晓怡,何玉甜,钟梅,等.肩难产发生的危险因素和临床特征的多中心分析[J].中华妇产科杂志,2015,50(1):12-16.

[16]吴静,赵凯英,林玉涓,等.彩色多普勒超声检测脐带螺旋指数与围产结局的相关性研究[J].临床超声医学杂志,2013,15(1):57-59.

[17]谢幸,孔北华,段涛,等.妇产科学[M].第9版.北京:人民卫生出版社,2018.

[18]袁雨,漆洪波.英国皇家妇产科医师学会《脐带脱垂指南》2014版要点解读[J].中国实用妇科与产科杂志,2015,31(4):276-280.

[19]张凡,邵勇.脐带形态学异常对胎儿结局的影响研究进展[J].国际妇产科学杂志,2015,42(2):215-217.

[20]张为远,黄醒华.中华围产医学[M].北京:人民卫生出版社,2012:554-555.

[21]中华医学会妇产科学分会产科学组.剖宫产手术的专家共识(2014)[J].中华妇产科杂志,2014,49(10):721-724.

[22]中华医学会妇产科学分会产科学组.妊娠晚期促子宫颈成熟与引产指南(2014)[J].中华妇产科杂志,2014,49(12):881-885.

[23]中华医学会围产医学分会胎儿医学学组,中华医学会妇产科学分会产科学组.双胎妊娠临床处理指南(2020年更新)[J].中华围产医学杂志,2020,23(8):505-516.

[24]ACOG.Practice Bulletin No.178:Shoulder Dystocia[J].Obstet Gynecol,2017,129(5):123-133.

[25]Allen E G,Allen R H.Management of Shoulder Dystocia.In:Malvasi A,Tinelli A,Di Renzo GC,eds.Management and Therapy of Late Pregnancy Complications:Third Trimester and Puerperium[M].Cham:Springer International Publishing,2017:167-178.

[26]American College of Obstetricians and Gynecologists'Committee on Practice Bulletins Obstetrics.Practice Bulletin No.161:External Cephalic Version[J].Obstet Gynecol,2016,127(2):54-61.

[27]Anjali S,Manjula S,K.M.Preeti.Malpresentation-Incidence and Causes[J].Journal of Evolution of Medical and Dental Sciences,2018,7(2):246-248.

[28]Berhan Y,Haileamlak A.The Risks of Planned Vaginal Breech Delivery Versus Planned Caesarean Section for Term Breech Birth:a Meta-Analysis Including Observational Studies[J].BJOG,2016,123(1):49-57.

［29］Buerkle B,Pueth J,Hefler L A,et al.Objective Structured Assessment of Technical Skills Evaluation ofthe Oretical Compared with Hands-On Training of Shoulder Dystocia Management:a Randomized Controlled Trial［J］.Obstet Gynecol,2012,120(4):809.

［30］Chalifoux L A,Sullivan J T.Anesthetic Management of External Cephalic Version［J］.Clin Perinatol,2013,40(3):399-412.

［31］Crofts J F,Fox R,Ellis D,et al.Observations from 450 Shoulder Dystocia Simulations:Lessons for Skills Training［J］.Obstet Gynecol,2008,112(4):906.

［32］Fransen A F,van de Ven J,Schuit E,et al.Simulation-based Team Training or Multi-Pro Essional Obstetric Care Teams to Improve Patient Outcome:a Multicentre,Cluster Randomised Controlled Trial［J］.BJOG,2017,124(4):641.

［33］Fung TY,Lau TK.Poor Perinatal Outcome Associated with Vasa Previa:Is It Preventable? A Report of Three Cases and Review ofthe Literature［J］.Ultrasound Obstet Gynecol,1998,12(6):430-433.

［34］Grary Cunningham,Kenneth J.leveno,Steven L.Bloom,et al.Williams Obstetrics 25th Edition ［M］.2018

［35］Goffinet F,Azria E,Kayem G,et al.Re:the Risks of Planned Vaginal Breech Delivery Versus Planned Caesarean Section for Term Breech Birth:a Meta-Analysis Including Observational Studies:Let's Avoid Simplistic Radicalism When Reality Is Complex［J］.BJOG,2016,123(1):145-147.

［36］Grobman W A,Miller D,Burke C,et al.Outcomes Associated with Introduction of a Shoulder Dystocia Protocol［J］.Am J Obstet Gynecol,2011,205(6):513.

［37］Hill D A,Lense J,Roepcke F.Shoulder Dystocia:Managing an Obstetric Emergency［J］.American Family Physician,2020,102(2):84-90.

［38］Holbrook B D.Phelan S T.Umbilical Cord Prolapse［J］.Obstet Gynecol Clin North Am,2013,40(1):1-14.

［39］Hutton E K,Hannah M E,Ross S J,et al.The Early External Cephalic Version (ECV)2 Trial:an International Multicentre Randomised Controlled Trial of Timing of ECV for Breech Pregnancies ［J］.BJOG,2011,118(5):564-577.

［40］Impey L W M,Murphy D J,Griffiths M,et al.Management of Breech Presentation［J］.BJOG,2017,124(7):e151-e177.

［41］Kalu C A,Umeora O U.Risk Factors and Perinatal Outcome of Umbilical Cord Prolapse in Ebonyi State University Teaching Hospital,Abakaliki,Nigeria［J］.Niger J Clin Pract,2011,14(4):413-417.

［42］Kim T,Vogel R I,Mackenthun S M,et al.Rigorous Simulation Training Protocol Does Not Improve Maternal and Neonatal Outcomes from Shoulder Dystocia［J］.Obstet Gynecol,2016,127 Suppl 1:3S.

［43］King T L,BRUCKER M C,OSBORNE K,et al.Varney's Midwifery［M］.Burlington,Massachusetts:Johes&Bartlett,2019.

［44］Lin M G.Umbilical Cord Prolapse［J］.Obstet Gynecol Surv,2006,61(4):269-277.

［45］Listed N.Patient Safety Checklist NO.6：Documenting Shoulder Dystocia［J］.Obstetrics&Gynecology,2012,120(2 Pt 1):430.

［46］Murphy D J,MacKenzie I Z.The Mortality and Morbidity Associated with Umbilical Cord Prolapse［J］.Br J Obstet Gynaecol,1995,102(10):826-830.

［47］None.External Cephalic Version and Reducing the Incidence of Term Breech Presentation［J］.BJOG,2017,124(7):e178-e192.

［48］Ouzounian J G,Korst L M,Sanchez M,etal.Clinical Risk Factors Do Not Predict Shoulder Dystocia［J］.The Journal of Reproductive Medicine,2016,61(11-12):575-580.

［49］Ouzounian J G.Shoulder Dystocia：Incidence and Risk Factors［J］.Clin Obstet Gynecol,2016,59(4):791-794.

［50］Oyelese K O,Turner M,Lees C,et al.Vasa Previa：an Aviodable Obatetric Tragedy［J］.Obstet Gynecol Surv,1999,54(2):138-145.

［51］Sagi,Shiomi,Sagi－Dain,et al.The Role of Episiotomy in Prevention and Management of Shoulder Dystocia：a Systematic Review［J］.Obstetrical& Gynecological Survey,2015,70(6):354－362.

［52］Sancetta R,Khanzada H,Leante R.Shoulder Shrug Maneuver to Facilitate Delivery during Shoulder Dystocia［J］.Obstet Gynecol,2019,133(6):1178-1181.

［53］Tekoa K,Mary B,Kathryn O,et al.Varney's Midwifery［M］.Burlington,Massachusetts：Jones and Bartlett Learning,2019.

［54］Walsh J M,Kandamany N,Ni Shuibhne N,et al.Neonatal Brachial Plexus Injury：Comparison of Incidence and Antecedents between 2 Decades［J］.Am J Obstet Gynecol,2011,204(4):324-e1.

第十四章

难产的手术处理

【引言】

多数分娩可自然结束,不需手术干预。但在分娩过程中有部分异常,如不及时进行处理,将导致母儿不良后果。因此一旦发生难产或出现其他病理情况需要进行手术干预时,及时、恰当地根据适应证选择手术方式,正确地进行手术操作对保护母儿是极其重要的。

——凌萝达

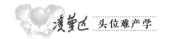

<h1 style="text-align:center">第一节　产钳术</h1>

产钳是为牵引出胎儿而设计的，产钳助产术开始于17世纪，是利用产钳帮助孕妇在第二产程快速娩出胎儿、处理难产的重要手段之一。在20世纪初抗生素问世以前，剖宫产术的危险性较大，产钳助产术解决了部分难产，但高、中位产钳术也造成了较多的胎儿及母体的损伤。凌教授曾提到1987年Silbar报告Highland Park医院1969年的产钳分娩率为35%，而1982年下降至6%。2014年美国国家人口统计报告中产钳及胎头吸引器助产率占阴道分娩总数的3.2%。随着剖宫产的普遍应用，手术技巧、缝线材质不断提高，剖宫产对母婴的安全性保障完全取代了高、中位产钳助产术。

一、产钳构造

根据应用目的不同，产钳种类很多，但各种产钳均由左右两叶组成，每叶包括四部分：钳匙、钳胫（钳颈）、钳锁（钳扣或钳栓）及钳柄（图14.1）。常用的产钳每叶的钳匙有两个弯曲：头弯和盆弯，适合产道的曲度。一般钳锁（或钳栓）固定为左叶在下、右叶在上，构成两叶相互交合的扣锁。因此，在放置产钳时必须先放置左叶后放置右叶才能自然扣合，否则需交叉后才能扣合。

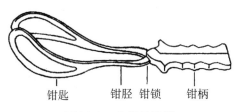

钳匙　　　钳胫　钳锁　　钳柄

图14.1　产钳的构造

二、产钳种类及选择

不同的产钳是根据不同的临床需要而设计的，因此在使用产钳时必须根据使用目的和要求选择产钳。

（一）普通产钳（Simpson产钳）

该产钳是使用最普遍的一种产钳，具有典型的产钳构造，钳匙内面凹、外面凸，以适应胎头外形。平放时整个钳匙上边凹、下边凸，呈弧形弯曲为盆弯，以适应产道轴弯曲度（图14.2）。产钳两匙间最大距离为9 cm，每叶钳匙中间有1个长11 cm、宽5 cm的卵圆形窗孔，以减少对胎头的压力。扣合后的产钳两柄完全靠拢，两匙间留有的空隙足以容纳胎头，适用于把持牵引胎头。由于其具有典型的盆弯，故不能用于旋转胎头。

（二）吉兰（Kielland）产钳

该产钳（图14.3）有头弯，几乎没有盆弯，适用于持续性枕横位及持续性枕后位时旋转胎头。钳匙较长，钳扣可以滑动、可与右叶钳胫的任何一点扣合，适用于胎头位置较高时。如需要旋转胎头，在使用Kielland产钳前可先行手法旋转，尽可能减少产钳旋转的角度。产钳完成旋转胎头后再行牵引，两个动作必须分开，不可同时进行。此外由于两匙间距较大，因此必须要行会阴切开且切口应大。

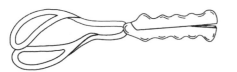 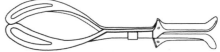

图14.2　Simpson产钳　　　　　　　图14.3　Kielland产钳

（三）Piper产钳

该产钳是一种专门为臀位牵引后出头使用的产钳（图14.4），具有盆弯较小、钳胫较长且向前弯、钳柄低于钳颈的特点，便于臀位后出头的牵出。

（四）剖宫产产钳

剖宫产产钳（图14.5）柄短，钳叶仅有胎头弯曲，用于用手娩出胎头困难时的剖宫产术，如胎头高浮。

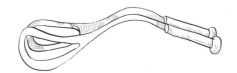 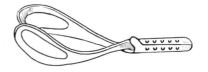

图14.4　Piper产钳　　　　　　　图14.5　剖宫产产钳

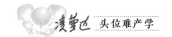

三、产钳术分类

临床大多根据先露高低将产钳术分为出口产钳术、低位产钳术、中位产钳术及高位产钳术四类。

1.出口产钳术

出口产钳术不需要分开阴唇即可见到胎儿头皮；胎儿颅骨骨质部最低点已达到骨盆底；胎头达到会阴体部；矢状缝位于骨盆前后径上，或为左枕前、右枕前，或为左枕后、右枕后；胎头旋转不超过45°。

2.低位产钳术

胎儿颅骨骨质部最低点在坐骨棘水平+3 cm或者以下，但未达骨盆底。胎方位应旋转至枕前位，包括旋转≤45°至枕前位或枕后位，以及旋转≥45°至枕前位。低位产钳术的胎头矢状缝已转至骨盆出口前后径上，在临床中应常规掌握。

3.中位产钳术

胎头已经衔接，胎儿颅骨骨质部最低点在坐骨棘水平+2 cm或者以上。中位产钳术使用风险较大，技术要求高，容易失败，只在紧急情况下使用。

4.高位产钳术

腹部可扪及2/5或以上的胎头，且颅骨骨质部最低点位于坐骨棘水平以上。高位产钳术常引起母儿严重创伤，现已被剖宫产术替代，已经废弃。

四、产钳术适应证

产钳术是在分娩第二产程中需要及时结束分娩时所采取的一种有效措施。施行产钳术有一定的母儿并发症，因此决定施术时需从母儿双方的利弊考虑，正确权衡适应证。主要适应证有：

1.第二产程延长是使用产钳术最主要的指征，持续性枕后位或持续性枕横位、巨大儿、相对头盆不称、子宫收缩乏力等均可使胎先露下降延缓或阻滞，导致第二产程延长。

2.第二产程发生胎儿窘迫。

3.产妇有合并症或并发症，如心脏病、高血压、肺部疾患等，或不宜在分娩时过度用力或增加腹压者，必须缩短第二产程。

4.胎头吸引术失败者，应由经验丰富的医生重新评估，权衡胎吸失败后剖宫产与产钳助产的母儿风险。若排除头盆不称且产钳助产成功率较大时，可考虑行产钳助产。

5.臀位后出胎头娩出困难者，剖宫产娩头困难者。

6.早产儿手术助产：产钳几乎可以用于所有孕周手术助产。

五、产钳术禁忌证

1.胎膜未破，宫口未开全。

2.存在骨盆狭窄或头盆不称，胎头最大横径未达坐骨棘水平，胎先露在+2以上。

3.严重胎儿窘迫，估计产钳术不能立即结束分娩者。

4.颏后位、额先露、高直位或前不均倾等其他异常胎位。

5.畸形儿及死胎（应以保护孕妇为主，宜采用毁胎术）。

六、产钳术必备条件

决定施行产钳术时，除应具有适应证外，还应具备施术条件，否则可招致母儿严重创伤。施行产钳术的必备条件是：

1.无明显头盆不称，胎头已降入骨盆腔，达到骨盆底，在耻骨联合上已扪不到胎头，颅骨无明显重叠，胎头变形不明显，胎头矢状缝转至或接近骨盆出口前后径上。

2.胎膜已破、宫口已开全。

3.胎儿存活。

4.先露部必须是枕或顶先露。

5.孕妇愿意接受手术阴道分娩的风险。

6.具备有经验的操作者以及新生儿复苏的人员和设备。

七、产钳术操作流程

（一）体位

孕妇排空膀胱并取膀胱截石位。

（二）麻醉

行双侧会阴部神经阻滞麻醉。

（三）术前准备

1.全面评估孕妇身心状况。

2.询问有无麻醉药物过敏史。

3.向孕妇及家属讲解产钳助产的目的、方法、可能出现的并发症，取得孕妇及家属的同意和配合。操作前应向孕妇做好解释工作，消除孕妇的恐惧感，签署产钳助产知情同意书。

4.术前常规消毒外阴、导尿，配合灯光照明。

5.行阴道检查，确定子宫颈口已完全扩张，明确胎先露位置高低、胎方位、骨盆有无狭窄、是否存在头盆不称。

6.根据会阴条件决定是否行会阴切开。

（四）步骤

1.放置产钳

（1）放置前准备

在放置产钳之前先将两叶产钳扣合确定左右叶及上下方向，消毒，产钳上涂抹润滑剂，有助减少损伤。

（2）放置左叶

助产人员将右手拇指以外的四指伸入阴道左侧壁与胎头之间，查清胎儿耳部再次确定胎方位。左手以执笔式握持左叶钳柄，使钳叶直立，钳匙头弯向内，盆弯向上，以钳匙顶端由会阴左侧置入胎头左侧与右手掌之间，用右手拇指将钳匙轻轻沿右手指推导插入胎头左侧，置入过程中，钳柄逐渐向下微向逆时针方向旋转，使钳匙顶端逐渐移向前上方，把钳匙贴在胎儿左耳的外侧，达胎头左侧顶颞部，并使钳叶与钳柄在同一水平位（图14.6），助手帮助把持左叶并保持钳柄位置不变。

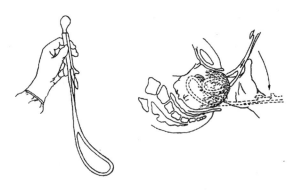

图14.6 置入产钳左叶

（3）放置右叶

助产人员左手食、中二指伸入胎头与阴道右侧壁之间，并用右手握持右叶产钳徐徐滑向胎头右侧方到达与左叶对称的位置（图14.7）。

2.扣合产钳

放置正确时，两叶钳锁平行交叉扣合甚易，两钳柄靠拢，内面自然对合（图14.8）。钳叶稍有错位时，应调整后置入的右叶，不宜移动先置入的左叶，这是由于先置入的钳叶较为准确，调整后仍不能扣合时，应取出产钳，查清胎头位置后另行放置。

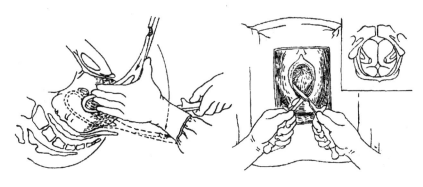

图14.7 置入产钳右叶　　　　　图14.8 合拢锁扣

3.检查产钳

扣合后再次内诊检查产钳位置是否正确，明确有无宫颈、阴道等软产道及脐带被夹于胎头与钳匙之间，胎头矢状缝是否位于两钳叶中间，胎儿小囟门是否在产钳叶上缘一指处。

4.牵引

术者右手握钳柄，左手掌固定在右手手背上，并以左手食指尖抵于胎头先露部，向下试行轻轻牵引（图14.9）。当将产钳向外牵拉时，如食指尖渐渐远离胎头则表示产钳已从胎头上滑脱，必须取下重新放置，如果胎头未远离指尖并随产钳下降则表示放置正确，可行正式牵引。左手握合拢的钳柄，或双手握钳柄向外向下缓慢用力牵拉，沿骨盆轴向外向下。当先露部着冠时，助手保护会阴，当见胎头额面部露出阴道口时，将钳柄向上旋转用力呈"J"形使胎头仰伸。

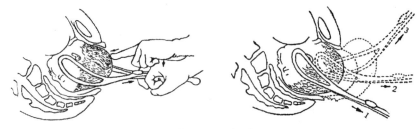

图14.9　牵引

5. 取出产钳

当双顶径露出会阴口时即可取下产钳。取钳次序与放钳相反，先取右叶，后取左叶。取产钳时应沿胎头轻轻滑出。取出产钳后即可按正常分娩机制助产娩出胎儿，胎儿娩出后应常规检查产妇宫颈及阴道有无裂伤，有裂伤者应立即予以缝合；新生儿应全面体检，观察是否有产伤等，发现问题及时告知产妇及家属，必要时转 NICU 救治。

八、几种胎位异常的产钳术

（一）枕后位产钳术

持续性枕后位如不能矫正为枕前位可转为低直后位，可行产钳术助产，但由于枕后位以顶为先露，大囟在前方，胎头以枕额周径通过产道娩出，径线大，牵引较困难，故会阴切口宜大。牵引时右手执钳柄或交锁处向外牵引，同时用左手由钳胫下方向上握住钳胫并向外牵拉，最初牵引呈水平位向下、向外用力，当前额或鼻根部抵达耻骨联合下缘时，以此为支点，略抬高钳柄使枕部缓缓自会阴体前缘娩出。然后再稍向下牵拉，使前额、鼻、面颊相继娩出（图14.10）。

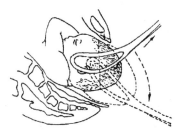

图14.10　枕后位产钳术

（二）臀位后出头产钳术

臀位胎体娩出后，如出现胎头分娩困难，可用臀位后出头产钳助产（图14.11），有利于迅速娩出胎头，挽救胎儿。使用特制的Piper产钳，操作时胎头必须达到盆底，同时做较大的会阴切开。助手先将胎体提起（提起双足或用治疗巾兜起），术者在胎体下面（腹侧）置入产钳，先将左叶产钳沿骶骨凹向胎头右侧插入，使钳匙达胎头右侧面颊部，钳匙尖略朝上，钳柄略朝下，则钳匙纵轴与枕颏径一致。其后将右叶产钳置于胎头左侧，使与左钳匙位置相对。两匙尖端之内恰是胎头顶部。钳锁扣合后，手术者采取低坐位牵引，先向前并略向上，当枕骨抵耻骨弓下时即可缓慢继续向上抬高钳柄，使胎头俯屈并将胎儿同时上举娩出胎头。

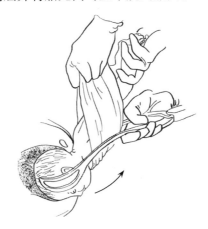

图14.11　臀位后出头产钳术

九、产钳术并发症

产钳术是解决头位难产的重要手段之一，如施行得当，可维护母儿安全。但使用失当，适应证掌握不妥，检查估计判断失误，手术必备条件不全，操作不熟练或操作粗暴，皆可导致母儿损伤，甚至死亡。

（一）母体并发症

1.产道损伤

产道损伤包括会阴、阴道、宫颈裂伤、血肿等。产道损伤与软产道扩张情况、骨产道形态和大小、胎先露高低、胎方位及胎儿大小等有关。

（1）软产道撕裂伤

宫颈口未开全时行产钳术可致宫颈裂伤，并可向上延及子宫下段，造成子宫破裂。先露高、枕后位、胎儿大、骨盆狭窄等易致阴道下段裂伤；孕产妇会阴条件差、会阴切口过小、会阴保护不当，可致Ⅲ度及Ⅳ度会阴裂伤，损及肛门括约肌和直肠。

（2）血肿

软产道撕裂可造成血肿和大出血。宫颈裂伤可延及阴道穹窿，发生阔韧带血肿，甚至延及腹膜后、上达肾周或膈下。阴道下段血肿，可向会阴深部、肛周及臀部扩大，深部血肿若未及时发现可造成失血性休克、严重危害孕产妇安全。

（3）骨产道损伤

头盆不称、胎头梗阻时若强力牵引可致耻骨联合或骶髂关节分离。骶尾关节骨化导致骨盆出口狭窄者若强力牵引可发生尾骨骨折或骶骨骨折。

2.产后出血

产程较长、宫缩乏力、产道损伤都是导致产后出血的原因，需及时诊断、处理。

3.生殖道瘘

第二产程延长可使膀胱受压缺血，术时又易损伤膀胱，损伤后若未及时发现并给予修补，最终可致膀胱阴道瘘。小的直肠壁损伤未予察觉，或会阴Ⅲ度、Ⅳ度裂伤修补不当可致直肠阴道瘘。膀胱阴道瘘或直肠阴道瘘应择期修补，一般在产后3~6个月根据情况适时手术。

4.感染

阴道检查、会阴切开、放置产钳操作时器械进入宫腔、牵引产钳时裂伤或擦伤产道、宫腔探查、手术时间延长均可增加感染机会，失血导致机体抵抗力下降亦易招致感染。术后应常规应用抗生素预防感染。产后感染时应作宫腔培养，根据病原菌及其对药物的敏感度选择抗生素。

5.远期后遗症

术时盆底软组织损伤、松弛发生膀胱直肠膨出或子宫脱垂等。

（二）围产儿并发症

1.近期并发症

皮肤压痕和撕裂伤，严重头皮水肿，外眼部创伤，头部血肿，颅内出血，帽状腱膜下出血，高胆红素血症，视网膜出血，类脂性坏死，神经损伤，颅骨骨折，暂时性面瘫，面部及头皮损伤等。多因术前未充分评估产钳术指征及放置条件、产钳放置或牵引不当所致。

2.远期并发症

神经发育和认知能力异常。尽管中、高位产钳助产术被剖宫产所替代，出口或低位产钳分娩的危险性及并发症均较少见，但仍必须高度重视产钳术适应证、必备条件，对头盆关系做正确判断，适时放置产钳，正确牵引，以避免或减少并发症发生。

十、产钳术并发症的预防

1.力争做到评估正确，产钳助产一次成功。

2.严格掌握产钳术的适应证及条件。

3.钳柄难于合拢或易滑脱时应取出产钳，再行内诊复查，发现未具备产钳术条件者应及时改行剖宫产；未发现明显异常者，可重新放置产钳，再试行牵引，如再次失败者亦应改行剖宫产术。

4.应按杠杆原理掌握牵引方向，牵引力要持续而稳妥，切忌左右摇摆钳柄，否则易致母儿损伤。

5.牵引有困难（即胎头不见下降）时，其原因可能为：①牵引方向不正确；②骨盆与胎头不相称；③不适合的胎头方位。因此应注意切勿用强力牵引，必须查出原因进行纠正，否则易致胎儿及产道损伤。如牵引2次，胎先露仍不下降，应检查原因，适时改为剖宫产，以免失去抢救胎儿时机。

6.胎头娩出时需注意保护会阴并缓缓娩出胎头。

7.会阴弹性差者应行会阴切开，枕后位会阴切开切口应适当加长。

8.术毕应常规检查软产道，发现损伤应及时缝合。

9.术后应用抗生素预防感染。

10.做好新生儿复苏准备。

11.不推荐联合使用产钳和胎头吸引器进行阴道手术助产。

（丁依玲　邓娅莉）

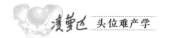

第二节　胎头吸引术

胎头吸引术是利用负压装置形成负压后吸附于胎头上，通过牵引和旋转使胎头下降的一种助产方式。

一、胎头吸引器

（一）胎头吸引器种类

胎头吸引器由吸引杯、吸引管和负压装置三部分组成。

吸引杯头的材质有金属、塑料、橡胶和硅胶等。金属型吸引杯可分为锥形和扁圆形，锥形吸引杯又分为直形和牛角形（图14.12）。锥形吸引杯一端大、一端小，大端为胎头端，端口有橡皮圈以减少对胎头的损伤，小端称牵引端。牵引端顶部为牵引环，环下方各有一个牵拉柄，其中一个为空心管，与胎头吸引器主体内腔相通，称牵引柄气管，供与橡皮导管连接，以形成负压。硅胶型吸引杯是以硅胶代替金属制成的钟形硅胶罩杯，固定于金属帽上，连接一带刻度的长金属管，管远侧有一对对称的短柄，作为牵引的拉手。掌上型胎吸杯（如Kiwi胎头真空吸引器）（图14.13）由吸引杯和主干两部分组成，吸引杯为扁圆形，主干部分包括牵引装置、手动真空泵手柄及牵引力指示器。

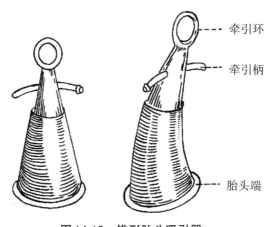

牵引环
牵引柄
胎头端

图14.12　锥形胎头吸引器

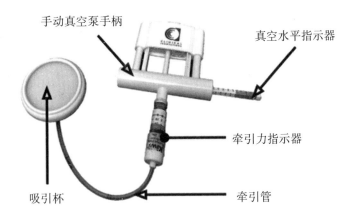

图14.13 Kiwi胎头真空吸引器

（二）胎头吸引器作用原理

将吸引杯紧贴胎头后，抽气形成负压，此时胎头所受的吸力就是吸引杯内的总负压力。根据物理学原理：总负压力=负压强度×吸引面积，面积$=\pi r^2$，π取3.14，r为吸引杯圆面积的半径。因此不同的负压强度和不同直径的吸引杯所产生的总负压力不同，可按公式计算出其总负压力。

二、胎吸助产适应证、禁忌证

（一）适应证

（1）第二产程延长：①初产妇，未施行硬膜外阻滞分娩镇痛，第二产程已超过3 h；或者行硬膜外阻滞镇痛，第二产程超过4 h。②经产妇，未施行硬膜外阻滞分娩镇痛，第二产程已超过2 h，或者行硬膜外阻滞镇痛，第二产程超过3 h。

（2）因母体因素需要缩短第二产程者，如体力耗竭、重症肌无力、合并高血压、心脏病，哮喘或有自主反射障碍的脊椎损伤或增殖性视网膜病等。

（3）明确或可疑的胎儿窘迫。

（二）禁忌证

（1）母体因素：①产妇拒绝使用。②无阴道分娩条件，如骨盆狭窄，软产道畸形、梗阻。③宫口未开全。④子宫脱垂或尿瘘修补术后。

（2）母体—胎儿因素：①异常胎位如臀位、面先露或胎位不清、胎头未衔接。②头盆不称。

（3）胎儿因素：①胎儿头皮已有损伤或者可疑胎儿凝血障碍。②胎儿成骨不全。③胎龄小于34周。

（4）其他因素：①产科医生没有使用吸引器助产的经验，不能正确操作吸引器。②产钳助产失败后。

三、必备条件、体位、麻醉

胎头吸引术较易掌握，对产妇产道组织损伤机会虽小，但若不注意必备条件也可导致母儿严重损伤。

（一）必备条件

（1）宫口开全。

（2）胎膜已破。

（3）胎头完全衔接。

（4）胎头位置清楚。

（5）胎儿大小适中。

（6）头盆相称，产道通畅。

（7）麻醉效果满意。

（8）排空膀胱。

（9）准备失败后可能的补救方案。

（10）已经签署规范的知情同意书。

（11）术者：

①术者必须经过阴道手术助产的训练，具备一定的操作经验和技巧。

②准备好补救方案，如紧急剖宫产。

③如术者对阴道手术助产缺乏经验和信心，必须有富有经验的上级医生在场。

④能够处理紧急情况，如肩难产、新生儿窒息、产后出血等；应通知新生儿科医生到场，必要时实施新生儿复苏。

⑤如出现并发症，能快速实施紧急剖宫产。

（二）体位

膀胱截石位。

（三）麻醉

一般采用双侧阴部神经阻滞麻醉或局麻，在紧急情况下也可不用麻醉。

四、操作流程

（一）术前准备

（1）应与孕妇及家属沟通助产流程，风险以及替代方案，并详细评估孕妇和胎儿的各项信息。

（2）检查吸引器有无损坏、漏气。

（3）取膀胱截石位，消毒、铺巾和导尿。

（4）阴道检查排除头盆不称等禁忌证，明确胎先露的位置和胎方位，检查胎膜是否已破，如没有破膜行人工破膜。

（5）开放静脉通路，准备新生儿复苏。

（6）双侧阴部神经阻滞麻醉或持续性硬膜外阻滞麻醉；不推荐常规行会阴切开术，主张行限制性会阴切开术。

（二）手术步骤

1.明确胎儿俯屈点

使用吸引器前，应当明确胎头俯屈点的确切位置以评估吸引器的放置位置。俯屈点位于矢状缝上、后囟前方约3 cm处（图14.14）。前囟和俯屈点的距离大约为6 cm，大多数吸引杯头的直径为5~6 cm，因此放置吸引杯时后缘达到后囟，并跨过俯屈点，吸引杯前缘和前囟之间应该有3 cm的间隔。胎头吸引器的中心正确放置在俯屈点上，头皮损伤的概率最小。

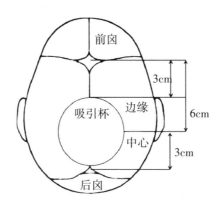

图14.14 胎头俯屈点示意图

2.放置胎头吸引器

放置前，操作者用润滑剂涂抹杯头的外壁。左手分开两侧小阴唇，暴露阴道外口，以左手中、食指掌侧向下撑开阴道后壁，右手持吸引器将胎头端向下压入阴道后壁前方，然后左手中、食指掌面向上，分开阴道壁右侧，使吸引器右侧缘滑入阴道内，继而手指转向上，提拉阴道前壁，使吸引器上缘滑入阴道内，最后拉开左侧阴道壁，使吸引器完全滑入阴道内并与胎头顶部紧贴。一旦吸引器杯头通过阴道口，它会被母体会阴自动地向上推向胎头。让牵引柄与胎头矢状缝垂直，作为旋转标志。

3.检查吸引器，形成负压

一手握吸引器，另一手中、食指伸入阴道内，沿吸引杯缘与胎头衔接处扪一周以排除吸引器与胎头之间无宫颈或阴道壁软组织嵌入，然后右手按压真空泵。胎头位置低，估计容易成功者，负压可用300 mmHg；胎头较高、胎儿较大或产力较弱，分娩可能困难者，负压可用450 mmHg；一般情况下负压选用380 mmHg。

如使用的是硅胶胎头吸引器，术者将吸引器手柄侧的橡皮软管递给助手，助手将其与注射器紧密连接，缓慢抽出空气，一般抽出空气150 ml左右。

4.牵引

操作吸引器应在产妇宫缩发作时进行，沿骨盆轴方向，向外、向下缓慢牵拉。操作吸引器需要两只手协同配合，一手提供牵引力（也称为"牵引手"），另一手监控进程（也称为"非牵引手"）。此外，"非牵引手"还可以在发现杯头脱落时用拇指摁紧杯头施加反向压力，使杯头保持吸附；在胎头位于枕横位或枕后位需旋转胎头时，"非牵引手"可以随时监控胎头旋转情况。

牵引方向应根据先露所在平面，循产道轴进行，先向下、向外协助胎头俯屈下降，当胎头枕部抵达耻骨联合下方时，逐渐向上、向外牵引，使胎头逐渐仰伸，直至双顶径娩出。当胎头为枕横位或枕后位时，应旋转吸引器使胎头转为枕前位。胎头吸引术助产有效的标志包括：胎头下降、胎头俯屈、枕横位和枕后位自动转为枕前位。

5.取下吸引器

胎头娩出后，解除负压，取下吸引器，然后按正常分娩机转分娩胎儿。

6.检查

胎儿、胎盘娩出后，依次检查子宫颈、阴道有无裂伤以及会阴切口，然后逐层缝合。

五、失败原因及处理

出现杯头反复滑脱和或胎头不下降即认为胎吸助产操作失败。胎头吸引术失败的原因可以分为器械因素、操作方法错误和适应证不当三类。最常见的胎吸失败的原因是枕后位、巨大儿、初产妇、胎头高浮、胎头颅骨高度重叠、产程延长和产妇肥胖。

胎头吸引术失败时应再行阴道检查，寻找失败原因，器械原因可更换器械，适应证不当应及时改行剖宫产术。

六、相关母儿并发症原因、处理、随访、预防

胎头吸引术对产妇创伤小，但可能会对胎婴儿造成严重损伤。

（一）产妇并发症原因及处理

1.宫颈裂伤

多因宫口未开全造成，阴道检查时应确认宫口已开全。若裂口较浅，无活动性出血，可不必缝合。若裂伤较大可用1/0可吸收线缝合，以恢复宫颈正常的解剖结构。

2.外阴阴道裂伤

多因会阴阴道壁组织弹性差，会阴切口过小所致，术前应行充分的会阴侧切术。在胎盘娩出后应逐层缝合，先阴道后外阴，对有活动性出血的部位，应先结扎止血，以免失血过多。

3.阴道血肿

可因阴道壁被嵌入吸引器所致，也可因阴道壁撕伤所致。放置吸引器后必须仔

细检查，排除软组织嵌入。

4.产后感染

目前指南不推荐胎吸助产前常规预防性使用抗生素，但建议当出现Ⅲ~Ⅳ度会阴裂伤时可使用抗生素预防感染。

5.远期并发症

包括盆底组织损伤、尿失禁。胎头吸引术可能造成盆底肌肉及软组织的损伤，造成产后尿失禁，产妇产后应注意盆底肌肉功能的恢复和训练，减少尿失禁的发生。

（二）胎儿并发症原因及处理

1.头皮水肿（产瘤）

胎吸助产的胎儿头皮均有水肿、产瘤形成，但大多为一过性的，产后12~24 h可自行吸收消退，对胎儿无不良影响。

2.头皮擦伤或撕伤

胎头吸引术所致的头皮擦伤和撕伤大多为轻度的浅表损伤。其原因多系吸引器放置位置不正确，牵引时间过长和吸引器突然滑脱，在操作时应注意避免上述错误发生。

3.头皮血肿

头皮血肿是由于牵引导致骨膜下血管破裂，血液淤滞在骨膜下形成。因颅骨处骨膜与骨粘连紧密，故血肿易局限，不超越骨缝，边界清楚。小的头皮血肿数日内可自行吸收、消退，无需特殊处理。大的头皮血肿可导致黄疸或贫血，需数周才能被吸收，需给予处理。

4.帽状腱膜下血肿

帽状腱膜下血肿是由于外力作用导致连接头皮静脉、颅内板障静脉及颅内静脉窦的血管破裂出血，并沿颅骨外膜与帽状腱膜之间的腱膜下间隙蔓延形成的血肿，因出血发生在疏松的组织内，无骨缝限制，故出血量多，易于扩散，可造成严重的贫血和失血性休克。因此对所有胎吸助产分娩的新生儿均应随访观察，警惕帽状腱膜下血肿的发生。

5.视网膜出血

视网膜出血的具体机制目前并不明确。但这种视网膜出血多为一过性的，不会造成远期的视网膜损伤的后果。

6.新生儿黄疸

新生儿黄疸的发生与头皮血肿及帽状腱膜下血肿有关。

（三）随访

助产后应仔细检查新生儿及产妇有无创伤。新生儿应常规肌内注射维生素K。新生儿头皮血肿通常一周后可自愈。局限性的产瘤或小的头皮血肿持续时间从几十分钟到一周不等。此外，应警惕吸引器助产后可能发生的新生儿高胆红素血症和帽状腱膜下血肿。

（四）预防

为提高胎头吸引术的成功率及降低胎儿并发症，胎头吸引术操作须谨记以下原则。

1.行胎吸助产前

（1）正确评估胎头吸引术的适应证和禁忌证。

（2）正确评估母儿情况：鉴定既往病史的高危因素，对宫口开大情况进行初步评估。

（3）正确评估胎头位置和胎方位，胎头位置最好在+3以下。

（4）排空膀胱，并告知需行胎头吸引术助产。

2.行胎吸助产中

（1）正确放置负压杯的位置，逐渐增加负压，使吸引器头端牢固地吸附在胎头上，牵引力勿过大，牵引沿产轴方向，并在宫缩时进行。负压不能超过500～600 mmHg。持续负压吸引时间不宜过长。

（2）若牵引困难或者牵引时滑脱，应由经验丰富的医生重新评估，权衡胎吸失败后剖宫产与产钳助产的母儿风险，做出选择。若牵拉时胎头下降困难，应考虑放弃阴道助产，选择剖宫产。

（3）一旦分娩成功，应去除负压并移去吸引杯，整个过程不超过15~20 min。

（4）不推荐联合使用产钳和胎头吸引器进行阴道手术助产。

3.行胎吸助产后

详细记录整个助产的过程，评估产妇和新生儿的产后情况，及时与产妇及家属沟通。

（冯玲　王少帅　韦丽杰）

第三节　毁胎术

目前，因难产而需行毁胎术者日益减少，除死胎、胎儿畸形及少数特殊情况。毁胎术的目的在于缩减胎儿体积，以防对产妇造成损伤，但手术所用器械多为锐性，故应注意避免操作所致的损伤。毁胎术有断头术、穿颅术及除脏术等。

一、穿颅术

穿颅术是指用特殊器械穿破胎儿头颅，排出胎儿颅内组织，使胎头体积缩小，以利阴道分娩。

（一）适应证

1.胎儿脑积水。

2.臀位死胎后出头嵌顿者。

3.明确诊断的胎儿畸形或胎儿死亡。

4.头先露死胎，胎头娩出可能发生会阴裂伤者。

（二）器械

穿颅器、碎颅器、长剪刀、组织钳、宽叶拉钩等。

（三）条件

1.子宫颈口开全或近开全。

2.骨盆入口前后径大于5.5 cm，胎头已自然入盆或用手推入盆。

3.无先兆子宫破裂征象。

（四）麻醉

一般不需麻醉。

续表

（五）手术步骤

1.体位

产妇取膀胱截石位，常规消毒外阴阴道，铺巾，自行排尿或导尿。

2.阴道检查

扪清胎头前囟、矢状缝部位及先露部高低，如未破膜，先进行人工破膜。

3.固定胎头

助手在产妇耻骨联合上方用手向下压胎头并固定。

4.剪开头皮

用宽叶拉钩拉开阴道，暴露胎头，组织钳钳夹住胎头矢状缝或前囟处的头皮，选择最靠近阴道口、能直视的囟门或骨缝作为穿刺点，用剪刀或刀剪开此处的头皮2~3 cm。

5.刺破胎头

一手向外牵拉组织钳固定胎头，另一手把穿颅器放入头皮切口中，用钻力从颅缝间垂直刺入颅腔，当出现突破感，证明已进入颅腔（图14.15）。如不能在直视下进行，穿刺时应将食指、中指引导穿颅器达穿刺点。面位可经眼眶刺入，臀位后出头可从枕骨大孔刺入。胎儿大量脑积水时用穿刺针从囟门或颅缝刺入，吸出脑积水。

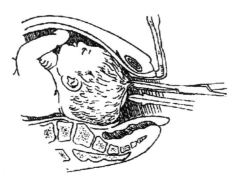

图14.15 穿破胎头

6.破坏及排出颅内组织

张开穿颅器进行旋转，扩大穿孔，使脑组织被破坏并排出。还可用负压吸引管经剪开的囟门或颅缝插入吸出脑组织。待胎头明显缩小后，闭合穿颅器并取出。胎头缩小后，部分小胎儿可自行排出，如不能排出则进行碎颅牵引。

7.碎颅

一手做引导，另一手持碎颅器内叶，从头皮破口处放入颅腔直达颅底，凸面指向颅骨内面；再以一手做引导，将外叶放于胎头颜面部，内外叶相吻合。在确认两叶钳间没有宫颈或阴道壁后，关闭钳柄，拧紧螺栓。

8.牵引

如胎头位置高，先稍向后方牵引，当胎头降至阴道下部时，再向水平方向牵引。在牵引过程中胎头受压，脑组织不断外溢，头颅体积逐渐缩小，不难牵出。胎头娩出后，取下碎颅器，按常规方法娩出胎体。

（六）注意事项

切开头皮刺入较直接刺入安全。胎头高者，碎颅器应尽可能放到颅腔深处，或试用数把组织钳夹持颅骨破口边缘牵引。术后应常规给宫缩剂及抗生素。

二、除脏术

除脏术是一种移除胎儿胸腔和/或腹腔的内容物，缩小胎体以利分娩的手术。

（一）适应证

1.忽略性横位且胎儿已死，羊水流尽，宫体紧裹胎儿，胎头位置高，胸腹部被挤入阴道内，胎手脱垂，难以行断头术。

2.胎儿胸部或腹部畸形、巨大肿瘤或胸腹水等阻碍分娩者。

3.联体畸胎。

（二）器械

长剪刀、卵圆钳、组织钳及宽叶拉钩。

（三）条件

1.宫颈口开全或近开全。

2.骨盆无显著狭窄或畸形。

3.无先兆子宫破裂征象。

（四）麻醉

一般不需麻醉，困难者选用硬膜外麻醉。

（五）手术步骤

1.体位

患者取膀胱截石位，消毒外阴阴道及脱出的手，铺单，自行排尿或导尿。

2.阴道检查

明确骨盆是否狭窄以及先露部的高低。

3.剪开胸壁

助手用阴道拉钩撑开阴道前后壁，并将脱垂的胎手向胎头侧牵拉，以便暴露胎儿胸腔肋间隙，如胎胸位置低可在直视下剪开胸腔，如胎胸位置较高，可用一手做引导，另一手持长剪刀剪开肋间隙的皮肤、肌肉，尽量扩张切口。

4.除脏

用卵圆钳从胎体的切口进入胎儿胸腔，夹除内脏，使胸腔塌陷。如胎儿腹部阻挡胎体难以娩出，可经横隔进入腹腔，钳取腹腔内脏。待完全取出后，向外牵拉脱出的胎肢，胎体便自行折叠娩出，或牵引下肢行臀牵引术娩出胎儿。

（六）注意事项

1.操作要轻柔，剪刀操作以手指引导，防止损伤软产道。

2.术后应检查阴道、宫颈，如有裂伤，及时处理。

3.术后使用宫缩剂防止产后出血，用抗生素预防感染。

三、断头术

断头术是死胎横位时离断胎儿颈部，将胎儿分成头与躯干，然后先后娩出胎儿躯干及胎头的手术。

（一）适应证

1.忽略性横位死胎，无法行内外联合倒转牵引术。

2.双头畸形。

3.双胎胎头绞锁，且第一胎已死。

（二）器械

线锯1条，单叶阴道拉钩2个，宫颈钳或长组织钳3~4把。

（三）条件

1.宫颈口开全或近开全。

2.无先兆子宫破裂。

3.胎肩进入盆腔，胎颈接近宫口，能用手达到胎儿颈部。

（四）麻醉

硬膜外阻滞或静脉麻醉。

（五）手术步骤

1.体位

患者取膀胱截石位，消毒外阴及脱出的手，铺单，导尿排空膀胱。

2.阴道检查

了解宫颈口扩张情况，胎胸嵌入程度，胎头及胎颈所处的位置。

3.离断胎颈

将脱出的手向胎头对侧用力牵拉，使颈部尽可能降低以利操作。如胎手尚未脱出，先设法牵出胎手。将缚以纱布的线锯一端，沿胎颈后方送入，另一手将纱布从颈前方拉出，使线锯随之绕过胎颈，检查线锯与皮肤之间无其他组织。之后以单叶拉钩拉开阴道前后壁，在线锯的两端安上拉柄，抓住拉柄前后交叉，来回抽动（图14.16），使胎颈离断。可保留部分皮肤，用宫颈钳或组织钳夹住胎头残端，以利以后牵出胎头。

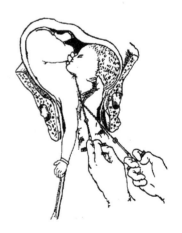

图14.16　断头术

4.娩出胎体

牵拉脱出的胎手，胎体即可拉出。注意保护，避免骨骼断端划伤阴道壁。

5.娩出胎头

向下牵拉胎头端的宫颈钳，部分胎颈露出，将一指或两指伸入胎儿口内，钩住下颌，使胎儿枕部向上，按后出头分娩机转娩出胎头。牵拉过程中，另一手压迫下腹部，协助娩出胎头。如后出头困难，可配合穿颅术。如胎头较高，胎肩陷入较深，可自一侧肩部锁骨上斜向对侧腋下锯断，牵拉脱出之手后先牵出胎头，再伸手入宫腔探得另一胎手，牵拉向外，则胎体很易娩出。

（六）注意事项

1.发现子宫破裂、宫颈及阴道裂伤，并予以相应处理。

2.术后给予宫缩剂防止产后出血。

3.术后常规应用抗生素预防感染。

四、锁骨切断术

锁骨切断术是切断胎儿的锁骨，缩短胎儿双肩径，利于胎儿娩出的手术。多适用于穿颅术后胎肩难以娩出者。如胎肩已能直视，则直接用剪刀剪断锁骨，如锁骨仍在阴道内无法直视，则在手的引导保护下，剪断锁骨中部。如仍有娩出困难，可加作另一侧锁骨切断。如正常活胎肩难产行锁骨切断后，新生儿按锁骨骨折固定、包扎等外科处理。

五、脊柱切断术

脊柱切断术是切断胎儿脊椎，将分成两段的胎儿逐个娩出的手术，仅适用于忽略性横位，无肢体脱出，而以腰椎先露的胎儿。仿照断头术，将线锯置于胎儿躯干，锯断脊柱，分别牵拉出两个部分。如牵拉困难，可配合除脏术。也可以先行除脏术，再配合脊柱切断术。

（丁依玲　邓娅莉　赖微斯）

参考文献

[1]范玲.胎头吸引术的技术与技巧[J].中华产科急救电子杂志,2018,7(03):140-143.

[2]凌萝达,顾美礼.难产[M].第2版.重庆:重庆出版社,1990.

[3]刘兴会,徐先明,段涛,等.实用产科手术学[M].北京:人民卫生出版社,2013.

[4]凌萝达,等.难产与围产[M].重庆:科学技术文献出版社,1983.

[5]Titus.P.产科疑难问题处理法[M].刘本立译.北京:人民卫生出版社,1955.

[6]谢幸,孔北华,段涛.妇产科学[M].第9版.北京:人民卫生出版社,2018.

[7]余昕烊,漆洪波.美国妇产科医师学会《阴道手术助产(2020版)》指南要点解读[J].中国实用妇科与产科杂志,2020,36(09):840-842.

[8]中华医学会妇产科学分会产科学组.阴道手术助产指南[J].中华妇产科杂志,2016,51(8):565-567.

[9]Apuzzio J J,Vintzileos A M,Berghella V,等.产科手术学[M].第4版.刘俊涛,周希亚,译.北京:中国科学技术出版社,2019.

[10]Baskett T F,Calder A A,Arulkumaran A.产科手术学[M].第11版.段涛,杨慧霞,译.北京:人民卫生出版社,2009.

[11]Committee on Practice Bulletins—Obstetrics.ACOG Practice Bulletin No.219:Operative Vaginal Delivery[J].Obstet Gynecol,2020,135(4):e149-159.

[12]Gardella C,Taylor M,Benedetti T,et al.The Effect of Sequential use of Vacuum and Forceps for Assisted Vaginal Delivery on Neonatal and Maternal Outcomes[J].Am J Obstet Gynecol,2001(185):896-902.

[13]Gei AF,Pacheco LD.Operative Vaginal Deliveries:Practical Aspects[J].Obstet Gynecol Clin North Am,2011,38(2):323-349.

[14]Goordyal D,Anderson J,Alazmani A,et al.An Engineering Perspective of Vacuum Assisted Delivery Devices in Obstetrics:a Review[J].Proc Inst Mech Eng H,2021,235(1):3-16.

[15]Gurol-Urganci I,Cromwell DA,Edozien LC,et al.Third- andFourth Degree Perineal Tears among Primiparous Women in England between 2000 and 2012:Time Trends and Risk Factors[J].BJOG,2013(120):1516-1525.

[16]Jeon J,Na S.Vacuum Extraction Vaginal Delivery:Current Trend and Safety[J].Obstet Gynecol Sci,2017,60(6):499-505.

[17]Murphy DJ,Macleod M,Bahl R,et al.A Cohort Study of Maternal and Neonatal Morbidity inRelation to Use of Sequential Instruments at Operative Vaginal Delivery[J].Eur J ObstetGynecol Reprod Biol,2011(156):41-45.

[18]O'Mahony F,Hofmeyr GJ,Menon V.Choice of Instruments for Assisted Vaginal Delivery[J].

Cochrane Database Syst Rev,2010:CD005455.

[19]Towner D,Castro MA,Eby-Wilkens E,et al.Effect of Mode of Delivery in Nulliparous Women on Neonatal Untracranial Injury[J].N Engl J Med,1999(341):1709-1714.

附　录

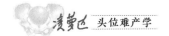
《头位难产》苏应宽序

　　以凌萝达、顾美礼教授为主编的《头位难产》专著问世了。这是我们产科界的又一喜讯。

　　十月怀胎、一朝分娩。根据"江苏省围产儿死亡原因调查"一文综合分析，产时死亡者约占近围产儿死亡数的4/5。足见产时处理的重要性。难产中又以头位分娩为主。当然，构成难产的原因往往是多方面的。习俗认为先露为头，则可安心待产。部分缺乏全面产科知识的专业人员也是这样的观点。实则不然。凌萝达教授在1978年《中华妇产科杂志》上率先发表了头位难产的论文；1986年又以英文刊登在香港出版的"中国医学"上向国外介绍；近年来曾书写过有关论文30余篇，已发表了20余篇。此外，她还进行过两次全国性难产流行病学调查（1980年、1986年），前后还举办过5期全国难产防治学习班。办班期间广泛交流了经验，丰富了有关难产的知识及技能，尤其是有关头位难产的。本书正是反映以凌教授为首的产科工作者积累了30余年有关难产研究的丰硕成果，在理论与实践两个方面都有不少创新，诸如头位评分法、计算机估计分娩难度等，皆有自己独特见解。

　　全书分上下编，即总论与各论。层次分明，使读者对头位难产获得全面及专题深入的知识。母儿并发症的介绍也抓住了重点。难产儿尸检和难产儿随访两章，无疑加深了我们对难产在胎儿、新生儿及婴幼儿期为害的认识，也是本书特点之一。

　　为对胎位难产有全面的了解，除突出头位难产外，本书还介绍了臀位、横位等异常胎位的内容。

　　作者们以辛勤笔耕为妇幼保健工作献上了一份厚礼，我们相信此书将在提高妇幼保健工作，提高产科质量上起到重要作用，必然受到产科及妇幼卫生工作者的热烈欢迎。

山东医科大学　苏应宽

1989年秋

《难产》司徒亮序

由凌萝达、顾美礼教授任主编并由重庆出版社出版的《头位难产》一书于1990年问世。初版出书6 000册，不久即售罄。出版社曾分别于1992、1994以及1996年将此书再重印，总共出书约2万册，但仍供不应求。经出版社与凌教授协商后，认为有必要将此书再版并将书名更改为《难产》，以使书名与内容相吻合。在新版中除增减一些内容外，又将书的章节重新加以编排，使内容更具逻辑性。

凌萝达教授从事妇产科工作数十年，有丰富的临床经验，她尤其对难产问题有较深的造诣。她多年前即对骨盆进行深入的研究，对骶骨、骨盆狭窄及入口倾斜度及它们分类与分娩的影响进行了探讨与研究。其后又对头位中的胎头高直位、持续性枕横位以及持续性枕后位等提出她的诊断与处理方法与见解，并创新性地提出过去中外产科书籍未曾明确提出的枕横位中的前不均倾位。凌教授特别强调理论联系实践，并将自己多年实践的心得体会提升总结为理论。读者如能按书中的理论加以实践，定能解决不少问题。

目前一些单位的剖宫产率有逐渐升高的趋势，达到分娩的50%～60%，甚至更高。须知剖宫产手术并非是绝对安全的，医者如能对胎头至临产后迟迟不能入盆及遇有宫颈扩张及胎头下降延缓或阻滞的情况作仔细的检查，并采取适当的手法将胎头的位置纠正，胎儿就常可顺利娩出，从而避免了剖宫手术。

据统计，我国目前共有妇产科工作者10余万人，其中有不少须不断处理难产问题，相信《难产》一书的出版必将受到众多妇产科工作者的欢迎。

司徒亮

1999年5月于重庆医科大学

《头位难产》前言

近年来，由于计划生育及优生优育工作的普遍开展，产科工作日益受到重视，因为它不仅直接关系到每个家庭和子女的未来，而且也关系到民族的素质。近二十余年来围产医学发展迅速，但不够平衡，一般对孕期母儿和产后保健十分重视，但对上承孕期保健下启产褥及新生儿保健的产时监护与处理却重视不够；往往由于产时处理不当，以致贻害母儿，使孕期大量监护工作的成果功亏一篑，付诸东流。有鉴于此，加强产时监护，提高对难产的识别及处理水平甚为重要。

由于在妊娠分娩中，90%以上是头位，而头位分娩时顺产与难产的界限多难以截然分开，致使产科工作者容易对头位难产失去应有的警惕性，因此很有必要为占难产总数2/3以上的头位难产写一专辑，引起产科工作者对头位难产的重视。

编著本书的目的是希望产科工作者能把产时处理视为围产医学中关键性的一环，重视它，熟悉它，研究它，掌握它，不断提高诊断及处理水平。本书重在实用，力求在学习国内外产科理论与实践经验的基础上，结合我们多年从事头位难产科研的成果及经验，将其上升为较系统的理论，并以此指导实践，以期能较好地解决头位难产方面的问题，对产科临床第一线的工作者有所裨益。

难产，尤其头位难产，是分娩三大因素异常的综合结果，其诊断及处理都比较复杂，因此特别需要产科工作者审慎地观察、动态地分析，才能及时作出正确的判断。此外，头位难产的某些问题尚待进一步深入研究，本书愿为产科临床工作者提供一块敲门砖。希望有更多的同道参加头位难产的研究，使产科工作质量不断提高，造福于母儿，造福于社会。

本书系我、顾美礼、蔡汉钟、李静林、石应珊集体撰写，特别聘请了重庆医科大学附属儿科医院吴仕孝、郑惠莲两位教授，重庆医科大学附属第一医院麻醉科董绍贤教授，上海医科大学病理教研室陈忠年教授以及华西医科大学妇产科万宝鳞教授撰写有关专题，他们在百忙中不辞辛苦，热情支持，提高了本书的质量，特此致谢!

由于水平有限，疏忽错误，难免发生，望读者指正。

凌萝达

1989 年 5 月于重庆医科大学附属第二医院

《难产》前言

　　《头位难产》的再版给予我们一次机会，将难产整个理论体系再整合一次。我于1978年提出头位难产的概念，认为占难产总数80%以上的头位难产应该得到重视，故将1990年初版关于难产的书命名为《头位难产》，以致书名与内容有不相符合之处。更主要的是初版没有能把难产与头位难产的关系、头位难产与其他难产的关系及三大分娩因素异常与头位难产的关系摆正。这次再版不但还其本来面目命名为《难产》，更重要的是整合出一套崭新的、完整的难产理论体系，将三大分娩因素异常作为难产的发病原因，而头位难产、臀位、横位、复合先露与胎儿性难产作为难产的临床分类，这样，一切关系都理顺了。这套完整的难产理论体系可供医疗和教学参考，特别是我国医学院校毕业的学生很少有机会在上级医师指导下工作数年再独立工作，因此教科书和参考书均应尽量与实践相结合，使所学能所用。但愿本书能符合这个要求。

　　本书除个别章节改换著者，如胎儿监护由刘维超及刘建教授撰写，其他章节著者未变动。在此特别感谢吴仕孝、郑惠莲、董绍贤、万宝麟及陈忠年教授对再版工作热情的支持。

　　在此更向广大读者对本书的热爱与支持致谢！

凌萝达

1999年12月于重庆医科大学

《难产理论与实践》前言

　　我们的专业知识均来自国内外许多专业先驱者辛勤的积累，但在继承这些专业基础后，仍应不断总结经验，并有所前进、有所创新。本人在50年的妇产科专业实践中认识到产科是一个广阔、复杂的学科，它关系到母子两人的安危。产时处理不当可影响母子健康，甚至危及生命。因此，产时处理应列为围产医学承上（孕期保健）启下（产褥期保健）的重要一环。

　　20世纪50年代初，本人晋升为主治医师，不久即被分配至上海第一医科大学附属妇产科医院工作。该院每周有一次疑难病例讨论，而十之八九为产科病例，每每从讨论诊断处理难产不当的病例而吸取教训，对我而言印象特别深刻，因此立志研究难产，在王淑贞院长的领导下成立了难产研究小组。20世纪50年代尚允许做骨盆摄影测量，故陆续收集了500套有难产倾向病例的X光骨盆测量、临床骨盆测量数据及一切关于分娩的记录，奠定了难产研究的基础。

　　1958年调往重庆医科大学工作时，我仍继续坚持开展难产科研方面的工作。1978年，我发表了《头位难产及头位分娩评分法》论文。我首先提出头位难产的概念及其高发病率应受到重视。由于正常分娩是以头为先露，因此发生于头位的难产往往会被忽略。此后，我对骶骨、骨盆狭窄、入口面倾斜度及它们的分类进行了探讨。为进一步研究头位难产，我对头位中的胎头高直位、持续性枕后位及持续性枕横位等提出了诊断与处理方法的见解，并第一个提出过去在中外书籍中均未曾明确提出的枕横位中的前不均倾位。

　　2000年，我出版了《难产》（《头位难产》修订版），整理出一套崭新的难产理论，将难产以临床表现分为头位难产、臀位、横位及复合先露，理论上有异于传统的根据3种分娩因素（产道、产力、胎儿）异常而进行的分类。这些分娩因素异常单独或同时存在均可导致难产，它们不能作为分类的标准，只能作为难产发病因素。因此，我认为难产应按临床表现分类。

本书以中英文对照，采用了《难产》的精髓部分，按照新的难产理论体系将其分为难产总论及难产各论两部分，下设7篇22章，是否妥当，望读者提出宝贵意见。

著者希望这本书可供产科医生参考，并对毕业后的学生及妇产科专业继续深造者有益。

本书由美国新闻编辑 AkeiKonoshima 及上海第一医科大学陈忠年教授等审阅，并得到王志彪教授及同仁们的协助，特此表示衷心的感谢！

凌萝达

2006 年 9 月 1 日

妇产科同仁惠存

时值重庆医科大学五十周年校庆之际谨以我的最新著作《难产理论与实践》献给校庆。愿与您深入探讨此书并为维护母儿健康而共同努力。

凌萝达

2006年10月

"头位难产" 研究大事记

一、研究萌芽阶段
（二十世纪五六十年代）

凌萝达教授参加上海第一医学院附属妇产医院（现复旦大学附属妇产科医院）由王淑贞院长领衔的难产研究小组。1954～1957年参与并协助陆湘云教授完成"2500例女性骨盆外测量研究"，评估骨盆大小与新生儿体重关系，初现"头位分娩评分法"理论基础。

二、研究高峰阶段
（二十世纪七八十年代）

1978年，凌教授首次在《中华妇产科杂志》提出"头位难产"概念及"头位分娩评分法"，强调头位难产易被忽略及研究头位难产的重要性，用"头位分娩评分法"将分娩三大因素结合起来应用于综合评估头位难产。研究发现：①因头位难产而行手术终止妊娠者占分娩总数的21.4%；②因头位难产行剖宫产的原因主要为：头盆不称、胎头位置异常、骨盆或胎儿畸形、骨盆倾斜度过大、软产道异常、产力异常等。

三、研究总结、推广阶段
（二十世纪八九十年代）

1980～1989年，凌教授团队对异常胎位、产程图和骨盆进行了深入研究，将"头位难产理论"推广应用到临床实践中，并举办了全国"难产学习班"。其主要成果有：

1. 创新地设计了简易伴行产程图表并进行临床验证

将宫颈扩张曲线与胎头下降曲线视为一整体，指出胎头下降在头位难产诊断中更为重要。异常的产程图可以早期筛选出分娩异常。

2. 剖析枕后位产程曲线及分娩过程

首次在国内报道持续性枕后位产程图特点，研究发现：①枕后位产程中各期均明显延长，引起继发性宫缩乏力，宫颈扩张速率及胎头下降速率明显下降；②孕妇枕后位产程图99%以上异常，最多见是宫颈扩张异常，其次是胎先露下降异常；③孕妇13%枕后位表现为胎先露下降异常，易被忽略；④中骨盆或出口平面狭窄使胎头下降及内旋转受阻、枕后位入盆胎头俯屈不良或不同程度仰伸、胎儿畸形等因素引起头盆不称，导致持续性枕后位；⑤枕后位对胎儿危害较大，胎儿窘迫、新生儿窒息发生率升高。

3. 提出骶骨分类研究及其与分娩的关系

对300例女性X光骨盆摄片骶骨进行临床研究、分析以指导临床：发现骶骨类型、翘度、骨盆类型及骨盆入口面倾斜度之间有一定关系，并与分娩结果有关。

4. 全面分析前不均倾势病因、临床特点、处理

在国内外首次提出枕横位中前不均倾势，观察发现：①前不均倾原因：头盆不称、骨盆狭窄、初产妇；②临床表现：胎头不能衔接或胎头达"0"位就不再下降；孕妇发生软产道水肿及尿潴留；胎头水肿特征为：水肿大小与宫颈扩张大小相符，胎头左枕横则胎头水肿应该在右顶处，右枕横则在左顶处；③前不均倾阴道检查时需与枕前位和枕后位鉴别，诊断前不均倾关键是了解矢状缝的走向及其是否偏移，胎头是否持续呈不均倾势入盆；④前不均倾诊断易延误，一经诊断需尽早行剖宫产终止妊娠，剖宫产术中易发生取头困难。

5. 二十世纪八十年代在国内外首次应用计算机辅助判断头位分娩难易度

编制判断头位分娩难易度的计算机程序，为头位分娩难易度判断提供一种较准确方法，为临床应用AI的雏形。

主要结果：①经回顾性分析，使用计算机程序判断符合率为94.17%；②经前瞻性研究提示计算机判断符合率为94.52%；③通过计算机储存、总结高年资产科医师的临床经验，将临床较粗略的定性转化为较精确的定量计算，能很快综合各种信息并分析比较，辅助临床工作。

6. 利用 B 超明确胎方位、观察产程进展

（1）首次应用超声多参数定量检测头先露、胎方位：①探索应用多参数检测方法对剖宫产术前超声测定胎方位并与术中诊断比较；②超声检测主要指标：胎儿脊柱、下颌、脑中线等，次要指标为胎盘、胎儿眼眶、心脏、小肢体、膀胱位置等；③超声多参数诊断准确率96%。

（2）超声技术探讨枕后位在产程进展中的差异及与分娩三大因素的关系。发现：①临产后胎头衔接比例增加；②临产后枕后位与胎盘前、后壁位置无明显关系；③临产前后枕前位和枕后位组胎儿体重无差异，临产后枕后位男型骨盆、狭窄骨盆比例高于50%；④枕后位中有53.1%临产后可自然转为枕前位分娩；⑤枕后位入盆总产程比枕前位入盆者长，产程各期均明显长于枕前位；⑥持续性枕后位、枕后位转为枕前位者，产力异常比例高；⑦持续性枕后位阴道助产率为26.3%，剖宫产率为68.42%。

四、"头位难产理论"成果推广应用阶段

1. 举办学习班

1982 ~ 1987 年，受国家卫生部委托，举办 5 期全国"难产学习班"。

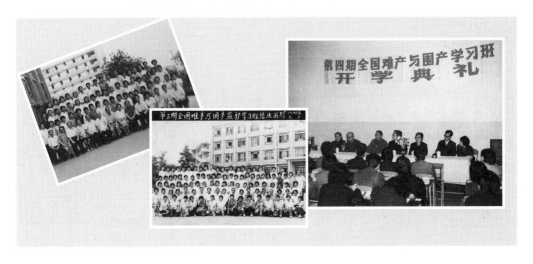

2. 主编系列专著

《难产与围产》，1983 年。

《头位难产》，1990 年，并于 1992 年、1994 年、1996 年重印，共发行 20000 册。

《难产》，2000 年。

《难产理论与实践（中英文对照）》，2006 年。

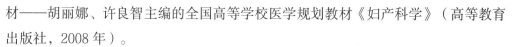

熊正爱、凌萝达教授首次将"头位难产""头位分娩评分法"写进教材——胡丽娜、许良智主编的全国高等学校医学规划教材《妇产科学》（高等教育出版社，2008 年）。

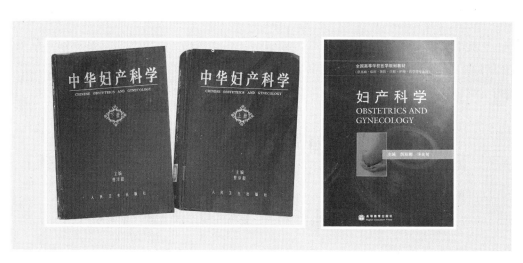

3. 鉴定"头位难产理论"临床应用成果

（1）凌萝达教授于 1983 年因"难产的研究"荣获四川省高等教育局"重大科技成果"二等奖。

（2）凌萝达教授于 1994 年被广大读者推选，荣获"实用医学荣誉杯"。

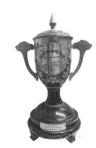
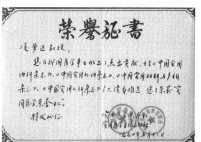

（3）凌萝达教授于1995年因"头位难产"荣获国家教育委员会为表彰在促进科学技术进步工作中做出重大贡献颁发的二等奖。

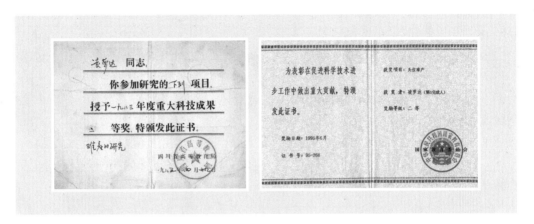

（4）带动全国"头位难产"临床研究：凌萝达教授团队共发表相关论文40篇。国内自1978年凌萝达教授首次提出"头位难产"及"头盆评分法"后，开启了国内对头位难产的研究热潮。

4. 国家发明专利——骨盆倾斜度测量器发明与应用

凌萝达教授团队发明、改良骨盆倾斜度测量器并进行临床应用研究。主要成果：①骨盆倾斜度外测量值比 X 线测量值小，受个体骨质厚度、软组织厚度影响；②个体因素中年龄、人种、BMI、生活习惯及腹部肌肉拉力对骨盆倾斜度外测量值产生影响；③正常情况下，骶骨翘度越大，耻骨联合倾斜度越大、腰骶角增大致使骨盆倾斜度增大；④孕妇体内性激素增高明显，引起骨盆韧带、关节松弛和重力关系发生改变，骨盆倾斜值受多元因素影响，增加了外测量正常值和异常值范围确定的难度。

钟晓翠　胡丽娜

参考文献

[1]陆湘云,王淑贞,凌萝达.2500例女性骨盆外测量研究[J].中华妇产科杂志,1958(02):119-124。

[2]凌萝达.头位难产和头位分娩评分法[J].中华妇产科杂志,1978(02):104-109。

［3］蔡汉钟.383例剖腹产术分析[J].重庆医药,1979(04):61-62。

［4］蔡汉钟,凌萝达.伴行产程图表临床应用[J].中华妇产科杂志,1981,16(04):193-195。

［5］陈廉,凌萝达.持续性枕后位产程曲线分析及临床意义[J].重庆医学院学报,1982(S1):166-180。

［6］陈廉,凌萝达.150例枕后位产程曲线分析及临床意义[J].中华妇产科杂志,1985,20(03):167-171。

［7］凌萝达.骶骨在分娩中的重要性附300例X光骨盆测量结果[J].重庆医科大学学报,1983,1:1-6。

［8］凌萝达.枕横位中前不均倾势[J].实用妇科与产科杂志,1986,2(02):81-82。

［9］石应珊,凌萝达,顾美礼,等.计算机辅助判断头位分娩难易度[J].中华妇产科杂志,1986,21(02):67-71。

［10］石应珊,蔡汉钟,郭妮萍.超声多参数定量检测头先露胎方位[J].中华妇产科杂志,1988,23(05):268-270。

［11］侯锦蓉,凌萝达.对枕后位进展过程的研究[J].中华妇产科杂志.1989,24(01):15-18。

［12］刘云,曾彪,刘健,等.四种骨盆倾斜度测量器的比较研究[J].中国妇产科临床,2002,3(03):138-140。

［13］刘云,胡丽娜,凌萝达.骨盆倾斜度外测量正常值及其影响因素[J].解剖与临床,2002(04):148-149。

［14］刘云,曾彪,胡丽娜等.改良骨盆倾斜度测量器的临床应用[J].中华妇产科杂志,2003,38(02):112-112。

"头位难产"研究论文

1.2500例女性骨盆外测量研究：陆湘云，王淑贞，凌萝达.中华妇产科杂志，1958（2）:119

研究背景：骨盆是影响分娩的重要因素之一，骨盆狭窄、畸形或头盆不称等易造成难产。

主要结果：①2500名孕产妇骨盆外测量各径线（髂前上棘间径、髂脊间径、粗隆间径、骶耻外径、坐骨结节间径、后矢状径）数据分布情况，平均值及标准差有统计学意义；②骶耻外径与出口二径线长短和新生儿出生时体重关系：骶耻外径为19～19.5 cm，经阴道分娩机会可达97.95%～99.35%；骶耻外径为18.5 cm，阴道分娩率为96.6%，阴道分娩新生儿体重最大为4 200 g；骶耻外径为18.5 cm时，中等大小胎儿，能安全通过骨产道；出口二径线之和为13.5 cm，阴道分娩率约为50%，阴道分娩新生儿体重最大为3 200 g，出口二径线之和大于15 cm，阴道分娩率可达100%，阴道分娩新生儿体重最大为3 720 g；③中国女性骨盆测量数值较既往报道略有增大；④南方人比北方人骨盆各径线略狭小。

2.头位难产和头位分娩评分法：凌萝达.中华妇产科杂志，1978：2

研究背景：头位难产成为当前难产的突出问题，且易被忽略，所以提出了头位难产诊断、处理的重要性。

主要结果：①因头位难产而行剖宫产者占分娩总数的21.4%；②首次提出并详细介绍"头位分娩评分法"，将分娩三大因素结合起来用于头位难产估计；③初步介绍头盆评分在临床中运用情况。

3.383例剖腹产术分析：蔡汉钟.重庆医药，1979(4)

研究背景：对重庆医科大学附属第二医院1974年1月至1977年5月383例剖宫产术进行分析。

主要结果：①1974年1月至1977年5月重医附二院剖宫产率为9.93%，较既往国内报告的1.25%~4.55%高；②剖宫产率高的原因：医生迫切希望降低新生儿及胎儿死亡率，由于对头位难产的进一步认知，对高直后位、前不均倾位等胎位者直接进行剖宫产，为减少前置胎盘、胎盘早剥等出血情况而选择剖宫产；③剖宫产适应证：头盆不称（比例最高，53.3%）、胎位异常、胎儿宫内窘迫、前置胎盘、胎盘早剥、前次剖宫产等；④新生儿病死率：0.77%，较国内报道1.8%、6.77%低；⑤并发症：出血>400 ml（17.73%），输血（7.8%），子宫切口裂伤（5.43%），新生儿窒息（20.5%），金葡菌感染（3例）及厌氧菌感染（1例）。

4.25所医院有关难产问题的调查：凌萝达.重庆医学，1980(5)

研究背景：难产处理不当可导致严重的母儿损伤，为优化难产的防治工作，对多所医院面临的难产问题进行调查分析。

主要结果：①25所医院中15所医院保存完整的5年分娩数据提示难产占分娩总数的21.99%，其中头位难产比例为68.55%，臀位为27.77%，横位为3.68%；②难产分娩方式：15所医院5年数据分析，头位难产中阴道助产占比72.12%，剖宫产占比27.38%，但有逐年上升的趋势；③子宫破裂对母儿危害最大，头位难产处理不当为子宫破裂首位原因。

5.胎头高直位——附45例临床分析：凌萝达，李静林.中华妇产科杂志，1980 (2)：15

研究背景：首次报道高直后位病因及临床特点。

主要结果：①自1975年1月至1978年6月，重庆医科大学附属第二医院胎头高直位发生45例，发病率为1.1%。②高直位原因不明，可能与头盆不称、骨盆狭窄、初产妇胎头特殊形状、腹直肌分离等相关。③高直前位引起分娩困难，机制为胎头极度俯屈使胎头入盆、下降困难，产程延长；高直后位则为胎头不能入盆，不能继续下降，宫颈扩张到一定大小后不再扩张。④高直位处理：高直前位时，如骨盆正常、胎儿不大、产力强可期待自然转位；高直后位一旦诊断应行剖宫产终止妊娠。

6.伴行产程图表临床应用：蔡汉钟，凌萝达.中华妇产科杂志，1981 (4)：16

研究背景：产程图能清晰描述产程，便于了解产程进展、指导处理异常产程，改善母婴预后，但国内外存在多种产程图、较为繁琐，不易掌握。文章介绍重庆医科大学附属第二医院妇产科凌教授团队1978年设计、使用的伴行产程图表。

主要结果：①伴行产程图表设计有两条曲线，宫颈扩张曲线：根据Friedman将宫颈扩张分为第一产程和第二产程，第一产程分为潜伏期和活跃期（活跃期分为加速阶段、最速阶段和减速阶段）；胎先露下降曲线：分为潜伏期、加速期、急速下降期；两条曲线先后伴行，为一个整体，笔者认为胎先露下降曲线在难产诊断处理方面更为重要。②潜伏期延长孕妇常情绪不安，睡眠饮食欠佳，如宫缩开始后7~8 h尚未进入活跃期应给予杜冷丁100 mg肌注观察，如宫缩消失考虑假临产，休息后宫缩加强则多迅速进入活跃期；如临产明确，潜伏期超过8~10 h应休息，必要时补液，或考虑使用缩宫素，切勿等潜伏期延长再处理。③活跃期延长多见于头盆不称或胎儿位置不正导致继发性宫缩乏力，绝大多数难产都在此期表现。④活跃期停滞，分为两种，第一，胎先露下降和宫颈扩张同时停滞，多见于骨盆入口狭窄、胎儿过大、胎头位置异常，胎先露在骨盆入口受阻，宫颈扩张3~5 cm即停滞不前；第二，宫颈扩张延长和胎先露下降停滞，多见于中骨盆狭窄或持续性枕后位，宫颈扩张7~8 cm后进展缓慢，有时候宫口可开全，但先露在"0"或"+1"不再下降。在活跃期中，发现宫颈扩张延缓或胎先露下降阻滞应及时行阴道检查，如未发现头盆不称时可行人工破膜，若产力不佳，可考虑小剂量缩宫素加强产力，2 h后无进展或4 h内进展不大，应考虑头盆不称，剖宫产结束分娩。

7. 剖腹产术的并发症及其防治：蔡汉钟 . 中国医刊，1982(3)

研究背景：剖宫产术一般对母婴是安全的，但存在一系列并发症，必须重视以保证手术质量，故文章分析剖宫产并发症。

主要结果：①术时产妇：出血（子宫收缩乏力、子宫切口裂伤），脏器损伤（肠管、膀胱、输尿管），羊水栓塞、异物残留；建议不应过快娩出胎盘、切口不宜过小、娩出胎儿不宜过快、手术操作精细、一旦发生羊水栓塞，及时识别、及时抢救。②产后产妇：出血、胎盘残留、感染、肠胀气、粘连等。③婴儿并发症：新生儿窒息，新生儿产伤，注意胎儿娩出后规范管理，合理选择子宫切口。④新生儿术后并发症：感染、肺透明膜病、剖宫产儿综合征，及时请儿科医师协助诊治。

8. 持续性枕后位产程曲线分析及临床意义：陈廉，凌萝达 . 重庆医学院学报，1982增刊

研究背景：异常产程图可筛选分娩异常。胎方位异常是造成头位难产的重要原因，其中持续性枕后位在胎方位异常中占据首位。该研究在国内首次报道持续性枕后位的产程图特点。

主要结果：①持续性枕后位产程图中宫颈扩张曲线提示宫颈扩张阻滞（52.7%）、扩张延缓（33.3%）；②胎先露下降曲线提示胎先露下降阻滞（33.3%）、胎先露下降延缓（8.7%）；③统计150例持续性枕后位产程图只有1例表现为正常，分娩结局剖宫产111例，阴道助产36例，自然分娩3例；④持续性枕后位病例中头盆不称比例为

68.7%；⑤对持续性枕后位的处理，人工破膜及静滴缩宫素效果不显著，若无效应尽早手术结束分娩；⑥持续性枕后位原因为：骨盆狭窄、胎儿偏大、胎头俯屈不良、宫缩乏力等。

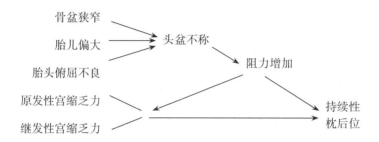

9. 骶骨在分娩中的重要性——附300例X光骨盆测量结果：凌萝达.重庆医科大学学报，1983：1

研究背景：根据上海第一医学院妇产科医院300例X光骨盆摄片的材料进行研究总结以供临床参考。

主要结果：①对骶骨进行分类：直型、浅弧型、中弧型、深弧型、上凸型、沟型；②骶骨的翘度：<40°，40°～49°（最多），≥50°；骶骨翘度能影响骨盆入口面；③骶骨正常为五节，最常见的异常节数为六节，即骶尾椎同化，腰椎骶化；④骶骨长度在7.7~13.7 cm之间，骶骨长度与骨盆类型相关，扁平骨盆中骶骨较短，长圆型骶骨较长；⑤骶骨类型、翘度、骨盆类型及骨盆入口面倾斜度多个特点之间有一定关系，了解其中一种情况可推测另外一种或几种情况；⑥因X射线对母儿可能产生不良影响，故多以米氏菱形的纵径代表骶骨长度，肛查、阴查可发现明显的骶骨异常，对分娩的处理有帮助。

10.150例枕后位产程曲线分析及临床意义：陈廉，凌萝达.中华妇产科杂志，1985（3）：20

研究背景：枕后位在胎头异常中占首位，为头位难产重要原因之一。文章分析150例枕后位产程曲线及分娩过程。

主要结果：①枕后位产程中各期时间明显大于正常分娩，宫颈扩张速率及胎头下降速率明显小于正常分娩；②149例枕后位仅1例产程曲线完全正常，最多见是宫颈扩张异常，其次为胎先露下降异常，可有1~3种异常；③20/150例枕后位仅表现为胎先露下降异常，易被忽略；④枕后位原因主要有：头盆不称，与单独骨盆大小、胎儿大小无显著关系；⑤枕后位对胎儿危害较大，胎儿窘迫，新生儿窒息发生率升高。

11.计算机辅助判断头位分娩难易度：石应珊，凌萝达，顾美礼，等.中华妇产科杂志，1986（2）：21

研究背景：通过采用贝叶斯条件概率定论及电子计算机技术对412例连续的产科病例资料进行多因素分析，编制出判断头位分娩难易度的计算机程序，为头位分娩难易度的判断提供一种较准确的判断方法。

主要结果：①经回顾性分析，使用程序判断符合率为94.17%；②前瞻性研究提示计算机判断符合率为94.52%；③电子计算机储存了高年资产科医师的临床经验，并把临床较粗略的定性转化为较精确的定量计算，能极快地综合各种信息进行分析比较。

12.枕横位中前不均倾势：凌萝达.实用妇科与产科杂志，1986（2）：2

研究背景：前不均倾入盆不利于分娩，一般教科书没有给予应有的重视，故文章对于1975—1982年分娩前不均倾进行分析总结。

主要结果：①前不均倾发病率为0.57%，主要原因：头盆不称、骨盆狭窄、初产妇。②临床表现：胎头不能衔接或胎头达"0"位就不再下降；宫颈扩张多停留在3~6 cm；尿潴留；宫颈、阴道前壁甚至阴蒂水肿；胎头水肿，水肿大小与宫颈扩张大小相符，胎头左枕横则胎头水肿应该在右顶处，右枕横应在左顶处，这是最后核实前不均倾最可靠的办法，产后应及时核实产瘤部位及大小。③前不均倾均以剖宫产终止妊娠。④前不均倾阴查时需与枕前位和枕后位鉴别，前不均倾位大囟小囟均往后移，较难将大小囟摸清楚，往往只能摸到一部分前顶。诊断前不均倾的关键是摸清楚矢状缝的走向，并向后靠近骶岬，术后检测胎头水肿位置。⑤前不均倾诊断延误，胎儿前肩抵耻联上，胎头侧屈非常严重，胎头紧贴后肩到骨盆入口后方，取头较困难，手术时需将耻联上的前肩用力向宫底方向推送，使胎头侧屈得到纠正，或食指勾取胎儿之口将其转向前方，以枕后位取出胎头。

13.骨盆（异常骨盆）：凌萝达.《头位难产》，1990年版219-221

研究背景：异常骨盆可分两大类：骨盆狭窄与骨盆畸形。前者仅骨盆径线短小，而后者则因疾病或遗传因素使骨盆形态明显异常。文章阐述了骨盆狭窄的标准、类型及骨盆畸形的种类，指导临床中辨认及处理骨盆情况。

主要结果：①骨盆狭窄分为临界狭窄、相对狭窄、绝对狭窄，骨盆入口平面、中骨盆、出口平面狭窄的诊断标准；②骨盆狭窄分为一个平面狭窄、两个平面狭窄、三个平面狭窄；③骨盆畸形：骨基质矿化障碍引起佝偻病骨盆、骨软化骨盆，脊柱病变性骨盆包括驼背性骨盆、脊柱侧凸性骨盆；下肢及髋关节疾患之病态骨盆；先天骨盆发育异常之病态骨盆。

14. 骨盆（正常骨盆）：凌萝达.实用妇产科杂志，1986（2）：2

研究背景：硬产道（骨盆）的大小与形态能否适应胎儿是决定分娩顺利与否的关键。骨盆异常可导致头盆不称及胎位异常而形成难产，因此骨盆情况是产科最基础的知识，产科工作者应有充分认识。

主要结果：①骨盆的三个面特点及其径线含义及意义。②骨盆倾斜度等其他与分娩相关部分特点。③骨盆类型特征介绍。④骨盆测量与检查：外测量、肛查、阴道检查内容。

15. 妊娠合并心脏病：李静林，凌萝达.实用妇产科杂志，1986（2）：2

研究背景：妊娠合并心脏病是严重产科问题，在妊娠、分娩、产后引起血流动力学变化，使心脏负荷加重容易发生充血性心力衰竭，是孕产妇死亡的重要原因之一。文章对妊娠合并心脏病妊娠期、分娩期、产褥期特点及处理方式进行说明和研究。

主要结果：①妊娠期早、中、晚期血流动力学改变，在孕期不同时段需加强监护，及早预防及治疗心衰情况。②分娩期第一产程、第二产程心脏负担明显大于妊娠期，对于心功能Ⅰ~Ⅱ级，无风湿活动，或风湿性心内膜炎静止期，可行产钳助产；各种风湿性心脏病有风湿活动，有心力衰竭或心律失常，严重瓣膜病变及心肌损害等需行剖宫产终止。③硬膜外麻醉使下肢血管扩张，减轻心脏负担。④无论剖宫产、顺产须严密产时监护。⑤产褥期尽早使用足够的镇静剂，术后注意镇痛，产后使用抗生素预防感染，限制水钠摄入。

16. 产程图的临床应用：蔡汉钟，凌萝达.实用妇产科杂志，1987（3）：2

研究背景：头位分娩时，顺产与难产的界限有时难以明确，通过产程图描绘产程进展的情况，了解分娩是否顺利或异常，以及困难和严重程度，有利于指导产程处理。

主要结果：①正常产程曲线：宫口扩张2厘米时应开始绘制产程图，描绘产程图前的情况可记录于产程记录单上，临产时间确定后，应追溯到临产开始，并从那时起绘产程图；②警戒线与处理线：如产程曲线越过警戒线则表明有难产可能，应积极检查原因并处理，处理后产程曲线仍越过处理线则提示较严重的异常，应及时结束分娩；③产程曲线异常：潜伏期延长、宫颈扩张延缓、宫颈扩张阻滞、先露下降延缓、先露下降阻滞。

17. 胎膜早破与头位难产的关系（附650例分析）：全国难产协作组.实用妇产科杂志，1987（3）：3

研究背景：在头位分娩中，胎膜早破常是难产的早期信号，文章着重分析胎膜早破与头位难产各方面的关系。

主要结果：①胎膜早破组难产发生率明显高于未破组；②胎膜早破与头盆关系、胎方位相关，与胎儿体重无明显相关性；③胎膜早破是头位难产的最早信号。

18.胎膜早破与难产的关系：李静林，凌萝达.中华妇产科杂志，1987（2）：22

研究背景：胎膜早破发生率较高，与难产关系研究较少，文章对胎膜早破与难产的关系进行分析。

主要结果：①胎膜早破与骨盆大小、形态、胎儿体重无显著相关性；②胎膜早破组临产后胎头未衔接比例较高，半衔接及衔接比例较低；③胎膜早破组头盆不称无明显升高；④部分胎方位：臀位、枕横位、枕后位、高直后位发生率较高；⑤胎膜早破剖宫产率较高。

19.超声多参数定量检测头先露胎方位：石应珊，蔡汉钟，郭妮萍.中华妇产科杂志，1988（5）：23

研究背景：随着超声诊断技术的改进，既往有不同学者报道单一指标判断胎方位，因胎儿姿势复杂性，使超声单一诊断易出偏差，文章首次提出多参数定量超声检测头先露胎方位。

主要结果：①文章对1983—1985年间对1444例妊娠中、晚孕孕妇进行胎方位检测，逐步探索多参数检测方法，对最终50例妊娠37~43周剖宫产术前超声测定胎方位与术时诊断比较；②超声检测主要指标：胎儿脊柱、下颌、脑中线回波方向，次要指标为胎盘、胎儿眼眶、心脏、小肢体、膀胱位置；③超声多参数诊断准确率96%，单项指标并非绝对一致。

20.中国部分地区的难产调查研究：全国难产协作组.实用妇产科杂志，1987（4）：1

研究背景：国内难产调查资料较少，全国难产协作组对中国部分地区1985年难产发生情况进行了回顾性调查，为制定难产防治计划、确定难产处理方案提供根据。

主要结果：①难产总发生率为29.25%；②各类产程异常的发生率；③产程异常对母儿的影响：产程异常组母儿并发症明显多于产程正常组；④重视初产妇难产处理，重视头位难产的处理。

21.难产中三大分娩因素异常的关系：蔡汉钟.实用妇产科杂志，1988（4）：1

重要内容：分娩能否正常，是由产力、产道、胎儿三大因素共同决定，在难产中，分娩三大因素之间的关系错综复杂，相互影响，互为因果。

主要结果：①难产是由于阻力增加或产力减弱使产力不能克服阻力，而形成阻力增加，最常见的原因是头盆不称。②产道及胎儿异常（头盆大小不称；胎头位置异常；分娩机转异常）→头盆不适应→阻力增加→（产力异常→原发/继发宫缩乏力→）娩出力减弱→头位难产。③难产将形成或已形成，常表现为产力减弱，其实真正原因是阻力增加。④在估计难产程度与分娩预后时应综合分析造成阻力的因素。骨盆与胎儿大小是较固定的造成阻力的因素，在处理轻度难产时始终应抓住产力这一可变因素。

22.骨盆异常：凌萝达.实用妇产科杂志，1988（4）：1

研究背景：骨盆大小与形态异常是造成难产的首要因素。骨盆异常分骨盆狭窄与骨盆畸形。分析难产倾向的321例X线骨盆测量。

主要结果：①以面积判定正常骨盆174例，狭窄骨盆147例，临床上常遇到的是轻微骨盆狭窄，约占骨盆狭窄总数3/4，而严重狭窄仅占1/4，临床很难以面积判定骨盆狭窄。②骨盆狭窄往往不是单一平面狭窄。入口狭窄占总数14.97%，其中10例前后径短小，8例前后径及横径均短小，4例横径短小；出口狭窄占57.14%，33例前后径及横径均短小，31例横径短小，15例前后径短小；均小型狭窄占27.89%。③骨盆狭窄的诊断：外测量、内测量联合。④处理：难产与狭窄类型关系不甚明显。骨盆重度狭窄者除非胎儿甚小者均应该考虑剖宫产，其他中、轻及临界狭窄都应根据胎儿大小决定是否试产。出口狭窄要慎重，第二产程最好小于2 h，若头盆评分5分需剖宫产。⑤骨盆畸形：疾病引起；先天骨盆发育异常。

23.影响头位分娩的产科因素探讨：石应珊，凌萝达，顾美礼，蔡汉钟.实用妇产科杂志，1988（4）：1

重要内容：收集1983年1—12月412例回顾性活跃期产科病例及1984年7月至1985年6月前瞻性活跃早期及活跃晚期各260例产科病例，初步探讨及评价影响头位分娩的产科因素。

主要结果：①回顾性资料组计算机判断程序对原样本及本院147例产妇进行前瞻性考核，判断符合率分别为91.02%及93.88%。用前瞻性活跃早期及晚期计算机判断程序分别对组内样本进行考核，判断符合率分别为93.85%及92.30%。②胎头位置异常是判别头位难产的重要指标，276例剖宫产中，胎头位置异常者占98.55%。③资料显示宫口扩张及胎头下降等动态指标判断头位分娩难易作用显著大于头盆指标，但不能全盘否定头盆大小指标的地位。④活跃早期筛选指标：骶耻外径、坐骨结节间径，胎方位较活跃晚期更突出，宫口扩张与胎头下降速度判别作用接近，宫颈水肿。活跃晚期筛选指标：坐骨结节间径、胎儿体重，胎头下降速度判别作用大于宫口扩张速度，颅骨重叠。

24.胎头位置异常：李静林，凌萝达.实用妇产科杂志，1988（4）：1

研究背景：胎头位置异常占头位难产的绝大多数，处理产程时易被忽略导致滞产，给母婴带来危害，文章对胎头位置异常的各方面进行了完整的介绍，以供产科工作者对其充分了解和认识。

主要结果：①发病率：重庆医科大学附属第二医院数据显示，头位难产剖宫产中胎位异常者占98.6%，以枕横位及枕后位占比最高，其次为前不均倾位，结果与山西省妇幼保健院饶惠玲等报告结果相符。②胎头位置异常导致难产的原因：胎头位置异常者多数由于胎头径线与骨盆不称而形成，如枕横位与枕后位，而胎头高直位及前不均倾位是由于分娩机转异常所造成。③各种胎头位置异常的难产程度：按程度由易到难依次为枕横位、枕后位、前不均倾位、胎头高直位（尤其是高直后位）、额位、面位。④临床表现：胎头位置异常可表现为各种产程异常，不同类型的胎位异常又伴随其特征的其他临床表现。⑤对母婴的影响：胎头位置异常造成的产程滞产可引起新生儿死亡、产妇败血症、膀胱阴道瘘、产后休克死亡等严重后果。⑥处理：枕横位、枕后位有条件者可阴道试产，高直后位、前不均倾位、颏后位及额位及试产失败者不宜继续试产，应行剖宫产。

25.选择最佳助产方式：蔡汉钟.实用妇产科杂志，1989（5）：4

研究背景：在分娩发生病理现象需要采取相应措施结束分娩时，产钳助产术、胎头吸引术及剖宫产术等分娩方式的选择是产科实践中需要考虑的重要问题，文章就各种助产方式的适应证进行了综合而完整的总结和评述。

主要结果：①产钳术自开创至今经历了繁荣期和衰退期，剖宫产术的出现使得产钳分娩率大幅下降。现在对产钳术的一致意见是保留低中位产钳及低位产钳（含出口产钳）。②助产方式的选择应根据孕产妇的病史特点、各项检查结果等综合判断。先初步分析阴道分娩的可能，在产程中动态监测产程情况，宫颈口开全是行阴道助产术的首要条件，无头盆不称、胎头降至骨盆底、胎头内旋转完成、无明显颅骨重叠及胎头变形等为最佳条件。③产钳术和胎头吸引术临床适应证相仿，但各有优缺点。④临床上有阴道助产指征拟行助产术者需再次阴道检查，确定是否具备阴道助产条件。

26.对枕后位进展过程的研究：侯锦蓉，凌萝达.中华妇产科杂志，1989（1）：24

研究背景：枕后位是造成头位难产的原因之一，以往从多角度分析。研究使用B

超对117例孕妇胎方位（自身前后对比）及分娩中进展情况进行观察，探讨枕后位在产程进展中的差异及与分娩三大因素的关系。

主要结果：①临产后胎头衔接比例增加；②临产后枕后位与胎盘前、后壁位置无明显关系；③临产前后，枕前位和枕后位组胎儿体重无差异，临产后枕后位男型骨盆、狭窄骨盆比例高于50%；④53.1%的枕后位临产后可自然转为枕前位分娩；⑤枕后位入盆总产程比枕前位入盆者长，产程各期均明显长于枕前位；⑥持续性枕后位与枕后位转为枕前位者，产力异常比例升高；⑦持续性枕后位阴道助产率26.3%，剖宫产率68.42%。

27.B超多指标综合定量判断头先露胎方位：侯锦蓉，凌萝达.实用妇产科杂志，1990（2）：6

研究背景：随着超声诊断技术在产科的应用，国内外以超声诊断胎方位，以解决早期诊断胎方位的困难。其中超声诊断胎方位方法较多，文章对我院在1985—1986年之前通过产时实时超声检测胎儿枕部、脊柱、眼眶、鼻、下颌的方位，探索多指标综合判断胎方位进行了报道。

主要结果：①多指标综合定量判定胎方位与术时或产时诊断基本相符，准确率为97.3%。②胎枕、脊柱的超声影像在直后位、枕后位需经过胎体衰减，所以显示欠清；胎儿眼眶、鼻、下颌在直前位、部分枕前位不能显示，所以单项指标判断各种胎方位有一定局限性。③胎方位早期诊断较为困难，超声可有效解决这一问题。

28.产时电子胎心监护548例临床分析：刘维超，顾美礼，陈代碧，邓丽波.重庆医科大学学报，1991（1）：16

研究背景:胎儿窘迫是围产儿死亡主要原因，产时胎心监护是目前能较早发现胎儿缺氧的重要手段。文章就1987—1988年548例孕妇产时监护进行分析。

主要结果：①胎心监护异常者占9.31%；②胎心异常者有明显临床表现；③胎心监护异常者新生儿1 min和5 min Apgar低评分发生率明显高于监护正常者，伴有基线变异性减少时，1 min低评分明显增加；④凡减慢的胎心率在宫缩结束半分钟后才恢复至宫缩前水平，且反复多次出现或胎心率减慢至80以下，持续半分钟以上，提示胎儿缺氧，需立即结束分娩，做好抢救新生儿工作。

29.孕妇产时监护：刘维超，顾美礼.重庆医药，1992（1）：21

研究背景：临床忽略头位难产情况，围产儿死亡率升高，加强产时监护可早期识别难产，早期检测胎儿窘迫。产时监护主要有产妇监护（产程图）及胎儿监护（胎心率、胎儿头皮pH测定、羊水量和形状的监护）。1954年Friedman首次提出使用产程图观察产程。

主要结果：①难产临床表现：胎膜早破与临产时胎头不衔接，特别是胎头高浮；宫缩乏力，梗阻于骨盆入口面时多为原发性乏力，梗阻于中骨盆及出口多为继发性乏力；孕妇烦躁不安、体力衰竭、肠胀气、尿潴留；胎儿窘迫，胎头水肿，颅骨过度重叠。②产程图直观显示潜伏期延长、活跃期异常、第二产程延长。③电子胎心监护能显示胎心细微变化，有较高的灵敏度。④动态监测胎儿头皮血 pH 可早期显示胎儿颅内出血、胎儿窘迫等。⑤超声估计羊水量、人工破膜观察羊水性状、量、颜色，不能单纯以Ⅱ～Ⅲ度羊水粪染判断胎儿窘迫，应综合胎心率、血气综合评估。

30. 徒手纠正异常胎头位置降低头位难产 101 例分析：汪炼，凌萝达. 实用妇产科杂志，1993（5）：9

研究背景：胎头位置异常是头位难产的重要原因之一，文章总结了对 101 例头位难产进行经阴道徒手转胎方位，使难产变顺产分析。

主要结果：①徒手转胎方位成功率达 84.1%；②转位成功后，宫颈扩张加速，胎头加速下降；③手转胎方位案例中未发生脐带脱垂、头皮损伤、胎盘早剥、产道损伤等并发症，无死产及新生儿死亡。

31. 重视头位难产：凌萝达. 中国实用妇科与产科杂志，1994（10）：4

研究背景：头位难产可能造成严重母儿并发症，需正确认识，早期识别和处理，改善母儿结局。头位难产主要包括以手术（剖宫产、阴道助产）结束分娩者、徒手转胎位者、阴道分娩引起死产、颅内出血导致小儿脑瘫或严重智障者。

主要结果：①头位难产发生率 23.98% 左右，近年因自然转位及人工矫正胎位，使臀位及横位减少，导致头位难产在难产比例增高；②头位难产发生原因错综复杂，三大因素交错，胎头位置异常占首位；③头位难产识别与处理，对胎位异常者，由于骨盆大小不可变，如旋转胎位成功，可缩小胎头通过骨盆径线，创造顺产条件；④产程图的使用能及早发现产程异常，积极处理，可向顺产发展；⑤头盆评分法可预估阴道分娩概率，如头盆评分大于 11 分可由阴道分娩；⑥头位难产中维持好的产力及及时旋转胎头至正常位置可使难产向顺产转化。

32. 产程异常与头位难产：陈代碧，凌萝达. 重庆医科大学学报，1994（3）：19

研究背景：正常分娩由产力、产道、胎儿三因素决定，如三者之任一出现问题均易出现不同程度的分娩异常，异常分娩常表现为产程异常，文章对头位分娩的 2 034 例产程异常的发生原因、诊断、处理进行了分析。

主要结果：①产力、产道、胎儿因素任一异常，产程异常发生率明显升高，头盆评分越低者产程异常发生率越高，评分≤11分者，产程异常明显高于头盆评分大于11分者。②活跃期异常比例最高，多因素头盆不称及胎头位置异常所致，必要时行阴道检查了解骨盆、胎头位置是否异常，若无异常可行人工破膜、静滴缩宫素；如产程进展则继续试产，如无明显进展可考虑剖宫产终止妊娠。③第二产程异常，如胎头短期内下降至"+3"可考虑阴道助产；如处理后无进展，对胎方位异常可徒手转胎方位，胎头骨质部分下降至"+3"可助产；如旋转胎头失败，胎头变形及颅骨重叠明显，双顶径未达坐骨棘水平，不宜阴道助产，需剖宫产终止妊娠。④及时诊断、正确处理产程异常是减少头位难产、提高产科质量的关键。

33. 剖宫产246例临床分析：曾令菊. 重庆医学，1994（2）：23

研究背景：剖宫产可减少因难产或母儿并发症所致母儿危险，但增加产妇的出血量、麻醉意外、感染等。文章对我院1988—1991年间246例剖宫产指征进行分析。

主要结果：①1991年我院剖宫产率22.12%，少部分无剖宫产指征；②剖宫产病例中有胎儿体重估计偏差；③当产程图提示异常时可再次评估头盆关系，如发现头盆异常及时行剖宫产终止妊娠，改善母儿结局。

34. 骨盆倾斜度异常的诊断与处理：杨锡蒂. 中国实用妇科与产科杂志，1994（4）：9-10

研究背景：骨盆倾斜度异常包括过大和过小，在头位难产中常被忽视，未能得到及时诊断与处理使剖宫产率增加，文章旨在说明对于骨盆倾斜度判断及处理。

主要结果：①骨盆倾斜度是指孕妇站立时，骨盆入口平面与水平面所成之角度，或孕妇平卧时骨盆入口平面与垂直面所成之角度。妊娠晚期骨盆倾斜度≥70°为骨盆倾斜度过大，如<50°为骨盆倾斜度过小。②骨盆倾斜度过大，可阻碍胎头入盆、胎儿娩出难产，因产力作用方向改变，产轴改变为向下向后，导致严重会阴裂伤。③骨盆倾斜度过小，使骨盆入口真结合径延长而横径无改变或缩短，使入口平面变圆或呈纵椭圆形，入口平面以下的前后径缩短，坐骨棘及坐骨结节间径均缩短，形成典型漏斗状骨盆。④骨盆倾斜度过大的处理：临产后第一产程取坐式或半卧式，以纠正胎头入盆的方向，有利于胎头入盆；第二产程取膀胱截石位或平卧位，双腿髋、膝关节屈曲，大腿贴近腹部，改变娩出力的方向，有利于胎头娩出及避免会阴严重裂伤。⑤骨盆倾斜度过小的处理：多见于驼背的患者，在行剖宫产时，多采用古典式剖宫产。

35.羊水胎粪污染与胎儿窘迫：刘维超，蒋殷宗，顾美礼，邓丽波.中华妇产科杂志，1994（001）：37-38

研究背景：临床多以羊水中有无粪染及粪染程度来判断胎儿预后，不同学者存在一定争议。文章探索羊水粪染及其程度对胎儿的影响。

主要结果：①羊水粪染在分娩中较为普遍，本研究发生率为17.92%，羊水粪染不增加胎心监护异常、Apgar低评分发生率。②羊水粪染程度与新生儿脐动脉血气、胎心监护异常率、新生儿Apgar低评分率无明显相关性。③对羊水粪染者应严密监护胎心率变化，有高危因素时，更应重点监护。

36.胎头位置异常的诊断与处理：蔡汉钟.中国实用妇科与产科杂志，1994（4）：10

研究背景：胎头位置异常在难产中的重要性。在处理头位难产时及早发现和及时处理胎头位置异常对减少母儿损害十分重要。

主要结果：①在临产前或潜伏期，枕后位时孕妇向胎儿枕部对侧侧俯卧，面先露时及额先露时向胎儿背部一侧侧卧；②活跃期经阴道检查诊断为高直位、前不均倾位、额先露、颏后位等不能纠正者应行剖宫产；③枕后位或枕横位头盆不称不明显，可将胎头旋转至枕前位；④产力弱者可加用缩宫素、小剂量静脉滴注加强产力；⑤第二产程中胎头转位成功为枕前位，或不能转成枕前位但能转为枕直后位，先露骨质部达+3或以下，双顶径近坐骨棘水平者可用产钳助产，若不能转动者提示有明显头盆不称，不宜勉强从阴道助产，应考虑剖宫产；⑥枕后位由于先露部为大囟门，不能使用胎头吸引器助产；⑦枕横位时胎头可转动，但用手转动后又转回原位者可考虑用胎头吸引器助产，在牵引时同时旋转胎头。

37.三种促宫颈成熟方法的临床观察：彭林，杨锡蒂，陈廉.实用妇产科杂志，1997（4）：13

研究背景：宫颈成熟与否是妊娠末期引产能否成功的重要环节。文章介绍常用促宫颈成熟办法蒂洛安、蓖麻油、低浓度缩宫素使用及临床观察。

主要结果：①蒂洛安组引产效果为最佳；②蒂洛安组及缩宫素组用药期间均无副作用，服用蓖麻油组部分孕妇有不同程度恶心、腹泻反应；③剖宫产率为缩宫素组最高；④总产程、产后出血、新生儿Apgar评分各组无差异。

38.四种骨盆倾斜度测量器的比较研究：刘云，曾彪，刘健，钟玲，胡丽娜，刘维超.中国妇产科临床，2002（3）：3

研究背景：骨盆倾斜度过大或过小是造成胎头衔接困难、头盆不称和产伤的重要原因，临床尚无对骨盆倾斜度进行量化的常规简易测量方法。文章从测量原理、制造成本、操作性、临床推广性作对比，对改良骨盆倾斜度测量器和既往骨盆倾斜度测量器进行比较研究。

主要结果：①比较四种测量器：带量角器的马丁氏外测量器推广最难、操作较难；②林氏骨盆倾斜度测量器推广难、操作最难；③刘氏骨盆倾斜度测量器推广较难，操作较容易；④改良骨盆倾斜度测量器推广容易、操作最容易。

39.骨盆倾斜度外测量正常值及其影响因素：刘云，胡丽娜，凌萝达.解剖与临床，2002（4）：7

研究背景：通过对我院及石河子医院有关骨盆倾斜度外测量器，以及改良骨盆倾斜度外测量器测量值的研究，确定骨盆倾斜度外测量正常值，并探讨其影响因素。

主要结果：①骨盆倾斜度外测量值比 X 光测量值小，并受个体骨质厚度、软组织厚度影响；②个体因素中年龄、人种、高矮胖瘦、生活习惯及腹部肌肉拉力对骨盆倾斜度外测量值产生影响；③正常情况下，骶骨翘度越大，耻骨联合倾斜度越大、腰骶角增大致使骨盆倾斜度增大；④由于孕妇体内性激素增高，引起骨盆韧带、关节松弛和重力关系发生改变，骨盆倾斜值受以上多元因素影响，增加了外测量正常值和异常值范围确定难度。

40.改良骨盆倾斜度测量器的临床应用：刘云，曾彪，胡丽娜，凌萝达.中华妇产科杂志，2003（2）：38

研究背景：骨盆倾斜度过大或过小是造成胎头衔接困难、头盆不称和产伤的重要原因。文章对传统骨盆倾斜度测量器进行改良，并比较其与传统的带量角器的 Martin 外测量器的优缺点，探讨改良骨盆倾斜度测量器在临床推广应用的可行性。

主要结果：①改良骨盆倾斜度测量器和 Martin 外测量器测得度数有显著性差异，改良骨盆倾斜度测量器所测数值更接近标志值；②经改良的骨盆倾斜度测量器，克服了传统外测量器稳定性差、测量时间长、测量数值需转换等不足，且操作简单，制造成本增加甚微；③改变量角器平面与测量器平面为垂直关系，克服了现有测量器读数不方便的缺点；④增加的滑槽结构保证了测量的准确性；⑤用金属指针替代系线小坠增加测量的稳定性，进一步提高了测量的精确性。

钟晓翠　胡丽娜

2022年4月24日

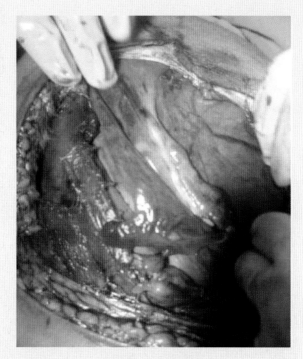

彩图1　子宫扭转

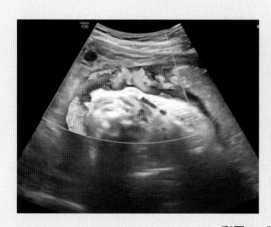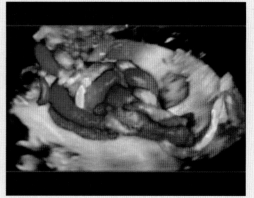

彩图2　脐带真结

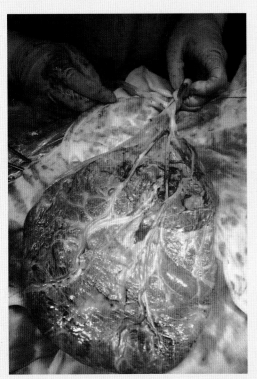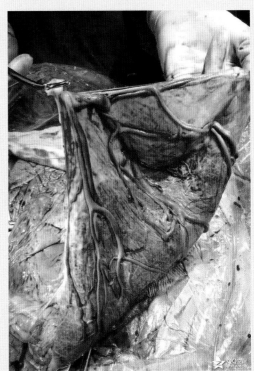

彩图3　帆状胎盘